AF608585

Marko Silvestric

VORAUSSETZUNGEN UND KONSEQUENZEN MOLEKULARER DIAGNOSTIK DES MAMMAKARZINOMS

ibidem-Verlag
Stuttgart

Bibliografische Information der Deutschen Nationalbibliothek
Die Deutsche Nationalbibliothek verzeichnet diese Publikation in der Deutschen Nationalbibliografie; detaillierte bibliografische Daten sind im Internet über http://dnb.d-nb.de abrufbar.

Bibliographic information published by the Deutsche Nationalbibliothek
Die Deutsche Nationalbibliothek lists this publication in the Deutsche Nationalbibliografie; detailed bibliographic data are available in the Internet at http://dnb.d-nb.de.

∞

Gedruckt auf alterungsbeständigem, säurefreien Papier
Printed on acid-free paper

ISSN: 1614-6441

ISBN-13: 978-3-8382-0215-0

© *ibidem*-Verlag
Stuttgart 2011

Alle Rechte vorbehalten

Das Werk einschließlich aller seiner Teile ist urheberrechtlich geschützt. Jede Verwertung außerhalb der engen Grenzen des Urheberrechtsgesetzes ist ohne Zustimmung des Verlages unzulässig und strafbar. Dies gilt insbesondere für Vervielfältigungen, Übersetzungen, Mikroverfilmungen und elektronische Speicherformen sowie die Einspeicherung und Verarbeitung in elektronischen Systemen.

All rights reserved. No part of this publication may be reproduced, stored in or introduced into a retrieval system, or transmitted, in any form, or by any means (electronical, mechanical, photocopying, recording or otherwise) without the prior written permission of the publisher. Any person who does any unauthorized act in relation to this publication may be liable to criminal prosecution and civil claims for damages.

Printed in Germany

Aus dem Forschungsschwerpunkt Biotechnik, Gesellschaft und Umwelt

Forschungsgruppe Technologiefolgenabschätzung der modernen Biotechnologie in der Medizin/Neurowissenschaften

Leiterin: Professor Dr. R. Kollek

DISSERTATION

Voraussetzungen und Konsequenzen molekularer Diagnostik des Mammakarzinoms

zur Erlangung des akademischen Grades

doctor rerum naturalium

(Dr. rer. nat.)

vorgelegt dem Department Chemie der

Universität Hamburg

von

Dipl.-Biochemiker Marko Silvestric

geboren am 8.9.1980 in Hamburg

Mai 2010

GESUNDHEITSPOLITIK

Herausgegeben von PD Dr. Günter Feuerstein

ISSN 1614-6441

1 *Thomas Moormann*
Rationierung im deutschen Gesundheitswesen?
Entwicklung, Status quo und Perspektiven
ISBN 3-932602-47-1

2 *Susanne Armbruster*
Versorgungsnetzwerke im französischen und deutschen Gesundheitswesen
Eine vergleichende Studie unter Berücksichtigung rechts- und gesundheitswissenschaftlicher Aspekte
ISBN 3-89821-428-1

3 *Olaf Iseringhausen*
Die Qualität der Qualität
Anspruch und Wirklichkeit des Qualitätsmanagement im Gesundheitswesen
ISBN 978-3-89821-787-3

4 *Rolf Baumanns*
Unternehmenserfolg durch betriebliches Gesundheitsmanagement
Nutzen für Unternehmen und Mitarbeiter
Eine Evaluation
ISBN 978-3-8382-0035-4

5 *Marko Silvestric*
Voraussetzungen und Konsequenzen molekularer Diagnostik des Mammakarzinoms
ISBN 978-3-8382-0215-0

Mein Dank gilt Prof. Kollek für die großartige Unterstützung und das rege Interesse am Verlauf meiner Arbeit. Weiterhin danke ich Herrn Prof. Dr. Bredehorst für die Begutachtung dieser Arbeit.

Für die freundliche Zusammenarbeit, die tolle Atmosphäre und die Hilfestellung, die die Fertigstellung dieser Arbeit erst ermöglichte, danke ich den Mitarbeitern der Forschungsgruppe Technologiefolgenabschätzung der modernen Biotechnologie in der Medizin/Neurowissenschaften Anne Brüninghaus, Claudia Benrad, Martin Döring, Günter Feuerstein, Monika Hansen, Marianne Hirschberg, Ingrid Schneider und Birgit Sonntag.

Dem evangelischen Studienwerk Villigst e.V. danke ich für die Bereitstellung des Promotionsstipendiums und für die großartige ideelle Förderung.

Außerdem gilt mein besonderer Dank meinen Eltern, Hanna Grassinger, Birte Pohl, Tabea Scheel und Victoria Wischnewski für ihre Hilfe und Unterstützung.

Inhaltsverzeichnis

Abbildungsverzeichnis

Tabellenverzeichnis

0. Kurzbeschreibung / Abstract

Die Klassifikation von Krankheiten, ihre Zuordnung zu verschiedenen Kategorien, ihre Abgrenzung voneinander und ihre Unterteilung in verschiedene Subtypen, ist von elementarer Bedeutung für die Wahrnehmung, den praktischen Umgang und die Bewertung der Krankheiten durch Individuen und Gesellschaft. Durch die Krankheitsklassifikationen werden die jeweiligen spezifischen Arbeitsfelder von Medizin und Wissenschaft definiert und abgrenzt und distinkte Beschreibungsgrößen und Muster vorgegeben, die prägend auf Innovationen wirken.

Umgekehrt erfolgt die Bildung von Krankheitsklassifikationen in Abhängigkeit der Repräsentationsformen der jeweiligen Krankheiten und Krankheitsgruppen, die durch die angewandten Technologien in der Erfassung und Diagnose pathogener Zustände generiert werden. Je nach Technologie werden hierbei bestimmte Merkmale und Parameter zur Beschreibung des Zustands herangezogen, die zur Bildung der jeweiligen Repräsentation beitragen und auf diese Weise prägend für die Behandlungspraxis und den allgemeinen Umgang mit der Erkrankung sind.

In der vorliegenden Studie wird die Frage behandelt, ob und wie neue analytische und diagnostische Verfahren, deren Beschreibungsgrößen und Kategorien nicht oder nur teilweise konvergent zu den bestehenden Klassifikationssystemen sind, etabliert werden und zu einer Veränderung der Krankheitsordnung führen.

Mit besonderem Blick auf die wachsende Bedeutung molekularer Methoden in der Charakterisierung, Klassifikation und Stratifizierung von Erkrankungen wird dazu die Methode der Genexpressionsanalyse und deren Einfluss auf die Konzeptualisierung und klinische Praxis von Brustkrebs untersucht. Neben der Betrachtung der Bedingungen für eine erfolgreiche Translation der Technologie aus der Entwicklung in die Anwendung werden dazu außerdem die konkreten Fragen nach der Veränderung der Risikoeinstufung des Mammakarzinoms, der Beeinflussung der Therapiewahl und der Integrität der Entität Brustkrebs, sowie der Abgrenzung dieser zu anderen Tumorarten behandelt.

Zur Beantwortung der aufgeworfenen Fragen erfolgte zunächst eine Literaturrecherche. Nach einer ausführlichen Analyse allgemeiner

Expressionsanalysen bei Brustkrebs und anderen Tumorarten wurde hierzu eine detaillierte Untersuchung der Entwicklungsstudien und klinischen Studien zum Mammaprint, OncotypeDX sowie weiteren Verfahren, ergänzt durch vergleichende Untersuchungen und Metastudien durchgeführt. Die Beantwortung der Forschungsfragen erfolgte dann anhand von Experteninterviews mit OnkologInnen und PathologInnen an deutschen Brustzentren.

Als erstes Ergebnisse lässt sich die Erweiterung der Repräsentation und der Konzeptualisierung des Mammakarzinoms auf der Ebene des Transkriptoms durch die Genexpressionsanalyse feststellen. Auf diese Weise wird die zugängliche Menge nutzbarer Informationen zur Zustandsbeschreibung des Tumors vergrößert. Dies bietet potentielle neue Ansatzpunkte für Therapien und eine verbesserte Stratifizierung der Tumore.

Bedingung für eine solche Entwicklung ist jedoch zunächst die erfolgreiche Etablierung der Technik in der klinischen Praxis. Anhand der Experteninterviews ließen sich eine Reihe von Erfolgsbedingungen und Widerständen für diesen Prozess identifizieren. Die medizinische Leistungsfähigkeit der Genexpressionsanalyse als Hauptkriterium des Erfolges wird daher in der vorliegenden Studie einer detaillierten Betrachtung unterzogen. Als weitere wichtige Bedingungen werden die organisatorische und technische Integrierbarkeit und die Konvergenz der Methode mit den bestehenden Klassifikations- und Prognosemodellen des Mammakarzinoms diskutiert. Widerstände gegen eine Einführung der Genexpressionsanalyse wurden zuvorderst in der Konkurrenz mit etablierten Verfahren um knappes Tumormaterial und im Konflikt mit Protagonisten dieser etablierten Verfahren identifiziert.

Abschließend widmet sich diese Arbeit der zu erwartenden Auswirkungen der Genexpressionsanalyse auf die Klassifikation des Mammakarzinoms. Dazu wird die Integration einer neuen Ebene nutzbarer Informationen und die Konkurrenz zu etablierten Klassifikationskategorien anhand der Ergebnisse der Experteninterviews bewertet. Weiterhin erfolgt eine Diskussion der weiteren Diversifikation des Krankheitsbildes Brustkrebs und möglicher Einflüsse auf die Stabilität der Krankheitsentität in Abgrenzung zu anderen Tumorarten.

The classification of diseases, their attribution to different categories, the demarcation between each disease and their division into different subtypes exert an impact on how they are perceived and how society and individuals deal with them. Classifications of diseases, furthermore, have a bearing on a variety of areas of work in medicine and research by defining lines of demarcation to other fields and providing a set of relevant parameters for description.

Applied technologies aim to detect and diagnose pathogenic conditions and at the same time have some sort of a "rearward-influence" on the creation and modification of classifications of diseases by creating certain forms of representation. This process leads to a strong convergence mechanism, in which the acceptance of other forms of representation provided by new technologies is hampered by a strong resistance of actors in the field.

This work aims to tackle how new analytic and diagnostic methods, which are not fully convergent with the existing systems, can acquire enough acceptance to induce a shift in the categorization of breast cancer. To do so, emphasis is put on the growing role and application? of molecular methods in the characterization and stratification of oncological diseases and their discrepancy to classical risk markers in tumour diagnostics. Therefore, the impact of gene profiling on the conceptualization and the clinical practice of breast cancer was investigated. Besides the conditions which are essential for a successful translation of a technology, this research project put emphasis on concrete changes in the risk stratification, therapy decisions and the integrity of the entity "Breast Cancer"

To answer these questions a first analytical step consisted in a literature research with the aim to gain an overview over the current state of the art of gene expression analysis of breast cancer. After the analysis of the gene expressions analysis of breast cancer and other kinds of tumours, a detailed analysis on the development of studies of the Mammaprint, OncotypeDX and other systems was undertaken. This analysis was complemented by a series of expert interviews with Oncologists and Pathologists in German Breast Cancer-Centers.

One of the main results is that the gene expression analysis expands the representation and the conceptualization of breast cancer on the level of the transcriptome. By this the amount of accessible usable information is enhanced. This offers potential new targets for therapy and an improved stratification of tumours.

A precondition for such a development is the successful establishment and implementation of such a technology in clinical practice. On the basis of the interviews a set of conditions for success and mechanisms of resistance was identified. The medical performance of the gene expression analysis – as the main criterion of success – was examined in detail. As a further condition of success the organisational and technical possibility of integration and the convergence of the method with the existing systems of classification and prognosis of breast cancer was discussed. Mechanisms of resistance against the implementation of the gene expressions analysis have been mainly identified in the competition for stinted tumour-material with the established methods and in conflict with the protagonists of those established methods.

Finally this work attends to the expected implications of the gene expression analysis onto the classification of breast cancer. To do so, the integration of a new layer of usable information and the competition wish established categories of classification is evaluated. Furthermore, this work discusses the ongoing diversification of the disease pattern of beast cancer and their possible influences on the entity of the disease and its delimitation to other tumour-diseases.

Abschnitt I

Einleitung und Theorie

1. Einleitung

Brustkrebs ist in industrialisierten Ländern die häufigste Tumorerkrankung bei Frauen. Angepasst an den Europastandard der Bevölkerungsverteilung[1] liegt die Neuerkrankungsrate in Deutschland jährlich bei 102,1 Fällen je 100.000 Einwohner (Robert-Koch-Institut 2010). Der Diagnose und Behandlung des Mammakarzinoms wird aus diesem Grunde in der klinischen Praxis, der Wissenschaft und der Öffentlichkeit höchste Aufmerksamkeit gewidmet. Zur besseren Versorgung erkrankter Patientinnen erfolgt die Behandlung in spezialisierten Brustzentren, und zur verbesserten Vorsorge werden groß angelegte Projekte wie das bundesweite Mammographiescreening initiiert (Kooperationsgemeinschaft Mammographie in der ambulanten vertragsärztlichen Versorgung GbR 2009b). Die konkrete Behandlung des Mammakarzinoms in der klinischen Praxis ist ständigen Veränderungen unterworfen, die ein Ergebnis des kontinuierlichen Fortschritts der wissenschaftlichen und klinischen Forschung in diesem Bereich sind. Mit dem Ziel, die Überlebenswahrscheinlichkeit und die Lebensqualität der Patientinnen zu verbessern, wird eine Vielzahl an Behandlungs- und Diagnoseverfahren entwickelt, validiert und bei Erfolg in die klinische Praxis integriert.

Eine wesentliche Grundlage der Brustkrebsbehandlung stellt die korrekte Risikoabschätzung bei Diagnose dar. Zwar wird der Primärtumor zügig nach seiner Entdeckung entfernt; dennoch besteht die Gefahr eines lokalen oder distanten Rezidivs. Deshalb erfolgt danach in Abhängigkeit von der Risikoeinstufung des operativ entfernten Tumors gegebenenfalls eine medikamentöse Behandlung mit zytostatischen Chemotherapeutika, endokriner Therapie oder monoklonalen Antikörpern. Da diese Therapien teilweise jedoch schwere Nebenwirkungen verursachen, stellt die korrekte Prognose des weiteren Krankheitsverlaufs eine große Herausforderung für die Brustkrebsbehandlung dar, da ein beträchtlicher Teil der Patientinnen auch ohne medikamentöse Therapie rezidivfrei bleibt.

Die Stratifizierung nach dem Risiko erfolgt in der klinischen Praxis anhand von Klassifikationssystemen, in die verschiedene Tumorparameter einfließen.

---

1 Eine statistische Anpassung die vorgenommen wird, um trotz unterschiedlicher Altersstrukturen in der Bevölkerung Vergleichbarkeit der Angaben zu gewährleisten.

Berücksichtigt werden dabei anatomische Größen wie die Tumorgröße, zelluläre Merkmale wie die histologisch ermittelte Malignität und molekulare Marker wie Hormonrezeptoren oder der HER2/neu-Rezeptor. Die Modifikation der Klassifikationssysteme durch neue Analysesysteme ist regelmäßig Gegenstand der medizinwissenschaftlichen Diskussion und von großem Einfluss auf die klinische Praxis. Die Einführung neuer Verfahren zur Analyse der Tumore auf der Ebene der Genexpression ist aktuell Gegenstand besonders intensiver Diskussionen.

Die Technik der Genexpressionsanalyse verspricht durch die quantitative Analyse einer großen Zahl von Gentranskripten der Tumorzellen eine signifikante Verbesserung der Prognose der Rezidivwahrscheinlichkeit und damit eine optimierte Zuweisung einer adäquaten Therapie. Diese Risikoprognose durch die Genexpressionsanalyse steht jedoch in einigen Bereichen im Widerspruch zu etablierten Einstufungsparametern. Die Einführung der Technik wäre demnach nicht nur mit einer Ausdifferenzierung der Brustkrebsklassifikation, sondern mit einer Veränderung derselben verbunden. Dies hätte weitgehende Folgen für die theoretische Konzeption der Erkrankung und die klinische Praxis. Da derartige Veränderungen auch mit einem Bedeutungsverlust bestimmter, an Diagnose und Therapie beteiligter, Professionen einhergehen können, sieht sich die Methode der Genexpressionsanalyse Widerständen in verschiedenen Bereichen und Tätigkeitsfeldern der Medizin ausgesetzt. Insbesondere sind hier die Berufsgruppen zu nennen, die an der Erhebung und Auswertung von klinisch relevanten Parametern beteiligt sind, die bei Einführung der Genexpressionsanalyse eine potentielle Abwertung befürchten müssen.

Der Einfluss der theoretischen Klassifikation der Erkrankung auf die klinische Praxis ist dabei nicht hoch genug einzuschätzen. Krankheitsklassifikationen rahmen das Feld in dem sie wirken über Disziplingrenzen hinweg, indem sie einen gemeinsamen Gegenstandsbereich schaffen. So unterscheidet sich die praktische Arbeit von klinisch tätigen Medizinern und forschenden Molekularbiologen zwar fundamental, wird jedoch über die Arbeit an einem gemeinsamen Gegenstand – einer Tumorerkrankung – und einem gemeinsamen Ziel – der Heilung der Krankheit – miteinander verbunden. Weiterhin wirken Krankheitsklassifikationen auf die Feinstrukturen der betroffenen Arbeitsfelder. Durch die Vorgabe spezifischer Parameter zur Beschreibung des Gegenstands und seiner Zustände prägen sie die Konzepte und die

Methodik von Studien oder geben konkrete Handlungsanweisungen für die Therapie vor.

Aufgrund dieser immensen Bedeutung von Klassifikationssystemen für Theorie und Praxis lohnt sich eine genauere Auseinandersetzung mit ihren Entstehungsmechanismen und den Modalitäten ihrer Veränderung. Vermieden werden sollte dabei eine einseitige Konzentration auf sozialkonstruktivistische oder technikdeterministische Ansätze. Zwar werden Klassifikationen in erheblichen Maße durch die soziale Welt[2] ihres Entstehens geprägt, doch bietet diese Perspektive einen zu einseitigen Blick auf die Konstruktion solcher theoretischen Ordnungssysteme. Am Beispiel der Genexpressionsanalyse (und nicht nur daran) ist zu erkennen, dass die Konstruktion auch durch wissenschaftliche und technische Fakten[3] beeinflusst wird. Die Ausrichtung der medizinischen Debatte an Diagnoseverfahren und Tumorparametern ist ein wichtiger Hinweis auf die Bedeutung dieser Faktoren für die Entstehung und Modifikation von Krankheitsklassifikationen.

Auf der anderen Seite ist eine Fokussierung auf Wissenschaft und Technik als determinierende Faktoren ebenfalls nicht ausreichend. Die Teilhabe vieler verschiedener Interessensgruppen an der Entwicklung der Krankheitsklassifikationen, die Verknüpfung dieser Gruppen mit spezifischen Beschreibungsparametern oder Kategorien sowie die Kontroverse um und Kompromisse bei der Erstellung solcher medizinisch-wissenschaftlicher Ordnungssysteme machen dies deutlich. So zeigt sich beispielsweise an der Organisationsform der Brustzentren eine starke organisatorische Manifestation der Krankheitsklassifikation, die die Kategorie Brustkrebs als eigenständige Entität stabilisiert. Die soziale Struktur des Feldes in dem die Klassifikation verhandelt wird, ist somit ebenfalls von großem Einfluss auf ihre Ausgestaltung im Allgemeinen und auf Krankheitsklassifikationen im Besonderen.

Aus diesem Grunde sind die Prozesse der Entstehung und Veränderung von Klassifikationen weniger als bloße Reaktion auf neue wissenschaftliche Erkenntnisse zu sehen, sondern mehr als ein Wechselspiel zwischen technischen und sozialen Einflussfaktoren zu begreifen (Bender 2007). Damit folgt diese Arbeit den Ansätzen der neueren Wissenschafts- und Technikforschung (Callon 1986; Hacking 1990;

2 Einheiten gesellschaftlichen Zusammenlebens mit gemiensamen Zielen, Tätigkeiten und Sichtweisen

3 „Fakt“ von facere (lat.) - herstellen

Latour 1993). Das Wechselspiel von Klassifikations- und Technikentwicklung soll dabei exemplarisch am Beispiel der Genexpressionsanalyse und der Klassifikation des Mammakarzinoms bearbeitet werden.

Hierzu ist eine genauere Untersuchung des Zusammenspiels technischer Optionen, der Nachfrage nach diesen und den Akzeptanzbedingungen für ihre Etablierung erforderlich. Der Wunsch nach einer Verbesserung der Brustkrebsbehandlung mündet in die Nachfrage nach immer neuen Techniken ein, mit denen dieser Wunsch realisiert werden kann. Diese Techniken müssen jedoch eine Vielzahl von Bedingungen erfüllen, um Akzeptanz und damit Erfolg zu erlangen. Diese Akzeptanzbedingungen sind wiederum von den etablierten Strukturen des medizinischen Systems abhängig. Eine Innovation muss sich an diese in einem Maße anpassen, dass die Abwägung zwischen dem notwendigen Aufwand zur Integration der Innovation in das System und dem davon zu erwartenden Nutzen in einem positiven Ergebnis resultiert.

Aus diesem Grund stützt sich diese Arbeit zum einen auf eine ausführliche Analyse von Literatur zum Stand der Technik der Genexpressionsanalyse und zum anderen auf qualitative Interviews mit ExpertInnen der Medizin zur Ermittlung der konkreten Akzeptanzbedingungen und der zu erwartenden Widerstände durch die bestehenden Strukturen.

Im Folgenden werden dazu die beiden konkurrierenden Systeme der Genexpressionsanalyse Mammaprint und OncotypeDX einer genaueren Untersuchung unterzogen. Die Wahl dieser beiden Systeme, welche 70 beziehungsweise 21 Gentranskripte simultan quantifizieren können, und die Entscheidung andere Verfahren zur Analyse mehrerer Marker wie Mammostrat, dem H/I-Test oder weiterer kommerzieller Methoden (siehe Hüsing u. a. 2008, 16; und Ross u. a. 2008) nicht mit einzubeziehen, hat verschiedene Gründe. Zum einen die bereits publizierten Einschätzungen verschiedener Fachgesellschaften, die dem Mammaprint und dem OncotypeDX den fortgeschrittensten Entwicklungsstand attestieren (beispielsweise Carlson u. a. 2009; Ross u. a. 2008; Ross 2008). So werden derzeit nur diese beiden Verfahren in großen prospektiven klinischen Studien einer Validierung unterzogen (Cardoso u. a. 2008; Sparano 2006). Von großer Bedeutung, gerade im Hinblick auf die zunehmende Konzentration systemischer Zustandsbeschreibungen in der Medizin (siehe Kapitel 3.2.1., ab Seite 54), ist zum anderen die Konzentration auf eine große Zahl verschiedener Gentranskripte. So erfolgt im H/I-Test, welcher nach den beiden ausgewählten Verfahren noch die größte Beachtung erhält, lediglich die Analyse von sechs Genen, weshalb der Aspekt der systemischen Beschreibung des Zellzustands schwächer ausgeprägt ist.

Durch die Gegenüberstellung von Akzeptanzbedingungen und Leistungen der Genexpressionsanalyse einerseits und den Widerständen gegen ihre praktische Implementierung andererseits, kann, – so die Hypothese – eine Prognose der Erfolgsaussichten der Technik erfolgen. Anhand der, ebenfalls in den Interviews thematisierten, praktischen und theoretischen Auswirkungen bereits etablierter Tumormarker und der Genexpressionsanalyse wird weiterhin die Auswirkung systemischer Konzepte und Verfahren auf die Tumorklassifikationen untersucht. Dabei stehen insbesondere konzeptionelle Veränderungen und deren Konsequenzen für die klinische Praxis und die Organisation der Brustkrebsbehandlung im Mittelpunkt der Betrachtung.

2. Aufbau und Argumentationsgang

Zur Untersuchung der Voraussetzungen und Konsequenzen einer Charakterisierung des Mammakarzinoms mittels Genexpressionsanalyse erfolgt im ersten Teil dieser Arbeit zunächst eine Auseinandersetzung mit den theoretischen Grundlagen der Wirkung und Entstehung von Krankheitsklassifikationen (Kapitel 3., ab Seite 31). Dazu werden drei Konzepte vorgestellt, die zur Betrachtung sozialer Faktoren bei der Bildung und Veränderung von Klassifikationen, ihrer Beeinflussung durch Technik und der umgekehrten Wirkung von Klassifikationen auf das Soziale und die Technik geeignet sind.

Hierzu wird zunächst die soziale Relevanz von Klassifikationen erläutert, bevor auf die Mechanismen sozialer Aushandlung nach der Akteurs-Netzwerk-Theorie (Callon 1986; Latour 1987; Schulz-Schaeffer 2000) und dem Konzept des *Boundary objects* (Star u. a. 1989) eingegangen wird. Daran schließt sich eine Einführung in den Konvergenzeffekt von Klassifikationen an (Bowker u. a. 1999; Star u. a. 1996; Star u. a. 2003), durch den diese maßgeblichen Einfluss auf die Ausgestaltung ihres Wirkungsbereichs und damit auch auf ihre eigene Modifikation nehmen. Der Einfluss von Diagnosemethoden, deren Ergebnisse die Repräsentation[4] der Erkrankung darstellen, ergänzt diese beiden theoretischen Konzepte um eine Beschreibung der Wirkung von Technik. Angelehnt an die Arbeit von Annemarie Mol (Mol 2002) erfolgt daher im Anschluss eine genauere Aufarbeitung der Repräsentation von Krankheiten durch diagnostische Methoden im klinischen Kontext. Insbesondere wird dabei auf die Diskrepanz in der Wahrnehmung zwischen der Medizin und den assoziierten sozialen Welten eingegangen, die ebenfalls an der Aushandlung der Krankheitsdefinition und Klassifikation beteiligt sind.

Im Anschluss an die Einführung dieser für das Verständnis der Entwicklung medizinischer Techniken relevanten wissenssoziologischen Konzepte erfolgt eine kurze Auseinandersetzung mit medizintheoretischen Ansätzen und Leitbildern, die für den spezifischen Sachgegenstand der Genexpressionsanalyse des Mammakarzinoms von Bedeutung sind. Dabei wird auf die zunehmende Bedeutung systemischer Erklärungsmuster in der Krankheitskonzeption und das Leitbild der individualisierten

4 graphische oder textliche Darstellung abstrakter Ideen oder physischer Objekte

Medizin eingegangen. Beide Ansätze beschreiben derzeit relevante Tendenzen in der Medizin und dienen dem Verständnis der Triebkräfte hinter der Entwicklung neuer Methoden und Techniken.

Nach einer Schilderung der in der vorliegenden Studie eingesetzten Methoden (Kapitel 4., ab Seite 63) werden die zuvor allgemein eingeführten Theorien und Konzepte auf den Sachgegenstand der Genexpressionsanalyse bei Brustkrebs angewandt (Kapitel 5., ab Seite 69). Dazu erfolgt eine Übersetzung der relevanten Begriffe der Konvergenztheorie, der Akteurs-Netzwerk-Theorie und des *Boundary objects* auf den Sachgegenstand der Genexpressionsanalyse beim Mammakarzinom, bevor die aufgeworfenen Forschungsfragen konkretisiert werden.

Der zweite Teil der Arbeit konzentriert sich auf die naturwissenschaftlich-medizinische Beschreibung des Mammakarzinoms und seine Klassifikation (Kapitel 6., ab Seite 103). Dazu werden die unterschiedlichen methodischen Betrachtungs- und Repräsentationsebenen des Brustkrebs charakterisiert und ihre konkrete Ausgestaltung geschildert. Des Weiteren wird auf die unterschiedlichen vorhandenen klinischen Prognosemodelle des Mammakarzinoms detailliert eingegangen, um die Bedeutung der unterschiedlichen Parameter zur Tumorbeschreibung deutlich heraus zu stellen. Die praktische Konsequenz dieser Tumorcharakterisierung und Systematisierung schließlich wird ausführlich anhand der Therapie des Brustkrebs erläutert (Kapitel 7., ab Seite 147), bevor zum Ende des zweiten Teils eine detaillierte Auseinandersetzung mit der technischen Realisierung und der Validierung der beiden relevanten Verfahren der Genexpressionsanalyse erfolgt (Kapitel 8., ab Seite 165).

Der dritte Abschnitt beinhaltet die Ergebnisse der dieser Arbeit zu Grunde liegenden empirischen Untersuchung. Um die Möglichkeiten einer flächendeckenden Einführung der Genexpressionsanalyse abschätzen und vor allem die dadurch zu erwartenden Modifikationen der bestehenden Klassifikationssysteme benennen zu können, erfolgten Experteninterviews mit 12 an Brustzentren tätigen OnkologInnen und GynäkologInnen, sowie 4 Interviews mit ebenfalls an Brustzentren angesiedelten PathologInnen (Kapitel 9., ab Seite 225).

In der Auswertung und Diskussion der Interviews wird zunächst auf die Beschreibung der gegenwärtigen klinischen Praxis der Diagnose und Therapie des Mammakarzinoms eingegangen (Kapitel 10., ab Seite 227). Teil dieses Abschnitts ist auch die zurückliegende Entwicklung der Brustkrebsklassifikation und der Einfluss der Einführung von Proteinbiomarkern. Anhand der Schilderung dieser Entwicklung werden die Akzeptanzbedingungen für diagnostische Innovationen abgeleitet. Der Abgleich dieser Bedingungen mit den Leistungen der Genexpressionsanalyse erfolgt anschließend ebenfalls anhand der Interviews. Dazu werden fördernde und hemmende Faktoren einer Einführung identifiziert und diskutiert und schließlich eine Abschätzung zur Konkurrenzsituation zwischen OncotypeDX und Mammaprint getroffen (Kapitel 11., ab Seite 263).

Den Schluss der Interviewauswertung bildet die Betrachtung und Analyse der Effekte der Genexpressionsanalyse auf die Klassifikation des Mammakarzinoms. Hierzu werden zunächst Veränderungen der Subklassifikationen und Prognosemodelle diskutiert (Kapitel 12., ab Seite 311), bevor mögliche Einflüsse konzeptioneller Modifikationen auf die Krankheitsentität Brustkrebs thematisiert werden (Kapitel 13., ab Seite 325).

Den Abschluss der Arbeit bildet eine Zusammenfassung, die nicht nur der komprimierten Wiederholung der bisherigen Ergebnisse dient, sondern selbige in einen Zusammenhang mit den im ersten Abschnitt vorgestellten Theorien und Konzepten bringt (Kapitel 14., ab Seite 339).

3. Theoretische Grundlagen

3.1. Wissenssoziologische Ansätze

3.1.1. Soziale Relevanz von Klassifikationen

Klassifikationen sind Ordnungssysteme, die auf dem Prinzip der Klassenbildung beruhen. Dabei werden Bezeichnungen von Objekten oder Phänomenen, die in mindestens einem klassenbildenden Merkmal übereinstimmen, zusammengefasst. Die Gesamtheit der Klassen soll dabei das zu dokumentierende Gebiet möglichst vollständig abdecken. Eine Klassifikation von Krankheit und Gesundheit sollte demnach die Möglichkeit bieten, denkbare körperliche Zustände einer Kategorie zuzuordnen. Von besonderer Bedeutung ist hierbei die Eindeutigkeit der verwendeten Kategorien. Überschneiden sich diese inhaltlich und sind somit nicht mehr eindeutig, verliert die Klassifikation an Konsistenz und somit auch an Nutzen. Zur Verarbeitung von Klassifikationen werden die Kategorien außerdem mit spezifischen Schlüsseln oder Bezeichnungen versehen, die neben einer leichteren Verarbeitung hauptsächlich die hierarchische Ordnung der Klassifikation wiedergibt, so sie denn eine besitzt. In diesem Punkt wird unterschieden zwischen hierarchischen Klassifikationen, die polyhierarchisch oder monohierarchisch sein können und mehrachsigen beziehungsweise mehrdimensionalen Klassifikationen, bei denen verschiedene Klassifikationen ineinander greifen.

Eine wichtige grundlegende Unterscheidung von Klassifikationsmodellen ist die zwischen aristotelischer und prototypischer Klassifikation.

Eine aristotelische Klassifikation basiert auf binären Merkmalen, die einem Objekt einer beliebigen Hierarchieebene entweder zuzuordnen sind oder nicht. Das bedeutet, dass auf jeder Hierarchieebene des Systems eine oder mehrere binäre Unterscheidungen getroffen werden. So wird eine weitere Unterteilung herbeigeführt, wobei so viele Unterscheidungsmerkmale eingeführt werden, wie nötig sind, um jedes Objekt genau einer Kategorie zuordnen zu können. Nach Aristoteles beispielsweise unterteilten sich die Organismen in Tiere und Pflanzen. Tiere wiederum wurden nach „blutenden“ und „blutlosen“ unterschieden und die

„blutenden“ nach der Art ihrer Fortbewegung (Laufen, Schwimmen, Fliegen). Jeder Organismus lässt sich demnach aufgrund eines einfachen Merkmals von anderen unterscheiden. In diesem kurzen Beispiel würde die Kategorie „Katze“ aus einer Gruppe von Katze, Fledermaus und Wal also als „laufend“ mittels eines Merkmals klar abgegrenzt sein. Genügt einer Klassifikation dabei ein Merkmal in jeder Ebene zur Unterscheidung, so handelt es sich um eine monothetische Klassifikation. Werden hingegen mehrere Eigenschaften zur Zuordnung eines Objekts zu einer Kategorie verwendet, so ist die Klassifikation polythetisch. Die Kategorie „Katze“ lässt sich beispielsweise in einer Gruppe aus Katze, Strauss und Wal durch das Merkmal „laufend“ alleine nicht mehr klar definieren. Erst die Kombination der Merkmale „laufend“ und „Säugetier“ unterscheiden die Katze klar von Strauss (laufend) und Wal (Säugetier).

Den Gegensatz zum streng logischen aristotelischen Klassifikationsmodell bildet das prototypische Klassifikationsmodell nach Rosch (Rosch 1978). Dabei geschieht die Einordnung von Dingen zu bestimmten Kategorien auf Basis von Prototypen. Diese Prototypen repräsentieren die Redundanz einer Kategorie maximal und sind daher zur Wiedererkennung geeignet. Bei der Kategorisierung eines Objekts wie zum Beispiel eines Stuhls wird das konkrete Objekt mit dem Prototyp eines Stuhls verglichen und auf diese Weise auch Objekte in dieser Kategorie eingeordnet, die keinerlei binäre Eigenschaften teilen. Die Kategorisierung erfolgt aufgrund eines Vergleichs mit einem Prototyp, der die Grundmerkmale und Eigenschaften einer Kategorie repräsentiert. Bei einem Stuhl könnte dazu beispielsweise die Möglichkeit des Sitzens zählen, die es erlaubt, Stühle unabhängig von ihrer äußeren Form als solche zu erkennen. Es bedarf also nicht exakt vier Stuhlbeinen und einer gerade Lehne um ein Objekt der Kategorie Stuhl zuzuordnen, sondern vielmehr abstrakteren Eigenschaften wie dem „erhöhten Sitzen“ in einer „charakteristischen Körperhaltung“. Die Bildung von Prototypen ist dabei nach Rosch teilweise kultur- und sprachabhängig. So ist das Konzept von „Flügeln“, die wichtig für das Erkennen und Kategorisieren von Vögeln sind, nicht nur beeinflusst durch Gestaltgesetze, sondern auch durch das Vorhandensein des Konzepts „Vogel“ in der jeweiligen Kultur und Sprache des Individuums. Die Verknüpfung von „Vögeln“ und „Flügeln“ wiederum ist begründet in der Tatsache, dass sie häufig in der wahrgenommenen Welt gemeinsam auftreten.

Neben den syntaktischen Merkmalen bestimmen unterschiedliche extrinsische Faktoren den Aufbau und das Wesen von Klassifikationen. Gemäß Durkheim und Mauss bilden „primitive“ Gesellschaften Klassifikationen der sie umgebenden Welt, die ihre Verwandschaftsbeziehungen widerspiegeln (zitiert nach Bowker u. a. 1999; Durkheim u. a. 1969, 88). Das bedeutet, dass die Klassifikationen des Makrokosmos geprägt sind durch den Mikrokosmos der eigenen sozialen Organisation und somit als soziale Werkzeuge zur Beschreibung der natürlichen Welt eingesetzt werden. Nach Durkheim und Mauss veränderte sich dieses Grundprinzip in der Geschichte der wissenschaftlichen Klassifikation, indem die sozialen Elemente zunehmend zurückgedrängt wurden und den reflektierten Gedanken Einzelner mehr Raum ließen. Dieser Hypothese wird von Bloor (Bloor 1982, 290) widersprochen, der behauptet, dass Boyle[5] und Newton[6] in ihren wissenschaftlichen Klassifikationen ihre theologische und politische Weltanschauung reproduzierten. Diese Position nahm latoursche Mechanismen vorweg, nach denen soziale Kategorien in die Natur projiziert werden (Latour 1993). Bloor bezog sich bei seiner Analyse auf das Netzwerk-Modell von Mary B. Hesse (siehe Hesse 1974) und verfeinerte dieses 1996 zusammen mit Barnes und Henry (Barnes u. a. 1996). Gemeinsamen ist beiden Ansätzen die grundlegende Annahme, dass keine Kategorie einer Klassifikation für sich alleine steht. Wann immer ein neues Mitglied oder ein neuer Aspekt in eine Klassifikation eingeführt wird, wirkt sich dies auf die beeinflusste Klasse und damit auch auf das gesamte zugehörige System aus. Die Veränderung oder Neueinführung einer Unterklasse bleibt demnach nicht ohne Auswirkungen auf übergeordnete, benachbarte oder nachgeordnete Klassen und verschiebt die Grenzen innerhalb der Systematik. Einen ähnlichen Ansatz verfolgt Mary Douglas 1986 (Douglas 1986, 46 ff.) die in Klassifikationen in erster Linie soziale Institutionen sieht. Diese Institutionen reflektieren die Zustände der praktischen sozialen Welt und beschreiben diese dadurch. Die Einflussnahme ist dabei bidirektional. Das bedeutet, dass die Klassifikationen einerseits in Abhängigkeit von der sozialen Welt entstehen und andererseits diese prägen und festigen.

5 britischer Naturwissenschaftler 1627-1691, Urheber des Boyle-Mariotte-Gesetz (Spezialfall des allg. Gasgesetz)

6 britischer Naturwissenschaftler 1643-1727, Urheber des Gravitations- und des Bewegungsgesetzes, gilt als Begründer der klassischen Mechanik

Aufgrund dieser Bidirektionalität bieten sich weder technikdeterministische noch sozialkonstruktivistische Ansätze als Bezugspunkte für eine Analyse an. Vielmehr ist es gemäß Ansätzen in der neueren Wissenschafts- und Technikforschung, die systematische Koproduktion von Technik und Gesellschaft (Latour 1991; Latour 1993), die einen geeigneten Rahmen zur Beschreibung und Untersuchung technikassoziierter Klassifikationen bietet.

Klassifikationen treten nicht nur als formalisierte Ordnung technischer oder naturwissenschaftlicher Kategorien auf, sondern auch als stille und implizite Phänomene. Das heißt, sie liegen unbewusst unserer Wahrnehmung zugrunde. So sind Menschen einer Flut von Informationen ausgesetzt und nehmen ständig eine Einordnung in Kategorien unterschiedlicher Relevanz vor. Dies beginnt bei der unbewussten Vorsortierung von Sinnesreizen und setzt sich über das gesamte Spektrum denkbarer Informationen fort bis beispielsweise zur Sortierung von Korrespondenz nach Dringlichkeit. Die Sortierung der wahrgenommenen Welt wird geprägt durch die Sozialisierung, ist aber auch abhängig von persönlichen Eigenschaften, Erfahrungen und Präferenzen und somit Teil des individuellen Charakters einer Person. Formale Systeme hingegen betreffen alle Beteiligten gleichermaßen und setzen engere Grenzen in der Definition und Zuordnung von Kategorien.

Bei der Betrachtung formaler Ordnungssysteme muss des Weiteren unterschieden werden zwischen Klassifikationen und Standards. Standards sind allgemein anerkannte Regeln für die Produktion materieller oder abstrakter Objekte (Bowker 1996), deren Kontrolle ein zentrales Element wirtschaftlichen Lebens ausmacht (David u. a. 1996). Nach Latour werden für ihre Entwicklung und ihren Unterhalt weit mehr Ressourcen aufgewendet als für die Generierung „reiner" Wissenschaft (Latour 1987). Standards besitzen nach Bowker und Star fünf wesentliche Eigenschaften (Bowker u. a. 1999, 13 f.):

- Standards sind konsensuale Regeln zur Produktion materieller oder abstrakter Objekte.
- Standards wirken in mehr als einer *community of practice.*
- Standards dienen häufig der Interoperabilität verschiedener Objekte. Beispielhaft hierfür sind Kommunikationsstandards in der

Informationstechnologie, die Schnittstellen definieren und so das Zusammenwirken unterschiedlicher Systeme ermöglichen.

- Standards sind häufig rechtlich verankert und werden durch entsprechende Organisationen durchgesetzt. Dies kann durch staatliche (z.b. Eichamt) oder private Organisationen (z.B. Deutsches Institut für Normung) erfolgen.
- Standards besitzen eine Trägheit, die Modifikationen erschwert.

Standards und Klassifikationen sind nicht trennscharf zu unterscheiden und teilen eine Vielzahl an Eigenschaften. Eine mögliche Unterscheidung ist die, dass Klassifikationen der Beschreibung von Zuständen dienen, während Standards im wesentlichen Prozeduren und Handlungsanweisungen darstellen. Insbesondere im Bereich medizinischer Klassifikationen sind diese beiden Aspekte jedoch sehr eng miteinander verknüpft, da Beschreibungen pathologischer Zustände assoziierte Handlungsanweisungen implizieren.

Beinahe jeder Bereich des alltäglichen Lebens ist durchdrungen von Ordnungssystemen, wie etwa den staatlichen Einordnungen von Land zur Raumnutzung oder den Normen für Industrieprodukte, nach denen bestimmte Merkmale für die Zuordnung zu einer Kategorie vorhanden sein müssen. Ein alltäglicher Gegenstand wie zum Beispiel eine Kunststoffflasche berührt eine Vielzahl dieser Systeme, die bei Herstellung, Transport, Verkauf und Entsorgung berücksichtigt werden müssen. Beginnend mit der Herstellung des Polyethylenterephthalats (PET), welches zum Beispiel nach Stoffklasse und Risiko- sowie Sicherheitsaspekten klassifiziert ist, über die Befüllung mit einem beliebigen nach Pfandpflicht, Eignung für Säuglingsnahrung oder biologischer Herstellung klassifizierten Getränk, ist bereits die Herstellung stark durch Klassifikationen geprägt. Der Verkauf als Nahrungs- oder Genußmittel und die daraus folgende steuerliche Konsequenz, wie auch die Rückführung in den Rohstoffkreislauf als Einweg- oder Mehrwegflasche, wird ebenfalls durch eine Vielzahl von Klassifikationssystemen geordnet. Auch die Gewinnung der Rohstoffe in Bergbau, Mineralölindustrie und Landwirtschaft, der grenzüberschreitende Handel, der Transport, die Ausbildung in Industrie und Einzelhandel, die Besteuerung der beteiligten Arbeitnehmer sowie der Unternehmen und viele hier nicht genannte beteiligte Systeme und Prozesse unterliegen spezifischen Klassifikationssystemen, die in unterschiedlichen *communities of practice* beheimatet sind und dabei über deren Grenzen hinaus Bedeutung haben. Diese große Zahl an Systemen, die in unserer Welt an mannigfaltigen Orten wirken, sind so alle miteinander verwoben und bilden ein komplexes Netzwerk interdependenter Ordnungen, welches die Koordinierung heterogener Technologien erst möglich macht (Bowker u. a. 1999, 38). Es lässt sich also festhalten, dass Klassifikationen *ubiquitär* vorhanden sind.

Dabei haben Klassifikationen sowohl materiellen als auch symbolischen Charakter. Während sie in ihrer Grundform nur eine theoretische Ordnung darstellen, manifestieren sie sich durch ihre Anwendung auch physikalisch. Um beim Beispiel der Kunststoffflasche zu bleiben sei auf die Zusammensetzung des Materials, die Füllmenge oder die Breite der Transportpaletten verwiesen. Die Anpassung dieser Objekte an die jeweilige Klassifikation garantiert die physische Kompatibilität mit anderen Objekten, die durch weitere Klassifikationen und Standards definiert sind. So wird ein Transportunternehmer immer standardisierte Paletten verwenden, da diese den Platz in den Transportfahrzeugen optimal ausnutzen. Ebenso wird es auch das Bestreben der Getränkeabfüller sein, Gebinde zu verwenden, welche den Platz auf der Palette maximal ausfüllen, um so die Transportkosten möglichst gering zu halten.

Neben diesen Systemen zur Standardisierung von Industrieprodukten haben auch Klassifikationen theoretischer Konzepte Auswirkungen auf die physische Gestaltung der Welt. So manifestiert sich etwa das Dezimalsystem der Zahlen, welches am ehesten noch auf die Zehnfingrigkeit des Menschen zurückzuführen ist, über viele Klassifikationen, die beispielsweise nach Maßen diskriminieren in der physischen Welt, genau wie das binäre System die Konzeption und Konstruktion von Computern von Grund auf bestimmt. Die Klassifikation der Zahlen prägt unseren Umgang mit diesen und damit etwa die Planung und den Bau von Gebäuden oder die Konstruktion von Maschinen. Gäbe es keine reellen Zahlen und dafür ausschließlich die Kategorie der komplexen Zahlen, hätte dies höchstwahrscheinlich kaum vorstellbare und dennoch weitreichende Konsequenzen auf sämtliche Lebensbereiche. Klassifikationen sind somit nicht nur *ubiquitär* vorhanden, sondern prägen sich darüber hinaus auch *materiell* aus (siehe Bowker u. a. 1999, 39 f.).

Klassifikationen werden demnach nicht nur durch die Kultur der Entwickelnden beeinflusst, sondern wirken auch auf diese zurück. Sie prägen die Umwelt und auch die Wahrnehmung und den Umgang mit dieser. Durch die Vorgabe spezifischer Kategorien und deren Abhängigkeiten wird ein semantisches Beziehungsgeflecht vorgezeichnet, welches sich in der Rezeption der Welt durch Individuen niederschlägt. Diese Strukturen zu durchbrechen ist mit großem Aufwand und häufig mit Risiken verbunden. Als Beispiel sei hier die geschlechtsspezifische Zuordnung vielfältiger Objekte, Räume und Verhaltensweisen angeführt. Kleidung wird in den meisten Kulturen entsprechend sortiert und ist in der Regel leicht zu unterscheiden. Ein Abweichen von diesen Kategorien ist in modernen Gesellschaften zwar möglich, begegnet aber dennoch häufig Widerständen und Aufsehen. Gleiches gilt noch strikter für öffentliche Toilettenräume. Aber auch rein objektbezogene Systeme prägen Umwelt und Wahrnehmung derselben. So wird beispielsweise Holz anders klassifiziert und wahrgenommen als Plastik. Die Verwendung dieser beiden Werkstoffe hat Einfluss auf die empfundene Wertigkeit und Gesundheitsverträglichkeit eines Produkts. Diese Unterscheidung beruht auf basaler Ebene auf der Kategoriebildung anhand des Merkmals belebter und unbelebter Natur. Würde hingegen der Kohlenstoffgehalt zur Klassifikation von Werkstoffen herangezogen werden, so würden die entstehenden Kategorien verschiedene Kunststoffe und Holzarten miteinander verknüpfen. Eine Unterscheidung nach heute gültigem Muster wäre so nicht mehr denkbar, was auch die nachfolgende Wahrnehmung und Bewertung beeinflussen würde.

Klassifikationen tragen somit einen großen Teil zur sozialen Konstruktion der Welt bei. Sie bilden ein Ordnungssystem, welches sich in Rezeption und Bewertung der Welt niederschlägt und damit auch jegliche Form von Innovation beeinflusst. Gleich ob es sich um die Entwicklung neuer Produkte oder Ideen handelt, erfolgt eine Anlehnung an bereits existierende Kategorien, da auf diese Weise eine erleichterte Integration in die bestehenden Systeme möglich ist. Das Aufbrechen der bestehenden Systeme hingegen wäre mit ungleich höherem Aufwand verbunden, da dieses eine Vielzahl an Anpassungsprozessen an den Schnittstellen zu weiteren Systemen erfordern würde. Meiner Hypothese nach erfolgen derartige Veränderung weitaus häufiger als Evolution denn als Revolution. Letztere wäre nur bei einer entsprechend bahnbrechenden Entwicklung zu erwarten, da in diesem Fall die Abwägung zwischen Aufwand und Kosten zur Umsetzung dieser Änderungen auf der einen Seite und dem zu erwartenden Ertrag auf der anderen, eine grundlegende Systemumstellung geboten erscheinen ließe. Die genaue Abwägung ist dabei abhängig von der Interdependenz der beeinflussten Systeme sowie deren institutioneller und materieller Einbettung.

Die im Rahmen dieser Arbeit untersuchten Krankheitsklassifikationen und Standards im Gesundheitssystem lassen sich in ihrer Wirkung genauer beschreiben. So besitzen beispielsweise Systeme zur Einordnung und Einstufung von Gesundheitszuständen einen entscheidenden Einfluss auf die praktische und theoretische Handhabung von Krankheiten. Davon betroffen sind sämtliche Bereiche, die mit den Objekten der Klassifikation in Berührung kommen. Im Falle von Krankheiten sind dies die klinische Forschung und die Grundlagenforschung, die klinische Praxis, ökonomische Aspekte und Budgetzuteilungen, sowie die Zuordnung von PatientInnen zu bestimmten Obergruppen.

Diese Systematik ist von weitreichender Konsequenz. So wird nicht nur die klinische Praxis und die konkrete Behandlung der PatientInnen durch die Einordnung in eine bestimmte Krankheitskategorie geprägt. Auch der Umgang des persönlichen Umfeldes der PatientInnen mit der Erkrankung wird in maßgeblicher Weise von der konkreten Klassifikation und der damit verbundenen Wahrnehmung beeinflusst. So ist etwa die Akzeptanz der Erkrankung als schwerwiegende Beeinträchtigung bedingend für eine gesonderte Behandlung durch Familienangehörige, Freunde oder Arbeitgeber. So legitimiert die Einordnung in eine Krankheitskategorie beispielsweise dazu, von der Arbeit fern zu bleiben, um sich zu kurieren. Gemäß der funktionalistischen Sichtweise Parsons, die dieser in seinem Buch „*The Social System*" von 1951 vertrat (Parson 1951), ist diese *sick role*, welche durch kranke Menschen eingenommen wird, stabilisierend für das soziale System. Kranke müssen nicht die übliche Arbeit verrichten und werden gepflegt. Dies ist von Vorteil für die Gesellschaft, da auf diese Weise das Risiko eines frühen Todes minimiert wird und die Erkrankten nach ihrer Genesung wieder produktiv werden können. Aufgrund der vorhandenen Attraktivität der *sick role*, beinhaltet diese ebenfalls die Pflicht zum Bemühen um baldige Genesung durch entsprechendes Verhalten und vor allem auch die fremdbestimmte Einordnung in dieses Rollenbild durch einen Arzt oder eine Ärztin. Dieses Bild mag ein veraltetes sein, da viele Begriffe Parsons in der Folgezeit ihre Bedeutung veränderten oder verloren. So wandelte sich etwa die Konnotation des Begriffes „krank" in den sechziger Jahren zu einer negativ besetzten (Mol 2002, 9). Das vermehrte Aufkommen chronischer Erkrankungen und die zunehmende Verbreitung psychischer Erkrankungen konnten von Parson ebenfalls nicht berücksichtigt werden. Dennoch macht diese funktionalistische Sichtweise die Bedeutung von Krankheitsklassifikationen in besonderer Weise deutlich. Die Zuordnung der Rolle des oder der Kranken, welche auch heute noch durch den Arzt oder die Ärztin erfolgt, ist immer eine Einordnung in die gültigen Klassifikationssysteme. Die Bedingungen und Grenzen des „Krankseins" mit all seinen sozialen und ökonomischen Konsequenzen wird definiert durch diese übergeordnete Systematik und ist nicht dem Individuum überlassen.

Die Bedeutungen und Implikationen, die von einer Krankheit ausgehen, unterschieden sich dabei für die verschiedenen beteiligten Akteure und deren Beziehungen untereinander. Rothschuh hat diese verschiedenen Perspektiven in den siebziger Jahren ausgearbeitet und ein tetradisches Netzwerk an Relationen zwischen PatientInnen, ÄrztInnen und Gesellschaft um den Krankheitsbegriff herum gezeichnet (Rothschuh 1975). Ausgehend vom Patienten oder der Patientin manifestiert sich demnach die Krankheit erstmalig, indem sie bewusst wird und ein subjektives Krankheitsempfinden entsteht. Von einer körperlichen oder psychischen Befindlichkeitsstörung erwächst eine Hilfsbedürftigkeit, die zur Einbeziehung externer Hilfe durch ÄrztInnen führt. Das Verhältnis zwischen ÄrztInnen und PatientInnen ist somit zunächst geleitet durch den Auftrag zur ärztlichen Hilfe. Das Verhältnis der PatientInnen zur Gesellschaft ist in diesem Moment durch den Bedarf an Hilfe geprägt, die sich im engeren sozialen Umfeld praktisch und in Relation zur Gesellschaft durch Leistungen des Gesundheitssystems manifestiert.

Von Seiten des medizinischen Systems hingegen gestalten sich die Relationen in anderer Form. Gegenüber der Gesellschaft nehmen Ärztinnen und Ärzte die Rolle von Sachkundigen und Beratern in Fragen der Prävention und Behandlung von Krankheiten ein. Umgekehrt erhalten sie durch die Gesellschaft ihre Ausbildung, um dieser Rolle gerecht zu werden und im Bereich der öffentlichen Gesundheitsfürsorge auch die finanzielle und materielle Ausstattung. Gegenüber der erkrankten Person besteht eine Individualverantwortung zur Unterstützung beim Heilungsprozess durch ärztliche Hilfeleistung, deren Form sich aus der Relation zur jeweiligen Krankheit ergibt. Basierend auf dem naturwissenschaftlichen und klinischen Befund der Krankheit erfolgt die Anwendung adäquater Technologien und Verfahren, um diese zu heilen oder deren Verlauf zu mildern.

Der Gesellschaft als dritter und letzter Gruppe in der relationalen Tetrade nach Rothschuh kommt eine Ordnungsfunktion zu. Sie sorgt für die Ausstattung des medizinischen Systems und gibt die Regularien vor, nach denen die Befugnis zu medizinischen Eingriffen erteilt werden. Gegenüber der kranken Person tritt die Gesellschaft in sozialen Systemen als Leistungsgeber auf, der die Behandlung und auch den Lebensunterhalt finanziert. Dies geschieht auf Basis der gesellschaftlichen Beurteilung und Bewertung der jeweiligen Krankheit in Hinsicht auf beispielsweise Pflegebedürftigkeit oder Arbeitsunfähigkeit.

Die Relationen der drei beteiligten Gruppen zum Krankheitsbegriff unterscheiden sich somit in:

- ein subjektives Krankheitsempfinden durch die erkrankte Person
- eine medizinisch-naturwissenschaftliche Bewertung durch Ärztinnen und Ärzte
- eine gesellschaftliche Beurteilung der Pflege- und Heilbedürftigkeit

Die beiden letzten Punkte werden maßgeblich durch die gültige Systematik der Krankheitsklassifikation und deren Subklassifikationen geprägt. In diesen ist festgehalten, welche körperlichen Zustände eine Zuordnung zu einer definierten Krankheitskategorie nach sich ziehen. Durch die Relationen zwischen der betroffenen Person und dem medizinischen System sowie der Gesellschaft wird darüber hinaus auch der individuellen Umgang mit der Krankheit jenseits des subjektiven Empfindens durch die Zuordnung zu einer Kategorie geprägt.

3.1.2. Rolle sozialer und institutioneller Aushandlungen

Die große Relevanz von Klassifikationssystemen für die Gestaltung sozialer und technischer Praxis in den unterschiedlichsten Bereichen läßt die Frage nach der Beschaffenheit der Aushandlungsprozesse[7] bei ihrer Entstehung und Modifikation aufkommen. Die Wirkung der Ordnungsysteme über ihr Kernanwendungsgebiet hinaus und die Verzahnung der verschiedenen Systeme aus unterschiedlichen Kontexten lassen dabei professionsübergreifende Prozesse erwarten, an denen Akteure aus mehreren sozialen Welten beteiligt sind.

7 alle relevanten Klärungs- und Entscheidungsprozesse zwischen den beteiligten Akteuren

Da insbesondere im Bereich der Medizin technische Innovation von großem Einfluss auf die Bildung und Veränderung von Klassifikationen sind, bietet sich zunächst die Akteurs-Netzwerk-Theorie nach Callon, Law und Latour (Callon 1986; Law 1992; Latour 1987) als theoretische Grundlage zur Erfassung und Beschreibung der genannten Aushandlungsprozesse an. Diesem Ansatz zufolge beeinflussen unterschiedliche natürliche, soziale und technische Prozesse die Technikentwicklung in gleicher Weise. Von daher ist es bei deren Untersuchung unzulässig, diese Faktoren als gegeben vorauszusetzen und mit deren Hilfe den eigentlichen Prozess der Technikentwicklung zu erklären. Zu dessen Erklärung ist es demnach notwendig, alle Faktoren gleichzusetzen und bereits in der Begrifflichkeit der Theorie Vorannahmen über Status und Wirkungsweise jeglicher Entitäten zu vermeiden (siehe Schulz-Schaeffer 2000, 195). Aus diesem Grunde bezeichnet die Akteurs-Netzwerk-Theorie auch zentrale natürliche oder technische Objekte als Akteure und setzt diese zunächst in ihrer Wirkung mit menschlichen Akteuren gleich.

Die Untersuchung der Technikentwicklung stellt jedoch nur einen ersten Schritt dar. Die Implementierung neuer Technologien und Methoden in bestehende Klassifikationssysteme oder die Bildung neuer Klassifikationssysteme benötigt einen breiteren Ansatz, um die Teilhabe unterschiedlicher sozialer Welten zu erfassen und zu beschreiben. Hierzu bietet sich das Konzept des *Boundary Object* nach Star und Griesemer an (Star u. a. 1989). Dieses Konzept knüpft an die Akteurs-Netzwerk-Theorie an, stellt dabei jedoch nicht so sehr einzelne Akteure in den Mittelpunkt. Vielmehr werden mehrere entscheidende Akteure miteinander in Beziehung gesetzt. Aufgrund dieser Erweiterung der Akteurs-Netzwerk-Theorie bietet das Konzept des *Boundary objects* die notwendige Flexibilität und Breite, um Aushandlungsprozesse unter Beteiligung mehrerer sozialer Welten theoretisch zu fassen. Beginnend mit der Akteurs-Netwerk-Theorie werden beide Ansätze im folgenden kurz dargelegt.

Die Akteurs-Netzwerk-Theorie ist ein sozialkonstruktivistische Ansatz. David Bloor beschrieb 1976 eine schwerwiegende Asymmetrie in der Erklärung wissenschaftlicher Sachverhalte, die ausschließlich auf Faktoren zurückgeführt würden, die außerhalb des Sozialen lägen, es sei denn, sie erwiesen sich als fehlerhaft. Damit sei der Entstehungsprozess wissenschaftlichen Wissens einer soziologischen Erklärung unzugänglich (Bloor 1976, 5 ff.). Um über den sozialen Kontext der Wissenschaftler hinausgehend auch die Entstehung wissenschaftlicher

Inhalte erklären zu können forderte Bloor in seinem *strong programme* in der Wissenssoziologie Unparteilichkeit und Symmetrie in der Wissenschaftsforschung. So sollte fortan keine Unterscheidung in den Ursachen wahrer und falscher Überzeugungen gemacht werden, um die Anwendung sozialwissenschaftlicher Kategorien auf die gesamte Wissenschaftsentwicklung auszudehnen (Schulz-Schaeffer 2000, 196). Diesen Ansatz übertrugen Bijker und Pinch 1984 auch auf die Technikforschung (Pinch u. a. 1984).

Die Akteurs-Netzwerk-Theorie knüpft an das sozialkonstruktivistische Programm an, kritisiert jedoch, dass auch dieses auf einer grundlegenden Asymmetrie beruhen würde. *„However, and this is where the paradox is revealed, within their proposed analyses, these social scientists act as if this agnosticism towards natural science and technology were not applicable towards society as well. For them Nature is uncertain but Society is not.“* (Callon 1986, 197). Demnach würde der sozialkonstruktivistische Ansatz die eigenen Ansprüche nicht konsequent auf sich selbst anwenden und die soziale Komponente in der Wissenschaftsentwicklung als gegeben ansehen. Callon schlägt als Lösung eine Erweiterung des Symmetrieprinzips nach Bloor von der Wissenschaft auf die Gesellschaft vor. *„The second principle is one of generalized symmetry. It is similar to D. Bloor's principle of symmetry but is considerably extended. [...] But given the principle of generalized symmetry, the rule which we must respect is not to change registers when we move from the technical to the social aspects of the problem studied.“* (Callon 1986, 199). In ähnlicher Weise argumentiert Bruno Latour ein Jahr darauf: „Dieselben Argumente wie gegenüber der Natur müssen in symmetrischer Weise auch gegenüber der Gesellschaft in Anschlag gebracht werden. Wie können wir so viele Vorsichtsmaßnahmen treffen, die darauf gerichtet sind, nicht direkt zu glauben, was Wissenschaftler und Ingenieure über Objektivität und Subjektivität sagen, und ohne weiteres glauben, was andere Wissenschaftler (sozialwissenschaftliche diesmal) über Gesellschaft, Kultur und Wirtschaft sagen? An diesem Punkt besteht großer Bedarf nach einer Symmetrieregel, die der Gesellschaft keine Privilegien zubilligt, die der Natur verweigert werden.“ (zitiert nach Schulz-Schaeffer 2000, 196; Latour 1987, 144).

Ziel dieses geforderten allgemeinen Symmetrieprinzips ist es, der durch das sozialkonstruktivistische Programm entstandene Tendenz zum sozialen Realismus zu begegnen. Zur Umsetzung dieses Konzepts bedient sich die Akteurs-Netzwerk-

Theorie einer möglichst unterschiedslosen Beschreibungssprache, welche nicht zwischen technischen, sozialen oder natürlichen Akteuren diskriminiert. Auf diese Weise soll nicht nur die konzeptuelle Inkonsistenz behoben, sondern eine rein internalistische Erklärung von Wissenschaft und Technik erreicht werden, indem die Standpunkte vieler Akteure aufeinander bezogen werden. Dazu folgt der Beobachter den Akteuren um so die Art und Weise zu identifizieren, nach der diese die unterschiedlichen Elemente ihrer Welt aufbauen und erklären. *„Instead of imposing a pre-established grid of analysis upon these, the observer follows the actors in order to identify the manner in which these define and associate the different elements by which they build and explain their world, whether it be social or natural"* (Callon 1986, 201). Neben dieser Beobachtung der Akteure als Handelnde des Netzwerkes müssen sie darüber hinaus jedoch auch als Resultat des selben Betrachtet werden. Dazu ist eine Untersuchung der Translationsprozesse notwendig, in denen den Akteuren durch andere Akteure Rollen und Grenzen zugeschrieben werden. Im Wechsel dieser beiden Betrachtungsweisen entsteht eine Momentaufnahme eines fluiden Netzwerkes, welches fortlaufenden Veränderungen unterworfen ist. *„Defining the essence of innovations by the existence of their successive and simultaneous actants, and then turning around to define the actants by the successive innovations in which they appear, is no more circular or contradictory here than in linguistics."* (Latour 1991, 122).

Auf diese Weise soll mithilfe der Akteurs-Netzwerk-Theorie nachgezeichnet werden, wie Akteure durch Übersetzungsprozesse Netzwerke aufbauen, stabilisieren und gegen destabilisierende Einflüsse verteidigen, um so wissenschaftlichen Theorien oder Technologien zur Durchsetzung zu verhelfen. Dabei sind die Konvergenz und die Irreversibilität des Netzwerkes von entscheidender Bedeutung.

Unter Konvergenz wird die wechselseitige Beeinflussung der Akteure eines Netzwerks verstanden. Je größer die Konvergenz eines Netzwerkes, „desto mehr arbeiten seine Akteure zusammen und desto weniger wird ihr eigentlicher Status als Akteure in Zweifel gezogen." (Callon 2006, 329).

Die Irreversibilität eines Netzwerkes hingegen beschreibt dessen Stabilität gegenüber Veränderungen und einer daraus resultierenden Destabilisierung. „Insgesamt jedoch gilt, dass die Irreversibilität in dem Maß zunimmt, in dem jedes Element, Vermittler und Übersetzer in ein Bündel wechselseitiger Beziehungen inskribiert ist. In derart fest gekoppelten Netzwerken führt jeder Versuch, ein Element durch Umdefinition zu modifizieren, zu einem allgemeinen Prozess der Umübersetzung." (Callon 2006, 332). Somit kann die Irreversibilität eines Netzwerkes auch als Trägheit, hervorgerufen durch eine enge und komplexe Vernetzung verstanden werden, die den Aufwand einer generellen Umübersetzung zu groß werden ließe.

Callon bezeichnet diesen wesentlichen Prozess der Erzeugung beider Eigenschaften als *translation* und benannte bereits in seiner 1986 veröffentlichten grundlegenden Arbeit über die Muschelfischer von St. Brieuc (Callon 1986) die vier Phasen dieses Prozesses:

- *problematization*
- *interessment*
- *enrolment*
- *mobilisation*

Zu Beginn des Translationsprozess steht die Problematisierung einer aktuellen technischen Entwicklung und ihrer sozialen Organisationsform. In diesem Schritt wird die Bildung eines Netzwerkes initiiert, indem zentrale Akteure anderen Akteuren eine Identität und ein Interesse zusprechen und auf diese Weise ein Netzwerk aufbauen, in dem sie als *obligatory passage point* fungieren und somit unentbehrlich werden. *„They determined a set of actors and defined their identities in such a way as to establish themselves an an obligatory passage point in the network of relationships they were building." (Callon 1986, 203).*

Die zweite Phase des *Interessment* bezeichnet die Fixierung der verschiedenen Akteure in ihrer Position. Dabei wird durch eine zentrale Entität die Identität anderer Akteure dahingehend beeinflusst, dass das Netzwerk stabilisiert wird. Dies geschieht sowohl über eine Verstärkung der Netzwerkverknüpfungen als auch über eine Trennung anderweitiger Verbindungen. *„A interests B by cutting or weakening all the links between B and the invisible (or at times quite visible) group of other entities C, D, E, etc. who may want to link themselves to." (Callon 1986, 206)*

Das *Enrolment* als dritte Phase beschreibt den Prozess der Akzeptanz von zugeschriebenen Rollen. *„It designates the device by which a set of interrelated roles is defined and attributed to actors who accept them."* (Callon 1986, 211). Es ist somit das Resultat eines erfolgreichen *„Interessment"*-Prozesses und kann Folge unterschiedlichster Strategien wie Verführung, Transaktion, Zustimmung oder gar Gewalt sein.

Die Mobilisierung als letzte Phase der Translation beschreibt die Umwandlung der bloßen Netzwerkassoziation oder Zugehörigkeit in eine aktive Unterstützung. Dazu gehört eine Verhandlung über die Repräsentativität der Sprecher beteiligter Entitäten. Diese „Sprecher“ können dabei menschliche Sprecher im demokratischen Sinne sein oder auch repräsentative Stichproben natürlicher oder technischer Entitäten. In der Phase der Mobilisierung ist deren repräsentative Funktion so weit gesichert, dass eine aktive Unterstützung des entstandenen Netzwerkes möglich wird. *„The social and natural 'reality' is a result of the generalized negotiation about the representativity of the spokesmen. If consensus is achieved, the margins of manoeuvre of each entity will then be tightly delimited.“* (Callon 1986, 216).

Kommt es zu einer ausreichenden Stabilisierung des Netzwerkes, ist diese nicht zwingend von Dauer. Um dies zu erreichen, muss das Netzwerk gegen destabilisierende Einflüsse verteidigt werden. Dennoch führt ein stabiles Netzwerk zunächst zum Erfolg einer Idee, Technologie oder Innovation. Dies gilt auch für konzeptionelle Veränderungen einer Klassifikation. Abhängig von der Reichweite einer Klassifikation ist dabei der Komplexitätsgrad der zu bildenden Netzwerke. Im Falle einer Klassifikation mit Infrastrukturcharakter, die in verschiedenen sozialen Welten unterschiedliche Auswirkungen hat, bietet sich zur theoretischen Erfassung der ablaufenden Prozesse das Konzept des *Boundary object* an.

Das Konzept des *Boundary object* wurde durch Star und Griesemer (Star u. a. 1989) entwickelt. Es erweitert die Akteurs-Netzwerk-Theorie dahingehend, dass es sich nicht nur auf einen *obligatory passage point* beschränkt. Star und Griesemer gehen davon aus, dass der Prozess des *Interessement* durch Protagonisten verschiedener sozialer Welten gleichzeitig erfolgt. Aus diesem Grund ist es notwendig zur Systembeschreibung nicht nur einzelne *obligatory passage points* zu betrachten, sondern ein Netzwerk und alle seine relevanten Akteure zu untersuchen. Ausgehend von der Existenz mehrerer *passage points,* erfolgt also eine Analyse der Translationsprozesse – zur Herstellung von Konvergenz und Irreversibilität – der zentralen Akteure untereinander und zu den assoziierten Akteuren. Star und Griesemer beschreiben dies in Abgrenzung zu Callon mit dem Begriff des *many-to-many mappings* (Star u. a. 1989, 390). Zur Herstellung von Kohärenz zwischen den verschiedenen symmetrischen Translationsprozesse bei gleichzeitiger Wahrung der Identität der beteiligten sozialen Welten beschreiben Star und Griesemer den Prozess der Schaffung eines *boundary objects*.

Ein *boundary object* kann abstrakt oder konkreter Natur sein und existiert in allen an einem Translationsprozess beteiligten sozialen Welten. Es muss hinreichend flexibel sein, um in den Anforderungen verschiedener Praxisgemeinschaften zu entsprechen und gleichzeitig ausreichend robust, um seine Identität über die Grenzen aller beteiligten sozialen Welten hinweg zu bewahren. Mittels dieser Eigenschaften ermöglichen *boundary objects* die Wahrung der Autonomie der verschiedenen Protagonisten bei gleichzeitiger Schaffung einer gemeinsamen Kommunikationsbasis (vgl. Trompette u. a. 2009). Diese Objekte können in unterschiedlichen Kontexten verschiedene Bedeutungen annehmen, bleiben in ihrer Struktur jedoch stabil und erkennbar. Auf diese Weise ermöglichen sie einen kohärenten Translationsprozess zwischen mehreren *obligatory passage points* untereinander und weiteren beteiligten Akteuren.

In der für das Konzept grundlegenden Untersuchung von Star und Griesemers über die Etablierung eines naturkundlichen Museums treten *Boundary objects* in Form von Lagern, Idealtypen, übereinstimmenden Grenzen oder standardisierten Formularen auf *(Star u. a. 1989)*. Als Beispiel für ein Lager dient dabei eine Bibliothek, die unterschiedliche Zwecke bedient, ohne einen Aushandlungsprozess zwischen den verschiedenen Personen zu erfordern, da die abgelegten Objekte in standardisierter Form indiziert sind. Unter Idealtyp wird ein Objekt verstanden, welches einen Rahmen schafft, der verschiedenen Parteien eine Projektionsfläche für ihre Arbeit bietet und so eine Kommunikationsbasis schafft. Als Beispiel dient hier der Begriff Spezies, der als Konzept sowohl konkrete als auch theoretische Daten beinhaltet. Unter Objekten mit übereinstimmenden Grenzen werden geographische Räume verstanden, die Arbeiten unterschiedlichen Inhalts miteinander verknüpfen. Standardisierte Formulare schließlich fungieren als Methode alltäglicher Kommunikation, die Kompatibilität in der Kommunikation verschiedener Gruppen gewährleisten.

Klassifikationssysteme erfüllen ebenfalls die Anforderungen an ein *Boundary object* (Albrechtsen u. a. 1998). Sie sind in verschiedenen sozialen Welten präsent und nehmen dabei unterschiedliche Bedeutungen an. Um bei den Beispielen Star und

Griesemers zu bleiben, ähneln sie sowohl einem Lager, da sie Informationen für unterschiedliche Zwecke bereithalten, aber auch einem standardisierten Formular, da sie eine gemeinsame Kommunikationsbasis für ExpertInnen unterschiedlicher Profession bereitstellen. Im Besonderen gilt dies auch für die einzelnen Klassen einer Klassifikation. Wie im vorangegangenen Kapitel bereits geschildert, rahmen Krankheitsklassifikationen die fachdisziplinären Felder in Medizin und Wissenschaft. Dabei nehmen die spezifischen Klassen auch die Rolle eines Idealtyps ein, indem sie eine Projektionsfläche für gänzlich unterschiedliche Arbeiten mit differierenden Methoden und Zielsetzungen schaffen. Die Beteiligung dieser beiden Gruppen, der PatientInnen und der Gesellschaft als Träger der Gesundheitsfürsorge lässt dieses Konzept geeignet erscheinen, als erkenntnisleitendes Instrument für die Untersuchung der Prozesse der Modifikation einer Krankheitsklassifikation zu dienen.

Das *boundary object* dient dabei nicht nur der Kommunikation und der Herstellung von Kohärenz in den Translationsprozessen, sondern ist darüber hinaus selber Modifikationen ausgesetzt.

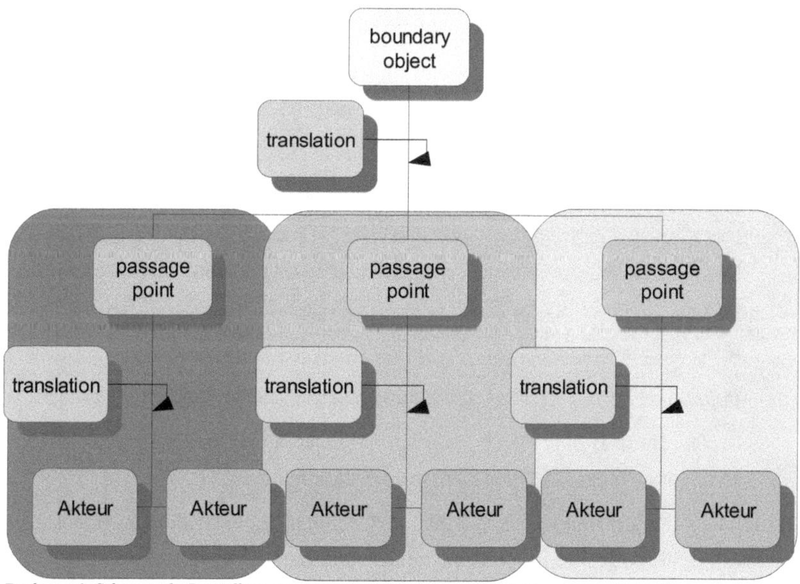

Zeichnung 1: Schematische Darstellung eines Boundary object. Die grauen Felder repräsentieren die unterschiedlichen sozialen Welten, in denen das Objekt existiert und wirkt. Einflüsse aus den unterschiedlichen Welten auf das Objekt müssen über die Passage points gelangen um translatiert zu werden und so Konvergenz und Irreversibilität zu erreichen (nach Star und Griesemer 1989).

3.1.3. Konvergenz von Infrastrukturen

Da Klassifikationen bidirektional mit Gesellschaft und Technik verknüpft sind, genügt die Untersuchung und Berücksichtigung der Teilhabe verschiedener Gruppen an der Entwicklung und Nutzung dieser Systeme nicht, um die Mechanismen der Modifikation solcher Klassifikationen hinreichend zu beschreiben. Zusätzlich zu den Bemühungen der verschiedenen Akteure üben Klassifikationen selber einen starken Einfluss auf ihre weitere Entwicklung aus. Dieses Phänomen beschreiben Star, Bowker und Neumann mit dem Begriff der Konvergenz (Star u. a. 2003).

Grundlegend für die Konstitution dieses Begriffs ist die Funktion einer Klassifikation als Infrastruktur. Nach Star und Ruhleder definiert sich eine Infrastruktur durch folgende Eigenschaften (Star u. a. 1996):

- *Embeddedness*: Infrastrukturen sind in soziale Systeme eingebettet.
- *Transparency*: Die Nutzung der Infrastruktur ist transparent, was in diesem Fall bedeutet, dass nicht für jede Nutzung ein Neuaufbau der Klassifikationen notwendig ist, diese jedoch die Aufgabe nicht sichtbar unterstützt.
- *Reach or scope*: Die Reichweite der Infrastruktur erstreckt sich über mehr als ein Ereignis oder einen Ort der Anwendung.
- *Learned as part of membership*: Die Muster der Infrastruktur werden durch Mitglieder im täglichen Umgang erlernt und naturalisiert.
- *Links with conventions of practice*: Eine Infrastruktur formt die Konventionenen der Gemeinschaft in der sie wirkt und wird durch sie geformt.
- *Embodiment of Standards*: Infrastrukturen verkörpern Standards ihres Anwedungsbereichs.
- *Built on an installed base*: Infrastrukturen setzen auf Vorläuferstrukturen auf.
- *Becomes visible after breakdown:* Infrastrukturen und ihre Bedeutung werden erst dann sichtbar, wenn sie nicht mehr funktionieren.

Bestimmte Klassifikationen (und Standards) erfüllen diese Bedingungen an eine Infrastruktur. Dazu gehören auch Krankheitsklassifikationen (vgl. Bowker u. a. 1999, 110). In ihrer Funktion als symbolisches Werkzeug zur Kommunikation über

Disziplingrenzen hinweg, wirken sie stabilisierend auf das System. Durch die so erzeugte Kohärenz der Translationsprozesse befördern sie eine bestimmte Weise des Verstehens von Objekten, Prozessen und Kontexten und behindern so auch die Einführung von destabilisierenden Innovationen. Infrastrukturen wie beispielsweise Klassifikationen verstärken sich somit selbst, da alle Neuerungen den Kategorien der Klassifikation angepasst sein müssen (Bowker u. a. 1999, 82). Die jeweilige systemimmanente Beschreibung der Welt wird Realität, da das System die Welt beeinflusst. Dieses Phänomen der Konvergenz führt zur Ablehnung alternativer Konzepte, die die Translationsprozesse und damit die Rolle der Akteure destabilisieren würden. Auf diese Weise wirken Klassifikationen auf die sie prägende Welt zurück.

Vermittelt wird dieser Effekt durch die Entstehung einer Art Blindheit alternativen Konzepten gegenüber. Werden die Ergebnisse in einer wissenschaftlichen Disziplin mittels einer Klassifikation kategorisiert, die die Parameter A und B zur Beschreibung heranzieht, so wird eine Technik, die Parameter C beeinflusst (und dabei wohlmöglich sehr erfolgreich ist) nicht als wirksam anerkannt werden. Die Fokussierung der maßgeblichen Ergebnissystematik auf die Parameter A und B wird die Durchführung von Messungen und die Anschaffung von Messtechnik für Parameter C als unwirtschaftlich und nicht sinnvoll erscheinen lassen. Die Wirksamkeit der Technologie würde auf diese Weise verborgen bleiben. Eine Klassifikation in Funktion einer Infrastruktur erzeugt auf diese Weise eine Blindheit für sämtliche außerhalb der Klassifikation liegenden Größen (vergleiche hierzu auch Kapitel 5.2., ab Seite 76) und schließt alternative Ansätze aus.

3.1.4. Repräsentation durch Technik

Neben den sozialen Aushandlungsprozessen und dem Mechanismus der Konvergenz wirken auch technische Prozesse, die die zu klassifizierenden Entitäten beeinflussen, als dritter Einflussfaktor auf die Ausgestaltung und Modifikation von Klassifikationen zurück. Dies betrifft insbesondere Krankheitsklassifikationen, da diese zahlreiche Objekte beinhalten, die nicht direkt wahrnehmbar sind. Aus der Perspektive der Medizin sind eine Vielzahl von Erkrankungen nur indirekt aus den

Schilderungen der PatientInnen oder über technische Repräsentationen[8] zugänglich. Die Formen dieser technischen Repräsentationen – die aus graphischen oder textlichen Darstellungen abstrakter Ideen oder physischer Objekte bestehen (Hacking 1995, 223 ff.) – üben einen großen Einfluss auf die Art der Wahrnehmung, die Bewertung und damit auf die Behandlung der Krankheit aus. Durch die Wahl spezifischer Repräsentationsparameter prägen sie überdies die Klassifikation von Krankheiten eintscheidend mit. Die Technik, die in Abhängigkeit von der Krankheitsklassifikation entstanden ist, liefert die Messgrößen, die zur Unterscheidung unterschiedlicher Zustände zur Verfügung stehen. Aus diesem Grunde wird im folgenden der Prozess der Repräsentation einer Krankheit durch Technik sowie deren Entwicklung behandelt. Der Aspekt der Existenz konkurrierender Repräsentationsformen ist dabei von besonderer Bedeutung für die Einführung innovativer Technologien, wie der Genexpressionsanalyse.

Wie Annemarie Mol in ihrem Buch „*The Body Multiple*" sehr anschaulich verdeutlicht, handelt es sich bei den hierbei generierten Abbildungen oder Messergebnissen nicht um die Realität selber, sondern um Repräsentationen derselben (Mol 2002). Aus verschiedenen Repräsentationsformen und -ebenen setzt sich auf diese Weise ein Repräsentationsnetzwerk zusammen, welches eine bruchstückhafte Annäherung an das, was als Realität erscheint, gestattet. Dieser Ansatz ähnelt Hackings Arbeit zu Repräsentationen, der eine direkte Beziehung zwischen Repräsentationen und erlebter Realität als These vertritt: „Die erste spezifisch menschliche Erfindung ist das Darstellen. Sobald die Praxis des Darstellens gegeben ist, folgt ein Begriff zweiter Ordnung im Schlepptau. Das ist der Begriff der Wirklichkeit, also ein Begriff der nur dann einen Gehalt hat, wenn es Darstellungen erster Stufe bereits gibt". (Hacking 1995, 229) Demnach würde die Realität in Abhängigkeit der Repräsentationen gebildet und sei somit auch von der Form dieser Repräsentationen abhängig.

Bei technischen Repräsentationen von Krankheiten spielen bildgebende Verfahren, Laboranalysen und klinische Parameter, um nur einige zu nennen, eine Rolle. Die Gewichtung der verschiedenen Ebenen, auf denen eine Krankheit sich manifestiert, und ihrer verschiedenen Repräsentationsformen ist dabei kontextabhängig. In der Pflege werden beispielsweise andere Schwerpunkte gesetzt als in der Therapie. Im

8 beispielsweise bildgebende Verfahren oder klinische Parameter aus Laboranalysen

Bewusstsein vieler Protagonisten werden die Ergebnisse einer einzelnen etablierten Methode jedoch oftmals mit der Realität gleichgesetzt. Dabei wird das Messergebnis nur noch an sich betrachtet und nicht mehr als bruchstückhafte methodenabhängige Annäherung an die Realität. Dabei kann eine Komponente des Repräsentationsnetzwerks einer Krankheit überbewertet und mit der Krankheit selber gleichgesetzt werden (Mol 2002, 82, 93). Verdeutlicht wird dieser Prozess bei Mol anhand der direkten Konkurrenz zweier diagnostischer Methoden. Wenn zwei Verfahren unterschiedliche Repräsentationen eines Zustandes erzeugen, kann es zu divergierenden medizinischen Interpretationen kommen. In diesem Fall, so zeigt Mol, wird der etablierten Methode Vorrang eingeräumt (Mol 2002, 78 ff.). Wird hingegen eine neue Methode zur Diagnose eingeführt, so erfolgt deren Bewertung meist in Relation zu einer bereits etablierten Methode. Dabei wird die ältere Methode oftmals zum „Gold-Standard“ erhoben und die Leistungsfähigkeit der neuen Methode relativ zur älteren ausgedrückt und gemessen. Die Gleichsetzung der scheinbar naturalistischen Darstellungsform der Standardmethoden mit der Realität ist sogar so stark, dass die neu eingeführte Repräsentationsform in die etablierte Form „übersetzt“ wird, obwohl dies mit einem Verlust der durch die neue Methode zusätzlich gewonnenen Informationen einhergehen kann.

In dieser notwendigen Annäherung neuer Verfahren an die etablierten Methoden und Techniken wird das Konzept der Konvergenz nach Star, Bowker und Neumann auf methodischer Ebene erkennbar. Die bereits bestehende Klassifikation einer Erkrankung basiert auf anerkannten Repräsentationsformen, ordnet diese und verknüpft sie mit klinischen Aussagen, Relevanzen und Handlungsoptionen. Die Kategorien nach denen eine Sortierung erfolgt, werden durch die technischen Repräsentationsformen der Erkrankung vorgegeben. Die Klassifikation und die diagnostischen Verfahren stehen so in einer wechselseitigen Beziehung zueinander, in der sich die gängigen Konventionen der Fachgemeinschaft auch in Bezug auf relevante Techniken widerspiegeln. Wird mit der Entwicklung neuer Techniken eine neue Repräsentationsebene oder -form der Erkrankung eingeführt, so muss diese zunächst in die systeminternen Muster übersetzbar sein, da sie ansonsten keine Relevanz erlangen könnte. Gelingt dieser Übersetzungsprozess, so kommt es zu einer graduellen Verschiebung in der Krankheitsrepräsentation und die Akzeptanz der neuen Form nimmt langsam zu. Mit der Zeit, mit zunehmender Erfahrung der handelnden Protagonisten und struktureller Stabilisierung werden die neuen Methoden selber zum Standard. Der Quervergleich mit etablierten Standards entfällt zunehmend und die Ergebnisse der neuen Technik werden mit Erfahrungen auf anderer Ebene verknüpft (etwa auf der sinnlichen Ebene bei Durchführung der Therapie (Operationen) oder im Umgang mit den PatientInnen). Dadurch lösen sich neue Methoden mit der Zeit von den älteren und bilden eine eigenständige Form der Repräsentation. Mol lässt offen in wie weit hier auch Personalfluktuation eine Rolle spielt. Da jedoch die Konvergenz einen Widerstand gegenüber Systemveränderungen ausübt, ist eine entsprechend starke Triebkraft für diesen Wandel notwendig. Im Falle neuer Verfahren zur Untersuchung von Krankheiten wären hier insbesondere die Erschließung zusätzlicher Informationen mit daraus resultierenden Nutzen für die Behandlung zu nennen. Weitere Faktoren können ökonomischer oder rechtlicher Druck sein.

Mol führt weiter aus, dass die genannten Repräsentationsformen der Erkrankungen sich auch innerhalb des klinischen Systems unterscheiden können. So ist die beigemessene Relevanz spezifischer Verfahren abhängig vom konkreten Einsatzort. Ein manuell handelnder Chirurg etwa bemisst die Bedeutung einer bildgebenden Technik anders als ein Internist, dessen Haupthandlungsoption die medikamentöse Therapie ist. Eine Blutanalyse hingegen stünde unter umgekehrten Vorzeichen (Mol 2002, 107). Unterschieden wird in diesem Fall zwischen dem Zustand und dem zu Grunde liegenden Prozess, die beide relevante Ausprägungen einer Krankheit sind, jedoch in unterschiedlichen Kontexten mit differierender Zielsetzung behandelt werden. Hieran lässt sich klar erkennen, dass die Relevanz einer Repräsentationsform für die Beschreibung der Realität immer mit den Zielen und den verfügbaren Handlungsoptionen verknüpft ist. Dabei kann die Krankheit in Diagnose und Therapie auf unterschiedliche Weise „real“ werden und sich somit auch von Ort zu Ort unterscheiden. Mol spricht in diesem Zusammenhang von „verteilter Realisierung“ (Mol 2002, 115 ff.).

Diese Verschiebung in den Bewertungsmustern kann sich sogar situationsabhängig bei ein und derselben Person ergeben, wenn diese unterschiedliche Aufgaben bewältigt. Ist etwa eine Therapie sehr spezifisch mit einer bestimmten Form der Repräsentation verknüpft, weil Wahrnehmungs- und Handlungsebene identisch sind, so bietet die Konzentration auf diese Ebene Vorteile für die Durchführung der

Behandlung. Chirurgen nehmen die PatientInnen und die Erkrankung beispielsweise getrennt wahr. Situationsabhängig wechselt dabei die Dimension. Im Gespräch mit den PatientInnen und in der Beurteilung ihres Gesamtzustands dominiert der Mensch als Ganzes. In der Vorbereitung auf eine Operation und währenddessen verschwindet diese Betrachtungsdimension und der Chirurg nimmt im wesentlichen nur noch die zu behandelnde Erkrankung wahr. Die Krankheit manifestiert sich in diesem Augenblick ausschließlich auf anatomischer Ebene. Zum Ende der Operation wechselt die Repräsentationsebene jedoch wieder und der behandelte anatomische Zustand wird in den Kontext der PatientIn gesetzt (Mol 2002, 123 ff.).

Das Phänomen der „verteilten Realisierung" hat in der Klinik den Effekt, die verschiedenen vorhandenen Repräsentationsformen einer Erkrankung auf unterschiedliche Kontexte und Orte zu verteilen und auf diese Weise Konflikte zwischen divergierenden Interpretationen zu vermeiden (Mol 2002, 115). Zusammengehalten durch die verbindende Krankheit ist so eine Koexistenz der unterschiedlichsten Betrachtungsweisen möglich. Der Begriff der Erkrankung fungiert dabei als ein integrierendes Element, welches die verschiedenen Formen der Ausprägung auf eine Krankheitskategorie fokussiert und eine zu starke Aufspaltung vermeidet (Mol 2002, 117). Hinter dem Begriff der Krankheit ist es die Klassifikation, welche eine semantische Verknüpfung der unterschiedlichen Zustandsbeschreibungen vornimmt und so ein ontologisches Netzwerk zur integrierenden Interpretation dieser unterschiedlichen Repräsentationsformen bildet.

Werden die Berührungspunkte zwischen den Orten der Manifestation einer Krankheit seltener, tritt der trennende Effekt divergierender Repräsentationsformen stärker zu Tage. Ist darüber hinausgehend auch die konkrete Zielsetzung der alltäglichen Arbeit unterschiedlich, verstärkt sich diese Trennung weiter. Im medizinischen Sektor ist dies vor allem im Nebeneinander zwischen klinischer Praxis und medizinisch-wissenschaftlicher Forschung zu beobachten. Der fehlende gemeinsame Bezugspunkt der konkreten Behandlung der PatientInnen und damit die Abwesenheit integrierender Elemente führen zu wenig Kommunikation und damit zu einer deutlichen Trennung zwischen diesen beiden Sphären. Unterschiedliche Ausbildungshintergründe verstärken diesen Effekt und führen in Kombination mit den vorherrschenden Betrachtungsebenen ein und derselben Krankheit (z.B.: Anatomie vs. Biochemie) und der Konzentration auf verschiedene Aspekte ihrer

Manifestation (z.B. Prozess vs. Zustand) zu einer Aufspaltung in distinkte soziale Welten. Diese unterscheiden sich nicht nur in ihrer Arbeitspraxis, sondern auch in Sprache und Habitus. Hieraus kann sogar Misstrauen gegenüber der jeweiligen anderen Arbeitspraxis erwachsen (Mol 2002, 110 ff.), welches teilweise auch auf der methodischen Unvereinbarkeit vorherrschender Lösungsansätze fußt[9].

Als verbindendes Element zwischen diesen sozialen Welten bleibt jedoch der Krankheitsbegriff, der die verschiedenen beteiligten Spezialistinnen und Spezialisten unter einer gemeinsamen Kategorie versammelt. Wie in Kapitel 3.1.2. erläutert, erfüllt er somit die Funktion eines „B*oundary Object*“ nach Star und Griesemer (Star u. a. 1989).

3.2. Medizintheoretische Ansätze

Neben den wissenssoziologischen Konzepten und Theorien die in der vorliegenden Studie als heuristische Instrumente herangezogen werden, sind auch medizintheoretische Ansätze als Metatheorie und Methodologie der Medizin (siehe auch Uexküll u. a. 1997) für das Verständnis der Modifikationen von Klassifikationen von Bedeutung. Die folgende kurze Darstellung systemischer Erklärungsmuster und des Begriffs der Individualisierung in der Medizin dienen außerdem der Hinführung auf den Sachgegenstand der Genexpressionsanalyse beim Mammakarzinom.

3.2.1. Krebsursache: systemische vs. deterministische Erklärungsmuster

Die erfolgreiche Sequenzierung des menschlichen Genoms im humanen Genom-Projekt zu Anfang des Jahrtausends weckte die Hoffnung, die Grundlagen des menschlichen Lebens und damit auch vieler Erkrankungen entschlüsseln zu können. Dies wurde durch James Watson bereits zu Beginn des Projektes formuliert (Watson 1990). Der häufig in den Medien zu findende Begriff der „Entschlüsselung“ weist darauf hin, dass die eigentliche Aufklärung der Sequenz in der Öffentlichkeit als weitergehend aufgefasst wurde. Die Hoffnung, aus der bloßen Kenntnis über eine

9 So kann medizinische Forschung eine etablierte klinische Methode in ihrer Bedeutung herabsetzen oder Verdrängen. Beispielsweise könnte bei einem bestimmten Krankheitsbild (Beispiel Mol: Arteriosklerose) eine Behandlung mit noch zu entwickelnden Medikamenten chirurgische Eingriffe seltener notwendig werden lassen.

große Zahl von Genen die Funktion des Genoms in Gänze ableiten zu können, erwies sich jedoch als Trugschluss, der bis heute seine Wirkung entfaltet.

Letztlich ist aber das humane Genomprojekt auch dafür verantwortlich gewesen, dass die wissenschaftliche Gemeinschaft das Konzept des genetischen Determinismus in Frage stellt. Die Ergebnisse zeigen, dass die Proteinsynthese innerhalb des komplexen Regulationsnetzwerks der Zelle gesehen werden muss und in einen systemischen Zusammenhang mit einer Vielzahl von Regulationsmechanismen in Zelle und Umwelt zu setzen ist. Kontrovers interpretiert wurde diese Entwicklung durch Keller, die eine Verschiebung der Aufmerksamkeit der Genomforschung auf die komplexe Organisation dieser Netzwerke festhält (Keller 2001) und Lemke, der eine Transformation zum „neuen Gendiskurs" erkennt, in dem der strategische Bezug zum Gen jedoch erhalten bleibt (Lemke 2002).

Vor dem Hintergrund dieser Entwicklung stellt sich die Frage nach der Konsequenz der Deutungsverschiebung von singulären Einflussfaktoren zur systemischen Betrachtungsweise ganzer Netzwerke für die wissenschaftliche Praxis und die Anwendung. Wie wird die Konstruktion von Wirkhypothesen und kausalen Erklärungsmodellen dadurch beeinflusst und welche Veränderungen lassen sich durch die Anwendung entsprechender Konzepte und Technologien in der Medizin erwarten ? Ein geeignetes Feld zur Untersuchung dieser Fragen stellt die moderne Onkologie dar. Vor allem die Konzeption und Erforschung neuer Biomarker zur Untersuchung und Beschreibung von Tumoren eignet sich hier zur Analyse, da diese zunehmend Bedeutung bekommen und zur Konstitution einer systemischen Sichtweise entscheidend beitragen.

In den vergangenen Jahrzehnten erfolgte im Bereich der Brustkrebsforschung die Untersuchung einer Vielzahl genetischer Faktoren, um die Prognose des Verlaufs des Mammakarzinoms zu verbessern und spezifische Eigenschaften, die Relevanz für die Therapie haben, zu erkennen. In einer Übersichtsarbeit zu prognostischen Biomarkern stellten Coradini und Daidone im Jahr 2004 jedoch fest:

> However, we are currently unable to determine whether any of the markers investigated could actually be important and useful in the clinical management of patients in a reliable and reproducible way. (Coradini u. a. 2004, 49 f.)

Von einigen Ausnahmen abgesehen, wie der Expression des Östrogenrezeptors, des Progesteronrezeptors und des HER2/neu-Rezeptors, gelang es bisher also kaum Biomarker von so großer Aussagekraft bezüglich des weiteren Krankheitsverlaufs zu identifizieren, dass sie in der klinischen Klassifikation des Mammakarzinoms Berücksichtigung fanden. Biomarker als objektive Messgröße der Bewertung biologischer und pathologischer Prozesse aber auch pharmakologischer Reaktionen auf eine Therapie (Hüsing u. a. 2008, 72) umfassen dabei im eigentlichen Sinne nicht nur genetische Faktoren, sondern nach Dalton und Friend auch physiologische und anatomische Größen (Dalton u. a. 2006). Doch die Auflistung relevanter Forschungsobjekte der jüngeren Vergangenheit macht deutlich, dass der Fokus lange Zeit eindeutig auf dem Genom und einzelnen Genprodukten lag. So führen Coradini und Daidone eine Reihe von potentiellen Biomarkern für Brustkrebs auf, unter denen sich so populäre molekularbiologische Strukturen wie c-myc, verschiedene Cycline oder p53[10] finden (Coradini u. a. 2004, 50), die jedoch weit entfernt von der klinischen Anwendung stehen. Nestor und Kollegen formulierten Anforderungen an einen Biomarker. Dazu gehören hohe Sensitivität und Spezifität, die Robustheit des Testverfahrens, die enge Korrelation mit dem zu Grunde liegenden pathophysiologischen Mechanismus der Krankheit und die Eignung für die breite Anwendung (Nestor u. a. 2004). Diese Anforderungen wurden bislang nur durch die bereits genannten drei Rezeptoren in einem Maße erfüllt, dass der Übergang in die klinische Praxis gelang.

Diese Entwicklung ist als ursächlich anzunehmen für das Bestreben, systemische Methoden und Erklärungsmuster in klinische Praxis und theoretische Konzeption des Mammakarzinoms zu integrieren (vgl. hierzu beispielsweise: Ali u. a. 2009; Chautard u. a. 2009; Critchley-Thorne u. a. 2009; Hicks 2003; Laubenbacher u. a. 2009; Qutub u. a. 2009). Die Genexpressionsanalyse zur Klassifikation des Mammakarzinoms bietet ein Modell, welche sich eher an einem „neuen Gendiskurs" und der Fokussierung auf systemische Zusammenhänge orientiert (vgl. Lemke 2002, 407 ff.). Die simultane Untersuchung einer Vielzahl von Markern in einem Verfahren und vor allem die systemische Auswertung dieser Marker beinhaltet die Idee, den Zustand des Systems Tumorzelle umfassender beschreiben zu können. Durch die Vergrößerung des herangezogenen „Ausschnitts" an erfassten Genprodukten werden zumindest

10 Eine MEDLINE-Datenbanksuche ergab am 26.9.2009 jeweils für die Kombination der Wörter „Breast", „Cancer" und „c-myc" 1055 Treffer; „cyclin" 3184 und „p53" 4909 Treffer.

teilweise intergenetische Regulationen und Beeinflussungen in die Beobachtung mit einbezogen, weshalb ein Mehrwert gegenüber der einzelnen Messung aller Gene erwartet werden kann. Im konkreten Fall soll durch diesen beinahe „systembiologischen Ansatz“ die Prognose und Risikoabschätzung des Mammakarzinoms verbessert werden und zur Optimierung der Therapiewahl beitragen.

3.2.2. Individualisierung

Ein weitere medizintheoretischer Ansatz, der bei der Analyse der Einführung neuer Diagnose- und Therapieansätze hilfreich sein kann, ist der der individualisierten Medizin. Dieses Konzept, welches inzwischen zu einem Leitbild geworden ist (Feuerstein u. a. 2003), beschreibt die Anpassung der Behandlung einer Krankheit an die individuellen Merkmale der PatientInnen. Detailliert beschrieben wurde dieser Prozess durch Kollek und Kollegen (Kollek u. a. 2004). Die daraus resultierende genauere Einschätzung des Krankheitsverlaufs und vor allem die gezielte Auswahl wirksamer Medikamente, deren Zielmoleküle wie im Falle des Östrogenrezeptors oder des HER2/neu-Rezeptors zur Krankheitsklassifikation herangezogen werden, sollen eine Verbesserung der Therapie durch erhöhte Wirksamkeit, eine Verringerung der Nebenwirkungen, die Vermeidung unnützer Behandlungen und auch eine gesteigerte *Compliance* (Therapietreue) der PatientInnen bewirken. Biomarker, wie in der oben geschilderten Entwicklung, stellen dabei einen wesentlichen Bestandteil dieses Konzeptes dar, da sie zwischen den unterschiedlichen Subgruppen eines Krankheitsbildes diskriminieren. Nach Dalton und Friend gehören zu den dafür relevanten Markern der allgemeine Zustand der PatientInnen, Bildgebung durch entsprechende Verfahren wie Röntgenfotografie, spezifische Moleküle wie zelluläre Proteine, genetische Veränderungen, Variationen im Expressionsprofil und Zellmarker wie im Blut zirkulierende Tumorzellen (Dalton u. a. 2006, 1165).

Die Zuordnung der gezielten Auswahl von Medikamenten, die eine vorhandene Zielstruktur adressieren, zu einer der beiden für die Individualisierung der Medizin relevanten Entwicklungen, der Pharmakogenetik und der Pharmakogenomik ist nicht eindeutig zu vollziehen (Kollek u. a. 2004). Nach Definition der europäischen Arzneimittelagentur (EMEA) von 2002 beschäftigt sich die Pharmakogenetik mit dem Einfluss der persönlichen genetischen Ausstattung auf die Wirkung von Arzneimitteln und die Pharmakogenomik mit der Untersuchung der Variabilität in der Genexpression, die Relevanz auf die Wirksamkeit von Medikamenten haben im Zuge der pharmazeutischen Entwicklung in Labor und Klinik (European Medicines Agency u. a. 2002, 3). Da die in der vorliegenden Studie beschriebene zunehmende Individualisierung der Tumordiagnose und -therapie sowohl die Medikamentenentwicklung als auch die individuelle Wirksamkeit betrifft, ist keine zweifelsfreie Einordnung in diese beiden Definitionen möglich. Die Tatsache, dass die spezifischen zellulären genetischen Merkmale darüber hinaus Merkmale des Tumors sind und sich nicht in der unveränderten genetischen Ausstattung der Patientinnen wiederfinden müssen, ist ein weiteres Hindernis einer klaren Zuordnung. Klarer fasst sich in dieser Beziehung der Zukunftsreport des Büros für Technikfolgenabschätzung am Deutschen Bundestag von 2008, in dem die Definition der Pharmakogenetik explizit die Auswahl von Medikamenten, die „die beim PatientInnen tatsächlich vorliegende molekulare Zielstruktur adressieren“ (Hüsing u. a. 2008, 47), einschließt, wie auch bereits durch Kollek definiert. Diese Definition schließt die Entwicklungen der biomarkerassoziierten Therapie und Therapieauswahl in der Tumorbehandlung ein.

Individualisierte Medizin als Leitbild medizinischer Entwicklung und die Pharmakogenetik als exemplarische Entwicklung desselben, werden in der öffentlichen Wahrnehmung und im medizinischen Diskurs als eine der am stärksten erfolgversprechenden Anwendung medizinischer Genetik angesehen (Kollek u. a. 2006, 53). Ausgehend von der Analyse der interindividuellen Varianz metabolisierender Enzyme, die in der Umwandlung von Medikamenten zu wirksamen Substanzen und im Abbau derselben Einfluss auf die Wirkungen und Nebenwirkungen dieser Arzneimittel nehmen (Weinshilboum 2001), hat die Pharmakogenetik zum Ziel durch Bestimmung der individuellen genetischen Ausstattung auf der Ebene des Genoms oder des Phänotyps, eine quantitative Optimierung medikamentöser Therapie zu ermöglichen (van Aken u. a. 2003, 149). Auf diese Weise sollen unerwünschte Nebenwirkungen reduziert werden, ohne die erwünschte Wirkung zu beeinträchtigen. Die Behandlung soll demnach gemäß der Eigenschaften der PatientInnen individuell erfolgen.

Der Begriff der Individualisierung ist dabei jedoch umstritten. Zwar kann eine äußerst genaue Bestimmung der für die Metabolisierung eines Arzneimittels relevanten Enzyme ohne großen Aufwand durchgeführt werden. Doch stellen diese nur einen Teil der relevanten Einflussfaktoren für die Wirksamkeit eines Medikaments dar. Weitere relevante Gene, das Alter, das Geschlecht und Verhaltensweisen sind ebenfalls von Bedeutung für die Aufnahme oder die Verstoffwechselung eines Therapeutikums. Demnach bleiben auch die Aussagen der Pharmakogenetik probabilistischer Natur (Böhringer u. a. 2001). Als Folge dieser Unsicherheit ist auch nach erfolgter Analyse relevanter Enzymsysteme wie dem Cytochrom P 450 eine Beobachtung des konkreten Therapieansprechens obligatorisch. Somit erfolgt durch die Pharmakogenetik keine Individualisierung im eigentlichen Sinne, sondern vielmehr eine Stratifizierung in unterschiedliche Gruppen, deren Ansprechen auf ein konkretes Medikament mit einer gewissen Wahrscheinlichkeit vorhersagbar ist (Schmedders u. a. 2003, 118 f.).

Gleiches gilt für die zurückliegenden Änderungen der Klassifikationssysteme des Mammakarzinoms. Auch hier erfolgte durch die Einbeziehung zellulärer Biomarker und der korrespondierenden Therapieformen keine Individualisierung der Behandlung, sondern eine stärkere Stratifizierung der Patientinnen. Die Genexpressionsanalyse setzt diese Entwicklung einer zunehmenden Stratifizierung fort. Das Konzept der Individualisierung bleibt dabei jedoch ein wichtiges Leitbild und Ziel der Entwicklung und Einführung der Methode. Als solches wirkt es fördernd auf die Akzeptanz der Innovation.

3.3. Hypothese und Forschungsfragen

Die in Kapitel 3.1. und 3.2. ausgeführten wissenssoziologischen Konzepte und Theorien sowie medizintheoretischen Ansätze und Leitbilder, sowie die aktuell zu beobachtenden Entwicklungen im Bereich der Genexpressionsanalyse, begründen die dieser Arbeit zugrunde liegende Hypothese, dass die Einführung der Genexpressionsanalyse zu wichtigen Veränderungen des Klassifikationssystems von Tumorerkrankungen hier speziell der des Brustkrebs, führen wird. Die zunehmende Ausrichtung von Diagnose- und Behandlungskonzepten auf systemische Parameter werden mit einem Gewinn an Kausalität in Verbindung gebracht und wecken die

Hoffnung auf neue Behandlungsoptionen. Durch ihre zunehmende Relevanz ist eine Verdrängung etablierter singulärer Parameter zur Krankheitsbeschreibung wahrscheinlich und damit auch eine Verschiebung der maßgeblichen Beschreibungs- und Repräsentationsebenen. Vor diesem Hintergrund ergibt sich folgende erste Forschungsfrage:

Wie verändert sich durch das Erstarken systemischer Konzepte die Repräsentation von Erkrankungen ?

Als Folge einer flächendeckenden Einführung der Genexpressionsanalyse wären weiterhin Konsequenzen auf konzeptioneller und praktischer Ebene zu erwarten. Die starke Ausrichtung etablierter Krankheitsklassifikationen und insbesondere die zur Prognose herangezogenen Subklassifikationen einzelner Krankheiten wären von einem Erstarken systemischer Konzepte direkt betroffen. Bedingt durch die Orientierung der Klassifikationssysteme an den Behandlungsoptionen (siehe hierzu beispielsweise den Östrogenrezeptor-Status oder den HER2/neu-Status, Kapitel 6.3., ab Seite 125), würde spätestens (so die Annahme) eine an systemische Beschreibungsparameter angelehnte Therapie zu einer Modifikation der Krankheitsklassifikationen beitragen. Somit ergibt sich folgende zweite Forschungsfrage:

Wie beeinflussen systemische Ansätze die Klassifikation und Subklassifikation von Krankheiten ?

Im Gegenzug kann ein Erstarken systemischer Erklärungsmuster auf der anderen Seite eine Abschwächung der Relevanz etablierter singulärer Parameter bedeuten. Diese Marker, die etwa im Bereich der Onkologie häufig anatomischer Natur sind (z.B. befallenes Organ, Tumorlage und -größe), bilden jedoch derzeit ein Grundgerüst der Krankheitsklassifikation und werden vielfach zur Definition spezifischer Krankheitsentitäten herangezogen. Es lässt sich somit folgende dritte Forschungsfrage formulieren:

Wird durch ein erstarken systemischer Konzepte die Stabilität etablierter Krankheitsentitäten geschwächt ?

Der Einführung neuer Diagnostika und Konzepte entgegen steht die Konvergenz von Infrastrukturen, die die Einführung zu stark abweichender Innovationen verhindern kann. Die theoretische und praktische Ausrichtung des medizinischen Systems an den gültigen Krankheitsklassifikationen wirkt zwar auf eine Weise stabilisierend, aber auch hemmend für die Einführung systemischer Konzepte und Techniken, die eine zu starke Modifikation der gültigen Systeme nach sich ziehen würde. Entsprechend der Akteurs-Netzwerk-Theorie würde es in einem solchen Fall nicht gelingen eine kohärente Translation herzustellen und ein stabiles Netzwerk um die Innovation aufzubauen. In der Betrachtung der hemmenden und der fördernden Faktoren einer Modifikation der Klassifikationssysteme ist somit eine Abwägung zwischen der Stärke der Konvergenzmechanismen und der zu erwartenden Vorteile einer neuen Technik entscheidend für den Ausgang. Als vierte und letzte allgemeine Forschungsfrage bleibt demnach zu formulieren:

Sind die Krankheitsklassifikationen ausreichend stabil, um durch Konvergenz die Einführung systemischer Innovationen behindern oder verhindern zu können ?

4. Methodik

4.1. Literaturrecherche

Zur Einarbeitung in den Sachgegenstand erfolgte zunächst eine Sondierung der Literatur zur Genexpressionsanalyse beim Mammakarzinom. Grundlegend für das Auffinden relevanter Literatur war die MEDLINE-Datenbank. Ausgehend von diesem Schritt der Recherche und Identifikation relevanter Literatur wurde die Entwicklung der Genexpressionsanalyse beim Mammakarzinom ausführlich anhand veröffentlichter Arbeiten nachvollzogen. Nach einer ausführlichen Analyse allgemeiner Expressionsanalysen bei Brustkrebs und anderer Tumorarten erfolgte hierzu eine detaillierte Untersuchung der Entwicklungsstudien und klinischen Studien zum Mammaprint, OncotypeDX sowie weiteren Verfahren, ergänzt durch vergleichende Untersuchungen und Metastudien.

Ergänzt wurde die Literaturanalyse zu den Verfahren der Genexpressionsanalyse durch Informationen der Hersteller kommerzieller Methoden.

Der Zugang zur klinischen Praxis und zur Klassifikation des Mammakarzinoms erfolgte über die Analyse von S3-Leitlinien zur Behandlung des Mammakarzinoms. Ausgehend von diesen konnten zahlreiche Publikationen zur operativen und medikamentösen Behandlung sowie zur klinischen Diagnostik erschlossen werden. Weiterhin wurde eine Vielzahl von Veröffentlichungen von Fachkonferenzen und Fachgesellschaften in den USA und Europa hinzugezogen. Diese boten ausführliche Informationen über die Brustkrebsklassifikation und mehrere Prognosemodelle zur Risikoabschätzung. In einem Vergleich dieser Publikationen aus unterschiedlichen Jahren konnten überdies Mechanismen der Modifikation der Prognosemodelle untersucht werden.

Im Laufe der Arbeit wurde die Literatur zu den verschiedenen Aspekten regelmäßig auf Neuerscheinungen geprüft und diese mit in die Analyse einbezogen.

4.2. Interviews

Zur Beantwortung der aufgeworfenen Forschungsfragen erfolgten von Winter 2007 bis Frühjahr 2009 leitfadenbasierte, qualitative Experteninterviews (Gläser u. a. 2009) mit 12 OnkologInnen und 4 PathologInnen an deutschen Brustzentren. Dazu wurden zunächst 4 explorative Interviews (3 OnkologInnen, 1 Pathologe) durchgeführt, auf deren Basis der Leitfaden überprüft, überarbeitet und ergänzt wurde.

Die etwa 60 bis 90-minütigen Interviews behandelten folgende Oberthemen:

- Die gegenwärtige Einstufung des Mammakarzinoms in der klinischen Praxis:

  Um eine Veränderung der Beschreibungsgrößen und Klassifikationsmuster des Mammakarzinoms hinreichend erkennen, verstehen und beschreiben zu können, war zunächst die Dokumentation der gegenwärtigen Abläufe in der klinischen Praxis notwendig. Insbesondere die Gewichtung der unterschiedlichen, am Prozess der Diagnose und Einstufung beteiligten Experten war von besonderem Interesse, da eben diese Gewichtung unter veränderten technischen Rahmenbedingungen einer Modifikation unterliegen könnte. Um den möglichen Einfluss der Genexpressionsanalyse abschätzen zu können war es deshalb notwendig, die unterschiedlichen Teilprozesse der Diagnose und Klassifikation zu identifizieren und den unterschiedlichen beteiligten Expertengruppen zuzuordnen. Zur weiteren Bewertung neuer Technologien zur Diagnose und Einstufung waren außerdem die etablierten Mechanismen der Qualitätssicherung von Bedeutung, da davon auszugehen war, dass ähnliche Bewertungsmaßstäbe auch an neue Methoden angelegt werden würden.

- Die mögliche Rolle der Genexpressionsanalyse für die Diagnose und Einstufung des Mammakarzinoms:

  Für eine mögliche Einführung der Genexpressionsanalyse zur Einstufung von Mammakarzinomen in definierte Untergruppen ist die Bewertung dieser Technologie und ihres Potentials durch die relevanten Experten von zentraler

Bedeutung. Vor allem die Erwartungen an eine neue Technologie stellen einen nicht zu unterschätzenden Faktor bei der Einführung und im Akzeptanzprozess dar. Dieser Komplex diente daher zur Klärung der Frage, welche methodischen Vor- oder Nachteile mit der Genexpressionsanalyse in Verbindung gebracht werden. Neben Fragen zur Diagnosesicherheit und verbesserten Kausalzusammenhängen zwischen Diagnose und Therapieentscheidung waren außerdem methodische Probleme der Durchführung, Reproduzierbarkeit und Qualitätssicherung von Interesse. Zudem wurde auch die Einschätzung der Fachleute zu Veränderungen der Diagnoseabläufe und damit zur Veränderung der Rolle beteiligter Experten abgefragt, um einschätzen zu können, welche Relevanz der Methode zugesprochen wird und um organisatorischen Konflikte zu identifizieren. Weitere theoretische Aspekte behandelten eine mögliche Verschiebungen der Klassifikationsmuster des Mammakarzinoms und Einflüsse auf die Entwicklung von stärker zielgerichteten Therapieansätzen aufgrund einer deutlichen Stratifizierung der Patientinnen.

- Konsequenzen für die professionelle klinische Praxis:

  Im Rahmen dieses Fragenkomplexes ging es um die Veränderung ärztlicher Praxis durch die Einführung der Genexpressionsanalyse. Insbesondere die Einflüsse einer stärkeren Stratifizierung der Patientinnen und die damit verbundenen Implikationen auf ärztliches Handeln und Entscheiden waren hier von Bedeutung. Im Mittelpunkt stand dabei die Frage, in wie fern eine stärkere Stratifizierung der Patientinnen die Handlungsfreiheit der Ärzte beschneidet, indem sie Entscheidungen vorprägt oder durch die verbesserte Datenlage die Entscheidungsspielräume erweitert.

4.2.1. Feldzugang und Durchführung

Der Feldzugang erfolgte über zertifizierte Brustzentren in Deutschland. Als Kompetenzzentren der Behandlung des Mammakarzinoms bieten diese Zugang zu einer Vielzahl an ExpertInnen aus dem Bereich Gynäkologie/Onkologie und Pathologie. Da die Tätigkeit der onkologisch tätigen GynäkologInnen und der

OnkologInnen in den Brustzentren identisch ist, wird in der vorliegenden Studie für sie nur die Bezeichnung OnkologInnen verwendet. Der Kontakt mit zufällig ausgewählten Brustzentren erfolgte per Post und anschließenden Telefongesprächen. Bei Bereitschaft wurden Gesprächstermine mit Chef- oder OberärztInnen vereinbart. Die Auswahl der ExpertInnen erfolgte zufällig, da eine gezielte Auswahl aufgrund der an die alltägliche klinische Praxis der Brustkrebsbehandlung angelehnte Fragestellung nicht notwendig war. Über die Brustzentren wurde auch Kontakt zu den PathologInnen hergestellt, die nicht alle direkt an der Klinik ansässig waren. Diese wurden direkt kontaktiert. Je Brustzentrum wurde jedoch jeweils höchstens ein Gespräch in der Onkologie beziehungsweise Pathologie geführt. Die Interviews fanden in den Kliniken statt und wurden elektronisch aufgezeichnet. Etwa nach der Hälfte der durchgeführten Gespräche trat eine inhaltliche Sättigung ein, die sich in der Folge noch verfestigte. Eine Erhöhung der Zahl der Interviewpartner war deshalb nicht erfolgversprechend.

4.2.2. Verarbeitung und Auswertung

Die Gesprächsstruktur war durch den Leitfaden und die Fragestellung vorgegeben. Da explizite Meinungen und Einschätzungen der ExpertInnen erkundet werden sollten, erfolgte die Analyse der Texte mittels einer Themenanalyse nach Froschauer und Lueger (Froschauer u. a. 2003) und einer Extraktion der Inhalte gemäß Gläser und Laudel (Gläser u. a. 2009). Diese Methode eignete sich, da der manifeste Gehalt der Aussagen im Mittelpunkt der Untersuchung stand. Zur Durchführung wurden die elektronisch aufgenommenen Interviews transkribiert. Da die Methode keine tiefergehende Textanalyse erfordert, wurden Pausen und unartikulierte Äußerungen nicht berücksichtigt.

Nach Transkription der Interviews wurde eine Textreduktion durchgeführt. Relevante Themen in den Aussagen wurden ermittelt und die jeweiligen Textstellen unter Verwendung des OpenSource-Textanalyseprogramms Weft QDA codiert. Die identifizierten Themen dieses Codierungsverfahrens wurden im folgenden weiter verfeinert und mit Subkategorien zur feineren Strukturierung versehen. Auf diese Weise konnten die Aussagen zu spezifischen Themen extrahiert und auf wichtige

Charakteristika und Zusammenhänge hin untersucht werden. Die gefundenen Themen werden zu den drei folgenden Oberthemen zusammengeführt:

- gegenwärtige Einstufung des Mammakarzinoms
    - Diagnostik, Einstufung, Klassifikationssysteme, Therapieentscheidung, Therapie, HER2/neu, Qualitätssicherung, institutionelle Organisation
- Genexpressionsanalyse
    - Marketing, Aussagekraft, Validierungen, Anwendung, Erwartungen und Anforderungen, Therapieoptionen, Technik, institutionelle Anbindung, Tumorgewebe
- Konsequenzen für die professionelle klinische Praxis
    - berufliche Praxis, Patientinnenperspektive, Finanzielles, Krankheitsentität Brustkrebs

Im weiteren Verlauf der Analyse wurden die codierten Extrakte jedes spezifischen Themas gebündelt und die jeweiligen Charakteristika und Zusammenhänge herausgearbeitet. Unterschiedliche oder widersprüchliche Themendarstellungen konnten in diesem Schritt einer genaueren Analyse unterzogen werden, wobei insbesondere die Profession der Interviewpartner und Anknüpfungspunkte in assoziierten Themen beachtet wurden.

Die so gewonnenen, thematisch geordneten Textpassagen wurden letztlich in Zusammenhang mit den Ergebnissen der Literaturrecherche einer inhaltlichen Interpretation unterzogen und auf die spezifischen Forschungsfragen (siehe Kapitel 5.5., ab Seite 97) hin untersucht.

5. Anwendung auf den Sachgegenstand

Im folgenden wird zunächst die Entwicklung und Rolle der übergeordneten *International Classification of Diseases* (ICD) geschildert. Danach erfolgt eine Anwendung der zuvor vorgestellten Theorien und Konzepte auf den Sachgegenstand der Genexpressionsanalyse beim Mammarkarzinom. Dazu werden die Begriffe der Konvergenztheorie und der Theorien zu sozialen Aushandlungsprozessen (ANT und *Boundary object*) auf den Sachgegenstand übersetzt. Abschließend wird der gegenwärtige Stand der Individualisierung beim Mammakarzinom geschildert, um mit einer Präzisierung der Forschungsfragen am Sachgegenstand zu enden.

5.1. Krankheitsklassifikation durch die ICD

Im Bereich der Krankheitsklassifikation hat die ICD, die „International Classification of Disease", welche durch die Weltgesundheitsorganisation (WHO) regelmäßig in aktualisierten Versionen veröffentlicht wird und in vielen Ländern der zugrunde liegende Standard medizinischer Statistik und Abrechnung ist eine zentrale Bedeutung. Diese Klassifikation wurde zu Beginn des 20. Jahrhunderts eingeführt und seitdem regelmäßig etwa alle 10 Jahre grundlegend überarbeitet. Die Geschichte der systematischen Klassifikation von Krankheiten beginnt jedoch sehr viel früher. Bereits im 18 Jahrhundert entwickelte Francois Bossier de Lacroix (1706 – 1777) unter dem Titel *Nosologia methodica* eine systematische Klassifikation verschiedener Krankheiten (Knibbs 1929). Diese eng an die botanische Nomenklatur angelehnte Ordnung bestand aus zehn Klassen, welche den drei Oberklassen der akuten Krankheiten, der chronischen Krankheiten und der äußeren Affektionen zugeordnet waren (Ewert u. a. 2000, 7). Ebenfalls auf das 18. Jahrhundert sind die Arbeiten Linneaus datiert, der neben seinem berühmten biologischen Werk die Arbeit *Genera morborum* verfasste und die *Synopsis nosologiae methodicae*, die Wiliam Cullen 1785 veröffentlichte und welche zu Beginn des 18. Jahrhunderts häufig verwendet wurde. Zu dieser Zeit war es vor allem der britische Epidemiologe William Farr (1807 - 1883), der an der Verbesserung und internationalen Vereinheitlichung von Krankheitsklassifikationen arbeitete. Mit dem Ziel die Häufigkeit, Dauer und

Gefährlichkeit von Erkrankungen zu erfassen und entsprechenden Unterstützungsleistungen kalkulieren zu können (Hacking 1990, 48 ff.), erfolgte ein Vergleich der Erkrankungsrate unterschiedlicher Berufsgruppen, wie etwa bei Soldaten, Arbeitern oder Bauern. Zu diesem Zweck wertete Farr Krankenhausstatisiken aus.

Auf dem ersten internationalen Statistikkongress, 1853 in Brüssel, wurde die Nützlichkeit einer einheitlichen Klassifikation der Todesursachen folglich als so relevant eingestuft, dass William Farr und Marc d´Espine mit der Erstellung einer international anwendbaren, einheitlichen Klassifikation von Todesursachen beauftragt wurden. Auf dem folgenden Kongress, 1855 in Paris, präsentierten Farr und d'Espine zwei verschiedene Klassifikationen, die unterschiedliche Ansätze verfolgten. Während d'Espine als Basis seiner Klassifikation die Art der Erkrankung wählte, war der wesentliche Aspekt bei der Klassifikation Farrs ihre Lokalisation. Ein schließlich gefundener Kompromiss der beiden Ansätze unter dem Titel „Internationale Nomenklatur der Todesursachen" (Hacking 1990, 52 ff.) enthielt 139 Rubriken die in die vier Hauptklassen der epidemischen Krankheiten, der allgemeinen Krankheiten, der lokalisierten Krankheiten und der Krankheiten, die durch Gewalteinwirkung geordnet wurden (Werner 1994, 7). Dieser Kompromiss wurde 1864 im wesentlichen auf Basis von Farrs Ansatz überarbeitet. 1874, 1880 und 1886 erfolgten weitere Revisionen. Obwohl es nie zu einer universalen Anerkennung der Klassifikation kam, lieferte sie doch die Basis für die folgenden Klassifikationssysteme, inklusive des Prinzips der Klassifikation abhängig von der Lokalisation der Erkrankung. Grund für die fehlende Anerkennung der Systematik war unter anderem der unterschiedliche Ansatz von Farr und d'Espine. Während Ersterer die Klassifikation im wesentlichen zur Anwendung im Gesundheitssystem vorsah, verfolgte d'Espine eine Nutzung im Bereich der epidemiologischen Forschung (Ewert u. a. 2000, 7).

Am Klassifikationsprinzip Farrs orientierte sich auch Jacques Bertillon (1851 – 1922), welcher 1893 dem Nachfolgeinstitut des internationalen Statistikkongresses, dem internationalen statistischen Institut, eine neue Klassifikation der Todesursachen mit dem Titel *Internationale Classification of Causes of Death"* präsentierte. Diese basierte wie auch die Arbeit von Farr auf einer Trennung zwischen generellen Erkrankungen und genau lokalisierten Erkrankungen, die einem bestimmten Organ oder einer anatomischen Lage zugeordnet werden konnten. Diese Klassifikation der

Todesursachen, welche 168 Unterkategorien enthielt, wurde von mehreren Staaten übernommen und entwickelte sich zusehends zum Standard. Dies veranlasste die französische Regierung 1899 dazu, die erste Internationale Konferenz für die Revision der Internationalen Liste der Todesursachen zu veranstalten, der auf Vorschlag der *American Public Health Organization* weitere Treffen zur Herausgabe aktualisierter Revisionen in den Jahren 1909, 1920, 1929 und 1938 folgten. Mit dem Tode Bertillons ging die Verantwortung für die Pflege der Klassifikation an den Völkerbund über.

1938 schließlich beschloss die Konferenz eine Erweiterung des Klassifikationssystems von Todesursachen zu einer generellen Klassifikation der Todesursachen und Erkrankungen. Damit sollten die existenten Klassifikationen der Krankheiten in das Klassifikationssystem eingepasst werden, da der Kongress die Notwendigkeit eines einheitlichen statistischen Systems erkannt hatte. Diese Notwendigkeit von Klassifikationen nicht fataler Erkrankungen erkannte bereits Farr im 19. Jahrhundert. So wurde im Jahr 1900 auf dem ersten Internationalen Kongress zur Revision der Internationalen Liste der Todesursachen eine parallel vorgestellte Klassifikation der Krankheiten akzeptiert. Eine ähnliche Liste erhielt auch auf dem Folgekongress im Jahr 1909 Zustimmung. In beiden Fällen basierte die Liste auf einer Erweiterung der Klassifikation der Todesursachen, indem die vorhandenen Rubriken zu weiteren Sub-Kategorien aufgespalten wurden, um die nicht letalen Erkrankungen einordnen zu können. Ein weiterer Vorläufer für eine einheitliche Krankheitsklassifikation war eine 1936 vom „Dominion Council of Health of Canada“ veröffentlichte Krankheitsliste. Diese basierte ebenfalls weitestgehend auf der Internationalen Liste der Todesursachen und ihrer Kategorien, wurde jedoch auf der 1938 stattfindenden Revisionskonferenz, auf den Vorschlag des kanadischen Delegierten hin nicht als internationaler Standard übernommen. Es wurden jedoch in den Folgejahren weiter an Krankheitsklassifikationen gearbeitet, was die Veröffentlichung der *„A provisional classification of diseases and injuries for use in compiling morbidity statistics“(Statistics 1944)* in Großbritannien und der *„The Manual for coding causes of illness according to a diagnosis code for tabulating morbidity statistics“(Emerson 1946)* in den Vereinigten Staaten jeweils im Jahre 1944 nach sich zog. Diese bildeten eine Basis für die Arbeit des *„United States Committee on Joint Causes of Death“* unter der Leitung von Lowell J. Reed, die einen Entwurf für eine statistische Klassifikation der Krankheiten, Verletzungen und Todesursachen erarbeitete. Diese Klassifikation wurde durch die Interimskommission der Weltgesundheitsorganisation angenommen, weiter modifiziert und schließlich 1948 auf der sechsten Revisionskonferenz akzeptiert.

Die Verantwortung für eine international einheitliche Klassifikation der Krankheiten, Verletzungen und Todesursachen ging von da an auf die Weltgesundheitsorganisation über, die mit Gründung der Vereinten Nationen und Auflösung des Völkerbunds 1946 entstand. Damit obliegt dieser die Aufgabe der Revision, der Veröffentlichung und der weiteren Pflege der Klassifikation. In der Folgezeit erschienen neue Versionen in den Jahren 1955, 1965, 1975 und in der aktuellsten zehnten Version 1992, in denen die Klassifikation stetig erweitert und ausdifferenziert wurde. Die Arbeiten an der elften Version der ICD begannen im Frühjahr 2007. (vgl. WHO 2010)

Neben der grundlegenden ICD gibt es heute eine Vielzahl national oder fachlich angepasster Versionen. So ist in Deutschland beispielsweise seit 2007 die „ICD-10-GM 2007“ in Gebrauch, die einige Modifikationen aufweist. Eine fachlich angepasste Version der ICD stellt die *„International Classification of Diseases for Oncology“*, die ICD-O dar. Die ICD-O ist keine Modifikation der ICD sondern vielmehr eine Erweiterung, die eine genauere Klassifikationen von Tumorerkrankungen ermöglicht. In diesem speziellen Bereich ist die Genauigkeit der ICD nicht ausreichend und erlaubt häufig nicht die Unterscheidung zwischen histologisch unterschiedlichen Tumorerkrankungen. Die ICD-O besitzt daher neben der Topographieachse, die die Lokalisation des Tumors kodiert, eine Morphologieachse, die die histologischen Eigenschaften des Tumors spezifiziert. Die Topographieachse orientiert sich dabei an der Syntax und Semantik der ICD, während die Morphologieachse an die systematisierte Nomenklatur der Medizin (SNOMED) (siehe Cornet u. a. 2008) angelehnt ist. Die Anwendung der ICD-O erlaubt zum einen eine eindeutigere Zuordnung spezifischer Schlüssel zu einem bestimmten Tumortyp, da die zusätzliche Morphologieachse eine Einordnung verschiedener Tumorausprägungen in einer Klasse erlauben[11]. Zum anderen gestattet die Morphologieachse eine feinere Wiedergabe der histologischen Parameter der Krebserkrankung.

11 Zum Beispiel wird ein Lungentumor abhängig von seiner Bösartig- oder Gutartigkeit als C34.9 oder D14.3 kodiert. Nach der ICD-O werden die selben Tumore als C34.9 8010/3 beziehungsweise als C34.9 8140/0 kodiert.

Die ICD-O als eine von der ICD abgeleitete Klassifikation ist Bestandteil der Klassifikationsfamilie der WHO (World Health Organization 2009b). Mit zunehmender Komplexität der Krankheitssystematik entwickelte sich diese Form der Organisation in der basierend auf drei Referenzklassifikation (International Classification of Disease (ICD), International Classification of Functioning, Disability and Health (ICF) und International Classification of Health Interventions (ICHI)) ein System aus abgeleiteten und bezugnehmenden Klassifikationen geschaffen wurde. Diese dienen der Erweiterung spezieller Aspekte, die im Kategoriensystem der Referenzklassifikationen nicht oder nur schwer abgebildet werden können. So dienen abgeleitete Klassifikationen etwa der Vertiefung relevanter Krankheitssektoren wie der Onkologie, der Neurologie oder der Zahnheilkunde.

An der Zielsetzung eines der wichtigsten Vorgängersysteme der ICD, der „Internationalen Nomenklatur der Todesursachen" von Farr und d'Espine lässt sich die gesundheitsökonomische Wirkung von Krankheitsklassifikationen gut verdeutlichen. So dienten erste Arbeiten Farrs um 1937 als Basis für die Zahlung von Versicherungsleistungen (Hacking 1990, 53 f.). In der weiteren Entwicklung der Gesundheitssysteme ist diese Funktion der Systematik der Krankheiten erhalten geblieben. So dient zum Beispiel die ICD in Deutschland der Allokation von Mitteln im Gesundheitswesen. Diese Praxis ist durch die rechtlichen Rahmenbedingung des Gesundheitssystems festgelegt. Gemäß § 295 des Sozialgesetzbuch V ist zur Abrechnung in der vertragsärztlichen Versorgung die Verschlüsselung der Krankheiten entsprechend der Klassifikation vorzunehmen.

> Die an der vertragsärztlichen Versorgung teilnehmenden Ärzte und Einrichtungen sind verpflichtet,
>
> 1. in dem Abschnitt der Arbeitsunfähigkeitsbescheinigung, den die Krankenkasse erhält, die Diagnosen,
>
> 2. in den Abrechnungsunterlagen für die vertragsärztlichen Leistungen die von ihnen erbrachten Leistungen [...]
>
> 3. [...]
>
> aufzuzeichnen und zu übermitteln. Die Diagnosen nach Satz 1 Nr. 1 und 2 sind nach der Internationalen Klassifikation der Krankheiten in der jeweiligen vom

Deutschen Institut für medizinische Dokumentation und Information im Auftrag des Bundesministeriums für Gesundheit herausgegebenen deutschen Fassung zu verschlüsseln. (SGB V § 295)

In noch stärkerer Weise wird die Behandlung im Krankenhaus durch die ICD bestimmt. Mit Einführung des Fallpauschalsystems wurde die Budgetierung direkt mit der Krankheitsklassifikation verknüpft. Die Einordnung von PatientInnen in die sogenannten diagnosebezogenen Fallgruppen (gebräuchlicher: *Diagnosis related Groups (DRG)*), erfolgt auf Basis der durch die Weltgesundheitsorganisation veröffentlichten Systematik. Die in den maßgeblichen „Deutschen Kodierrichtlinien" definierten und veröffentlichten Fallgruppenschlüssel, sind direkt mit den ICD-Codes verknüpft (Deutsche Krankenhausgesellschaft (DKG) u. a. 2009). Auch die Gesetzgebung zur Abrechnung im Krankenhausbereich lässt keinen Zweifel an der Relevanz der Klassifikation und ist im Wortlaut mit dem oben zitierten Artikel 295 § beinahe identisch (SGB V § 301).

Somit ist die Einordnung in eine Kategorie der Krankheitsklassifikation nicht nur für das einnehmen der *sick role* nach Parson (Parson 1951) von Bedeutung, sondern zieht konkrete Konsequenzen bezüglich der verfügbaren Behandlungsoptionen nach sich. Mit der Diagnose und der damit einhergehenden Eingruppierung wird der finanzielle Rahmen festgelegt, an dem sich die nachfolgende medizinische Behandlung orientieren muss. Weitere Leistungen wie beispielsweise Rehabilitationsangebote sind ebenfalls abhängig von der diagnostizierten Erkrankung. Als zusätzliche Dimension kann hier auch die Ursache eines pathologischen Zustands relevant werden, wenn etwa die Fürsorgepflicht aufgrund eines Arbeitsunfalls auf einen anderen Träger übergeht. Diesem Umstand trägt die ICD ebenfalls Rechnung, indem sie eine Kategorie für äußere Ursachen von Morbidität und Mortalität beinhaltet.

Mit der Einordnung in eine definierte Krankheitskategorie wird jedoch nicht nur der soziale und gesundheitsökonomische Rahmen für den Umgang mit der erkrankten Person gesetzt, sondern natürlich auch der medizinische. Zunächst ordnet die Klassifikation dazu die Erkrankungen bestimmten Fachdisziplinen zu, die auf die Behandlung von Krankheitsgruppen spezialisiert sind. Die Abgrenzung dieser Disziplinen untereinander erfolgt dabei in der Regel durch den Bezug auf Organe oder Organsysteme aber auch anhand besonderer Krankheitsbilder (z.B.

Krebserkrankungen in der Onkologie). Diese Unterteilung findet sich so auch in der Kapitelstrukur der ICD wieder (World Health Organization 2009a), in der beispielsweise Krankheiten des Nervensystems (Kapitel VI), Krankheiten des Auges und des Augenanhangsgebilde (Kapitel VII), Krankheiten des Ohres und des Warzenfortsatzes (Kapitel VIII) aber auch Neubildungen (Kapitel II) als Oberkategorie definiert sind. Die ICD ist somit eine Orientierungsgrundlage für die Strukturierung des medizinischen Systems in Fachrichtungen.

Dabei beschränkt sich die Wirkung nicht nur auf den reinen medizinischen Bereich, sondern erstreckt sich auch auf die assoziierten Disziplinen. So ist etwa die medizinische Forschung, welche zu einem nicht unbeträchtlichen Teil in der Biochemie und Molekularbiologie angesiedelt ist, ebenfalls durch die Ausrichtung an spezifische medizinische Fachdisziplinen geprägt. Selbst bis in die Grundlagenforschung lassen sich diese Strukturen zurück verfolgen. Als Beleg sei hierzu die Aufgliederung eines der wichtigsten Publikationsorgane in der Naturwissenschaft der *Nature Publishing Group* auszugsweise angeführt (Nature Publishing Group 2009):

- *Nature Reviews Cancer*
- *Nature Reviews Cardiology*
- *Nature Reviews Endocrinology*
- *Nature Reviews Nephrology*
- *Nature Reviews Neurology*
- *Nature Reviews Rheumatology*
- *Nature Reviews Urology*

Dieser nur sehr kleine Ausschnitt aus der großen Fülle an Fachzeitschriften macht bereits deutlich, dass die Wirkung der Krankheitsklassifikationen nicht auf die klinische Praxis beschränkt ist. Die oben aufgezählten Journale umfassen sowohl klinische Studien als auch biochemische und molekularbiologische Untersuchungen zu Grunde liegender Krankheitsmechanismen. Somit prägt die Systematik der Krankheiten Felder, die von Akteuren unterschiedlicher Disziplinen gemeinsam bearbeitet werden. Sie grenzt diese Felder gegenüber anderen ab und verleiht ihnen so eine stabile Identität über Fachgrenzen hinweg. Die Ordnungen und Begriffe der

Klassifikation bilden dabei eine gemeinsame Kommunikationsbasis für die verschiedenen beteiligten SpezialistInnen.

5.2. Die ICD als Infrastruktur

Die Ordnung der ICD findet sich eingebettet in den Strukturen des medizinischen Systems. Damit erfüllt sie einen ersten Punkt der Definition Star und Ruhleders einer Infrastruktur (Star u. a. 1996), die in Kapitel 3.1.3. (ab Seite 48) bereits aufgeführt wurden. Die ICD erfüllt eben jene Bedingungen Punkt für Punkt:

- *Embeddedness*: Die ICD ist eingebettet in den Strukturen des medizinischen und seiner assoziierten Systeme.
- *Transparency*: Die Nutzung der ICD ist transparent, was in diesem Fall bedeutet, dass nicht für jede Nutzung ein Neuaufbau der Klassifikationen notwendig ist, diese jedoch die Aufgabe nicht sichtbar unterstützt.
- *Reach or scope*: Die Reichweite der ICD erstreckt sich über mehr als ein Ereignis oder einen Ort der Anwendung.
- *Learned as part of membership*: Die Muster der ICD werden durch Mitglieder im täglichen Umgang erlernt und habitualisiert.
- *Links with conventions of practice*: Die ICD formt und wird geformt durch die Konventionen der Gemeinschaft in der sie wirkt.
- *Embodiment of Standards*: Die ICD verkörpert einen Standard in der Medizin.
- *Built on an installed base*: Die ICD setzt auf Vorläuferklassifikationen auf.
- *Becomes visible after breakdown:* Der Umgang mit gesundheitlichen Faktoren und Zuständen, die nicht durch die ICD abgedeckt wird, ist aufgrund der fehlenden Strukturen extrem erschwert. Dies wurde beispielsweise mit dem Aufkommen des Rehabilitationswesens sichtbar am Fall der körperlichen und geistigen Behinderung. Die Strukturen der ICD ließen eine Anwendung in diesem Bereich nicht zu, weshalb sich die WHO veranlasst sah eine separate Klassifikation der Behinderungen zu entwickeln, die Internationale Klassifikation von Behinderung (ICIDH später ICF) (Hirschberg 2009, 46).

Die ICD erfüllt somit alle Merkmale einer Infrastruktur nach Star und Ruhleder (vergleiche hierzu auch Bowker u. a. 1999, 110). Als solche ist sie künstlich, manifestiert sich jedoch in der Realität. Sie beeinflusst den praktischen Ablauf der Arbeit, die Anpassung von Technologien und organisatorischen Ressourcen. Folglich ist sie allgegenwärtig in den sie verwendenden Systemen. Die ICD und ihre assoziierten Subklassifikationen fungieren dabei als sowohl materielles wie auch symbolisches Werkzeug, die der Kommunikation über Disziplingrenzen hinweg dienen. Dabei stabilisiert sich das System selbst, da es eine bestimmte Weise des Verstehens von Kontexten befördert und so vor allem für Neuerungen durchlässig ist, die die bestehende Struktur unterstützen. Durch Ursachevorgaben von Erkrankungen werden Studien abseits dieser Vorgaben sehr erschwert. Das System verstärkt sich somit selber (Bowker u. a. 1999, 82). Die jeweilige systemimmanente Beschreibung der Welt wird Realität, da das System die Welt beeinflusst. Eine rein physiologische Klassifikation von Krankheiten, die sich durchsetzt, führt auch zu rein physiologischen Untersuchungen und zu rein physiologischen Behandlungen und lässt andere Ursachen nicht mehr zu. Hat ein solches System Erfolg (z.B. aufgrund der Stärke der Befürworter; vgl. Latour 1988), verdrängt es andere Klassifikationen und verändert die Methoden. Dies bezeichnen Star, Bowker und Neumann mit dem Begriff der Konvergenz (Star u. a. 2003). Als Beispiel sei auf Akupunktur oder Ayurweda verwiesen. Diese Techniken wirken in den Kategorien westlicher Medizin zumeist nicht, da sie nicht in einer sich gegenseitig bedingenden Entwicklung mit diesen entstanden sind und andere "eigene" Kategorien bedienen.

Innerhalb der einzelnen Fachdisziplinen greifen weitere Sub-Klassifikationssystem in der Einordnung und Beschreibung der Erkrankungen. Diese spezialisierten Systematiken dienen der klinischen Beurteilung des Krankheitsverlaufs und sind mit konkreten Behandlungsoptionen verknüpft. Angepasst an die speziellen Bedürfnisse der betreffenden Krankheitsgruppe oder gar einzelner Krankheiten, beinhalten diese Klassifikationssysteme Kategorien, die an die behandlungsrelevanten Diagnosemethoden angelehnt sind. Aufgrund ihrer Spezialisierung und ihrer Beschränkung auf ein eng umgrenztes Feld sind sie leichter zugänglich für Veränderungen und Anpassungen an die jeweils gültige fachliche Praxis. Als Hilfsmittel für die Diagnose, die Therapiewahl und die Therapiedurchführung üben sie einen direkten Einfluss auf die klinische Praxis aus. In der Regel ausgearbeitet von den relevanten Fachgesellschaften der betreffenden medizinischen Disziplin, geben sie den Konsens über die Unterteilung und Behandlung der jeweiligen Krankheit wieder. Auf diese Weise rahmen sie die Behandlungspraxis und bilden ein Gerüst in dem sich, ähnlich wie bei der ICD auf höherer Ebene, die wissenschaftliche und medizinische Praxis verortet. Durch die Subklassifikationen wird die Wahrnehmung der betreffenden Krankheiten geprägt und vorsortiert und eine Stratifizierung der einzelnen Fälle nach verschiedenen Subtypen oder Risikokategorien, die sowohl für die konkrete Therapie, die Pflege als auch die Weiterentwicklung in der medizinischen Forschung von großer Relevanz ist, findet statt

In dieser Funktion wirken die untergeordneten Klassifikationen wie auch die ICD als Infrastruktur. Sie erfüllen ebenfalls alle Bedingungen nach Star und Ruhleder, sind in ihrer Auswirkung jedoch viel stärker sichtbar, da die direkte Verknüpfung der Kategorien mit therapeutischen Konsequenzen zu einem stärkeren Bewusstsein über die Bedeutung dieser Systeme führen. Aus diesem Grund – und wegen der Spezialisierung der Protagonisten auf den Umgang mit der jeweiligen relevanten Klassifikation – sind sie in größerem Maße Diskussionen und Veränderungsprozessen ausgesetzt. Dennoch bleiben die Hauptkategorien in der Regel konstant. Auch hier greift das Konzept der Konvergenz nach Star, Bowker und Neumann. Aufgrund der weltweiten Anwendung dieser Systeme prägen sie nicht nur die klinische Praxis, sondern geben die Kategorien, nach denen Neuerungen bemessen und bewertet werden, vor. Unabhängig davon, ob in Diagnose, Therapie oder Rehabilitation, müssen Technologien den gewachsenen Mustern der internen Krankheitsklassifikation entsprechen, um Akzeptanz in der jeweiligen Fachdisziplin zu erlangen. Hierin findet sich das Element des *Embodiment of Standards* nach Star und Ruhleder wieder, da die Subklassifikationen keine aufgesetzten Systematiken darstellen, sondern die entstandenen Strukturen des Feldes wiedergeben und gleichzeitig prägen. In dieser Funktion bestimmen sie medizinische Erfahrung und Wahrnehmung als kognitive Struktur und wirken gleichzeitig als „eingebettetes“ Organisationsprinzip mit Auswirkungen auf die sozialen und materiellen Formen des Umgangs mit Krankheiten (vergleiche Young 1981).

5.3. Techniktransfer zwischen sozialen Welten

Im Gegensatz zur „reinen" Entwicklung einer Technologie ergeben sich beim Transfer dieser von der Ursprungswissenschaft in die Anwendungsdisziplin neue Herausforderungen und Widerstände für ihre Befürworter, die auch neue Anforderungen an das zu Grunde liegende Netzwerk aus Technik und verschiedenen, beteiligten Unterstützern stellt. Die Anforderungen für eine Legitimation der jeweiligen Innovation unterscheiden sich zwischen der Legitimation innerhalb einer Fachwissenschaft und der Legitimation in einer „fremden" Anwendungsdisziplin teilweise deutlich. Die Übertragung aus einem – häufig im Labor angesiedelten – Forschungskontext in eine praxisorientierte Umgebung verändert die Bewertungskriterien sowie die Beschreibungsgrößen, die auf eine Neuerung angewandt werden. Während der Entwicklung ist die *Auswirkung* einer Methode oder Technologie zwar Untersuchungsgegenstand oder Ziel jeglicher Entwicklungsarbeit, jedoch meist ohne konkrete Konsequenzen für alle Teilhaber. In der Anwendung jedoch ist die *Auswirkung* zentral in jeglicher Hinsicht und beeinflusst alle Beteiligten in direkter Weise. Besonders massiv tritt dieses Phänomen im Bereich der biomedizinischen Forschung auf. Die Neuentwicklung einer medizinischen Methode geschieht zumindest in der Anfangsphase zumeist unabhängig von PatientInnen. Die nötigen Versuche beispielsweise bei der Entwicklung eines Medikaments finden in der Regel an Zellkulturen oder Gewebeproben statt und werden durch entsprechende molekulare oder zellbiologische Methoden begleitet und dokumentiert. Die Auswirkungen des Medikaments betreffen dabei natürlich den Ausgang des Prozesses der Legitimation dieser Innovation und damit auch die beruflichen und sozialen Umstände der Beteiligten, jedoch nicht deren fundamentalen gesundheitlichen Lebensumstände mit Ausnahme der Zellkulturen oder Gewebeproben. Sobald jedoch die Phase der klinischen Studien erreicht wird und das betreffende Medikament erstmalig an PatientInnen getestet wird, wird eine ethische Komponente relevant, die zuvor auch in eventuellen Tierversuchen nicht in dieser Form in Erscheinung trat. Die Bewertungskriterien die in der klinischen Praxis auf das neue Medikament angewendet werden, sind vielschichtiger, als dass nicht mehr bloß die reine Wirkung auf spezifische Zellen oder Zustände validiert wird, sondern insofern dass andere ökonomische, technische, physische, psychische, soziale, und ethische Problemlagen zusätzlich in Betracht gezogen werden müssen.

Die Anwendung einer neuen Technologie – in diesem Beispiel die Anwendung eines neuen Medikaments in der Klinik – erfordert zunächst eine technische Infrastruktur, die sich im spezialisierten Labor womöglich über Jahre entwickelt hat. Die Etablierung einer derartigen Infrastruktur, die gegebenenfalls auch in der Lage sein muss, die erforderlichen Arbeiten im Hochdurchsatz-Verfahren abzuwickeln, ist ökonomisch und technisch relevant, wenn es um Fragen der Qualitätssicherung und Reproduzierbarkeit geht. Zusätzlich zu den Kosten von Infrastrukturmaßnahmen, die sich zum Beispiel in der Einrichtung von Laboren oder Kühleinheiten manifestieren können, sind die Bezugs- beziehungsweise Herstellungskosten der Verbrauchseinheiten einer Innovation wesentliche ökonomische Faktoren, die für eine Anwendungsentscheidung in der Praxis relevant sind. Entscheidungsträger sind in diesem Fall die geldgebenden Institutionen wie Krankenhäuser, öffentliche Gesundheitssysteme, Krankenkassen und natürlich die PatientInnen selber. Wichtige Handelnde im Bezug auf die technischen Problemlagen sind die Anwender selber, aber auch technisches Personal, welches an der Durchführung standardisierter Prozeduren im Hintergrund der eigentlichen Anwendung beteiligt ist. Erst in der Praxis kann sich hier zeigen, ob eine neue Technologie mit zu vertretendem Aufwand reproduzierbar und mit ausreichendem Qualitätsniveau anzuwenden ist. Im Bezug zu biomedizinischen Techniken sind hier vor allem Mitarbeiter in klinischen Laboren zu nennen, die beispielsweise genormte Testverfahren durchführen. Das praktische Arbeitsaufkommen, die Anwendungsfreundlichkeit und der zu betreibende Ausbildungsaufwand beeinflussen in diesen Bereichen die Akzeptanz.

Die eigentliche Wirkung einer medizinischen Technologie gestaltet sich in der Praxis ebenfalls als weitaus komplexer als im Kontext des Labors. Die genauen Wirkungen und Nebenwirkungen sind im Modell oder im Tiermodell nur bedingt vorhersagbar und dem zu Folge sind die tatsächlichen physischen Konsequenzen erst in klinischen Studien qualitativ und quantitativ erfassbar. An dieser Stelle werden weitere Akteure für den Transferprozess relevant. Zum einen die direkt durch die Innovation Betroffenen (die PatientInnen) und die direkt mit diesen in Kontakt stehenden Anwender, die im Falle der Medizin eine besondere Verantwortung den Betroffenen gegenüber haben. Beide Gruppierungen erlangen zusätzliche Relevanz durch mögliche psychische Konsequenzen einer Methode, die weitere Reibungs- und Berührungspunkte schaffen kann. Betroffene können dabei direkt durch eine neue

Technologie auf psychischer Ebene eine Wirkung erfahren und Anwender indirekt über die Wirkung an den durch sie Betreuten. Im Falle von Medikamenten wären hier direkte psychisch relevante Nebenwirkungen auf Seite der PatientInnen zu erwähnen und indirekte psychische Effekte bei Medizinern als Resultat einer Behandlung ihrer PatientInnen. PatientInnen und Mediziner werden also beim Transfer einer biomedizinischen Technologie in die Anwendungsdisziplin zu äußerst wichtigen Akteuren im Bezug auf ihre Annahme oder Ablehnung, wohingegen sie im Entwicklungsprozess zunächst keine oder nur eine geringe Rolle spielen.

Neben diesen direkten Wirkungen einer Technologie sind bei der Übertragung in die Praxis außerdem soziale und ethische Fragen relevant. Wann immer eine Methode direkte oder indirekte Folgen auf das soziale Umfeld eines Betroffenen oder eines Anwenders hat, werden zusätzliche Akteure in einen Legitimationsprozess mit eingebunden. Zahlreiche genetische Methoden etwa involvieren Familienmitglieder indem sie diese ungewollt zu Betroffenen machen können. Im Falle von ethischen Fragestellungen kann sogar eine Einbindung von großen Interessensverbänden erfolgen. Beispiele hierzu sind in der Stammzellenforschung oder der genetischen prädiktiven Diagnostik zu finden, in deren Bewertungs- und Entscheidungsprozess aufgrund ihrer großen ethischen Brisanz etwa Kirchenverbände und politische Parteien eine gewichtige Rolle inne hatten und haben.

Als Folge dieser nur kurz skizzierten zusätzlichen Problemdimensionen, die eine Übertragung von Technologien in die Praxis mit sich bringt, ist eine grundlegende Veränderung der Netzwerkstruktur um die spezifische Technologien unabwendbar. Da zum Zeitpunkt der Technologieübertragung in die Praxis die Legitimation innerhalb der Ursprungswissenschaft nicht zwingend vollständig abgeschlossen sein muss, sondern häufig parallel verläuft, erhöht sich die Komplexität noch zusätzlich. Schwierigkeiten in der Kommunikation zwischen den beteiligten Akteuren führen zu einer zusätzlichen Varianz im Legitimationsprozess und können sogar die Einbeziehung weiterer Experten zur Kommunikationserleichterung nach sich ziehen. Die sich im Zuge dieses Prozesses entwickelnden Netzwerke, die notwendig sind um eine Technologie in einer Anwendungsdisziplin zu etablieren, können deutlich komplexer sein als die, die für eine Legitimation in der Ursprungswissenschaft entstanden sind. Neben den bereits erwähnten zusätzlichen Akteuren, die außerhalb des eigentlichen Übertragungsprozesses auf diesen einwirken, sind die Kernakteure die Gemeinschaft der entwickelnden Wissenschaft und die Gemeinschaft der Anwender. Diese beiden Gruppen repräsentieren selber wiederum komplexe Netzwerke mit Akteuren unterschiedlicher fachlicher Ausprägung und thematischer Präferenz und präsentieren sich daher im Rahmen einer Technologieübertragung durch exponierte Repräsentanten. Die untergeordneten Netzwerke in den Einzeldisziplinen sind dabei selbstverständlich noch vorhanden, jedoch aus einer Außenperspektive nur noch stark vereinfacht wahrnehmbar. (siehe Hedgecoe 2005; Latour 1988; Timmermans u. a. 2003)

5.3.1. *Brustkrebsklassifikationen in der Praxis sozialer Welten*

Die in den vorangegangenen Kapiteln beschriebene Funktion der Krankheitsklassifikationen als Infrastruktur und ihre Bedeutung und Wirkung für die klinische und wissenschaftliche Praxis sind für das Feld der Bruskrebsbehandlung und -forschung besonders ausgeprägt. Grund hierfür ist die große Relevanz für die Entscheidung bezüglich der konkret anzuwendenden Therapie (Anchisi u. a. 2001, 1100). Anders als bei vielen akuten Erkrankungen ist die Auswirkung einer systemischen Therapie beim Mammakarzinom erst nach einer Beobachtungszeit von fünf oder mehr Jahren eindeutig erkennbar, wenn zum Behandlungszeitpunkt keine distanten Metastasen vorhanden sind. Dies ist nur bei etwa fünf Prozent der Patientinnen der Fall (Engel u. a. 2002, 580; Surveillance Research Program, NCI 2009b). Das übliche Vorgehen[12] nach erfolgter Diagnose umfasst zunächst eine lokale Therapie, die der Entfernung des Primärtumors dient (Kreienberg u. a. 2008, 30 ff.). Nach einer eventuellen zusätzlichen lokalen Strahlentherapie (Kreienberg u. a. 2008, 33) wird in vielen Fällen eine systemische Therapie angeschlossen, um der Bildung lokaler und distanter Rezidive entgegen zu wirken. Da zu diesem Zeitpunkt keine Manifestation der Erkrankung im Körper nachweisbar ist, ist auch eine Beobachtung der Wirkung nicht möglich. Aus diesem Grunde muss anhand der zum Entscheidungszeitpunkt verfügbaren klinischen Parameter eine Abschätzung des Risikos eines Rückfalls durchgeführt werden, auf deren Basis die Entscheidung über die anzuwendende Therapie erfolgt (Kreienberg u. a. 2008, 86). Die Brisanz dieser Entscheidung liegt dabei in den starken unerwünschten Nebenwirkungen

12 Dies gilt nicht im Falle einer neoadjuvanten Therapie. Siehe dazu Kapitel 7., ab Seite 147.

zytostatischer Chemotherapeutika begründet und der Erkenntnis, dass ein beträchtlicher Teil der Patientinnen auch ohne diese eine hohe Wahrscheinlichkeit für ein rückfallfreies Überleben aufweist (Eifel u. a. 2001, 982; Schmidt u. a. 2003, 121). Die Verfügbarkeit spezialisierter Medikamente, die an bestimmte zellbiologische Eigenschaften des Tumors gebunden sind, die sowohl prädiktive als auch prognostische Relevanz besitzen, verkompliziert diese Therapieentscheidung weiter.

Die Krankheitsklassifikationen[13] des Mammakarzinoms fungieren in diesem Prozess als Leitfaden für die Entscheidung. In ihnen werden die unterschiedlichen Kategorien der Tumorbeschreibung und damit auch die verschiedenen Repräsentationsformen eines Karzinoms zusammengefasst, gewichtet und bewertet. Entscheidungsrelevant ist schließlich die Einordnung in eine von (in der Regel) drei Risikokategorien. Die Komplexität, die sich aus der Vielzahl unterschiedlicher Parameter und ihrer teils widersprüchlichen Bedeutung für die Risikoabschätzung ergeben kann, wird auf diese Weise reduziert und die Therapiewahl in Abhängigkeit der Risikostratifizierung durchgeführt.

In der Struktur der Brustkrebsdiagnose und -Behandlung findet sich diese zentrale Bedeutung der Klassifikationen wieder. Die Berücksichtigung unterschiedlichster Repräsentationsformen und Aspekte der Erkrankung macht die Einbeziehung verschiedener SpezialistInnen und Technologien notwendig. Von der bildgebenden Diagnostik, über die anatomische Beschreibung bis hin zur Analyse der histopathologischen Eigenschaften und zellbiologischen Parameter wird eine Vielzahl an Fachdisziplinen (Radiologie, Chirurgie, Gynäkologie, Onkologie, Pathologie, Biochemie) einbezogen, deren Teilhabe und Bedeutung aus den Strukturen der Klassifikationssysteme herrühren. Dabei stehen die Klassifikationen und das praktische Feld in wechselseitiger Beziehung zueinander, in dem die Konventionen durch Erstere geformt und selbige in Abhängigkeit der Koventionen gebildet werden (vergleiche Merkmale einer Infrastruktur nach Star u. a. 1996) (siehe dazu auch Kapitel 3.1.3., ab Seite 48). Die Auswahl und Zusammenfassung verschiedener

13 Weltweit sind verschiedene Krankheitsklassifikationen des Mammakarzinoms in Gebrauch, die von den verschiedenen nationalen oder internationalen Fachgesellschaften gepflegt und veröffentlicht werden. Die Unterschiede zwischen diesen Systemen sind häufig jedoch nur marginal. Allgemeine Annerkennung findet das TNM-System, welches jedoch nur der Beschreibung des Tumors dient und nicht direkt mit einer Risikoabschätzung verknüpft ist. Zu diesem Zweck wird das TNM-System in den angewandten Klassifikationen mit weiteren Parametern verknüpft.

Betrachtungsebenen ist somit durch die Klassifikationen vorgegeben, aber auch institutionell verankert.

Dieser Aspekt ist in der Behandlung des Mammakarzinoms durch die Schaffung dedizierter Brustzentren noch verstärkt. In diesen Zentren werden die verschiedenen beteiligten Fachdisziplinen in einer Organisationseinheit zusammengefasst und am Entscheidungsprozess beteiligt. Die durch die Klassifikationen vorgegebene Struktur der Diagnostik und Therapie sind somit auch formal gefestigt. Im Bezug auf Mols Konzept der verteilten Realität stellt diese Arbeitsform einen besonderen Fall dar. Auch hier ist die Bedeutung der unterschiedlichen Repräsentationsformen des Mammakarzinoms kontextabhängig. Im Rahmen einer operativen lokalen Therapie etwa ist der Hormonrezeptorstatus von nachrangiger Bedeutung. In gleicher Weise gilt dies für die subjektive Wahrnehmung der Patientinnen, die in der histopathologischen Beurteilung des Tumorgewebes keine Relevanz hat. Die Besonderheit des Brustzentrum liegt in der institutionalisierten Zusammenfassung der verschiedenen Ebenen und Aspekte in der interdisziplinären Tumorkonferenz. In dieser wird unter Beteiligung aller MedizinerInnen eine Therapieempfehlung erarbeitet (EUSOMA Secretariat 2000, 9; Kreienberg u. a. 2008, 27). Somit zwingt die Organisationsform zu einer Integration aller relevanten Krankheitsrepräsentationen und damit zu einer Konzentrierung der verteilten Realitäten, womit ein Qualitätsgewinn verbunden ist (Perry u. a. 2006, 209).

Dennoch wird an der Literatur der unterschiedlichen Disziplinen und den durchgeführten Experteninterviews deutlich, dass trotz dieser integrierenden Organisationsform divergierende Repräsentationsebenen der Erkrankung unter den verschiedenen ExpertInnen vorherrschen. So ist beispielsweise die persönliche Wahrnehmung der Patientinnen den behandelnden OnkologInnen oder GynäkologInnen vorbehalten, während diese Ebene in der Pathologie höchst selten relevant wird. Noch stärker treten diese Unterschiede in der Wahrnehmung von Brustkrebs zu Tage, wenn Akteure und Handlungsfelder in die Betrachtung einbezogen werden, die nicht direkt dem medizinischen System angehören. Hierzu gehören die Patientinnen und deren Angehörige, die teilweise organisiert auftreten, die medizinische und Grundlagenforschung zum Mammakarzinom im Speziellen und zur Tumorentstehung und -Behandlung im Allgemeinen, wie auch der Bereich öffentlicher Wahrnehmung in den Medien. Während die Perspektive der Patientinnen naturgemäß neben der Auseinandersetzung mit der Therapie in besonderem Maße die persönliche Perspektive des Umgangs mit der Krankheit beinhaltet, ist im Bereich der Forschung die molekulare Repräsentation dominant. In der öffentlichen Debatte hingegen wird stark der Aspekt des Erkrankungsrisikos und der Vermeidung hervorgehoben.

Diese unterschiedlichen Manifestierungsebenen des Mammakarzinoms in den medizinischen Fachdisziplinen und den assoziierten Bereichen kulminieren jedoch alle im Begriff des Brustkrebs. Dieser stellt ein vereinigendes, integrierendes Element dar, welches die partizipierenden sozialen Welten miteinander verbindet und ein gemeinsames Feld rahmt, welches diese überspannt. (zum Begriff der sozialen Welt: Lave u. a. 1991; außerdem zitiert nach Star und Bowker: Becker 1986; Strauss 1978).

5.3.2. Brustkrebs als Boundary object

Brustkrebs und seine Klassifikation fungiert als vereinigendes, integrierendes Element als *Boundary object* für verschiedene Bereiche der Medizin und Wissenschaft. Er erfüllt dabei die nach Star und Griesemer formulierten Eigenschaften eines *Boundary object*. Demnach existiert ein *Boundary object* in verschiedenen sozialen Welten und genügt dabei jeweils den spezifischen Ansprüchen. Dabei besitzt es ausreichend Flexibilität sich den jeweiligen Bedürfnissen anzupassen und gleichzeitig eine ausreichende Robustheit, um eine konsistente Identität zu wahren. Es ist im allgemeinen Gebrauch schwach strukturiert und erhält erst im speziellen Gebrauch eine stärker Struktur. Dabei kann das Objekt abstrakt oder konkret sein (nach Star u. a. 1989, 393). Im folgenden werden diese Eigenschaften (siehe Kapitel 3.1.2., ab Seite 40) für das Objekt Brustkrebs konkretisiert.

5.3.2.1. Flexibilität

Brustkrebs ist als „Objekt" flexibel genug um sich den lokalen Bedürfnissen in den verschiedenen sozialen Welten anzupassen. Im medizinischen Bereich erlaubt die Klassifikation von Brustkrebs eine Einordnung der PatientInnen, mit der definierte Handlungsanweisungen verbunden sind. Hierunter fallen Diagnosemethoden zur genaueren Stratifizierung und Risikobewertung und abhängig davon verschiedene Therapieprotokolle, die für die spezifische Sub-Klassifikation des Brustkrebs angepasst sind. Die Einordnung der PatientInnen in die verschiedenen Untergruppen erfolgt dabei anhand von Spezifikationen, die Bestandteil der Brustkrebsklassifikation sind. Über Diagnose- und Therapieprotokolle wird die Behandlung der PatientInnen in einem gewissen Rahmen formalisiert.

Im gesundheitsökonomischen Bereich wirkt die Brustkrebsklassifikation ebenfalls. Die Einordnung von PatientInnen erfolgt hier analog zum medizinischen Bereich, nur dass eine Zuordnung von Ressourcen abhängig von der Klassifikation erfolgt. Die Bezahlung bestimmter Therapieformen hängt dabei von der Kategorisierung der PatientInnen ab.

Im wissenschaftlich-molekularbiologischen Bereich manifestiert sich Brustkrebs anders. Die Klassifikation schafft hier einen Rahmen und liefert Bezugsgrößen anhand derer sich wissenschaftliche Arbeit und damit auch die Wissenschaftler einem Thema zuordnen. Dabei fungiert der Brustkrebs sowohl integrierend, indem vollkommen unterschiedliche Forschungsansätze unter dem Dach einer Krankheitskategorie zusammengebracht werden, als auch abgrenzend, indem ähnliche Forschungsansätze zum Beispiel an anderen Krebsarten ausgegrenzt werden können. Die Spezifikationen, die der weiteren Patientenstratifizierung dienen, finden in der Wissenschaft ebenfalls Anwendung. Zwar führen sie nicht zu konkreten Handlungsanweisungen und werden teilweise sogar kontrovers diskutiert, doch finden sie im allgemeinen Anwendung bei der Zuordnung von Patientenproben oder bei der Interpretation von Ergebnissen. Außerdem werden Experimente häufig von vornherein an der Klassifikation von Brustkrebs ausgerichtet, um die Sub-Klassen selber zu untersuchen. Brustkrebs und Brustkrebsklassifikation wirkt in den damit befassten naturwissenschaftlichen Disziplinen also identitätsstiftend und rahmend. Außerdem orientiert die Wissenschaft ihre Forschungsausrichtung an der medizinischen Klassifikation, da sie nur über die Medizin zur Anwendung und somit zur Wirkung gelangt. Hier greift erneut das Prinzip der Konvergenz.

In der sozialen Welt der Patientinnen wird Brustkrebs zusätzlich zur – über die Therapie erfahrenen – medizinischen Wirkung in gänzlich anderen Dimensionen wahrgenommen. Das persönliche Empfinden im Umgang mit der Erkrankung, aber auch den Nebenwirkungen der Therapie stehen im Vordergrund. Aspekte der Pflege, die nicht direkt medizinischer Natur sind, werden ebenfalls als Teil des Erlebens der Krankheit wahrgenommen, wie auch die Reaktionen des persönlichen Umfeldes.

Das gemeinsame Objekt Brustkrebs besitzt also ausreichend Flexibilität, um sich je nach Feld in anderer Art und Weise zu manifestieren.

5.3.2.2. Robustheit

Brustkrebs bleibt trotz seiner Flexibilität jedoch auch robust genug, um in allen sozialen Welten als einheitliches Objekt existent zu sein. Obgleich die tägliche Wahrnehmung und der Umgang mit dem Objekt beispielsweise in der Medizin und den Wissenschaften komplett unterschiedlich ist, bleiben Anknüpfungspunkte. Dazu gehört beispielsweise die Grundklassifikation der Krankheit, die in beiden Bereichen einen einheitlichen Gegenstandsbereich schafft. Innerhalb dieses Bereiches verschwimmen teilweise die Grenzen der sozialen Welten zwischen Medizin und Wissenschaft. Ein Grund hierfür ist die einheitliche praktische Zielsetzung der Beherrschung der Krankheit und der Heilung der PatientInnen. Trotz Zugehörigkeit zu verschiedenen sozialen Welten bildet der Brustkrebs ein einheitliches identitätsstiftendes Objekt. Die anderen beteiligten Gruppen werden als zugehörig, jedoch in anderen Bereichen tätig oder betroffen angesehen. Der Umgang mit dem Objekt wird in den verschiedenen Gruppen teilweise durch Erkenntnisse anderer Welten legitimiert (z.B. Medizin und Gesundheitsystem beruft sich auf die Wissenschaft) und beeinflusst.

5.3.2.3. Struktur

Im allgemeinen Gebrauch ist die Definition des Objekts Brustkrebs oder der Brustkrebsklassifikation schwach. Die Manifestierungen in den unterschiedlichen sozialen Welten unterscheiden sich teilweise diametral. Vom subjektiven Empfinden von Schwäche oder Schmerz, über die persönliche Wahrnehmung erkrankter Angehöriger, die anatomische Vorstellung einer Zellwucherung bis zu molekularbiologischen Entstehungskonzepten umfasst das Objekt eine Vielzahl an Manifestationen. Erst im individuellen Kontext der einzelnen Spezialgebiete wird die Definition stark. So verfeinert sie sich im medizinischen Kontext zu unterschiedlichen Risikogruppen mit verschiedenen Behandlungsmustern. Stark strukturiert durch die konkreten anatomischen, pathologischen und zellbiologischen Kategorien der Tumorklassifikation. Im Kontext der Molekularbiologie hingegen strukturiert sich das Objekt in verschiedenen Wirkkonzepten, Signaltransduktionswegen, Onkogene und Mutationen.

Das Objekt Brustkrebs ist also im allgemeinen Kontext schwach strukturiert und wird im individuellen Zusammenhang zunehmend stärker.

5.3.3. Aushandlungsprozesse der Veränderung des Objekts Brustkrebs

Technische und soziale Entwicklungen in der Medizin und den assoziierten Bereichen verändern das Objekt Brustkrebs im Laufe der Zeit. Die Partizipation von Gruppen aus unterschiedlichen sozialen Welten an einem Objekt führt dabei zu teils divergierenden Deutungs- und Gestaltungsansprüchen. Zur theoretischen Rahmung dieses Vorgangs eignen sich unterschiedliche Ansätze, die der Vielschichtigkeit des Prozesses geschuldet sind. Dieser lässt sich in den Entwicklungsprozess, die Translation und die Anwendung in der Praxis aufgliedern, wobei die Grenzen nicht scharf zu ziehen sind. Von der Entwicklung bis zur praktischen Anwendung verschieben sich hierbei die Hindernisse einer Legitimation der Technologie und damit auch die Lösungstrategien der Befürworter.

Vor allem in der ersten Entstehungsphase einer allgemeinen Technologie handelt es sich erster Linie um eine klassische wissenschaftliche und technische Innovation. Im Falle der Genexpressionsanalyse kommt es jedoch aufgrund des interdisziplinären Charakters der zugrunde liegenden wissenschaftlichen Arbeit zur Entstehung neuer Kooperationsformen und technologischer Abhängigkeiten, die die Anwendung der Akteurs-Netzwerk-Theorie nach Michel Callon, Bruno Latour und John Law (siehe Callon 1986; Latour 1987; Law 1992) geboten erscheinen lassen, um den Prozess der Modifikation des Objekts erfassen zu können und die Rolle der unterschiedlichen beteiligten Gruppen zu verstehen. So ist es neben der Herstellung von Konvergenz und Irreversibilität zwischen den sozialen Welten im Falle der Genexpressionsanalyse auch die Abhängigkeit von der elektronischen Datenverarbeitung, die hier zu Zweckverbünden mit entsprechenden Fachleuten und zu Vorprägungen der ermittelten Ergebnisse führt (Brazma u. a. 2001). Die Akteurs-Netzwerk-Theorie erlaubt in diesem Bereich die Einbeziehung technologischer Hemmnisse und Limitierungen durch die Untersuchung der Verknüpfung heterogener Komponenten zu Netzwerken (siehe Kapitel 3.1.2., ab Seite 40). Zur Vereinfachung sei dabei die Rolle der beiden sozialen Welten „der Wissenschaft"[14] und der Medizin betont, da diese für die Einführung der Genexpressionsanalyse die größte Relevanz aufweisen.

5.3.3.1. Akteure

Wissenschaftler und Mediziner stellen bei der Verhandlung neuer Brustkrebsklassifikationen die Hauptakteure dar. Neben diesen sind natürlich auch PatientInnen, Patientenvereinigungen und Gesundheitsökonomen wichtige Akteure.

In der Gruppe der Mediziner sind die Onkologen und die Pathologen von besonderer Bedeutung. Die Onkologen sind als Krebsspezialisten leitend mit der Diagnose und Behandlung der PatientInnen betraut. Neue Diagnose- und Therapiemethoden werden von dieser Gruppe bewertet und eingesetzt. Onkologische Fachgesellschaften sind hauptsächlich für Therapieprotokolle und Diagnose- und Entscheidungsrichtlinein verantwortlich. Die Onkologen stellen auch den ersten Ansprechpartner für Fragen zu Krebserkrankungen dar. Bei Fragen von außerhalb der medizinischen Welt, seien es Medien, PatientInnen, Wissenschaftler oder Vertreter des öffentlichen Gesundheitssystem, werden hochrangige Onkologen regelmäßig als Experten herangezogen. In Bezug auf das *Boundary object* haben sie eine Art professioneller Meinungsführerschaft inne. Das rührt unter anderem auch von Marginalität – im Sinne von Park und Brugess als Zugehörigkeit zu zwei sozialen Welten (Park u. a. 1921) – innerhalb von Forschungskrankenhäuser wie Universitätskliniken her. Onkologen sind in diesem Kontext häufig auch wissenschaftlich mit Krebserkrankungen beschäftigt. Für den beruflichen Aufstieg innerhalb ihrer Profession ist die wissenschaftliche Beschäftigung teilweise sogar obligatorisch. Daher werden hoch gestellte OnkologInnen teilweise als Koryphäen der Medizin und der Wissenschaft angesehen.

PathologInnen stellen aktuell eine der Haupt-Diagnoseinstanzen in der medizinischen Onkologie dar. Sie beurteilen anhand der Tumore das Risiko einer negativen Krankheitsentwicklung. Auf Basis ihrer Einschätzungen wird eine

14 die beteiligten naturwissenschaftlichen Disziplinen

Therapieentscheidung getroffen. Dies weist den PathologInnen einen sehr hohen Stellenwert in der Krebsbehandlung zu. Von der Entscheidung, ob es sich überhaupt um einen bösartigen Tumor und damit Krebs handelt, bis zur detaillierten Risikoeinstufung obliegt ihnen eine Schlüsselposition. Diese Position wird derzeit stark durch die MolekularbiologInnen angegriffen, die die Entwicklung neuer Diagnose- und Prognosemethoden vorantreiben und damit die Domäne der Pathologen und damit die Relevanz ihrer Arbeit stark beschneiden könnten.

In der Gruppe der WissenschaftlerInnen nehmen die MolekularbiologInnen und BiochemikerInnen im Bereich der Tumorforschung eine Schlüsselstellung ein. Sie sind die treibende Kraft hinter der Entwicklung neuer Diagnosemethoden die auf Basis einer Veränderung der Genexpressionsmuster eine Risikoanalyse und Verlaufsprognose anbieten. Anhand derartiger Diagnosemethoden könnten zukünftige Therapieentscheidungen getroffen werden und sogar die Brustkrebsklassifiaktion abgewandelt werden. Neben Diagnosemethoden befassen sich MolekularbiologInnen beispielsweise mit Mutationen, die zu Tumorentwicklung führen können und den davon betroffenen Genen.

Neben der Erforschung genombasierter Faktoren der Tumorentwicklung untersuchen MolekularbiologInnen und BiochemikerInnen auch einzelne proteinchemische und zelluläre Effekte im Hinblick auf Tumorursachen, Wirkmechanismen und Angriffspunkte für Therapien. Dabei werden häufig einzelne relevante Effektorproteine genauer auf ihr Rolle in der Tumorentwicklung oder auch Verhinderung untersucht, in der Hoffnung auf diesem Wege wirksame Ansatzpunkte für Therapien zu entdecken. Komplettiert wird dieses Feld durch BiophysikerInnen, ChemikerInnen und BiostatistikerInnen, die das Feld in der Tiefe und Breite noch erweitern.

5.3.3.2. Translation und Passage Points

Die in der Akteurs-Nezwerk-Theorie als Translation bezeichnete Schaffung irreversibler und konvergenter Netzwerke gestaltet sich im Hinblick auf ein *Boundary object* wie Brustkrebs als kompliziert. Die Beteiligung unterschiedlicher sozialer Welten, die jeweils eigene Netzwerke beinhalten, erschwert die Herstellung kohärenter Translationsprozesse zwischen den Akteuren. Dies gilt insbesondere für die Einführung von Innovationen, die nicht aus dem Bereich der Medizin stammen, da die Deutungshoheit über das Objekt Brustkrebs und seine assoziierten Klassifikationen, Verfahren und Techniken auf Seiten der Medizin liegen. Die Umübersetzung des Netzwerks zur Akzeptanz neuer Technologien – etwa aus dem Bereich der Molekularbiologie – erfordert somit einen sehr viel größeren Aufwand zur Herstellung von Netzwerkkonvergenz und kohärenten Translationsprozessen von Seiten der Naturwissenschaften. Aus diesem Grunde erfolgt die Entwicklung neuer Ansätze bereits angelehnt an die Maßstäbe der Medizin. Die Entwicklungsstudien zur Genexpressionsanalyse orientieren sich an den gängigen Klassifikations- und Einstufungssystemen, um auf diese Weise eine Kohärenz und damit den Übergang in die Medizin überhaupt zu ermöglichen.

In der Betrachtung des disziplinübergreifenden Netzwerks stellen somit die Protagonisten der Medizin den *obligatory point of passage* nach Callon dar (Callon 1986). Bei näherer Betrachtung der Akteure in der Medizin wird deutlich, dass diese Rolle in erster Linie durch die OnkologInnen besetzt ist. Diese tragen die Hauptentscheidungsgewalt über die Anwendung diagnostischer und therapeutischer Verfahren und bilden daher auch in der Translation zu anderen Disziplinen den eigentlichen relevanten *passage point*.

Ausgefüllt wird diese Rolle in der Praxis durch wenige exponierte RepräsentantInnen der Onkologie. Diese häufig über Fachgesellschaften legitimierten Personen haben eine Meinungsführerschaft inne und können so die Rahmenbedingungen des Translationsprozess prägen. Dazu gehören in der Onkologie beispielsweise die weitestgehende Konvergenz mit etablierten Klassifikationsmustern, die Erfüllung der Anforderungen evidenzbasierter Medizin und als übergeordnete Instanz die Verbesserung der Behandlung der PatientInnen. Erst eine Erfüllung dieser Bedingungen und eine Dokumentation derselben mittels medizinischer Methoden und Beschreibungsverfahren ermöglicht eine teilweise Umübersetzung und somit die Herstellung eines neuen Netzwerks unter Einbeziehung der Innovation.

Gelingt die Etablierung einer stabilen Translation so erfolgt durch die RepräsentantInnen eine weitere Translation zu den Akteuren des medizinischen Feldes. Die Rolle dieser exponierten Akteure innerhalb des Feldes ist dabei von solcher Relevanz, dass der weitere Übersetzungsprozess keine wesentlichen Anpassungen mehr erfordert. Die vorhergehenden kohärenten Translationsprozesse

„zwischen“ den Akteuren verschiedener sozialer Welten und die dafür unabdingbare Konvergenz mit dem medizinischen System macht außerdem eine weitere Anpassung unnötig. Diese Translation erfolgt über die Veränderung von Leitlinien für Diagnostik, Therapie und Nachsorge oder in der Vorstufe davon durch die Empfehlungen angesehener Fachkongresse.

Da die Etablierung einer kohärenten Translation zwischen den Akteuren der Naturwissenschaft und den Akteuren der Medizin somit die größte Hürde in der Einführung der Genexpressionsanalyse darstellt, lohnt sich eine detailliertere Betrachtung des Prozesses.

Bevor eine Innovation den „Disziplinsprung“ aus dem Labor in die Klinik vollziehen kann, muss zunächst ein entsprechendes Netzwerk in der „Ursprungsdisziplin“ geschaffen werden, um ausreichende Unterstützung zu erlangen. In der sozialen Welt der Wissenschaft sind dafür erneut *passage points* zu passieren, um eine kohärente Translation zu erreichen.

In der Wissenschaft sind p*assage Points* beispielsweise das *Peer Review* bei der Publikation von wissenschaftlichen Aufsätzen. Über dieses werden Erkenntnisse öffentlich und bei entsprechender Relevanz und Qualität (etwa in den Publikationen *Nature* oder *Science*) auch disziplinübergreifend wahrgenommen. Im internen Translationsprozess hat dieses Verfahren ebenfalls Bedeutung. Allerdings kommen hier bestimmte Techniken hinzu, die für eine Akzeptanz der Ergebnisse und Veröffentlichungen ausschlaggebend sind. Im Falle von Ergebnissen der Expressionsanalyse mittels Microarray ist dies beispielsweise die, parallel zur Publikation zu vollziehende, Veröffentlichung der Daten in einer allgemein zugänglichen technischen Infrastruktur. Dazu müssen die Daten in einem definierten System abgelegt werden, um Akzeptanz zu erlangen.

Die technische Infrastruktur der Kommunikation von Ergebnissen der Genexpressionsanalyse mittels Microarray sind Datenbanken und Informationssysteme, die der Speicherung, dem Austausch, der Analyse und der Metaanalyse der detaillierten Versuchsergebnisse dienen. Die Ablage von Versuchsdaten in diesen elektronischen Datenbanken ist obligatorisch, da die Veröffentlichung von Aufsätzen in entsprechenden Fachzeitschriften an eine parallele

Verfügbarkeit der Daten in öffentlich zugänglichen Datenbanken geknüpft ist (MGED Society 2009). Zu dieser technischen Infrastruktur gehören die Datenbank ArrayExpress (EMBL-EBI 2009) und die Spezifikationen der Dateiablage das Datenformat MIAME (*Minimum Information About a Microarray Experiment*) (Brazma u. a. 2001) und das Repräsentations- und Austauschformat MAGE-ML (*Microarray Gene Expression Markup Language*) (Stoeckert u. a. 2002).

Durch diese Standardisierung werden die Informationen zueinander kompatibel gemacht und ihre Reichweite erhöht. Durch den leichten Zugang zur Datenbank *ArrayExpress* und die standardisierten Datenformate ist es auch für Außenstehende, nicht zu den Microarray-Experten gehörende, Wissenschaftler oder Mediziner möglich, an die Rohdaten der Versuche zu kommen. Dadurch wird es möglich, dass andere Spezialdisziplinen die Ergebnisse der Molekularbiologen mittels eigener Methoden ergänzen, validieren oder entkräften (Asyali u. a. 2006). Die Reichweite erhöht sich durch den Einsatz der beschriebenen technischen Infrastruktur also sowohl quantitativ als auch qualitativ.

Dieser formale p*assage Point* vereinheitlicht also die Ergebnisse der Genexpressionsanalysen (stellt Kohärenz her) und macht sie so breiter zugänglich, da beispielsweise standardisierte Auswertungsprogramme Zugriff erhalten. Gleichzeitig nehmen sie dem Wissenschaftler allerdings die Möglichkeit, über das definierte System hinaus Informationen abzulegen. Damit prägt dieser p*assage Point* im Translationsprozess die Kommunikation ganz entschieden, indem er die Form der Kommunikation und die kommunizierten Kategorien von vornherein festlegt. Davon abweichende Untersuchungen, die den Schwerpunkt auf nicht standardisierte Kategorien legen, müssten separat, außerhalb der technischen Infrastruktur erläutert werden. Auch hier zeigt sich erneut eine Form der Konvergenz.

Neben der Einhaltung der technischen Infrastruktur gilt es außerdem bestimmte Konventionen bei der Generierung von Ergebnissen einzuhalten, die ebenfalls einen p*assage Point* darstellen. Für die Akzeptanz eines Aufsatzes im *Peer Review*-Verfahren ist die Erfüllung bestimmter Anforderungen an die äußere Form essentiell. Neben der äußeren Form, gilt es allerdings auch inhaltlich und methodisch gewisse Konventionen einzuhalten. Die angewandten Versuche oder Messmethoden beispielsweise müssen akzeptierte Methoden darstellen oder aber mindestens an solche angelehnt oder durch solche validiert werden. Die anzuwendenden Verfahren stellen also ebenfalls einen p*assage Point* innerhalb der Wissenschaft dar, wobei viele dieser Punkte ebenfalls für forschende Mediziner gelten. Die Grenzen zwischen Wissenschaft und Medizin können dabei fließend sein.

In der Regel parallel zur Generierung eines Netzwerkes innerhalb der Wissenschaft erfolgen erste Schritte zur Etablierung einer Translation in die Anwendungsdisziplin (die Medizin). Hierzu werden Studien durchgeführt, die sich an medizinischen Kategorien und Bewertungsmaßstäben orientieren – die klinischen Studien. Sie fungieren dabei vor allem im Zuge der evidenzbasierten Medizin als obligatorische Hürde jedes Verfahrens und jeder Erkenntnis mit dem Anspruch in den Bereich der Medizin und damit zu den PatientInnen vorzudringen. Neuentwicklungen aus der Wissenschaft müssen sich in klinischen Studien beweisen, um in der Medizin akzeptiert zu werden, wobei die Studie selber bereits in der sozialen Welt der Medizin stattfindet. Innerhalb der Medizin gilt die gleiche Hürde. Somit kann eine klinische Studie systemintern oder systemübergreifend wirken. Ist letzteres der Fall, so befindet sich die Studie an der Schnittstelle verschiedener Welten sozialer Praxis. Sie ist „marginal“ im Sinne von Park und Burgess, da sie sowohl von der einen als auch der anderen Seite zugänglich ist. In gewisser Weise stellt sie ein eigenes *Boundary object* dar.

Erfolgreiche klinische Studien zielen auf die Herstellung von Kohärenz mit den Bedingungen der exponierten *passage points* der Medizin – den RepräsentantInnen in den Fachgesellschaften – ab.

Als wesentliche Bedingung ist dabei in der Onkologie das Erreichen einer verbesserten Prognosegenauigkeit zu nennen, verbunden mit einer sichereren und genaueren Therapieentscheidung. Autoren, die die Genexpressionsanalyse als ernsthafte Alternative zur herkömmlichen pathologischen Diagnostik etablieren wollen, führen derartige Argumentationen zu Felde (beispielsweise Ayers u. a. 2004; Cleator u. a. 2004; Gianni u. a. 2005). Im Gegenzug versuchen Gegner der Genexpressionsanalyse dieser eben diese Vorzüge abzusprechen (Edén u. a. 2004). Für beide Parteien gilt, dass eine verbesserte Heilungschance bei geringeren Nebenwirkungen als höchstes unumstrittenes Ziel anerkannt ist. Sämtliche untergeordneten Ziele beziehen sich letztlich auf dieses. Dies gilt sowohl in der Medizin als auch in der Wissenschaft. Von daher ist das Grundziel der Medizin – die

Heilung von PatientInnen – eine obligatorischer Bedingung für die Herstellung einer kohärenten Translation mit den *obligatory points of passage* der Medizin.

Neben dem Ziel, die Heilung von Krebspatienten zu verbessern, ist auch die Optimierung dieser Heilung ein wichtige Bedingung für die Akzeptanz neuer diagnostischer Verfahren in der Medizin. Wenn nämlich eine Verbesserung der Prognose durch neue Techniken ausbleibt, so folgt in zweiter Reihe der Argumentation eine Optimierung der Effizienz bei gleichbleibender Heilleistung. Im Falle der Genexpressionsanalyse ist in mehreren Veröffentlichungen zu beobachten, dass bei einer nicht vorhandenen potentiellen Verbesserung der Heilungsaussichten der PatientInnen, die Verringerung der Zahl der fälschlich behandelten Krebspatienten angeführt wird (Folgueira u. a. 2005). Dies führt zu einer geringeren Zahl an Nebenwirkungen und damit für diese PatientInnen zur Verbesserung ihrer Gesundheit. Somit findet sich auch hier das Grundziel der Medizin wieder. Allerdings spielt hier ein weiteres ökonomisches Argument eine Rolle, da eine geringere Zahl von fälschlich angewandten Behandlungen zur Entlastung des Gesundheitssystems führt. Gerade in diesen ökonomischen Bereichen des *Boundary objects* Brustkrebs stellt die Kosteneffektivität, also die Kosten/Nutzen-Relation, eine wichtige Bedingung zur Überwindung der *obligatory points of passage* dar. Moralisch ist dieser Punkt jedoch dem der Heilung unterlegen. Er gewinnt jedoch an Gewicht, sobald gewisse kritische Grenzen überschritten werden und bestimmte Verfahren nicht mehr tragbar sind.

Gelingt es, durch klinische Studien die Translationsbedingungen der *obligatory points of passage* der Medizin zu erfüllen, so bildet sich ein disziplinübergreifendes Netzwerk und die Innovation (die Genexpressionsanalyse) erlangt Akzeptanz in beiden sozialen Welten. Somit kann eine stabile Verknüpfung mit dem *boundary object* Brustkrebs und dessen Klassifikation erfolgen, die eine Modifikation desselben nach sich ziehen kann.

5.4. Stratifizierung von Brustkrebs

Die Therapiewahl für Brustkrebs in einer frühen Phase der Erkrankung erfolgte in der Vergangenheit anhand der Risikoklassifikation unter Berücksichtigung der individuellen Eigenschaften der Patientinnen und des Tumors. Das auf der Anatomie basierende TNM-System (siehe Kapitel 6.4.1., ab Seite 131) stellte dabei die Grundlage der Klassifikation dar und bewies seine Nützlichkeit für die Anwendung lokaler Therapien (operative Entfernung des Tumors, Radiotherapie). Diese Form der Behandlung, die zum Zeitpunkt der Einführung des Systems für beinahe alle Krebsarten die bei weitem häufigste war, profitierte von der Stadieneinteilung durch das TNM-System, welche bezüglich dieser Therapieform eine substantielle Aussage über die Prognose beinhaltete (vergleiche Ludwig u. a. 2005).

Diese Bedeutung für die lokale Therapie ist nach wie vor erhalten geblieben, doch durch die Einführung neuer Therapieformen und neuer Beschreibungsparameter veränderten sich die Anforderungen an ein Klassifikationssystem des Mammakarzinoms. Die Entwicklung der zytostatischen Chemotherapie und die Entdeckung individueller zellulärer Biomarker führten zu einer Verschiebung des Therapieschwerpunktes und damit zu einer veränderten Rezeption und Ordnung der Tumore, die sich in jüngster Vergangenheit mit der Einführung weiterer neuer zielgerichteter Therapeutika, wie etwa Herceptin, noch verstärkte. Dies führte zu einer schrittweisen Integration zusätzlicher Marker in die relevanten Behandlungsrichtlinien wie die durch das *National Institute of Health* (NIH) (Eifel u. a. 2001; National Cancer Institute 2009) oder die St. Gallen – Konsensuskonferenz (Goldhirsch u. a. 2009) herausgegebenen (siehe dazu Kapitel 6.4.4., ab Seite 139 für weitere Details).

Zunächst betraf dies Faktoren wie das histopathologische *Grading* (siehe dazu Kapitel 6.4.3., ab Seite 137 für weitere Details) oder den Östrogenrezeptor-Status, die eine prognostische Qualität besaßen und somit für die Bedarfsbestimmung einer adjuvanten Chemotherpaie mit Zytostatika herangezogen wurden. Dazu wurden die unterschiedlichen Faktoren gemeinsam mit den Parametern des TNM-Systems für eine Gesamtbewertung herangezogen (Goldhirsch u. a. 2001). Mit der neunten St. Gallen-Konferenz von 2005 veränderte sich jedoch die grundlegende Strategie der Therapieempfehlung. Der Östrogenrezeptorstatus wurde von da an als separater prädiktiver Marker für eine endokrine Therapie im Entscheidungsalgorithmus der Risikostratifikation voran gestellt (Goldhirsch u. a. 2005). In gleicher Weise wurde der Entscheidungsalgorithmus im Jahr 2007 für die Überexpression des ebenfalls prädiktiven HER2/neu-Rezeptors verändert (Goldhirsch u. a. 2007). Hierin lässt sich ein Paradigmenwechsel in der Auswahlstrategie für Therapien erkennen, die sich von der reinen Risikovorhersage zu einer Vorhersage des Ansprechens auf konkrete Therapien wandelte (Dinh u. a. 2007, 11). Die Hauptdeterminante der Therapieentscheidung wechselte dabei von der Wahrscheinlichkeit eines Rückfalls, etwa angezeigt durch die Zahl der befallenen Lymphknoten, zum erwarteten Ansprechverhalten auf spezifische Therapien zum Beispiel in Folge einer Überexpression des Östrogenrezeptors.

Dieser Erfolg der zellulären Biomarker führte zu einem Umdenken in der Gestaltung klinischer Studien, die sich von nun an von vornherein an spezifischen Wirkungsmerkmalen orientierten. Die Identifikation des Zielmoleküls und das genaue Verstehen seiner Rolle in der Tumorgenese sind spätestens mit der Entwicklung von Herceptin ein wesentlicher Bestandteil pharmazeutischer Entwicklung geworden. Als weitere Veränderung ist die größere Relevanz quantitativer Messmethoden und die teilweise durchgeführte Einbeziehung modulierender Faktoren zu nennen, da das bloße Vorhandensein der gesuchten Marker alleine noch keine Prädiktion des Ansprechverhaltens auf eine Therapie zulässt (Dinh u. a. 2007, 12). Durch die Konzentration auf vorher stratifizierte Gruppen von PatientInnen ist so eine Verkleinerung der notwendigen Probandenkollektive, eine Minimierung der Nebenwirkungen und somit eine Verkürzung der Entwicklungszeit neuer Medikamente möglich (Secretary's Advisory Committee on Genetics, Health, and Society 2007).

5.5. Anwendung der Forschungsfragen auf den Sachgegenstand

Bezüglich der Einführung der Genexpressionsanalyse zur Diagnose des Mammakarzinoms lassen sich die in Kapitel 3.3. (ab Seite 59) aufgeworfenen Forschungsfragen präzisieren. Zunächst ist zu klären, unter welchen Voraussetzungen die Genexpressionsanalyse in der klinischen Anwendungspraxis Akzeptanz erlangen kann. Dazu sind die Bedingungen zu identifizieren, die insbesondere durch die OnkologInnen an neue diagnostische Methoden gestellt werden. Ein Abgleich dieser Akzeptanzbedingungen mit den postulierten und belegten Leistungen der Methode erlaubt eine Prognose über den Erfolg der Technik. Als erste Forschungsfrage stellt sich somit:

Was sind die Voraussetzungen für die flächendeckende Einführung und den Erfolg der Genexpressionsanalyse in der klinischen Praxis ?

Dem gegenüber sind jedoch auch Widerstände zu erwarten, die einer Einführung der Genexpressionsanalyse entgegen stehen. Insbesondere die etablierten Klassifikationsmodelle des Brustkrebses und die Organisationsformen der gegenwärtigen Diagnose des Mammakarzinoms sind hier zu nennen. Diskrepanzen in den Einstufungs- und Beschreibungsmustern zwischen Klassifikationen und Genexpressionsanalyse behindern die Herstellung einer konvergenten Verknüpfung und somit die Bildung eines Netzwerkes. Abhängig vom Ausmaß der Diskrepanz kann dieser Mechanismus einen beträchtlichen Widerstand auf die Einführung der Technik ausüben. Gleiches gilt für die Integration der Genexpressionsanalyse in die Organisationsformen der Brustkrebsdiagnostik. Hier sind insbesondere etablierte technische Abläufe zu nennen, die eine Integration einer weiteren Methode erschweren können. Als zweite Frage ist somit zu klären:

Welcher Art und wie stark sind die Widerstände gegen eine Einführung der Genexpressionsanalyse in die klinische Praxis ?

Die Abwägung der Antworten auf diese beiden Fragen sollte eine Abschätzung des Erfolges der Innovation erlauben. Abhängig davon gilt es zu klären, welche Einflüsse durch die neue Technik auf die Praxis und die Konzeption des Mammakarzinoms zu erwarten sind. Hierbei ist zunächst die Einführung einer neuen Repräsentationsebene der Erkrankung zu nennen. Die stark durch anatomische Größen und bildgebende Verfahren geprägte Darstellung des Mammakarzinoms, würde durch die Analyse des Transkriptoms eine essentielle Erweiterung erfahren. Die sehr viel abstraktere und körperfernere Darstellung von klinisch relevanten Tumorparametern könnte zu einer veränderten Wahrnehmung des Tumors beitragen. Dies gilt um so mehr, als das die Analyse einer Vielzahl von Markern parallel erstmals einen systemischen Ansatz der Tumorbeschreibung verfolgt. Im Gegensatz zu den singulären Parametern angewandter Einstufungssysteme lassen diese ein – im Bezug auf die Malignität – kausaleres Tumormodell erwarten. Hier stellt sich also die Frage:

Wie verändert sich durch die Genexpressionsanalyse als Vertreter systemischer Diagnostika die Repräsentation des Mammakarzinoms ?

Das Ziel der vermarkteten Verfahren zur Transkriptionsanalyse beim Mammakarzinom ist eine Verbesserung der Diagnose bei PatientInnen niedrigen Risikos. In diesem Leistungsversprechen wird bereits die Diskrepanz in der Stratifizierung der PatientInnen zwischen der Genexpressionsanalyse und den etablierten Prognosemodellen deutlich. Bei Anwendung der Technologie ist also davon auszugehen, dass es zu einer Verschiebung in den Klassifikationsmustern des Mammakarzinoms kommt. Deshalb stellt sich die vierte Forschungsfrage:

Welche Auswirkungen durch die Genexpressionsanalyse sind für die Klassifikation des Mammakarzinoms zu erwarten ?

Bei einer entsprechend starken Verschiebung der Erklärungs- und Beschreibungsmuster sind sogar weitergehende Variationen des Klassifikationssystems der Tumorerkrankungen allgemein denkbar. Eine zunehmende Berücksichtigung intrinsischer Faktoren zu Ungunsten anatomischer Parameter würde das Hauptunterscheidungsmerkmal der unterschiedlichen Tumorarten – das betroffene Organ bzw. die Lage – schwächen. Diese Entwicklung könnte in letzter Konsequenz zu einer Destabilisierung der Krankheitsentität Brustkrebs führen. Als fünfte und letzte Forschungsfrage stellt sich somit:

Sind durch die Einführung der Genexpressionsanalyse Einflüsse auf die Stabilität der Krankheitsentität Brustkrebs zu erwarten ?

Abschnitt II

Medizinische und naturwissenschaftliche Betrachtung

6. Klassifikation und Behandlung des Mammakarzinoms

6.1. Einleitung: Repräsentationsebenen maligner Erkrankungen

Die makroskopischen Eigenschaften eines Tumors, seine histopathologische Beschaffenheit sowie die biochemisch analysierten Marker zur Klassifikation und Prognose stellen verschiedene Ebenen der zellulären Kausalitäts- und Wirkungsketten dar, wie sie in der Molekular- und Zellbiologie heute verstanden werden. Ausgehend vom zentralen biochemischen Dogma der Transkription von DNA zu RNA und der Translation von RNA zum Protein (Crick 1958; Crick 1970) manifestiert sich dabei schließlich das molekulare, zellbiologische und makroskopische Erscheinungsbild einer Zelle auf Grundlage der jeweils vorangehenden theoretischen Ebene. Dieses Denkmodell vereinfacht eine Vielzahl von Details sehr stark. So wurde beispielsweise die Unidirektionalität der Transkription durch die Entdeckung von reversen Transkriptasen in Viren entkräftet, ist jedoch trotzdem eines der grundlegenden Konzepte der modernen Biowissenschaften, da es eine Verknüpfung unterschiedlicher Untersuchungsebenen gestattet und dabei Raum lässt für vielfältige Interpretationen und Modelle. Anhand der Untersuchung und Klassifikation von Tumoren lassen sich sehr gut die unterschiedlichen Repräsentationsebenen maligner Erkrankungen erkennen. Diese wurden nach und nach einer Untersuchung zugänglich und somit in der klinischen Praxis integriert. Das Streben nach Erkenntnissen über Prozesse auf jeweils vorgeschalteten Ebenen lässt sich dabei durch die Kausalität und die erhöhte Komplexität dieser Ebenen begründen.

Die historisch älteste Ebene der Diagnose, Analyse und Klassifizierung von Tumoren ist die makroskopische Ebene. Hier werden zur Klassifikation eines Tumors anatomische Merkmale wie die Größe oder die Ausbreitung der Neoplasie heran gezogen. Aktuell zum Einsatz kommen hierbei bildgebende Verfahren wie zum Beispiel Röntgenfotografie, Computertomographie oder Biopsien, beispielsweise bei der Untersuchung der Ausbreitung auf Lymphknoten. Anhand der gewonnenen Daten kann eine erste Klassifikation und Risikoabschätzung der malignen Erkrankung erfolgen (siehe dazu Kapitel 6.4.1., ab Seite 134). Im derzeit vorherrschenden Tumormodell stellen diese makroskopischen Befunde nur das Resultat einer Kette biochemischer und zellbiologischer Prozesse dar, die aufgrund der Simplizität der untersuchten Beschreibungsgrößen (Tumorgröße, Lymphknotenstatus, Metastasen) jedoch keine Rückschlüsse auf zu Grunde liegende Prozesse erlauben.

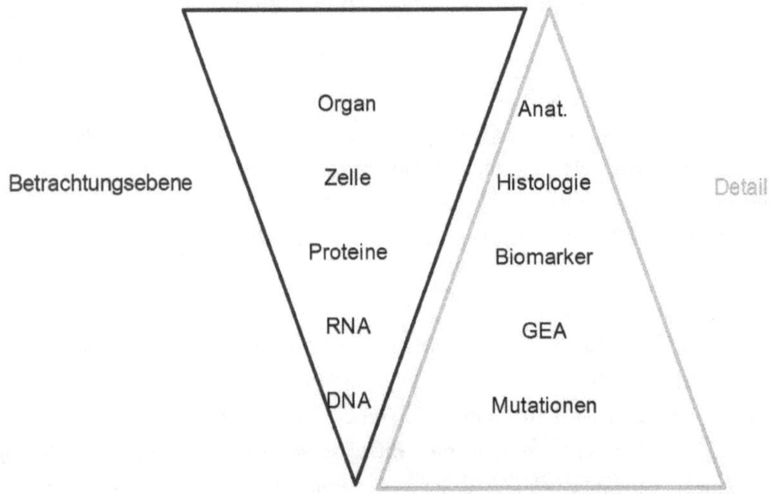

Abbildung 1: Darstellung von Betrachtungsebene und zugehörigem Detail: Auf der linken Seite der Abbildung sind die Betrachtungsebenen pathologischer Zustände aufgeführt. Beginnend mit der Ebene der Organe setzten sich diese in immer mikroskopischere Ebenen fort. Auf der rechten Seite der Abbildung sind beispielhaft jeweils korrespondierende Informationen, die in der Ebene enthalten sind, aufgeführt. Dabei nimmt der nutzbare Informationsgehalt zu, je kleiner die betrachteten Strukturen sind.

Ähnliches gilt auch für die histologische Beschreibung von Tumoren. Die Entscheidung für oder gegen eine spezifische Therapieform basiert bei vielen Tumoren auf histologischen Untersuchungen, welche prospektiv eine Abschätzung des Nutzens und des Risikos einer Behandlung erlauben, indem sie eine Prognose des zu erwartenden Schweregrades der Krankheit liefern, gegen welche die zu erwartenden Nutzeffekte und Nebenwirkungen bestimmter Therapien abzuwägen sind. Insbesondere bei schweren Formen der Chemotherapie kann so eine günstige Prognose zur Ablehnung der Therapie führen, da die zu erwartenden Nebenwirkungen den Heilungseffekt am prognostizierten leichten Krankheitsverlauf überkompensieren würden. Sowohl die makroskopische Untersuchung und Klassifikation von Krebs, als auch die histologische Untersuchung von Tumoren zielen also darauf ab, auf Basis empirischen Wissens die jeweiligen PatientInnen einer entsprechenden Risikokategorie zuzuordnen, um so eine adäquate Behandlungsmethode auswählen zu können. Bei dieser Technik erfolgt die Bewertung des Tumors nicht mehr anhand dessen Gesamtbildes, sondern durch Befundung einzelner Gewebeschnitte und Zellen. Unter Anwendung spezieller Färbetechniken werden die unterschiedlichen Kompartimente auf ihr Erscheinungsbild und ihr Färbeverhalten hin untersucht. Die dabei eingesetzten selektiven Färbemethoden beruhen häufig auf der unterschiedlichen Affinität der Farbstoffe zu verschiedenen strukturbildenden Molekülen. Hauptbindungskraft und damit für die Selektivität der Färbung maßgeblich ist die Ionenbindung, die von der Zusammensetzung an sauren und basischen Proteinen im jeweiligen Zellkompartiment abhängig ist. Die standardisierten Färbemethoden wie zum Beispiel die Hämatoxylin-Eosin-Färbung lassen sich automatisiert in relativ kurzer Zeit durchführen und erlauben auch kurzfristige Befunde etwa während einer Operation. Anhand der veränderten Form und Größe der einzelnen Zellen und der Zellbestandteile innerhalb eines Tumors lassen sich so Erkenntnisse über den Grad der Malignität erzielen und somit auch Vorhersagen über den weiteren Krankheitsverlauf treffen. Beschreibungsgrößen wie die Tubulusausbildung[15], die Kernpolymorphie oder die Mitoserate (siehe Kapitel 6.4.3. ab Seite 137) dienen dabei als semi-quantitative Größen zur Erfassung und Beschreibung des Krankheitsstatus. Die Betrachtungsebene liegt also deutlich unterhalb der makroskopischen, da nicht mehr Organe als Ganzes sondern einzelne Zellen von Interesse für die Einordnung und Bewertung der Erkrankung sind. Die Kausalitätsbeziehungen zwischen untersuchtem Merkmal und klinischem Krankheitsverlauf sind dabei ebenfalls deutlich größer, da die Rate der Zellteilung in direktem Zusammenhang mit dem Wachstum und damit mit der Aggressivität einer Neoplasie steht. Auch eine Veränderung des Zellkerns mit Variationen in der Genexpression zu verknüpfen liegt auf der Hand. Die Herstellung von Kausalitätsbeziehungen bezüglich einer Therapieempfehlung durch die Histologie ist jedoch weitaus schwieriger. Die Untersuchungsebene der Zelle und der Zellkompartimente ist nicht identisch mit der Wirkungsebene der medikamentösen Therapien. Diese liegt meist im molekularen Wirkungsbereich und erlaubt daher nur schwer direkte Schlüsse von der mikroskopischen Beschaffenheit der Zellen zu den ursächlich dafür verantwortlichen

15 Lumina die von prismatischen oder kubischen Zellen mit basalständigen Kernen umgeben sind.

molekularen Vorgängen und den entsprechenden medikamentösen Ansatzpunkten. So lässt zwar ein vergrößerter Zellkern auf eine höhere Aktivität der Genexpression schließen, gibt jedoch keinen Hinweis auf die Details der ablaufenden Prozesse wie etwa die betroffenen Gene oder defekten Steuerelemente. Die Verwendung histopathologischer Daten konzentriert sich deshalb auch auf empirisch belegte Prognoseverfahren zur Abschätzung einer bösartigen oder gutartigen Entwicklung von malignen Erkrankungen (Elston u. a. 1991). Diese Methode hat sich seit langem als Standard in der Bewertung von Tumorerkrankungen etabliert und ist im Fachbereich der Pathologie auch institutionell verankert.

Problematisch in der Diagnose makroskopischer und histologischer Merkmale ist, dass in beiden Fällen nur eine Manifestation interner zellulärer Vorgänge erfasst werden kann. Unklar bleibt, ob identischen makroskopischen oder zellulären Messgrößen auch identische Ursachen zugrunde liegen, was somit eine pharmakologisch begründete Therapieentscheidung unmöglich macht. Außerdem erlaubt es die Trennung zwischen Untersuchungsebene und Wirkungsebene der Medikamente nicht, eine zielgerichtete Therapie anhand der krebserzeugenden Prozesse zu entwickeln oder anzuwenden. Erst der Blick auf die vorgelagerte Ebene oder Manifestation maligner Prozesse, die molekulare Proteinebene, ermöglicht es, einen direkten Bezug zu pathogenen Mechanismen der Erkrankung und kausalen Wirkbeziehungen zu Medikamenten und anderen Therapien herzustellen. Die Proteine stellen den größten Teil der „wirkenden" Bestandteile der Zelle dar und sind maßgeblich an der Entstehung makroskopisch und histologisch messbarer Effekte beteiligt. Die Identifikation von Schlüsselproteinen, die bestimmte maligne Prozesse beeinflussen, kann somit zu Erkenntnissen über die molekularen Ursachen einer Tumorerkankung führen. Da die Proteine überdies aufgrund ihrer Diversität auch Angriffspunkt für die meisten Medikamente sind, ergeben sich simultan mögliche Ansatzpunkte einer gezielten Therapie. Paradebeispiel hierfür ist der Rezeptor HER2/neu bei Brustkrebs. Dieser Rezeptor konnte durch empirische Studien mit einer schlechteren Prognose des Krankheitsausganges in Verbindung gebracht werden (Slamon u. a. 1987) und bietet aufgrund seiner direkten Beteiligung an einem pathogenen Prozess einen entsprechenden Ansatzpunkt für eine medikamentöse Therapie, welche auf einer Blockade eben dieses Prozesses beruht (Press u. a. 1993; Seshadri u. a. 1993; Slamon u. a. 1987; Slamon u. a. 1989). Die Manifestation derselben Fehlfunktion der Zelle (die Überexpression von HER2/neu) auf histologischer oder makroskopischer Ebene hingegen ist undifferenziert. So äußert sich eine vermehrte Expression des HER2/neu-Rezeptors in duktalen Karzinomen in situ[16] in einer histologischen Einstufung höheren Risikos und in einer extensiveren Ausbreitung der Tumore (Bose u. a. 1996; Mack u. a. 1997; Moreno u. a. 1997). In der reinen histologischen Bewertung führt dies zwar zu einer erhöhten Risikoabschätzung und somit auch zur Wahl einer stärkeren Therapie, jedoch erfolgt diese Auswahl rein auf Basis statistischer Befunde ohne Bezug zu kausalen zellulären Erklärungsmustern. Das bedeutet, dass eine Therapie, welche anhand histologischer und makroskopischer Einstufung ausgewählt wurde, unter Umständen durch eine Einstufung basierend auf zellulären proteinogenen Markern nicht ausgewählt worden wäre. Ebenso erlauben es die konventionellen Beschreibungsgrößen nicht Fälle zu erfassen, in denen der Einsatz spezialisierter Medikamente angebracht wäre, die konventionellen Messgrößen dieses jedoch noch nicht anzeigen. So weisen zellbiologische Methoden wie etwa immunohistochemische Verfahren spezifische Biomarker nach, ohne dass diese in der makroskopischen oder histologischen Ebene zur Ausprägung gekommen sind. Die Verfahren zur Analyse der Proteinebene einer Zelle oder Zellpopulation sind dabei methodisch sehr nahe an histologische Verfahren angelehnt. Der Zugang zum untersuchten Gewebe erfolgt ebenfalls über Schnitte, die in ähnlicher Weise aufbereitet werden wie bei der histologischen Färbung. Im Unterschied dazu werden aber keine unspezifischen Reagenzien angewendet, sondern hochspezifische Antikörper dienen der Detektion der Zielproteine. Durch geeignete Färbereaktionen, wie etwa durch an Antikörper gekoppelte Chromogene (z.B. Diaminobenzidin), können so Proteinlokalisation und Proteinmenge erfasst werden. Zusammengefasst wird diese Technologie als Immunohistochemie bezeichnet.

Auch die Nukleinsäuren gehören zu den Elementen der molekularen Ebene. Dazu gehören die im Zellkern befindliche DNA, welche den größten Teil des zellulären Erbgutes ausmacht, sowie die RNA, welche in verschiedenen Formen an zellulären Prozessen beteiligt ist. Sowohl DNA als auch RNA eignen sich als Ziele der Krebsdiagnostik, da auf beiden Ebenen Veränderungen erkennbar sind, die Implikationen für die Entwicklung eines Tumors haben. Im Kontext des zentralen Dogmas der Biochemie (Crick 1958; Crick 1970) bedeutet dies, die Zelle in der

16 entartete Zellen, die jedoch die Grenze des Milchgangs (*Basalmembran*) noch nicht durchbrochen haben

kausalen Kette der Proteinexpression einen Schritt „vor“ der Translation zu betrachten.

Die messengerRNA (mRNA) bildet hier die Basis für die Proteinexpression. Sie fungiert als Matrize für den ribosomalen Apparat der Zelle, welcher die Proteine synthetisiert. Eine qualitative und quantitative Untersuchung der RNA ermöglicht somit Rückschlüsse auf den Zustand und das Proteom der Zelle. Da die Komplexität dieser Ebene nicht höher ist als die der Proteine, sondern sogar niedriger als diese[17], ist nicht unbedingt ein Erkenntnisgewinn aufgrund besserer Ursache-Wirkungs-Beziehungen zu erwarten. Vielmehr sind es methodische Faktoren die die Analyse von RNA sinnvoll für die Krebsdiagnostik machen. Die Menge an vorhandener mRNA liefert direkte Rückschlüsse auf die Menge exprimierten Proteins und ist bezüglich der Sequenz hochspezifisch analysierbar. Die Quantifizierung von RNA ist im Gegensatz zu Proteinen relativ einfach durchführbar und die simultane Untersuchung einer großen Zahl unterschiedlicher mRNAs erlaubt es, das Blickfeld zu erweitern und komplexere Beschreibungs- und Auswerungsmuster in der Diagnose und Klassifikation anzuwenden. Diesen Weg beschreitet die Methode der Genexpressionsanalyse, die versucht den Zustand einer Zelle über die quantitative Bestimmung einer definierten Population von mRNA zu erfassen. Über die Kombination der Expressionsniveaus von mehreren ausgewählten Genen soll so eine Diagnose und eine Risikoabschätzung für maligne Erkrankungen möglich werden, indem speziell für die jeweilige Erkrankung relevante Gene untersucht werden. Die Identifikation dieser Gene verläuft derzeit überwiegend statistisch, indem der Expressionsstatus von Tumorproben möglichst in seiner Gesamtheit erhoben wird und mit den Krankheitsverläufen der PatientInnen verglichen wird. Mittels computergestützter statistischer Verfahren können so relevante Gene festgestellt werden, deren Expressionsniveau mit dem Krankheitsverlauf korreliert. Bei weiterer Auswertung der auf diese Art und Weise gefundenen „Gen-Paneles“ ist es möglich die Produkte der analysierten mRNAs und deren Einfluss auf die Erkrankung oder das Verhalten des Tumors näher zu erforschen. Sind die resultierenden Proteine und ihre Funktion ausreichend bekannt, so ergeben sich kausale Beziehungen zwischen den erhaltenen Expressionsmustern und den histologischen und makroskopischen Eigenschaften der Neoplasie, die wiederum Rückschlüsse auf mögliche

17 Die translatierten Proteine werden anschließend weiter prozessiert und so noch variantenreicher (durch Glycosylierung usw.) .

therapeutische Ansatzpunkte ermöglichen. Die Methode erlaubt weiterhin nicht nur einzelne mRNAs relevanter Proteine zu untersuchen, sondern kann über die Kombination von mehreren mRNAs die Wirkung von Netzwerken gegenseitiger Beeinflussung und Wechselwirkung erfassen. Die Genexpressionsanalyse stellt also nicht nur eine neue Betrachtungsebene dar, vielmehr orientiert sie sich in ihren Erklärungsmustern zunehmend auch an systembiologischen genetischen Modellen und entfernt sich dabei vom klassischen genetischen Determinismus (Nevins u. a. 2007, 607).

Als letzte oder auch „unterste" Ebene der Diagnostik und Klassifikation von malignen Erkrankungen ist die Ebene der DNA zu nennen. Mutationen des Erbguts sind im vorherrschenden Tumormodell ursächlich für die Entstehung und weitere Entwicklung von Krebserkrankungen. Vereinfacht gesprochen sind die Deaktivierung von Tumorsuppressorgenen auf der einen Seite, und die Aktivierung von Onkogenen auf der anderen Seite, letztlich für die Entstehung einer Neoplasie verantwortlich. Aufgrund vieler zellulärer Schutzmechanismen, etwa in der Kontrolle des Zellzyklus, ist eine Akkumulierung mehrerer Mutationen notwendig, um eine Zelle so weit außer Kontrolle geraten zu lassen, dass es zu einer unkontrollierten Teilung und damit Wucherung kommt. In den gängigen Modellen zur Tumorentstehung wird hier von einer stufenweisen Mutation ausgegangen, bei der letztlich der Verlust von Kontrollmechanismen die Mutationsrate ansteigen lässt und so die Tumorentstehung möglich wird. Relevante zelluläre Systeme in diesem Zusammenhang sind das Replikationssystem, das DNA-Reperatursystem und die Zellzykluskontrolle. Oft sind auch das apoptotischen System oder die intrazelluläre Signaltransduktion betroffen. Letztere vor allem im Bezug auf hormonelle Wachstumssignale. Prominenter Vertreter der häufig bei Krebs mutierten Gene ist das Tumorsuppressorprotein p53. Dieses reguliert als Transkriptionsfaktor nach DNA-Schädigung die Expression von Genen zur Kontrolle des Zellzyklus, der Induktion der Apoptose und der DNA-Reperatur und liegt sehr oft in Tumoren mutiert vor (Levine 1997; Nigro u. a. 1989). Der Funktionsverlust dieses Gens oder anderer ähnlicher „Kontrollgene" wie das Retinoblastoma-Gen (Burkhart u. a. 2008) oder p27 (Chu u. a. 2008) sind in vielen menschlichen Tumoren nicht unbedingt ursächlich für die Krankheit, stellen jedoch nach heute gängigem Verständnis einen entscheidenden Schritt in der Tumorentwicklung dar. Durch die Analyse von Mutationen im Erbgut dieser und anderer Gene sind ebenfalls auf molekularer Ebene Erkenntnisse über die Beschaffenheit von Tumoren erzielbar. Die Analyse erfolgt in diesem Fall meist rein auf der qualitativen Ebene der Sequenz und deren Muationen, da bis auf einige Ausnahmen eine Quantifizierung der Zielgene auf der Ebene der DNA nicht erfolgversprechend ist. Variationen finden sich häufig nicht in der Anzahl eines Gens, sondern in seiner Aktivität. Die Untersuchung von Tumormerkmalen auf Ebene der DNA erfolgt somit anhand von Mutationen, die sich letztlich in modifizierten Proteinen manifestieren können. Eine Ausnahme stellt die Amplifikation bestimmter Gene dar, bei denen durch in-situ-Hybridiserung eine Quantifizierung erfolgen kann und auch aussagekräftig ist. HER2/neu ist ein solches Beispiel. Die übermäßige Expression dieses Rezeptors ist häufig durch mehrfache Amplifikation des HER2-Gens begründet, weswegen die entsprechende Untersuchungsmethode auf DNA-Ebene zur Einstufung von Tumoren genutzt wird. Angewendet wird hier die Fluoreszenz-in-situ-Hybridisierung (FISH), die methodisch an histologische Verfahren angelehnt ist. Der Zugang zur Probe erfolgt ebenfalls in Form von Gewebeschnitten, die mit markierten DNA-Sonden behandelt werden. Aufgrund der spezifischen Sequenz der DNA-Sonden kommt es zur Bindung an die komplementäre DNA im Erbgut. Durch entsprechend gebundene Markierungen (häufig Cy3 oder FITC) können die Sonden sichtbar gemacht und quantifiziert werden. Abhängig von der Zahl der vorliegenden Kopien, erfolgt so eine therapierelevante Bewertung des Amplifikationsgrades.

Zu den Mutationen die nicht quantitativ sondern qualitativ ein Gen und dessen Produkt verändern gehören hingegen Punktmutationen[18], Chromosomenaberrationen, instabile Mikrosatelliten und Veränderungen der Methylierungsmuster speziell in Promotorregionen. Diese äußern sich auf Proteinebene entweder in funktionalen Modifikationen von Proteinen, etwa wenn die Aktivität eines Proteins erhöht oder gesenkt wird, oder in einer Erhöhung oder Senkung von Expressionsniveaus bestimmter Proteine, wenn zum Beispiel Transkriptionsfaktoren oder Promotorregionen durch Mutationen betroffen sind. Eine zur RNA-Analyse unterschiedliche Betrachtungsdimension ergibt sich somit aus der Untersuchung der Sequenzmodifikationen der Exons, also der kodierenden Bereiche der DNA, da jede Veränderung der regulierenden Elemente nur die Transkriptionsrate moduliert und

18 oftmals als SNP – *single nucleotide polymorphism* bezeichnet

ebenso auf der Proteinebene und der RNA-Ebene detektiert werden kann. Ausnahmen dafür können Sequenzmodifikationen sein, die die Translationsrate beeinflussen, da diese Veränderungen selber auf der DNA-Ebene sichtbar würden, ihre Wirkung sich im Proteom manifestieren würde, aber die RNA-Menge unverändert bliebe. Bei der Sequenzanalyse festgestellte funktionale Änderungen an Proteinen können dabei nicht nur kausale Erklärungsansätze für die Tumorentstehung bereit stellen, sondern auch Implikationen für Therapieentscheidungen und Prognose liefern. Ein Beispiel dafür ist der *epidermal growth factor* (EGF) - Rezeptor im Falle des nicht-kleinzelligen Bronchialkarzinoms. Mutationen im EGFR-Gen führen bei dieser Erkrankung zu einer höheren Responsivität gegenüber dem Chemotherapeutikum Gefitinib[19]. Dieses hemmt die intrinsische Tyrosin-Kinase des Rezeptors und blockiert so Wachstumssignale. Konkret handelt es sich hierbei um eine Deletion der Aminosäuren 747 bis 750 oder um eine Punktmutation die den Aminosäureaustausch von Leucin zu Arginin an Position 858 bewirkt (L858R) (Lynch u. a. 2004; Paez u. a. 2004; Pao u. a. 2004). Durch diese Mutation kommt es zu einer verstärkten Aktivierung der Akt- und STAT-Signalwege und somit zu einer antiapoptotischen Wirkung, die die Überlebensfähigkeit der Zelle erhöht (Sordella u. a. 2004). Gleichzeitig steigt durch diese Mutation jedoch die Wirksamkeit von inhibierenden Anilinquinazolinen wie Gefitinib. Ursächlich hierfür ist vermutlich eine Stabilisierung der Bindungsdomäne für ATP und dessen Kompetitoren (Lynch u. a. 2004; Paez u. a. 2004). Zusätzliche Komplexität gewinnt dieses Beispiel durch weitere Mutationen, die im Bereich des aktiven Zentrums auftreten können. Der Austausch eines Threonins an Position 790 gegen ein Methionin (T790M) verändert dieses sterisch so, dass der Rezeptor seine Aktivität sogar bei hohen Gefitinib-Konzentrationen beibehalten kann (Kobayashi u. a. 2005). Diese Mutation stellt einen der Mechanismen dar, welche im Laufe einer Therapie zur Resistenz gegenüber Medikamenten führen. Anhand dieses Beispiels wird deutlich, wie die qualitative Analyse von Gensequenzen auf die Tumordiagnose und Therapie Einfluss nehmen kann und zum Verständnis klinischer Symptome beiträgt. Anwendungen auf dieser DNA-Ebene sind derzeit in der Praxis jedoch nur selten anzutreffen und beschränkten sich eher auf die klinische Forschung und Medikamentenentwicklung.

19 vermarktet unter dem Markenname Iressa ® durch AstraZeneca (London, UK) und Teva pharmeceutical industries ltd. (Petah Tikva, Israel)

In der aktuellen wissenschaftlichen und klinischen Forschung zeichnet sich seit Jahren eine zunehmende Verschiebung der relevanten Betrachtungsebenen und Beschreibungsmuster von der Makroskopie und Histologie zu zellbiologischen und molekularen Mustern ab (siehe Kapitel 10.4., ab Seite 254). Die erkennbaren kausalen Ursache-Wirkungs-Beziehungen und die damit verbundenen Therapieimplikationen erscheinen hier als treibende Kraft. Bis zur Etablierung einer neuen Technologie, die zentral auf der molekularen Ebene ansetzt, in der klinischen Praxis und auf der Ebene der Krankheitsklassifikation sind jedoch eine Reihe von Hindernissen zu überwinden. Neben theoretischen Fragen der Relevanz und Evidenz sind solche Hindernisse häufig auch technischer Natur, da die Etablierung neuer Technologien und Methoden nicht selten den aufwändigen Aufbau einer entsprechenden Infrastruktur erfordert. Dennoch findet die stete Verschiebung der Beschreibungs- und Deutungsmuster maligner Erkrankungen zu molekularen Systemen statt, wie am Beispiel von HER2 bei Brustkrebs oder EGFR beim Lungenkrebs erkennbar ist.

6.2. Diagnose des Mammakarzinoms

6.2.1. Palpatieren und bildgebende Verfahren

Die praktische Durchführung der ersten Einstufung des Mammakarzinoms und der TNM-Klassifizierung beinhaltet zunächst die Tastuntersuchung (Palpatieren) der Brustdrüsen und der Lymphabflussgebiete. Das Palpatieren der Mammae gibt nicht nur den Ärzten ein erstes Bild über eine mögliche Erkrankung der Patientinnen, sondern ist auch durch diese selbst durchführbar. Das Palpatieren als erste Untersuchungsmethode nach entsprechender Indikation wird als notwendige Basisuntersuchung in der klinischen Praxis angesehen (Leitlinienkomission Mamma, 9) und gibt den behandelnden Ärzten Hinweise auf weitere Diagnoseschritte. In einer Studie von van Dam et al. (van Dam u. a. 1988) konnte gezeigt werden, dass alleine durch Palpatieren der Brust eine positive Vorhersagerate von 73 Prozent erreicht wird. Das bedeutet, dass sich bei 73 Prozent aller positiv diagnostizierten Patientinnen auch nach Anwendung weitere Diagnosemethoden der Befund bestätigen ließ. Die negative Vorhersagerate bestimmten van Dam und Kollegen sogar auf 87 Prozent, was bedeutet, dass bei 87 Prozent aller Patientinnen mit negativem Tastbefund auch nach Anwendung weiterer Diagnosemethoden kein Brustkrebs diagnostiziert werden konnte. Die systematisch bedingte Subjektivität des Palpatierens lässt hier große Abweichungen abhängig von den individuellen Fähigkeiten und Erfahrungswerten des durchführenden Arztes erwarten. Trotzdem erlaubt die Methode eine erste ärztliche Validierung von durch die Patientinnen festgestellten Veränderung und stellt ein einfach durchführbare, nicht-invasive und nicht schädigende Methode der Kontrolluntersuchung dar. Bei der Tastuntersuchung gilt eine erfühlte Verhärtung als dominante Masse (d.h. als potentiell maligner Befund), wenn diese eine dreidimensionale Struktur aufweist und distinkt vom umgebenden Gewebe ist. Außerdem muss der Vergleich mit der jeweils anderen Brust eine Asymmetrie ergeben. Faktoren wie die Immobilität der ertasteten Masse, die Fixierung an das umgebende Gewebe und unregelmäßige Umrisse deuten bereits bei dieser ersten Untersuchung auf maligne Neubildungen hin. Weitere prognostische Faktoren können Veränderungen der Haut und der Brustwarze sein. Schmerzen oder Taubheitsgefühle hingegen geben keine Informationen über die Malignität der erfühlten Veränderung und können auch bei benignen (gutartigen) Wucherungen auftreten. Mögliche Ursachen für das Auftreten einer dominanten, tastbaren Masse in der weiblichen Brust neben dem Brustkrebs können unter anderem Zysten oder Fibroadenome sein. (vergleiche zum Palpatieren: Pruthi 2001)

Zysten entstehen häufig bei Frauen zwischen 40 und 50 in der perimenopausalen Periode[20]. Da in diesem Lebensabschnitt auch das statistische Risiko an Brustkrebs zu erkranken ansteigt, kommt es zu verstärkter Aufmerksamkeit bei Patientinnen und Ärzten. Bei Zysten handelt es sich um flüssigkeitsgefüllte Gewebehohlräume, die jedoch unter Druck stehend auch harte definierte Massen darstellen können. Fibroadenome treten durchschnittlich früher auf und sind bei Frauen um die 30 zu finden. Bei Adenomen handelt es sich um gutartige Geschwülste, deren Entwicklung in der Brust unter anderem durch Hormone oder während der Schwangerschaft begünstigt wird. Sind die Fibroadenome stabil bedürfen sie keiner akuten operativen Behandlung.

20 Phase des Klimakteriums, die unmittelbar vor der eigentlichen Menopause liegt und unter anderem durch hormonelle Veränderungen gekennzeichnet ist. Dauert etwa ein bis zwei Jahre.

Die Zysten und Fibroadenome machen einen großen Teil der großen, tastbaren Knoten aus. Nur etwa 8 Prozent der bei postmenopausalen Frauen auftretenden Tastbefunde erweisen sich im Nachhinein als maligne Karzinome (Aiello u. a. 2004). Zur genaueren Bestimmung der Beschaffenheit der ertasteten Knoten sind also unbedingt weitere Diagnoseschritte notwendig, die zur Klassifikation der Wucherungen notwendige Erkenntnisse liefern. Als bildgebende Verfahren kommen die Mammographie und die Ultraschalldiagnostik zum Einsatz, die Auskunft über die Größe und Lage der Wucherung geben. Zur Klärung der Malignität erfolgt außerdem eine Biopsie mit anschließender histopathologischer Verifizierung. Bei Zysten beispielsweise kann bereits die Ultrasonographie ein sehr charakteristisches Bild zeigen und ein Karzinom ausschließen (Pruthi 2001). Dennoch erfolgt auch hier eine histologische Untersuchung, um eventuell vorhandene maligne Mikrokeime frühzeitig zu entdecken. Methode der Wahl ist jedoch zunächst die Mammographie. Zur Validierung eines positiven klinischen Tastbefundes erfolgt dazu eine Darstellung der betroffenen Brust in zwei Ebenen[21]. Dabei soll eine vollständige Erfassung des Drüsenparenchyms von der Haut bis zur Brustwand gewährleistet sein. Insbesondere die kontrastreiche, scharfe Darstellung feiner linearer Strukturen ermöglicht so die Diagnose von Mikroverkalkungen und rundlichen Wucherungen und deren Begrenzungen, die für die Befundung relevant sind (Kassenärztliche Bundesvereinigung 1997).

21 sowohl im kraniokaudalen als auch im schrägen/obliquen Strahlengang

Mikroverkalkungen, die an sich selber ungefährlich sind, können in einigen Fällen auf ein Oberflächenkarzinom in den Milchgängen hinweisen (DCIS-Ductales

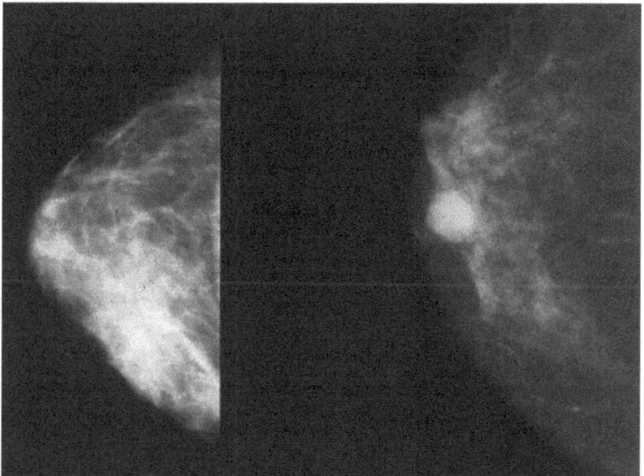

Abbildung 2: Mammographie: Gesunde Brust (links), Brust mit Karzinom (rechts) Quelle: National Cancer Institute. http://history.nih.gov/exhibits/genetics/sect2.htm - 16.06.2008

Carzinom in Situ). Solch ein Oberflächenkarzinom ist selber noch kein „invasiver" Krebs, kann sich jedoch als Krebsvorstufe zu einem solchen entwickeln. Um frühzeitig intervenieren zu können, werden daher verdächtige Mikroverkalkungen durch eine stereotaktische Stanzbiopsie oder ähnliche geeignete Biopsiemethoden wie die Mammotome oder das ABBI-System zugänglich gemacht und pathologisch untersucht. Aufgrund der schwierigen Lokalisierung der Mikroverkalkungen erfolgt bei diesen Verfahren die Gewebeentnahme computerunterstützt unter Röntgenkontrolle aus zwei verschiedenen Richtungen. Tumore hingegen zeichnen sich in der Röntgenphotograpie deutlich ab (siehe Abbildung 2). Über die Beschaffenheit der Tumore liefert die Mammographie jedoch keine hinreichende Auskunft. Die Mammasonographie als weiteres bildgebendes Verfahren wird additiv zum Informationsgewinn eingesetzt. Insbesondere bei Patientinnen unter 35 Jahren erlaubt diese Methode die Erkennung von Tumoren (Kreienberg u. a. 2004a) und ist überdies gut zur gezielten Abklärung tastbarer Veränderungen oder auffälligen Mammographiebefunden geeignet. Die Ultrasonographie erlaubt erfahrenen Diagnostikern überdies eine erste Einschätzung der klinisch gefundenen Verhärtungen oder Wucherungen (siehe Abbildung 3).

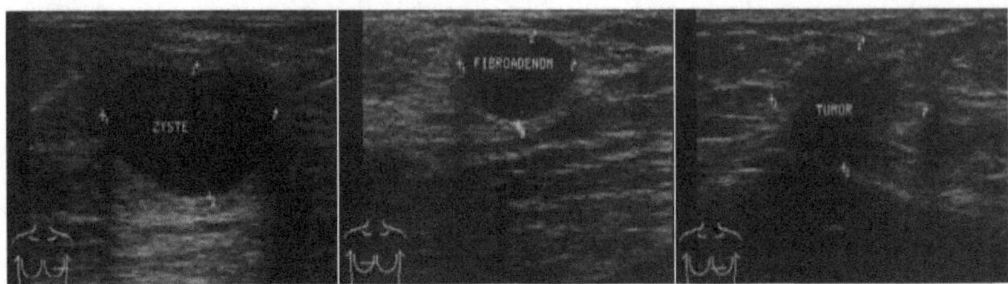

Abbildung 3: Mammasonographien – Links: Sonographie einer Zyste, Mitte: Sonographie eines Fibroadenoms, Rechts: Sonographie eines Mammakarzinoms – Quelle: Dr. H.-J. Koubenec – http://www.brustkrebs-info.de/PatientInnen-info/index.php?datei=PatientInnen-info/mammakarzinom-diagnostik/sonographie.htm – 17.06.2008

Eine echoloser, dunkler Herd mit scharfen Abgrenzungen und einer relativ homogenen Struktur, der unter dem Herd eine Schallverstärkung hervorruft deutet auf eine flüssigkeitsgefüllte Zyste hin. Fibroadenome zeigen ebenfalls eine relative homogene Struktur ohne Schallverstärkung und Schalldämpfung im Sonographiebild. Karzinome hingegen sind in ihren Begrenzungen unscharf und erzeugen zudem einen Schallschatten unter dem Herd.

Als letzte bildgebende Methode ist schließlich die Kernspintomographie zu nennen. Diese Methode wird in begründeten Einzelfällen angewandt, um Befunde zu ergänzen, die sich durch Mammographie und Sonographie nicht ausreichend aufklären lassen. Insbesondere nicht tastbare Knoten in der Brust können durch die Kernspintomographie aufgeklärt werden. Eine weitere Indikation ist der Verdacht auf multizentrische Tumorherde, die in der Tomographie besser aufgeklärt werden können. Unter anderem aufgrund der hohen Kosten kommt das Verfahren jedoch nicht als Standardmethode zum Einsatz. Ein weiterer wesentlicher Kritikpunkt an der Methode liegt in ihrer hohen Sensitivität begründet. Die Magnetresonanztomographie ist in der Lage bei bis zu 27 Prozent der betroffenen Patientinnen zusätzliche Tumore aufzudecken, von denen die meisten nach brusterhaltender Therapie rezidiv-frei bleiben. Daher wird angenommen, dass ein Großteil dieser Tumore biologisch inert seien oder durch eine nachfolgende Strahlentherapie eliminiert würden. Die MR-Tomographie würde in diesen Fällen also zu einer „Übertherapierung" der Patientinnen führen (Kuhl 2008). Unabhängig von diesen Diskussionen ist die Kernspintomographie das bildgebende Verfahren, welches den größten Erkenntnisgewinn bezüglich eines Tumors verspricht. Die gewonnenen Daten erlauben eine genauere Erfassung des malignen Gewebes und können unter Anwendung spezialisierter Methoden sogar Auskunft über den Befall der axillären

Lymphknoten geben. Der in der Abbildung 4 sichtbare Tumor etwa (Kuhl u. a. 2007), war zwar ebenfalls in den dazu gehörigen Mammographien und Sonographien erkennbar, nicht jedoch das ihn umgebende duktale Karzinom in situ, welches bei der nachfolgenden operativen Therapie ebenfalls entfernt wurde.

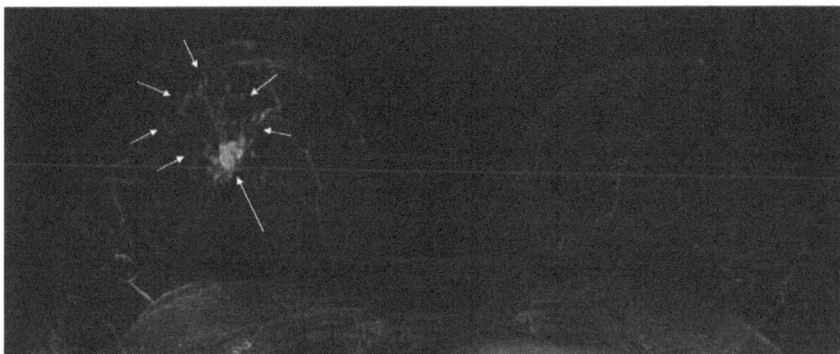

Abbildung 4: Mammakarzinom in der Magnetresonanztomographie mit umgebendem duktalem Karzinom in situ – Pfeil A markiert das Karzinom, die übrigen Pfeile zeigen das DCIS, welches bei der Mammographie und der Sonographie der selben Patientin nicht erkennbar gewesen ist. (Kuhl 2008)

6.2.2. Biopsie und Gewebeaufbereitung

Nach der Identifikation eines verdächtigen Bereiches durch bildgebende Verfahren erfolgt die histologische Sicherung des Befundes, da nur etwa 20 Prozent der in der bildgebenden Diagnostik gefundenen verdächtigen Veränderungen sich als malignes Mammakarzinom erweisen (Elmore u. a. 1998). Zur Abklärung des verdächtigen Bereiches erfolgt eine Biopsie zur Gewebegewinnung, um anschließend mittels histologischer Verfahren die Malignität zu bestimmen. Die verwendeten Biopsieverfahren beinhalten dabei unterschiedliche Methoden wie die Feinnadelpunktion, die Stanzbiopsie, die Vakuumbiopsie und die offene oder „halboffene" Biopsie durch eine Operation oder das *Advanced Breast Biopsy Instrumentation* (ABBI) - System.

Bei der Feinnadelpunktion werden mittels einer dünnen Kanüle (0,5 mm) und einer Spritze Zellen angesaugt. Dieses Verfahren ist stark von den spezifischen Fähigkeiten des Arztes abhängig und gilt heute als nicht sensitiv genug um bei negativem Befund ein Mammakarzinom auszuschließen. Grund hierfür ist die geringe Zahl gewonnener

Zellen und die Gefahr, den verdächtigen Bereich zu verfehlen (Spieler 2005). Bei der Untersuchung von Mikroverkalkungen beispielsweise ist aufgrund der diffusen Verteilung der zu untersuchenden Zellen das Risiko einer Fehldiagnose höher als bei alternativen Biopsieverfahren (Pijnappel u. a. 2004). Sind die ertasteten und in der Mammographie oder Sonographie sichtbaren Knoten jedoch ausreichend groß, kann durch eine Feinnadelpunktion eine Abklärung erfolgen und zumindest bei einem positivem Befund eine sichere Diagnose gestellt werden. Das Verfahren hat überdies ein geringes Komplikations- und Tumorverschleppungsrisiko (Weiss u. a. 1996).

Als Methode weitestgehend unumstritten ist die Stanzbiopsie. Diese kann ebenfalls stereotaktisch unter Röntgenkontrolle durchgeführt werden und stellt dabei den kleinsten Eingriff dar, da die Dicke der verwendeten Hohlnadeln bei etwa 1,5 mm liegt. Dementsprechend ist das Infektions- und Blutungsrisiko geringer als bei der Vakuumbiopsie oder dem ABBI-System (D'Angelo u. a. 1997). Bei diesem Verfahren wird eine Nadel unter lokaler Betäubung und mit hoher Geschwindigkeit in den verdächtigen Bereich „geschossen" und dabei eine Gewebeprobe von bis zu 1,5 cm Länge entnommen. Dieses Verfahren gilt als ausreichend sensitiv, wenn mindestens drei Proben aus dem verdächtigen Bereich entnommen werden. Im Falle von Mikroverkalkungen jedoch kann die gewonnene Gewebemenge zu gering sein, um eine ausreichende Sensitivität zu gewährleisten (Perry u. a. 2006, 225; Pijnappel u. a. 2004). Die Überwachung und Steuerung der Biopsie erfolgt bei der stereotaktischen Stanzbiopsie durch Röntgenkontrolle oder bei der konventionellen Stanzbiopsie mittels Ultraschall.

Verhältnismäßig große Proben im Gegensatz zur Stanz- oder Feinnadelbiopsie liefert die Vakuumbiopsie. Bei dieser wird Gewebe in eine seitlich geöffnete Hohlnadel eingesaugt und durch ein rotierendes Messer abgetrennt. Die Dicke der Proben beträgt bis zu 5 mm. Dieses Verfahren erlaubt die Entnahme mehrerer Proben in einem Schritt. Die Steuerung erfolgt ebenfalls computergestützt und unter Röntgenkontrolle zur Untersuchung von ansonsten unsichtbaren Herden wie beispielsweise Mikrokalk. Dieses Verfahren stellt bereits einen deutlicheren Eingriff dar, weswegen es auch als „halboffen" bezeichnet wird. Überdies sind die Kosten für eine Vakuumbiopsie höher als für eine Feinnadel- oder Stanzbiopsie. Aufgrund der größeren Proben wird der Vakuumbiopsie jedoch eine leicht höhere Sensitivität und damit geringere Fehlerquote eingeräumt als der Stanzbiopsie (Fehr u. a. 2002). Dies liegt insbesondere an der problematischen Analyse von Mikroverkalkungen, bei denen Verfahren, die ein großes Probenvolumen generieren, Vorteile aufweisen (Perry u. a. 2006, 226). Durch die im Verhältnis zur Stanzbiopsie großen Nadel besteht allerdings ein erhöhtes Infektions- oder Blutungsrisiko, sowie eine größere Gefahr der Verschleppung von Tumorzellen.

Ebenfalls kontrovers diskutiert wird das ABBI-System (Kreienberg u. a. 2004b, 22), bei dem relativ großvolumige Schneiderohre von 6 bis 20 mm Durchmesser eingesetzt und unter Röntgenkontrolle zu den entsprechenden verdächtigen Herden geführt werden. Das Verfahren findet Anwendung bei der Untersuchung von Befunden, die nur per Mammographie lokalisierbar sind, wie zum Beispiel Mikroverkalkungen, da diese unter Röntgenkontrolle stereotaktisch angesteuert werden können. Aufgrund der sehr dicken Biopsie-Nadeln handelt es sich beim ABBI-System um eine Methode, die im Grenzbereich zu den operativen Methoden angesiedelt ist, weswegen das System auch als „halboffenes" System bezeichnet wird. Die durch das ABBI-System entnommenen Gewebeproben von bis zu 30 Gramm sind relativ groß und bei soliden Tumoren nicht unbedingt für eine umfassende Diagnose notwendig. Das Blutungs- und Infektionsrisiko ist größer als bei der Stanzbiopsie, ebenso wie die Gefahr Tumorzellen zu verschleppen. Da der diagnostischer Mehrwert angezweifelt wird, wird die Methode für solide Karzinome kontrovers diskutiert (Ferzli u. a. 1997; Insausti u. a. 2002; Leibman u. a. 1999). Bei der Untersuchung von Mikroverkalkungen und ähnlichen nicht-palpablen Veränderungen der Brust erlaubt die Technik jedoch eine verlässliche Diagnose ohne zusätzliche Interventionen, da die Zielbereiche ohne offene Operation großvolumig entnommen und untersucht werden können. Der Einsatz des Verfahren zur Entfernung ganzer Tumorherde ist allerdings umstritten, da die notwendigen Resektatränder schwer zu erreichen seien und daher eine nachträgliche Behandlung notwendig werden könne (Ferzli u. a. 1997; Klimberg 1999). Dies widerspricht den allgemein anerkannten Regeln der Tumorchirugie, nach denen ein bösartiger Tumor im Ganzen und mit gesundem Umgebungsgewebe entfernt werden muss, da eine Beschädigung des Tumors das Risiko einer Verschleppung von Tumorzellen beträchtlich erhöht (Kreienberg u. a. 2008, 38).

Den Gegensatz zu den „geschlossenen" oder „halboffenen" Biopsieverfahren stellt die Exstirpation dar. Bei diesem Verfahren wird der tastbare Knoten oder der in der

Mammographie oder Sonographie verdächtige Bereich durch eine Operation entfernt und pathologisch untersucht. Bei einem Krebsbefund kann diese Biopsiemethode direkt in die endgültige Operation übergehen (Koubenec 2008).

6.2.3. Histologie

Zur Beurteilung der durch die Biopsie oder die operative Entfernung gewonnenen Gewebeproben erfolgt eine histopathologische Beurteilung der Malignität. Hierzu werden die Proben standardisiert aufgearbeitet und spezifischen Untersuchungsmethoden unterzogen. Die Aufarbeitung besteht aus der Fixierung, der Einbettung zur besseren Haltbarkeit, dem Anfertigen von Schnitten und der Färbung der Probe (Welsch 2006, 4 ff.).

Die Fixierung dient als erster Schritt dazu, das Gewebe in seinem natürlichen Zustand zu erhalten und den Zerfall oder die Autolyse zu verhindern. Weiterhin dient die Fixierung dem Abtöten vorhandener Bakterien oder Krankheitserreger sowie der Härtung des Materials zur besseren Schneidbarkeit. Als Fixierungsmittel kommen Formaldehydlösung (ca. 5 prozentig), Pikrinsäure oder Alkohole zum Einsatz, die natürlich nicht chemisch inert sind und erheblichen Einfluss auf die Zelle und die darin enthaltenen Biomoleküle haben. Insbesondere bei der Untersuchung spezifischer Proteine ist zu beachten, dass es zu massiver Eiweißfällung und Quervernetzung kommt, weswegen das erhaltene pathologische Bild der Zelle als „Äquivalenzbild" bezeichnet wird (Welsch 2006). Dieses „Äquivalenzbild" stellt also nur eine Repräsentation des natürlichen Zellzustands und der biologischen Vorgänge dar und bedarf eines entsprechenden interpretativen Aufwandes in der Auswertung. Erst die Kombination unterschiedlicher Methoden erlaubt unter diesen Bedingungen therapeutisch bedeutsame Aussagen zu treffen. An diesem Punkt wird deutlich, wie stark medizinische Ergebnisse und Erkenntnisse durch die angewendeten Techniken geprägt sind. Analog zu Mols Konzept der verteilten Realität (siehe Kapitel 3.1.4., ab Seite 49) kann der Einsatz unterschiedlicher Fixierungsmittel zu einem neuen „Äquivalenzbild" führen und es ist anzunehmen, dass dieses zu graduell verschiedenen Interpretationen führen könnte. Neben den unterschiedlichen Fixierungslösungen wird außerdem zwischen der Immersionsfixierung und der Perfusionsfixierung unterschieden. Während bei der Immersionsfixierung die

Gewebeprobe direkt in die Fixierlösung eingelegt wird, gelingt bei der Perfusionsfixierung eine bessere Fixierung mittels Durchspülen des organeigenen Gefäßsystems. Bei der Untersuchung von Tumorproben, insbesondere bei der Untersuchung von durch Biopsie gewonnenen Proben handelt es sich jedoch um derart kleine Proben, dass ein derartiges Verfahren nicht in Frage kommt und nach einer Immersionsfixierung das Gewebe eingebettet wird, um es für feine Schnitte zugänglich zu machen.

Bevor es zur Einbettung der Gewebeprobe in Paraffin kommt, muss die Probe entwässert werden, da das Paraffin ansonsten nicht in die Probe eindringen kann. Dazu werden unterschiedliche Lösungsmittelreihen eingesetzt, die Stück für Stück das Wasser aus dem Gewebe verdrängen (Welsch 2006, 4). Gebräuchlich sind beispielsweise Alkoholgradienten, wobei die Verwendung von Ethanol die anschließende Entfettung und Entfernung des Alkohols mit Xylol erfordert, da sich das Paraffin ansonsten nicht lösen könnte. Alternativ lässt sich die Entwässerung und die Entfettung in einem Schritt beispielsweise durch Behandlung mit Isopropanolgradienten durchführen oder basiert auf Aceton. Die Wahl der Lösungsmittel zur Entwässerung und Entfettung ist wichtig für die spätere Qualität der Probe, da in dieser Phase der Gewebeaufbereitung Artefakte wie Einschlüsse, Schrumpfungen oder Risse entstehen können. Die eigentliche Einbettung erfolgt dann schließlich in warmen Paraffin oder auch in Kunstharz für besonders dünne Schnitte. Wichtig hierbei ist, dass natürlich keine Lipiduntersuchungen nach der Entfettung der Probe im Paraffin oder Kunststoff mehr möglich sind. In diesem Fall kommt als alternatives Schneideverfahren der Kryoschnitt zum Einsatz. Dabei wird die Probe in flüssigem Stickstoff schnell gekühlt und auf einem speziellen Gefriermikrotom geschnitten. Durch die schnelle Anwendbarkeit dieser Technik können Gefrierschnitte auch für intraoperative Diagnosen genutzt werden.

Sind die Gewebeproben in einem Paraffin- oder Kunstoffblock eingebettet erfolgt das Anfertigen der Schnitte im Mikrotom. Mit diesem Gerät sind Schnitte von 5 – 8 μm oder im Falle von Kunststoff sogar von 1 – 2 μm Dicke möglich, die dann auf einen Objektträger aufgebracht werden. Um die Proben zur besseren Kontrastierung der einzelnen Zell- und Gewebebestandteile anfärben zu können, erfolgt anschließend eine Färbung. Da viele der gebräuchlichen Farblösung wässrig sind, wird dazu der Gewebeschnitt wieder entparaffiniert und in Wasser gebracht. Die meisten

Färbemethoden beruhen auf elektrostatischen Wechselwirkungen des Farbstoffes mit den Elementen der Zelle, die die Färbung mit unterschiedlicher Affinität annehmen. Komponenten mit negativer elektrischer Ladung (wie etwa die DNA) nehmen basische Farbstoffe (z.B. Hämatoxylin) auf und werden deshalb als basophil bezeichnet. Insbesondere der Zellkern wird daher bei einer Hämatoxylin-Färbung angefärbt. Elemente mit positiver Ladung hingegen lassen sich durch saure Farbstoffe anfärben und werden deshalb als azidophil oder eosinophil (nach dem Farbstoff Eosin) bezeichnet. Beispiele für anionische Gewebebestandteile sind Erythrozyten oder Kollagen. Die Kombination dieser beiden Farbstoffe Hämatoxylin und Eosin (H.E.-Färbung) wird als Routinefärbung im Standardverfahren eingesetzt. Weitere Routinefärbungen sind die Azan-, die Masson-Trichom- und die Goldner-Färbung (Welsch 2006, 6).

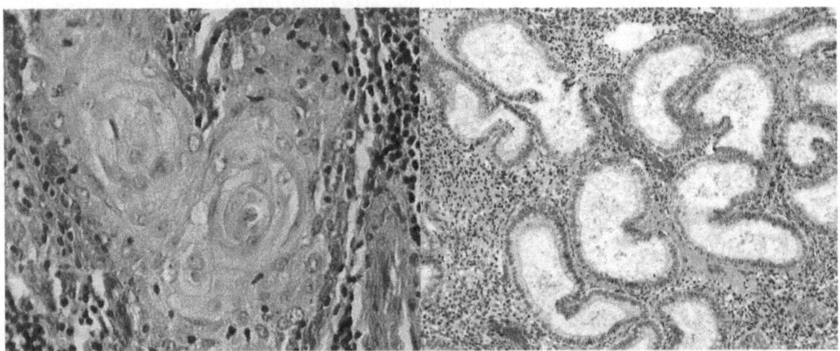

Abbildung 5: Hämatoxylin-Eosin-Färbung eines Larynxkarzinoms, 400fache Vergrößerung, Quelle: Wikimedia, Nutzer: Julo – Fotographiert an der medizinischen Universität Lodz, Polen – GNU Free Documentation License

Abbildung 6: Hämatoxylin-Eosin-Färbung der Gebärmutterschleimhaut, unbekannte Vergrößerung – Quelle: Wikimedia, Nutzer: KGH – GNU Free Documentation License

Neben den konventionellen Färbemitteln nehmen die histochemischen Methoden eine weitere wichtige Rolle in der pathologischen Untersuchung von Gewebe wahr. Diese Methoden basieren auf chemischen Reaktionen mit spezifischen Molekülklassen, deren Vorkommen und Lokalisation in der Zelle sich so nachweisen lässt. Beispielhaft sei hier die PAS-Reaktion (Perjodsäure-Schiff-Reaktion) genannt. Bei diesem Verfahren werden mittels Perjodsäure Aldehydgruppen an Glykogen und Glykoproteinen gebildet, die dann durch das Schiff'sche-Reagenz rot-violett angefärbt werden. Bei dieser Reaktion kommt es durch Bindung an die Aldehydgruppen in der farblosen fuchsinschwefeligen Säure im Schiff'schen-

Reagenz zu Umlagerungen und damit zur Entstehung chromogener Eigenschaften. Als Mechanismen werden die Bildung eines Sulfonamids oder einer Alkylsulfonsäure angenommen (Stoward 1966). In Kombination mit einer blauen Kernfärbung (Hälanblau) eingesetzt, erlaubt die PAS-Färbung beispielsweise die Untersuchung von Glykogenspeicher-Erkrankungen oder spezifischer Tumore.

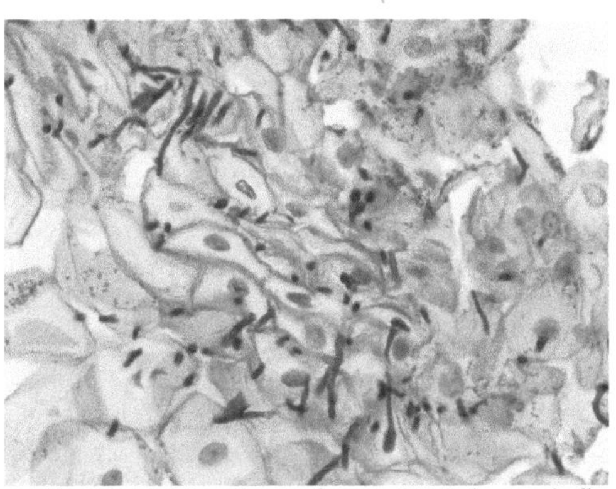

Abbildung 7: Kandidose des Osöphagus – PAS-Färbung – Quelle: Wikimedia, Nutzer: KGH – GNU Free Documentation License

Zu der Klasse der histochemischen Färbungen gehören weiterhin Färbungen mit Alzianblau (spezifisch für Polyanionen), Fettfärbungen wie Sudan III, Sudanschwarz oder Ölrot, die Feulgen-DNA-Färbung, die ebenfalls auf der Schiff'schen Reaktion beruht oder die Färbung mit Toluidinblau, welcher selektiv an negativ geladenen Phosphatgruppen der DNA und RNA bindet.

Anhand verschiedener zellulärer Merkmale wie der Tubulusausbildung, der Mitoserate und der Kernpolymorphie ist es einem Pathologen möglich zu bestimmen, ob es sich bei den untersuchten Gewebeproben um bösartige oder gutartige Veränderungen handelt und darüber hinaus eine Abschätzung des Grades der Malignität durchzuführen, die eine Grundlage für das weitere therapeutische Vorgehen darstellt. Neben den herkömmlichen un- oder teilspezifischen Färbemethoden kommen insbesondere in der histopathologischen Untersuchung des Mammakarzinoms weitere spezifische Methoden zum Einsatz, die jeweils spezifische Moleküle zum Ziel haben, um Auskunft über die Anwendbarkeit bestimmter Therapiestrategien zu erhalten.

Als Teil der histochemischen Methoden haben dabei immunohistochemische Färbetechniken bei der Untersuchung von Tumorerkrankungen in den letzten Jahren eine Sonderstellung inne. Bei diesen Verfahren werden mittels einer Antigen-Antikörper-Bindung spezifische Peptide und Proteine selektiv nachgewiesen. Prinzipiell wird dabei zunächst der zu untersuchende Gewebeschnitt, in dem ein spezifisches Antigen nachgewiesen werden soll, mit einer Lösung inkubiert, die den spezifischen Antikörper enthält. Dieser Antikörper kann so an das Antigen binden und in einem nächsten Schritt sichtbar gemacht werden. Hierzu kommen z.B. fluoreszierende Substanzen zum Einsatz, die an den Antikörper gebunden sind. Teilweise erfolgt ein zweiter Reaktionsschritt, in dem ein weiterer sekundärer Antikörper hinzugefügt wird, der an den primären Antikörper bindet. In letzterem Fall erfolgt der Nachweis häufig durch Peroxidasen, die an den sekundären Antikörper gebunden sind und mittels enzymatischer Reaktionen Färbungen erzeugen können. Der Östrogen- und Progesteron-Rezeptorstatus eines Mammakarzinoms wird auf diese Weise ermittelt.

Eine weitere und zunehmend bedeutende Methode der spezifischen histologischen Untersuchung stellt die In-situ-Hybridisierung dar, die in der Untersuchung von Gewebepräparaten insbesondere bei der Bestimmung des HER2/neu-Status eine wichtige Rolle spielt. Dieses Verfahren dient nicht dem Nachweis unspezifischer Biomoleküle oder Proteine, sondern der Markierung definierter DNA- oder RNA-Sequenzen. Dabei werden die Gewebeproben mit markierten DNA-Sonden behandelt, die an die komplementären Sequenzen binden, welche dann zum Beispiel über gekoppelte Farbstoffe sichtbar gemacht werden können. Bei der Analyse von Mammakarzinomen ist dies neben der Immunohistochemie eine weitere Möglichkeit, die Überexpression von HER2/neu und damit die Empfänglichkeit für das Medikament Herceptin zu ermitteln, da das entsprechende Gen amplifiziert in großer Zahl vorliegt.

Die pathologische Untersuchung der Malignität, die Analyse von spezifischen Proteinen wie den Östrogen- und Progesteron-Rezeptoren und die Feststellung des Amplifikationsstatus des HER2/neu-Gens, die alle Teil der histologischen Untersuchung sind, haben großen Einfluss auf die Einstufung und Klassifikation des Mammakarzinoms und damit auch auf die individuellen Empfehlungen für die weitere Therapie, die in interdisziplinären Fachkonferenzen, den sogenannten „Tumour-Boards“ oder Tumorkonferenzen, diskutiert werden.

6.3. Molekulare Biomarker in Diagnose und Therapie

Neben den konventionellen Tumormerkmalen des TNM-Systems und den histopathologischen Untersuchungen werden einzelne zelluläre und genetische Marker der Tumorzellen zur Spezifizierung und feineren Klassifizierung eingesetzt. Die wesentlichen für das Mammakarzinom sind dabei der Hormonrezeptorstatus und die erhöhte Expression des Rezeptors HER2/neu.

6.3.1. Hormonrezeptorstatus

Unter Hormonrezeptoren werden die Rezeptoren für die Steroidhormone Östrogen und Progesteron verstanden, welche neben weiteren Funktionen das Wachstum der weiblichen Brust steuern oder an der Kontrolle des Menstruationszyklus beteiligt sind. Der Einflusses der Steroidhormone auf das Wachstum des Brustdrüsengewebes bleibt bei einer Vielzahl der Brust-Tumore erhalten. Die Krebszellen exprimieren in diesem Fall Östrogen- oder Progesteronrezeptoren in erhöhtem Maße und werden durch die Steroidhormone zu Wachstum und Zellteilung angeregt. Die Diagnose des Hormonrezeptorstatus erfolgt mittels immunhistochemischer Verfahren. Dabei wird die Gewebeprobe mit Antikörpern gegen das entsprechende Antigen, in diesem Fall die entsprechenden Rezeptoren, behandelt. Diese Antikörper können entweder selber mit Nachweissystemen gekoppelt sein oder über einen weiteren sekundären Antikörper mit gekoppeltem Detektionssystem nachgewiesen und quantifiziert werden. Aufgrund der direkten Korrelation des zellulären Markers (der Steroidhormonrezeptoren) mit dem Wachstum und der Teilung der Zellen ergibt sich aus einem positiven Befund eine Handlungsoption für die Therapie der erkrankten Patientinnen. Diese Therapie beruht auf einer Verringerung der wachstumsfördernden Effekte der Steroidhormone, indem diese entweder an der Bindung mit den entsprechenden Rezeptoren gehindert werden (McDonnell 1999, 305) oder deren komplette Bildung blockiert wird.

Seit den siebziger Jahren des 20. Jahrhunderts zählt die Blockade der Östrogenrezeptoren in Krebszellen zum Standardrepertoire adjuvanter Brustkrebstherapie. Im Gegensatz zur neoadjuvanten Therapie, die vor einem operativen Eingriff stattfindet, bezeichnet der Begriff der adjuvanten Therapie die Intervention mit Medikamenten oder Strahlung nach erfolgter Operation. Das Medikament Tamoxifen beispielsweise moduliert Rezeptoren der Krebszellen, blockiert die Bindung von Östrogen und verhindert somit den Wachstumsreiz für die Tumorzelle. Aufgrund ihrer Wirkmechanismen werden derartige Wirkstoffe als selektive Östrogenrezeptormodulatoren (SERM) bezeichnet. Tamoxifen selber besitzt nur eine geringe Affinität gegenüber seinem eigentlichen Zielmolekül dem Östrogenrezeptor. Erst nach der Metabolisierung durch die Cytochrom P450 – Isoform CYP2D6 zu den aktiven Metaboliten 4-Hydroxytamoxifen und des-N-methyl-4-Hydroxytamoxifen (Endoxifen) steigert sich die Affinität gegenüber dem Östrogenrezeptor (Desta u. a. 2004). Dieser Mechanismus ist unter anderem für eine unterschiedliche Wirkung der Therapie bei verschiedenen Patientinnen ursächlich, da das Enzym aufgrund verschiedener Polymorphismen individuell unterschiedliche Aktivität zeigt. Bindet das so entstandene 4-Hydroxytamoxifen an den Östrogenrezeptor kommt es zu einer Konformationsänderung am Rezeptormolekül. Daraus resultiert eine Hemmung der Expression östrogeninduzierter Gene (Wang u. a. 2004). Besonders am Wirkstoff Tamoxifen ist überdies, dass er als selektiver Östrogenrezeptormodulator in manchen Gewebearten als Antagonist von Östrogen wirkt, in anderen wiederum als Agonist. Dies scheint an den abweichenden Mengen an Co-Aktivatoren und Co-Repressoren in den verschiedenen Zelltypen zu liegen und der veränderten Rekrutierung dieser durch den Östrogenrezeptor. Im Brustgewebe führt die Bindung von Tamoxifen an den Rezeptor aufgrund der verhältnismäßig wenig vorhandenen Co-Aktivatoren[22] so zu einer antagonistischen Wirkung, während im Uterus die relativ große Menge an Co-Aktivatoren zu einer agonistischen Wirkung führt (Riggs u. a. 2003). Ein anderer selektiver Östrogenrezeptormodulator, das Raloxifen moduliert den Östrogenrezeptor in anderer Weise und wirkt trotz der unterschiedlichen Expressionsniveaus von Co-Aktivatoren und Co-Repressoren in beiderlei Zelltypen als Antagonist (Smith u. a. 2004).

22 Steroidrezeptor Co-Aktivator 1 (SRC-1, NCOA1)

Alternativ zur Blockade der Östrogenbindung am Rezeptor wird die Synthese von Östrogen bereits in der Zelle blockiert. Bei Frauen vor der Menopause wird Östrogen überwiegend in den Ovarien gebildet. Nach der Menopause entsteht Östrogen durch Aromataseaktivität in der Haut, den Muskelzellen, der Leber und dem Fettgewebe aus den Vorstufen Androstendion und Testosteron. Im Gewebe des Mammakarzinoms selber ist die Aromatase ebenfalls aktiv und kann somit zu einer Art Selbststimulierung der Tumorzellen führen. Der Ansatz der Synthesehemmung durch Aromatasehemmer zeigte in klinischen Studien eine geringere Rezidivrate gegenüber dem Einsatz von selektiven Östrogenrezeptormodulatoren (Herold u. a. 2008). Bei gleicher oder sogar höherer Wirksamkeit zeigt die *Anastrozole, Tamoxifen Alone or in Combination* (ATAC) – Studie (The ATAC Trialist' Group 2003) dabei verminderte Nebenwirkungen wie Hitzewallungen oder Vaginalblutungen durch die Hormonbehandlung mit dem Wirkstoff Anastrozol. Dieser Aromatasehemmer blockiert selektiv das östrogensynthetisierende Enzym Aromatase und somit die Bildung von Östrogen. Dies betrifft ebenfalls die auch im Tumor selber vorkommenden Enzyme.

Beide Therapieansätze zur Behandlung hormonsensitiver Tumore sind für die adjuvante Behandlung von Frauen in der Postmenopause zugelassen, wobei Anastrozol sich anschickt Tamoxifen als Goldstandard abzulösen (Colozza u. a. 2008).

Bei Patientinnen in der Prämenopause hingegen verhält sich der Östrogenhaushalt anders. Während Frauen vor der Menopause etwa 25 – 100 µg/Tag produzieren und während der Schwangerschaft sogar bis zu 30 mg/Tag, sinkt dieser Wert auf etwa 5 – 10 µg/Tag in der Postmenopause (Forth u. a. 1996). Aufgrund dieser deutlich höheren premenopausalen Expression werden Aromatasehemmer nicht eingesetzt, da keine ausreichende Absenkung des Östrogenspiegels im Körper erreicht werden kann. Stattdessen werden die Ovarien durch Einsatz von *Gonadotropin-Releasing-Hormon* (GnRH) - Analoga supprimiert und somit die Ausschüttung von luteinisierendem Hormon (LH) und Follikel stimulierendem Hormon (FSH) in der Hypophyse verhindert, was die Heranreifung von Eizellen in den Ovarien unterdrückt. Die daraus resultierende gesenkte Östrogenproduktion ist ausreichend um parallel eine Hormontherapie mit Tamoxifen durchzuführen. Weitere Optionen während der Premenopause sind die Radiomenolyse oder Ovarektomie (The Adjuvant Breast

Cancer Trials Collaborative Group 2007), die jedoch irreversibel sind und spätere Kinderwünsche ausschließen.

6.3.2. HER2/neu-Status

Der HER2/neu-Rezeptor, der auch als HER2-Rezeptor oder als ErbB-2 bezeichnet wird, ist ein Mitglied der Familie der humanen epidermalen Wachstumsfaktorrezeptoren (HER)[23]. Für die Klassifizierung des Mammakarzinoms ist er von großer Bedeutung, da er bei etwa 25 bis 30Prozent aller invasiven Tumore überexprimiert wird (Slamon u. a. 1987) und deshalb signifikant Einfluss auf die Prognose und Therapie der betroffenen Patientinnen hat. Frauen mit HER2/neu-positivem Brustkrebs entwickeln häufig eine aggressivere Form der Erkrankung mit deutlich kürzerem krankheitsfreiem Verlauf nach Behandlung und kürzerer allgemeiner Lebenserwartung (Press u. a. 1993; Seshadri u. a. 1993; Slamon u. a. 1987; Slamon u. a. 1989).

Die Mitglieder der Familie der humanen epidermalen Wachstumsfaktorrezeptoren HER1, HER2/neu, HER3, und HER4[24] sind Transmembranrezeptoren mit intrinsischer Tyrosinkinase-Aktivität, die an der Regulation des Zellwachstums und der Apoptose sowie der Adhesion, Migration und Differenzierung der Zelle beteiligt sind (Yarden 2001). Die Rezeptoren bestehen aus einer extrazellulären Bindungsdomäne, einem lipophilen Transmembransegment und (außer HER3) einer intrazellulären Tyrosinkinasedomäne. Kommt es zur Ligandenbindung an der extrazellulären Domäne wird eine Homo- oder Heterodimerisierung ausgelöst und so die Tyrosinkinase aktiviert, die abhängig von den unterschiedlichen Dimerisierungskombinationen unterschiedliche Signalwege ansprechen kann, im wesentlichen aber an der Kontrolle der zellulären Proliferation und der Apoptoseinhibierung über intrazelluläre Signalkaskaden beteiligt ist.

Der HER2/neu-Rezeptor unterscheidet sich von den anderen humanen epidermalen Wachstumsfaktorrezeptoren darin, dass die extrazelluläre Domäne auch ohne Ligand eine feste Konformation einnehmen kann, die eine Dimerisierung ermöglicht und damit die Signaltransduktion in Gang setzt. Dieser intrazelluläre Signalweg, über den der HER2/neu-Rezeptor seine Wirkung vermittelt, gliedert sich in zwei Pfade auf.

23 auch abgekürzt als EGFR (*epidermal growth factor receptor*)
24 auch bezeichnet als „epidermal growth factor receptors“ ErbB-1, ErbB-2, ErbB-3 und ErbB-4

Während die Zellproliferation über den RAS-MAPK-Weg angesteuert wird, verläuft die Inhibierung der Apoptose über den mTOR-Signalweg (Yarden u. a. 2001).

Beim RAS-MAPK-Weg bindet ein Rezeptorbindungsprotein mit SH2-Domäne wie *growth factor receptor-bound* (Grb2) an die aktivierte intrazelluläre Domäne der Rezeptoren und kann so den Nukleotid-Austausch-Faktor *Son of Sevenless* (SOS) über seine SH3-Domänen binden. Der so entstandene Grb2-SOS-Komplex führt zum Austausch von GDP durch GTP in der GTPase RAS. Diese Aktivierung von RAS führt über die Serin/Threonin-Kinasen RAF und die MAPK-Kinase schließlich zur Aktivierung einer MAP-Kinase, die auf zahlreiche Transkriptionsfaktoren wie etwa das *cAMP response element-binding* (CREB), fos oder c-myc wirkt und so direkt die Zellproliferation stimulieren kann (Pearson u. a. 2001).

Der mTOR-Signalweg verläuft zunächst über die Phosphoinositid-3-Kinase (PI3K), welche aus Phosphatidylinositol-4,5-bisphosphat (PIP_2) den „second messenger" Phosphatidylinositol-3,4,5-trisphosphat (PIP_3) bildet. PIP_3 aktiviert unter anderem die Proteinkinase B (AKT), was zur Phosphorylierung des *Tuberous Sclerosis Complex* (TSC) und damit zur Aufhebung seines hemmenden Einflusses auf mTOR führt und darüber hinaus über die GTPase TSC2 mTOR zusätzlich aktiviert. Die Serin/Threonin-Kinase mTOR schließlich phosphoryliert die Translationsregulatoren *eukaryotic initiation factor 4E (eIF-4E) binding protein-1* (4E-BP-1) und die Protein-S6-Kinase 1 (S6K1) und bewirkt so eine Steigerung der Translation im Allgemeinen und von Genen der Zellproliferation im Besonderen (Hay u. a. 2004).

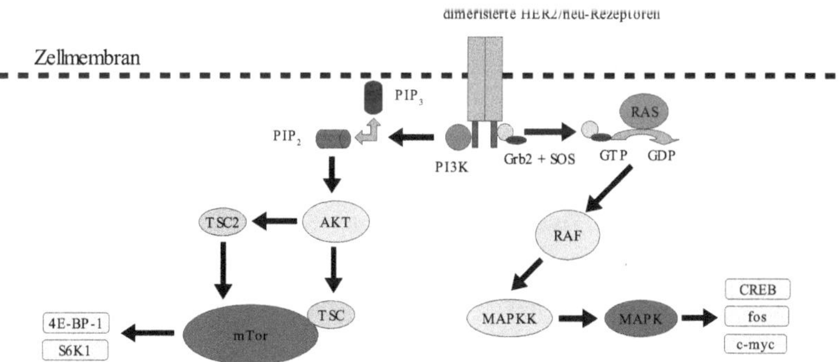

Abbildung 8: Schematische Darstellung des mTor-Signalweges (links) und des MAPK-Signalweges (rechts). In Gelb markiert sind die Transkriptionsfaktoren, die direkten Einfluss auf die Genexpression ausüben.

Aus den beschriebenen Signalwegen ergibt sich die große Bedeutung einer Überexpression des HER2/neu-Rezeptors für Brustkrebspatientinnen. Die große Zahl an Rezeptoren in der Membran führt zu einer starken Aktivierung der mTOR- und MAPK-Signalwege und damit zu einem starken Proliferationssignal in der Zelle. Dies ist auch der Grund, warum die Überexpression von HER2 im Mammakarzinom mit einer deutlich schlechteren Prognose für den Krankheitsverlauf assoziiert ist, da sich die Tumorzellen schneller und aggressiver vermehren. Grundlegend für die stark erhöhte Expression ist neben Mutationen der entsprechenden Regulationssequenzen speziell im Brustkrebs die Amplifikation des HER2-Gens, welches häufig in mehreren Kopien vorliegt (Slamon u. a. 1989).

Neben der Relevanz für die Prognose des Krankheitsverlaufs ist vor allem eine damit einhergehende Behandlungsoption der Hauptgrund für die Erfassung des HER2/neu-Status bei Brustkrebspatientinnen. Der monoklonale Antikörper Trastuzumab[25] hat sich dabei als wirksames Medikament erwiesen. Er bindet die extrazelluläre Domäne des HER2/neu-Rezeptors und inhibiert dadurch die Proliferation und das Überleben des HER2/neu-positiven Tumors. Der Antikörper wirkt auch dann, wenn er alleine, also nicht in Kombination mit anderen Medikamenten verabreicht wird (Baselga 2001). Durch die simultane Anwendung von Trastuzumab mit Chemotherapeutika wie Docetaxel, Doxorubicin, Methotrexat oder Paclitaxel ergeben sich schließlich synergistsche und additive Effekte für die Therapie (Baselga u. a. 1998; Pegram u. a. 1999; Pietras u. a. 1998; Pietras u. a. 1999). Die Anwendung von Trastuzumab verbessert die Prognose der ursprünglich gefährlicheren Form des Mammakarzinoms so stark, dass die Patientinnen teilweise eine deutlich höhere Lebenserwartung als bei konventionellem Brustkrebs haben. Dieser positive Effekt hat wesentlich dazu beigetragen, dass die Klassifikation von Brustkrebs nach dem HER2/neu-Status sich als Standardverfahren durchgesetzt hat. Auf Basis von zwei verschiedenen Analyseverfahren, die Auskunft über das übermäßige Vorhandensein des HER2/neu-Rezeptors geben können, wird zu Beginn der Therapie der Tumor als HER2/neu-positiv oder HER2/neu-negativ klassifiziert. Eines dieser Analyseverfahren ist die immunohistochemische Analyse, die bei deutlichem Ausgang als alleiniges Diagnoseinstrument zur Klassifikation akzeptiert ist. Ergibt der dazu standardisierte HercepTest® (DAKO, Dänemark) einen Punktwert von 0+ oder 1+, was einer

25 Handelsname: Herceptin® - Hersteller Roche

Färbereaktion von weniger als 10 Prozent aller Tumorzellen oder einer schwachen unvollständigen Färbereaktion von mehr als 10 Prozent der Tumorzellen entspricht, so gilt das Mammakarzinom als HER2/neu-negativ. Im Gegensatz dazu gilt ein Brustkrebs mit dem Punktwert 3+, was einer starken Färbung bei mehr als 80 Prozent der Zellen entspricht, als stark HER2/neu-positiv. Weitere Tests sind in diesen beiden Fällen nicht mehr von Nöten. Im Gegensatz dazu wird bei einem Punktwert von 2+, was einer geringen bis mittelgradigen Färbung von mehr als 10 Prozent der Tumorzellen entspricht, eine Fluoreszenz-in-situ-Hybridisierung (FISH) zur genaueren Untersuchung angeschlossen, um sicher zu stellen, dass es sich um eine schwache Überexpression von HER2/neu handelt. Bei der FISH-Analyse werden mittels markierter DNA-Sonden Kopien des HER2-Gens gebunden und so auf Genamplifikation untersucht. Abhängig vom verwendeten kommerziellen HER2/neu-Sondenkit gelten spezifische Kriterien für eine Klassifikation als HER2/neu-positiv. Bei Verwendung von Inform® der Firma Ventana Medical Systems (Tucson, AZ, USA) gilt der Tumor als HER2/neu-positiv, wenn er mehr als 4 Gensignale pro Zelle zeigt. Beim PathVysion®-Test der Firma Abott Molecular Inc. (Des Plaines, IL, USA) hingegen muss für die positive Diagnose ein Quotient zwischen Gensignal und Chromosomensignal größer/gleich 2 vorliegen (Kreienberg u. a. 2004b).

6.4. Klassifikation des Mammakarzinoms

6.4.1. Makroskopische Klassifikation maligner Erkrankungen

Die erste und einfachste Untersuchung und Klassifikation eines Tumors erfolgt auf makroskopischer Ebene. Im klinischen Kontext kann bereits aufgrund körperlich manifester Symptomatik eine erste Einordnung vorgenommen werden. Diese umfasst beispielsweise sichtbare (Hautkrebs) oder fühlbare (Brustkrebs) Neoplasien oder verhältnismäßig leicht zuzuordnende Symptome wie Blut im Stuhl, welches nicht explizit auf ein Colonkarzinom hindeutet, jedoch eine entsprechende Einordnung und Untersuchung des PatientInnen nach sich zieht. Einfache und etablierte bildgebende Verfahren stellen die nächste Ebene makroskopischer Untersuchung dar. Prominentester Vertreter ist die Röntgenphotographie. Diese und andere Methoden erlauben es Tumore im fortgeschrittenen Stadium festzustellen und zu lokaliseren. Dabei erfolgt auf Basis der Lokalisation eine erste und entscheidende Klassifikation. Die Zuordnung einer Neoplasie zu einem bestimmten Organ bestimmt über das weitere Vorgehen in Diagnose und Therapie und stellt daher die maßgebliche Einordnung von Tumoren in der heutigen Onkologie dar. Die Röntgenphotographie und andere bildgebende Verfahren wie die Sonographie dienen auch der weiteren Einstufung des Tumors in eine definierte Entwicklungsphase. Äußere makroskopisch erfassbare Faktoren wie die Tumorgröße und der Befall benachbarter Organstrukturen sind hierbei häufig relevante Beschreibungsgrößen, die durch erste pathologische und zelluläre Befunde wie den Befall von Lymphknoten in unmittelbarer Nachbarschaft ergänzt werden. Ab diesem Punkt erfolgt die Klassifikation streng genommen nicht mehr makroskopisch. Um den Lymphknotenstatus zu untersuchen müssen Biopsien durchgeführt und histopathologisch untersucht werden. Relevant ist dabei zunächst die Einschätzung, ob es sich bei der untersuchten Probe um Tumorgewebe handelt oder nicht. Eine derartige Untersuchung bedient sich zwar vergrößernder Methoden, ist aber im Vergleich zur zellbiologischen oder molekularbiologischen Ebene durchaus noch als makroskopisch zu bezeichnen. Außerdem bleibt die Betrachtungsperspektive weiterhin eine äußere. Der Tumor wird zumindest in der Theorie der zu Grunde liegenden Klassifikationssysteme als geschlossene Entität wahr genommen und in seiner Ausbreitung und Aussenwirkung untersucht. Erst auf den folgenden Ebenen der Histopathologie, der Zellbiologie und der Molekularbiologie erfolgt eine Auseinandersetzung mit intrinsischen Tumormerkmalen und deren Einfluss auf das makroskopische Tumorbild.

6.4.2. *Klassifikation von Brustkrebs*

6.4.2.1. Brustkrebs in der ICD

Grundlegend für die Definition der Krankheitsentität Brustkrebs ist die Klassifikation in der ICD, welche durch die WHO veröffentlicht wird (World Health Organization

ICD-10-GM Vorabversion 2010, vorläufige Fassung, Änderungen vorbehalten

Kapitel II
Neubildungen
(C00-D48)

Bösartige Neubildungen
(C00-C97)

Bösartige Neubildungen an genau bezeichneten Lokalisationen, als primär festgestellt oder vermutet, ausgenommen lymphatisches, blutbildendes und verwandtes Gewebe
(C00-C75)

Bösartige Neubildungen der Brustdrüse [Mamma]
(C50-C50)

C50.-	**Bösartige Neubildung der Brustdrüse [Mamma]**
	Inkl.: Bindegewebe der Brustdrüse
	Exkl.: Haut der Brustdrüse (C43.5, C44.5)
C50.0	**Brustwarze und Warzenhof**
C50.1	**Zentraler Drüsenkörper der Brustdrüse**
C50.2	**Oberer innerer Quadrant der Brustdrüse**
C50.3	**Unterer innerer Quadrant der Brustdrüse**
C50.4	**Oberer äußerer Quadrant der Brustdrüse**
C50.5	**Unterer äußerer Quadrant der Brustdrüse**
C50.6	**Recessus axillaris der Brustdrüse**
C50.8	**Brustdrüse, mehrere Teilbereiche überlappend**
	[Siehe Hinweis 5 am Anfang dieses Kapitels]
C50.9	**Brustdrüse, nicht näher bezeichnet**

© Copyright WHO, DIMDI 1994 - 2010 Stand: 04.08.2009

Abbildung 9: Darstellung aus der Online-Version der ICD-GM-10, Stand 4.8.2009 (World Health Organization 2009a) - Erkennbar ist, dass die Subklassifikation des Mammakarzinoms ausschließlich auf der Lokalisation der Erkrankung beruht

2009a). In dieser Systematik aller Krankheiten bilden die Neubildungen eine separate Kategorie in der hierarchischen Struktur des Klassifikationssystems. Im folgenden erfolgt eine weitere Unterteilung in gutartige und bösartige Neoplasien, sowie in-situ-Neubildungen und Neubildungen unbestimmten Verhaltens. Die bösartigen Neubildungen werden weiter unterschieden in solche mit genau bezeichneter Lokalisation, denen mit ungenau bezeichneter Lokalisation und Tumoren mit mehreren Lokalisationen, sowie Neoplasien des lymphatischen oder blutbildenden Gewebes. Als Tumor mit eindeutig feststellbarer anatomischer Lage gehört das Mammakarzinom in erstere Kategorie, in der bösartige Neubildungen der Mamma eine eigene Unterkategorie bilden. Die weitere Subklassifikation des Mammakarzinoms orientiert sich ausschließlich an der genauen Lage der Neoplasie in der betroffenen Brust. Desweiteren wird zwischen den vier Quadranten der Brustdrüse, dem Zentrum, der Brustwarze und Tumoren, die mehrere dieser Teilbereiche überlappen, unterschieden. Die Klassifikation des Brustkrebs auf Basis der ICD ist somit sowohl in der Abgrenzung zu anderen Tumorarten, als auch in den Untergruppen ausschließlich von der Lokalisation der Erkrankung abhängig.

6.4.2.2. Das TNM-System

Das TNM-System der International Union against cancer (UICC)[26], dient bis heute der systematischen Klassifikation von malignen Erkrankungen, deren klinischen Stadien und der statistischen Erfassung derselben. Es geht auf die Arbeit des Franzosen Denoix (Denoix 1944) in den Jahren 1943 bis 1952 zurück, die erstmalig im Jahr 1958 veröffentlicht wurde (UICC Committee on Clinical Stage Classification and Applied Statistics 1958). Das TNM-System hat die Tumorgröße (T), die Zahl befallener Lymphknoten (N) und das Vorhandensein von Fern-Metastasen (M) zur Grundlage. Seine Wurzeln liegen im Jahre 1950, als durch die UICC das *„Committee on Tumour Nomenclature and Statistics"* einberufen wurde und dieses eine durch die WHO vorgeschlagene allgemeine Definition der lokalen Ausdehnung maligner Tumore (WHO 1952) aufnahm. Diese Fokussierung auf die anatomische Lokalisation und Ausbreitung eines Tumors zur seiner Klassifikation wurde 1953 auf einem Treffen dieses Komitees und der vom Internationalen Radiologenkongress eingesetzten *„International Commission on Stage-Grouping in Cancer and Presentation of the Results of Treatment of Cancer"* bestätigt. Spezifische Empfehlungen für die Klassifikation des Mammakarzinoms wurden 1958 durch das *„Committee on Clinical Stage Classification and Applied Statistics"* veröffentlicht (UICC Committee on Clinical Stage Classification and Applied Statistics 1958) und in den nachfolgenden Jahren ergänzt. Insgesamt erfolgte in den Jahren bis 1967 die

26 Die Abkürzung geht auf den französischen Namen zurück: Union internationale contre le cancer

Veröffentlichung von Klassifikationen für 23 verschiedene Tumorlokalisationen, welche schließlich 1968 erstmals in einem Taschenbuch zusammengefasst veröffentlicht wurden (Sobin 2003). Die nachfolgenden Auflagen waren in den folgenden Jahren geleitet von Bemühungen die Einheitlichkeit des TNM-Systems in den verschiedenen beteiligten Staaten zu gewährleisten und die bestehenden Systematiken zu erweitern. Insbesondere die Entsprechung der Stadiengruppierung mit dem *AJCC Cancer Staging Manual* (AJCC 2002) ist diesbezüglich relevant, da dieses in den USA das maßgebliche Klassifikationssystem für Tumorerkrankungen darstellt. Neben dieser Kongruenz zwischen den maßgeblichen Systemen in den USA und Europa ist auch die Stabilität der Klassifikation ein erklärtes Ziel der UICC. Um die statistische Erfassung von malignen Erkrankungen auch über einen längeren Zeitraum stabil zu ermöglichen, werden Änderungen erst nach der Etablierung größerer Fortschritte in Diagnose und Behandlung einer bestimmten Krebsart in die Klassifikation eingepflegt.

Grundprinzip der TNM-Klassifikation ist die Einordnung von malignen Erkrankungen entsprechend ihrer klinisch und histopathologisch bestimmten anatomischen Ausbreitung. Weiterhin beansprucht das TNM-System für sich die Anwendbarkeit seiner grundlegenden Prinzipien auf alle anatomische Bezirke. Das System gilt somit nicht nur für ausgewählte Tumorarten. Dabei dient das System dem Zweck der Unterstützung der klinischen Behandlung, der Prognose des Krankheitsausganges, sowie der Auswertung der Behandlung, des Austausches von Informationen und somit auch zur Beförderung der Forschung.

Grundlegende allgemeine Regel des TNM-Systems ist hierbei die Konzentration auf drei Tumormerkmale: 1. die Tumorgröße (T), 2. die Ausbreitung in regionären Lymphknoten (N) und 3. das Vorhandensein oder Fehlen von Fernmetastasen (M) werden klinisch und pathologisch erfasst. Abhängig von der jeweiligen malignen Erkrankung werden die T-,N- und M-Kategorien zu Stadien gruppiert, die zur Stratifizierung von PatientInnen dienen und eine Basis für die Therapiewahl darstellen. Basis für die Stadiengruppierung ist in erster Linie die Überlebenswahrscheinlichkeit der PatientInnen (UICC 2005, 15), die innerhalb der Stadien homogen ist und sich untereinander unterscheidet.

6.4.2.3. TNM-Klassifizierung von Brustkrebs

Wie bei anderen Tumorerkrankungen stellt die Einordnung der Tumore in distinkte Risikogruppen auch beim Brustkrebs die Grundlage für nachfolgende Therapieentscheidungen dar. Die Einordnung anhand des TNM-Systems der UICC ist dabei maßgeblich. Diese erfolgt auf Basis der Tumorgröße, der Zahl der befallenen Lymphknoten und dem Vorhandensein von Metastasen. Dabei stellt der axilläre[27] Lymphknotenstatus den stärksten Prognosefaktor für Rezidiv und Überleben dar (Funke u. a. 2005), der mit der Tumorgröße positiv korreliert (Engel u. a. 2003).

Kriterium	*Code*	*Eigenschaft*
Tumorgröße	T0	Kein Tumor nachweisbar
	Tis	Tumor *in situ* – nicht invasiv
	T1	Nicht größer als 2 cm • T1a: 0,1 cm bis 0,5 cm • T1b: 0,5 cm bis 1 cm • T1c: 1 cm bis 2 cm
	T2	2 cm bis 5 cm
	T3	Größer als 5 cm
	T4	Tumor jeder Größe mit Ausdehnung auf die Brustwand oder Haut
Befallene Lymphknoten	N0	keine
	N1	1-3 Lymphknoten in der Achsel
	N2	4-9 Lymphknoten in der Achsel
	N3	10 oder mehr Lymhknoten der Achsel oder über dem Schlüsselbein
Fern-Metastasen	M0	keine
	M1	Fern-Metastasen vorhanden

Tabelle 1: TNM-Klassifizierung für Brustkrebs (UICC 2005)

In den drei Kategorien des TNM-Systems gibt es vorgegebene Bewertungsschemata, nach denen die Einteilung vorgenommen wird. Ist der Primärtumor beispielsweise nicht nachweisbar, bekommt im TNM-System die Tumorgröße den Wert T0. Bei einer Tumorgröße zwischen 0,1 cm und 2 cm T1a-c und zwischen 2 cm und 5 cm den Wert T2. Wird der Tumor noch größer erreicht er die Größenklasse T3 und dehnt er sich auf die Brustwand oder die Haut aus, wird er unabhängig von der eigentlichen

27 die Achsel betreffend

Größe mit T4 klassifiziert. Der N-Wert im TNM-System bezieht sich auf die Anzahl der befallenen Lymphknoten. Abhängig von deren Zahl wird der Tumor zwischen N0 (keine befallenen Lymphknoten) und N3 (10 oder mehr befallene Lymphknoten) eingeordnet. Der M-Wert schließlich ist nur abhängig vom Vorhandensein von Fern-Metastasen und kann die Werte M0 oder M1 annehmen.

Abhängig von dieser rein makroskopischen Einteilung in den drei Kategorien erfolgt eine Bewertung des Tumorstadiums, welches Auskunft über den Fortschritt der Erkrankung gibt. Die Stadien sind dabei auf verschiedene TNM-Bewertungen festgelegt. So führt beispielsweise das Vorhandensein von Fern-Metastasen (M1) unabhängig von allen anderen Parametern unweigerlich zur Einteilung in Stadium IV.

Stadium	***Tumorgröße***	***Lympknotenbefall***	***Fern-Metastasen***
Stadium 0	Tis	N0	M0
Stadium I	T1	N0	M0
Stadium IIA	T0	N1	M0
	T1	N1	M0
	T2	N0	M0
Stadium IIB	T2	N1	M0
	T3	N0	M0
Stadium IIIA	T0	N2	M0
	T1	N2	M0
	T2	N2	M0
	T3	N1,N2	M0
Stadium IIIB	T4	jedes N	M0
	jedes T	N3	M0
Stadium IV	jedes T	jedes N	M1

Tabelle 2: Stadieneinteilung beim Brustkrebs basierend auf dem TNM-System (UICC 2005)

6.4.3. Histologie

Neben der TNM-Klassifikation zur Bestimmung des Tumor-Stadiums wird in der Regel eine pathomorphologische Einordnung der Krebserkrankung vorgenommen. Hierzu schlägt die nationalen S3-Leitlinie zur „Diagnostik, Therapie und Nachsorge des Mammakarzinoms der Frau“ eine Bewertung basierend auf Elston und Ellis vor

(Elston u. a. 1991). Abhängig von Teilbewertungen der Tubulusausbildung[28], der Kernpolymorphie[29] und der Mitoserate[30] erfolgt hierbei eine Beurteilung des Malignitätsgrades des Tumors, die sich in den drei möglichen Bewertungen G1 (gut differenziert), G2 (mäßig differenziert) und G3 (schlecht differenziert) niederschlägt.

Merkmale	*Kriterien*	*Scorewerte*
Tubulusausbildung	>75% 10-75% <10%	1 2 3
Kernpolymorphie	Gering Mittelgradig Stark	1 2 3
Mitoserate	0-5 / 10 HPF[31] 6-11 / 10 HPF ≥12 / 10 HPF	1 2 3
Summenscore		**3-9**

Summenscore	**Malignitätsgrad**	**G-Gruppe**	**Definition**
3,4,5 6,7 8,9	gering mäßig hoch	G1 G2 G3	gut differenziert mäßig differenziert schlecht differenziert

Tabelle 3: Kriterien des histopathologischen Gradings für das Mammakarzinom (Elston u. a. 1991)

Die histopathologische Einstufung (das „Gradings") erlaubt eine Aussage über die Malignität des Tumors und damit eine Prognose über die zu erwartende Aggressivität der Erkrankung im weiteren Verlauf. Je größer die Malignität der Tumorzellen, desto größer ist das prognostizierte Risiko für die Patientin. Werden die Ergebnisse der histologischen Einstufung und der Lymphknotenstatus miteinander verknüpft ergeben sich daraus verschiedene Klassifikations-Indizes, die in der Klinik Anwendung finden. Im europäischen Raum wesentlich sind etwa die St. Gallen-Kriterien, die jährlich von Onkologen, Pathologen und weiteren medizinischen Experten in der Schweiz auf einer Konsensus-Konferenz festgeschrieben werden.

28 Strukturveränderung der Zellen
29 Gestalt und Größe der Zellen
30 Teilungsrate der Zellen
31 HPF = high power field; Berücksichtigung der individuellen Gesichtsfeldgröße

6.4.4. Prognosemodelle

Verschiedene Prognosemodelle zur Risikoeinschätzung des Mammakarzinoms befinden sich weltweit in der Anwendung. Hauptzweck dieser Modelle ist einen Algorithmus zur Risikostratifizierung und zur korrespondierenden Therapieentscheidung bezüglich der adjuvanten Therapie zur Verfügung zu stellen. Dabei ist die Verabreichung einer endokrinen Therapie oder einer Therapie mit Herceptin abhängig von konkreten Faktoren, weshalb diese Form der Klassifikationssysteme hauptsächlich dazu dient über die Einteilung in Risikogruppen eine Zuweisung zytostatischer Chemotherapie vorzunehmen. Einige dieser Modelle werden im Folgenden kurz dargestellt.

6.4.4.1. St. Gallen-Kriterien

Die St.Gallen-Kriterien werden auf der jährlich stattfindenden Konsensuskonferenz in St.Gallen in der Schweiz festgelegt (Goldhirsch u. a. 2001; Goldhirsch u. a. 2005; Goldhirsch u. a. 2007; Goldhirsch u. a. 2009). An dieser Konferenz nehmen SpezialistInnen für Brustkrebs aus der ganzen Welt teil. Relevanz gewinnen die St.Gallen-Kriterien neben zahlreichen Erwähnungnen in der Literatur vor allem auch durch den konkreten Bezug der S3-Leitlinien zur Behandlung des Mammakarzinoms auf die Konsensus-Konferenz (Kreienberg u. a. 2008, 19, 52, 86, 187, 200). Die St. Gallen-Kriterien basieren neben den makroskopisch zugänglichen Tumorparametern wie der Größe und der Zahl der befallenen Lymphknoten auf den Erkenntnissen der histopathologischen Untersuchung und dem Alter der Patientinnen. Diese Risikoeinstufung ist schließlich für die Therapiewahl entscheidend.

Risikoabschätzung	***Diagnose***
niedriges Risiko	• Lymphknoten-negativ und ALLE folgenden Bedingungen o Durchmesser unter 2 cm o Grade 1 o keine peritumoralen vaskulären Invasionen o Her2/neu nicht überexprimiert o Alter von mindestens 35 Jahren
mittleres Risiko	• Lymphknoten-negativ und mindestens EINES der folgenden Kriterien o Tumorgröße über 2 cm o Grade 2 bis 3 o peritumorale vaskuläre Invasion o Her2/neu überexprimiert o Patient unter 35 Jahre • außerdem bei Lymphknoten-positiv (1-3) und Her2/neu nicht überexprimiert
hohes Risiko	• Lympknoten-positiv (1-3) und Her2/neu überexprimiert • Lympknoten-postiv (4 oder mehr)

Tabelle 4: St. Gallen-Kriterien zur Brustkrebsklassifikation (Goldhirsch u. a. 2005)

Während in der Gruppe niedrigen Risikos die Verabreichung von Zytostatika nicht empfohlen ist, sondern nur gegebenenfalls eine endokrine Therapie erfolgt, ist eine Chemotherapie in der Gruppe hohen Risikos dringend angezeigt. Die St. Gallen – Kriterien bleiben in der Gruppe mittleren Risikos unkonkret bezüglich einer Chemotherapieempfehlung.

6.4.4.2. Nottingham-Prognostic-Index (NPI)

Der 1982 durch Haybittle und Kollegen erstmals veröffentlichte Nottingham-Prognose-Index (NPI) (Haybittle u. a. 1982; Todd u. a. 1987; Williams u. a. 1985) erlaubt eine Abschätzung der Überlebensrate der Patientinnen und damit eine weitere Risikoabschätzung (Galea u. a. 1992)(Page u. a. 1998) . Er stellt eine Variante der Klassifikation von Brustkrebs dar, die ebenfalls eine Prognose des weiteren Krankheitsverlaufs gestattet.

Merkmal	*Kriterium*	*Scorewert*
Grading	G1 G2 G3	1 2 3
Lymphknotenstatus	pN0 1-3 LK positiv ≥ 4 LK positiv	1 2 3
Indexwert = Größe (in cm) * 0,2 + Scorewert Grading + Scorewert LK-Status		
Indexwert	**Prognose**	**15-Jahres-Überlebensrate**
≤ 3,4	Gut	80 %
3,41 – 5,40	Intermediär	42 %
> 5,40	Schlecht	13 %

Tabelle 5: Nottingham-Prognose-Index (Galea u. a. 1992)(Page u. a. 1998)

Der Nottingham-Prognose-Index vereinigt das wichtigste Merkmal der klassischen TNM-Klassifikation die Zahl der befallenen Lymphknoten und die Tumorgröße mit den Ergebnissen der histopathologischen Untersuchung. Anhand der Kombination dieser Merkmale erlaubt der NPI eine Prognose der 15-Jahres-Überlebensrate, die eine höhere Genauigkeit als die alleinige Anwendung der St. Gallen-Kriterien erreicht (Edén u. a. 2004).

6.4.4.3. National Comprehensive Cancer Network (NCCN)

Die praktischen Richtlinien zur Diagnose und Behandlung des Mammakarzinoms des *National Comprehensive Cancer Network* (NCCN) (Organisation von 21 Krebszentren in Nordamerika (NCCN 2010)) beinhalten einen detaillierten Entscheidungsalgorithmus für die verschiedenen Aspekte der Therapie. Neben der lokalen operativen Therapie, der Radiotherapie und der neoadjuvanten Chemotherapie wird im besonderen Maße auch die adjuvante Chemotherapie berücksichtigt. Da die Genepxressionsanalyse vor allem die Frage der Verabreichung einer adjuvanten Chemotherapie berührt, sei im Folgenden ausschnittsweise die Einstufung des Mammakarzinoms gemäß NCCN wiedergegeben (Carlson u. a. 2005; Carlson u. a. 2009).

Hormonrezeptoren	***Größe***	***Lymphknoten-status***	***Chemotherapie***
negativ	T1a (<0,5 cm)	N0	nein
		N1(Mikrometastasen)	eventuell Chemo
	T1b (0,6-1 cm)	N0	eventuell Chemo
	T1c (>1 cm)	N0	Chemo
	Jedes T	N1-3	Chemo
positiv	T1a (<0,5 cm)	N0	nein
		N1(Mikrometastasen)	eventuell endokrin
	T1b (0,6-1 cm)	N0	endokrin, eventuell Chemo
	T1c (>1 cm)	N0	endokrin und Chemo
	Jedes T	N1-3	endokrin und Chemo

Tabelle 6: Darstellung eines Entscheidungsalgorithmus zur Wahl der adjuvanten Therapie aus den NCCN-Richtlinien zur Brustkrebsbehandlung (vereinfacht). Obiges Schema gilt für die histologischen Typen ductal, lobulär, gemischt und metaplastisch. Deutlich erkennbar ist die große Bedeutung der Tumorgröße, die zu Beginn der Entscheidungskette zum Tragen kommt.(nach: Carlson u. a. 2005; Carlson u. a. 2009)

Die Therapieempfehlungen des NCCN orientieren sich stark an der Tumorgröße, da bereits ab einem Zentimeter immer eine zytostatische Chemotherapie empfohlen wird. Von ebensolcher Relevanz ist die Zahl der befallenen Lymphknoten.

6.4.4.4. National Cancer Institute (NCI)

Das *National Cancer Institute (NCI)* als Teil des *National Institute of Health* (NIH) in den Vereinigten Staaten veröffentlicht ebenfalls ein eigenes Prognosemodell zur Diagnostik, Einstufung und Behandlung des Mammakarzinoms (National Cancer Institute 2009; Eifel u. a. 2001). Die Stadieneinteilung der Tumore orientiert sich hierbei am TNM-System (siehe Seite 137), welches, konform mit den Veröffentlichungen der UICC, in den USA durch das *American Joint Comittee on Cancer* veröffentlicht wird (Edge u. a. 2009). Für die Stadien I – IIIC (operabel) gelten folgende Risikoeinstufung und Therapieempfehlung im Falle eines negativen Lymphknotenbefundes.

	niedriges Risiko (alle Bedingungen)	*mittleres Risiko*	*hohes Risiko (eine der Bedingungen)*
Tumorgröße	≤ 1 cm	1 – 2 cm	> 2 cm
Hormonrezeptorstatus	positiv	positiv	negativ
Histopathologische Einstufung (Grading)	1	1 - 2	2 - 3
Therapie bei positivem Hormonrezeptor	Keine oder Tamoxifen	Tamoxifen alleine oder Tamoxifen plus Chemotherapie	Tamoxifen alleine (nur postmenopausal) oder Chemotherapie plus Tamoxifen
Therapie bei negativem Hormonrezeptor	-	-	Chemotherapie

Tabelle 7: Risikoeinstufung und Therapieempfehlungen gemäß der Richtlinie des NCI für nodal-negative Patientinnen. In dieser Gruppe wird für postmenopausale Frauen auch in der Gruppe hohen Risikos die Option einer alleinigen Behandlung mit Tamoxifen in Betracht gezogen. (nach: National Cancer Institute 2009)

Bei befallenen Lymphknoten wird eine Chemotherapie mit optionaler Tamoxifengabe im Falle überexprimierter Hormonrezeptoren empfohlen. Eingeschränkt wird dies für postmenopausale Patientinnen, die gegebenfalls eine alleinige Therapie mit Tamoxifen erhalten können und für Patientinnen über 70 Jahre empfohlen, für die eine Chemotherapie nur im Falle eines negativen Hormonrezeptorstatus in Betracht kommt.

Der starke Einfluss des Lymphknotenstatus auf die Empfehlungen des NCI wird bereits durch die getrennte Aufstellung der Therapieempfehlungen deutlich. Die Tatsache, dass bei einem negativen Lymphknotenbefund die Einstufung in die Kategorie hohen Risikos nicht unbedingt Therapierelevant sein muss, da weiterhin eine alleinige Tamoxifen-Therapie möglich ist, bestätigt die weitreichende Bedeutung dieses Markers.

6.4.4.5. Adjuvant! Online

Die in der klinischen Praxis angewandte Klassifikation zur Stratifizierung der Tumore zur Therapieauswahl nach dem Risiko eines Rezidivs oder einer Fernmetastasierung, erfolgt nach vielfältigen Kriterien. Zur Vereinfachung der klinischen Arbeit, werden daher computergestützte Algorithmen zur

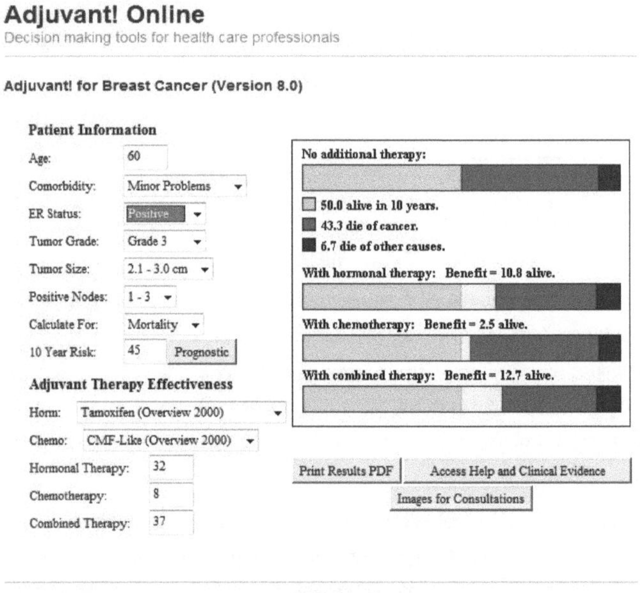

Adjuvant! Online
Decision making tools for health care professionals
Adjuvant! for Breast Cancer (Version 8.0)
Patient Information
Age: 60
Comorbidity: Minor Problems
ER Status: Positive
Tumor Grade: Grade 3
Tumor Size: 2.1 - 3.0 cm
Positive Nodes: 1 - 3
Calculate For: Mortality
10 Year Risk: 45 Prognostic
Adjuvant Therapy Effectiveness
Horm: Tamoxifen (Overview 2000)
Chemo: CMF-Like (Overview 2000)
Hormonal Therapy: 32
Chemotherapy: 8
Combined Therapy: 37
No additional therapy:
50.0 alive in 10 years.
43.3 die of cancer.
6.7 die of other causes.
With hormonal therapy: Benefit = 10.8 alive.
With chemotherapy: Benefit = 2.5 alive.
With combined therapy: Benefit = 12.7 alive.
Print Results PDF
Access Help and Clinical Evidence
Images for Consultations
© 2008 Adjuvant! Inc.

Abbildung 10: Online-Oberfläche des Adjuvant! Online Systems zur computergestützten Entscheidungsfindung. In die Eingabemaske können individuelle Informationen über die Patientin und klinische Tumordaten eingegeben werden. Die Ergebnisse werden in Form farbiger Balkendiagramme für die vier Alternativen ohne Therapie, mit Hormontherapie, mit Chemotherapie und mit kombinierter Therapie dargestellt. (Adjuvant! Inc. 2008)

Risikoabschätzung konkreter Fälle herangezogen. In der Literatur und den Richtlinien (wie etwa in den St.Gallen-Kriterien) findet dabei das Adjuvant! Online-System häufig Erwähnung (Loi u. a. 2006, 721; Carlson u. a. 2009, MS-16; Koscielny 2008, 47; Goldhirsch u. a. 2005, 1582).

Dieses System stellt einen Algorithmus und eine Eingabemaske zur Verfügung, um auf Basis klinischer Patientendaten eine Abschätzung des weiteren Krankheitsverlaufs und des Effektes möglicher Therapien zu prognostizieren. Im Gegensatz zu den den Empfehlungen der St. Gallen – Konferenz oder den anderen oben beschriebenen Klassifikationssystemen beschränkt sich das System dabei nicht auf eine bloße Stratifizierung, sondern nimmt eine Abschätzung der Auswirkungen unterschiedlicher Therapieoptionen vor. Dabei wird zunächst auf Basis der allgemeinen Angaben zur Patientin (Alter, Komorbidität) eine statistische Voraussage über die nicht Brustkrebs-bedingte Mortalität getroffen. Unter Berücksichtigung der tumorbezogenen Informationen, wie dem Lymphknotenstatus, der Tumorgröße, dem Grading, dem Östrogenrezeptorstatus und dem histologischen Subtyp, erfolgt dann eine individuelle statistische Riskobewertung über die Wahrscheinlichkeit eines Rezidivs und die Mortalität. Für eine Abschätzung der Behandlungseffizienz werden beide Datengruppen verknüpft, wobei zwischen den vier Optionen ohne systemische Therapie, mit endokriner Therapie, mit Chemotherapie und mit kombinierter Therapie unterschieden wird.

Grundlage aller Berechnungen sind nach Angaben des Anbieters Adjuvant! Inc. die Mortalitätsstatistiken der Vereinigten Staaten, die SEER-Datenbank, welche umfangreiche Daten zu Krebserkrankungen in den USA enthält (Surveillance Research Program, NCI 2009a), sowie Meta-Analysen und individuelle Studien (Adjuvant! Inc. 2008).

Abbildung 10 zeigt, dass die Bewertung durch das Adjuvant! Online System auf Grundlage dieser statistischen Daten in einer Aussage bezüglich der prognostizierten Mortalitätswahrscheinlichkeit resultiert. Alternativ ist auch eine Darstellung der Rezidivwahrscheinlichkeit einstellbar, die dieser jedoch sehr stark ähnelt und ebenfalls konkrete Angaben beinhaltet.

Die Computerunterstützung soll den praktizierenden OnkologInnen in der Entscheidungsfindung helfen und die verschiedenen Kriterien anschaulich zusammen fassen. Dabei ist jedoch zu berücksichtigen, dass zur Berechnung der dargestellten Ergebnisse eine Reihe von Annahmen und Vorauswahlen getroffen werden muss. Diese werden in der Dokumentation des Systems dargelegt (Adjuvant! Inc. 2009). Dazu gehören:

- die Festlegung auf das CMF-Therapieregime (Cyclophosphamide, Methotrexat und 5-Fluorouracil) in der Standardkonfiguration
- die Annahme der Unabhängigkeit der Wirkung der Chemotherapie und der von Tamoxifen

- die Annahme der indirekten Inferenz verschiedener Therapieregime
- die Annahme der proportionalen Risikoreduktion unabhängig von Lymphknotenstatus und Tumorgröße
- die Annahme, dass die Effektivität der Chemotherapie durch das Alter beeinflusst wird, jedoch nicht die addierte Effektivität zusätzlich verabreichter Chemotherapeutika.

Diese Punkte müssen von den behandelnden OnkologInnen in ihre Entscheidungsfindung einbezogen werden, da der Bezug auf statistische Daten selbstverständlich individuelle Besonderheiten einzelner Fälle unbeachtet lassen muss. Dennoch gestattet das System eine schnelle Auswertung einer breiten Datenbasis zur Unterstützung der Therapieentscheidung.

7. Therapie des Mammakarzinoms

Zentraler Bestandteil der Brustkrebstherapie ist die operative Entfernung des Tumors. Flankiert wird die Operation durch preoperative Maßnahmen auf der einen Seite, die eine Erleichterung der Operation bewirken sollen und postoperative Maßnahmen auf der anderen Seite, deren Ziel hauptsächlich in der Unterdrückung eines möglichen Rückfalls liegen.

7.1. Operation

Die Operation selber hat die vollständige Entfernung des Tumors zum Ziel, um das Risiko eines Lokalrezidives zu minimieren. Zu diesem Zweck erfolgt die Entfernung des Tumors mit histologisch tumorfreien Resektaträndern mit einem Saum normalen Mammagewebes, welcher den Primärtumor umgibt (National Coordinating Group for Surge ons in Breast Cancer Screening working with the Association of Breast Surgery at BASO 2003; National Health and Medical Research Council 2001; O´Higgins u. a. 2006; O'Higgins u. a. 1998). Die Verringerung des Lokalrezidivrisikos kann auf diese Weise zur Senkung der statistischen 15-Jahres-Gesamtmortalität führen (Clarke u. a. 2005). Die empfohlenen Sicherheitsabstände liegen beim ductalen Karzinom in-situ (DCIS), einem in der Entwicklung befindlichem Tumor, der die Basalmembran des Milchganges noch nicht durchbrochen hat, bei 5 mm und beim invasiven Karzinom bei mindestens 1 mm (Kreienberg u. a. 2008, 38). Relevant werden diese Vorgaben insbesondere bei der brusterhaltenden Therapie (Lumpektomie), die unter Berücksichtigung bestimmter klinischer und histologischer Parameter identische Überlebensraten zeigt wie die Mastektomie (van Dongen u. a. 1992; van Dongen u. a. 2000). Letztlich entscheidend für die Wahl der Operationsmethode ist deshalb der Wunsch der Patientin. Indikationen, die die brusterhaltende Therapie ermöglichen umfassen lokal begrenzte nichtinvasive Karzinome oder eine günstige Relation von Tumorgröße zu Brustvolumen bei invasiven Karzinomen. Gleichwertig zur Mastektomie wird die brusterhaltende Therapie jedoch erst bei nachfolgender Bestrahlung (Fisher u. a. 2002). Sprechen Indikationen gegen die Lumpektomie oder ist dies der ausdrückliche Wunsch der Patientin, wird eine Mastektomie mit Hinblick auf eine spätere plastische Rekonstruktion durchgeführt. Die plastische Rekonstruktion selber scheint keinen Einfluss auf das Rezidivrisiko zu haben (Vandeweyer u. a. 2003).

7.2. Therapieschemata

In der Tumortherapie erfolgt eine generelle Unterscheidung zwischen der neoadjuvanten Therapie, welche vor dem operativen Eingriff erfolgt und der adjuvanten Therapie nach der Operation. Die adjuvanten und neoadjuvanten Therapien des Mammakarzinoms gliedern sich auf in die lokale Strahlentherapie und die medikamentöse systemische Therapie, die den gesamten Körper betrifft (Kreienberg u. a. 2008, 18 f.). Letztere besteht aus drei Säulen: der endokrinen, der Chemo- und der Antikörpertherapie (Kreienberg u. a. 2008, 82). Die unterschiedlichen Ansätze werden in Abhängigkeit der Schwere der Erkrankung und der individuellen Prognose der Patientinnen ausgewählt und kombiniert. Insbesondere die endokrine und die Antikörpertherapie sind dabei abhängig von spezifischen Charakteristika der Tumore (siehe Kapitel 6.3., ab Seite 125). Das Haupteinsatzgebiet der systemischen Therapie und der Bestrahlung ist in der Brustkrebsbehandlung die adjuvante Therapie. Ihr Ziel ist es, die Bildung von Lokalrezidiven und Fernmetastasen zu verhindern und so die Überlebenswahrscheinlichkeit der Patientinnen zu vergrößern. Die genaue Konfiguration der eingesetzten Therapien ist dabei von verschiedenen Faktoren wie dem Rückfallrisiko und den Wünschen der Patientinnen abhängig, die gegen Schädigungen und Nebenwirkungen der eingesetzten Methoden abgewogen werden müssen. Neben der adjuvanten Therapie können systemische Therapien im neoadjuvanten Kontext eingesetzt werden, wenn eine operative Entfernung des Tumors etwa aufgrund der Größe oder der besonderen Lage nicht problemlos möglich ist. Der Einsatz dieser Behandlungen dient dem Zweck der Tumorverkleinerung, um auf diesem Weg eine operative Entfernung erst möglich zu machen und der Überprüfung der Wirksamkeit eines Therapieregimes (Kaufmann u. a. 2007). Generell unterschieden wird in der Therapiewahl außerdem zwischen der lokoregionalen Primärerkrankung und dem rezidivierten oder metastasierten Mammakarzinom. Die Einschätzung des metastasierenden Mammakarzinoms als eigene Erkrankungssituation beruht dabei auf der Unheilbarkeit (Stockler u. a. 2000). Sie resultiert in separaten Behandlungsmustern, wobei teilweise auch spezialiserte Wirkstoffe vor allem in der systemischen Chemotherapie zum Einsatz kommen, deren Einsatz aufgrund der unterschiedlichen Lokalisationen der Fernmetastasen geboten sein kann (Kreienberg u. a. 2008, 117).

Ist eine Brustkrebserkrankung zum Diagnosezeitpunkt lokal sehr weit fortgeschritten, primär inoperabel oder handelt es sich bei dem Tumor um ein entzündliches Mammakarzinom, so wird vor der operativen Behandlung eine primäre oder neoadjuvante Therapie durchgeführt (Brito u. a. 2001; Fisher, Brown u. a. 1997; Kaufmann u. a. 2006). Dieser Schritt dient der Eindämmung und Verkleinerung des Tumors und damit der Vereinfachung der nachfolgenden operativen Therapie. Weiterhin ermöglicht die primäre Therapie, bei Erfolg auch durch die Verkleinerung des Tumors, eine ansonsten notwendige Mastektomie zu vermeiden und brusterhaltend zu operieren (Kaufmann u. a. 2006). Aus diesem Grund stellt das Verfahren eine alternative Therapieoption für Patientinnen mit einer Indikation für die Mastektomie dar. Neben diesen konkreten Behandlungsansätzen, die einen Einsatz der neoadjuvanten Therapie unausweichlich machen, wird diese außerdem zum therapeutischen Erkenntnisgewinn eingesetzt. Da im Gegensatz zur postoperativen adjuvanten systemischen Therapie die Wirkung der Medikamente direkt über eine Verkleinerung des diagnostizierten Tumors messbar ist, wird es so möglich, schneller individuelle Therapieansätze zu entwickeln (Kaufmann u. a. 2006). Darüber hinaus ist es für die betroffenen Patientinnen oftmals eine enorme Erleichterung zu erleben, wie sich ein tastbarer Knoten während der Behandlung zurück bildet.

Entsprechend der S3-Leitlinie zur Behandlung des Mammakarzinoms (Kreienberg u. a. 2008, 92) soll die präoperative systemische Chemotherapie ein Taxan[32] und ein Anthracyclin[33] enthalten und sich über mindestens 6 Zyklen erstrecken. Valider Surrogatmarker für den Therapieerfolg ist dabei die Rate der histologischen Komplettremission, bei der in der Brust und der Axilla keine Tumorzellen mehr nachgewiesen werden können. Wichtigster prädiktiver Marker ist bei dieser Therapie demnach ein negativer Hormonrezeptorstatus, der mit einer histologische

32 Aus der Klasse der Diterpene – hemmt den Abbau des Spindelapparates durch Stabilisierung von GDP-Tubulin. Dies führt zu einer Störung der Mitose.

33 Antibiotikum, welches in der Krebstherapie als Zytostatika eingesetzt wird. Anthracycline binden die Topoisomerase IIα und unterbinden so die DNA-Replikation (Piccart-Gebhart 2006).

Komplettremissionsrate von 40 Prozent assoziiert wird. (Kreienberg u. a. 2008, 92) Ist der zu behandelnde Tumor hingegen sehr stark hormonrezeptorpositiv, so kann neoadjuvant bei postmenopausalen Patientinnen auch eine endokrine Therapie mit Aromatasehemmern angewandt werden (siehe Kapitel 6.3., ab Seite 125) (Ellis u. a. 2001; Smith u. a. 2005). Die Gabe von Herceptin in der primären neoadjuvanten Therapie als dritter systemischer Therapieansatz ist noch nicht hinreichend in Studien belegt, scheint jedoch erfolgsversprechend zu sein (Buzdar u. a. 2005).

Unabhängig vom gewählten Therapieschema wird nach erfolgter neoadjuvanter Therapie ein operativer Eingriff angeschlossen. Kam es durch die Therapie zur radiologisch abgesicherten Komplettremission, so erfolgt eine Exzision zur Abklärung, ob noch Tumorzellen vorhanden sind. Ist der Tumor noch vorhanden aber geschrumpft, so kann eine Resektion in den neuen Tumorgrenzen mit ausreichendem Sicherheitsabstand erfolgen (Kaufmann u. a. 2003), was zu einer vereinfachten Operation und dem Verzicht auf die Mastektomie führen kann. Kam es hingegen bei der Patientin zu keiner Reaktion auf die Therapie, so ist dies gleichbedeutend mit einer ungünstigen Prognose, da auch für die adjuvante Chemotherapie davon auszugehen ist, dass die gewählten Zytostatika keine Wirkung zeigen werden.

Ist keine neoadjuvante Therapie des Mammakarzinoms indiziert, so erfolgt nach der operativen Entfernung des Tumors eine adjuvante Therapie, die dazu dient, die Bildung von Rezidiven zu verhindern und damit die Mortalität zu verringern. Die zur Anwendung kommenden Verfahren unterteilen sich dabei in die Radiotherapie und die systemische Therapie, bestehend aus Chemotherapie, endokriner Therapie und Antikörpertherapie.

7.2.1. Radiotherapie

Die postoperative Strahlentherapie führt bei entsprechender Indikation zu einer Verbesserung der lokalen Tumorkontrolle sowie zu einer Senkung der Mortalität (Van de Steene u. a. 2004; Shafiq u. a. 2007; Clarke u. a. 2005). Dies gilt sowohl für die Bestrahlung nach brusterhaltender Operation als auch nach einer Mastektomie. Indikation für die Strahlentherapie nach brusterhaltender Operation sind invasive

Karzinome. Nach einer Mastektomie ist eine Bestrahlung der Brustwand bei Tumoren der Größenklassen T3 und T4, nicht eindeutig tumorfreier Resektion und bei mehr als 3 befallenen Lymphknoten indiziert (Truong u. a. 2004). Da sich mit zunehmendem Lebensalter der Patientinnen und günstigeren prognostischen Tumoreigenschaften die positiven Effekte der Methode relativieren, verringert sich bei älteren Frauen auch die Indikation (Smith u. a. 2006; Truong u. a. 2004). Wesentliches Ziel der Radiotherapie ist in allen Fällen die Zerstörung eventuell nicht entfernter Tumorzellen in der Brust und damit die Verringerung der Rezidivrate. Hierin liegt auch der Grund für die differenzierte Indikation nach einer Mastektomie. Hierbei könnten im Gegensatz zur brusterhaltenden Operation erst bei einer Tumorausdehnung auf die Brustwand Tumorzellen zurück geblieben sein, wohingegen bei ersterer Variante und invasivem Karzinom auch Krebszellen innerhalb der Brust verblieben sein können.

Unterschieden wird bei der Radiotherapie zwischen der Komplettbestrahlung der gesamten Brust als Standardverfahren und der Teilbestrahlung der betroffenen Regionen, die derzeit jedoch nur experimentellen Charakter hat. Während die Komplettbestrahlung über 6 bis 8 Wochen täglich von außen durchgeführt wird, erfolgt die Teilbestrahlung stark lokal begrenzt von innen heraus (Kreienberg u. a. 2008, 72). Hierzu werden dünne Plastik-Katheter in die operierte Region der Brust eingesetzt, über die die Strahlenquelle direkt eingebracht werden kann (Arthur u. a. 2005). Die Belastung des umliegenden Gewebes kann so deutlich kleiner gehalten werden. Außerdem ist die Applikationsdauer auf wenige Tage verkürzt. Angewendet wird die Teilbrustbestrahlung zur Dosisaufsättigung parallel zur Komplettbestrahlung, da hierdurch eine weitere Verringerung der Rezidivwahrscheinlichkeit erreicht werden kann (Bartelink u. a. 2007). Die Teilbrustbestrahlung als alleinige Bestrahlungsbehandlung erfolgt derzeit in Studien, in denen Patientinnen mit lokoregional begrenztem Tumor und geringem Rückfallrisiko behandelt werden. Hierzu zählen insbesondere Frauen über 40 Jahre bei denen der Tumor kleiner als 3 cm war und mit ausreichendem Sicherheitssaum entfernt werden konnte (Sauer u. a. 2007). Als weiterer Anwendungsformen dieser Therapie sind die Bestrahlung des regionalen Lymphabflusses zu nennen, die bei außergewöhnlichem Befall der Achselhöhlen indiziert sein kann und die Radiotherapie des inoperablen Tumors zur Unterstützung einer sequentiellen oder parallelen neoadjuvanten Systemtherapie (Kreienberg u. a. 2008, 80).

7.2.2. *Systemische Therapie*

Im Gegensatz zu Strahlentherapie ist die systemische adjuvante Therapie heterogener und umfasst die in ihrer Wirkweise sehr verschiedenen Zweige der Chemotherapie, der endokrinen Therapie und der Immuntherapie. Ebenso wie die Radiotherapie soll die Systemtherapie die Rezidivrate und damit auch die Mortalität der Erkrankung herabsetzen, wirkt dabei jedoch nicht ausschließlich lokal, sondern im ganzen Körper. Aufgrund dessen beschränkt sich die einsetzbare Dosis der Medikamente, die durch die Nebenwirkungen begrenzt wird. Die Wirkung der Therapie erstreckt sich jedoch auch über mögliche distante Metastasen, die an ihrer Entwicklung gehindert werden. Chemotherapie und endokrine Therapie führen dabei jeweils zu einer Senkung der kumulativen 15-Jahres-Mortalitätsrate von etwa 30 Prozent (Early Breast Cancer Trialists´Collaborative Group 2005) und die Immuntherapie mit Trastuzumab zu einer Reduktion der Rezidivrate von bis zu 50 Prozent verglichen mit der adjuvanten Standardtherapie (Joensuu u. a. 2006; Slamon u. a. 2006). Zur Erreichung dieser Werte ist eine individuelle Anpassung der Therapie auf die jeweilige Indikation notwendig. Dazu gehört neben der Auswahl der geeigneten Therapieform auch die Dosierung und Abwägung zwischen Nutzen und Nebenwirkungen. Hierzu sind neben den spezifischen Tumorcharakteristika die individuellen Eigenschaften der Patientinnen relevant. Die Therapieentscheidung fällt unter diesen Bedingungen schon heute stark individualisiert aus, da die Menge zu berücksichtigender Faktoren zu einem hohen Grad an Komplexität führen. Für die Auswahl der systemischen Therapie sind analog zu Kapitel 6.4.4. (ab Seite 139) folgende Punkte von Relevanz:

- die Größe des Tumors
- die Zahl der befallenen Lymphknoten
- das histopathologische Grading des Tumors
- der Östrogen- und Progesteronrezeptorstatus des Tumors
- der Expressionsstatus des HER-2/neu – Rezeptorproteins
- der hormonelle Status der Patientinnen (prä- oder postmenopausal)
- das Alter der Patientinnen

Zusammengefasst in den St. Gallen-Kriterien etwa (siehe Tabelle 4, Seite 140) ergibt sich so eine erste Prognose des zu erwartenden Risikos, welches sich im wesentlichen in der Rezidiv- und Mortalitätsrate manifestiert. Basierend auf dieser erfolgt so eine grobe Therapiezuordnung, nach der bei niedrigem Risiko eine reine endokrine Therapie indiziert ist und bei erhöhtem Risiko unbedingt eine Chemotherapie durchzuführen ist. Bei intermediärem Risiko ist eine individuelle Entscheidung notwendig. Diese Einteilung variiert je nach angewandtem Richtlinien- und Empfehlungssystem (NCCN, NPI, St. Gallen – Kriterien, NCI). Exemplarisch sei hier noch einmal auf die St. Gallen – Kriterien verwiesen.

Risiko nach St.Gallen	*Therapieempfehlung*
niedriges Risiko	Chemotherapie kann entfallen, eine endokrine Therapien sollte aber durchgeführt werden.
mittleres Risiko	Bei sicherer endokriner Sensitivität muss eine Sequenz aus Chemotherapie und endokriner Therapie gegen eine alleinige endokrine Therapie abgewogen werden.
hohes Risiko	Eine adjuvante Chemotherapie ist unbedingt angebracht.

Tabelle 8: Grundlegende Therapieempfehlungen nach den St. Gallen-Kriterien (Goldhirsch u. a. 2005; Goldhirsch u. a. 2007); Risikoklassen siehe Tabelle 4, Seite 140

Zentraler Bestandteil der adjuvanten Systemtherapie ist die medikamentöse Chemotherapie, deren Indikation nicht von einzelnen spezifischen Biomarkern abhängig ist, sondern von einer individuellen Risiko- und Nutzenabwägung zwischen dem zu erwartenden Nutzen und den möglichen Nebenwirkungen. Ein entscheidender Faktor in dieser Abwägung ist dabei das Alter der Patientinnen. Zum einen gibt dieses Auskunft über den zu erwartenden Therapienutzen, da die positiven Effekte der Chemotherapie bei Frauen unter 50 Jahren am stärksten ausgeprägt sind. Zum anderen ist das Alter und der damit einhergehende Rückgang der Leber- und Nierenfunktion für die Medikamentenverträglichkeit von großer Bedeutung (de la Haba Rodriguez u. a. 2003; Crivellari u. a. 2003). Die eingesetzten Wirkstoffe in der Chemotherapie sind in der Regel allgemein wirksame Zytostatika, die das Wachstum sich teilender Zellen unterbinden und diese in die Apoptose treiben. Um hierbei die Selektion resistenter Tumorzellen einzudämmen und die Effekte verschiedener Substanzen zu addieren, werden Kombinationen von mehreren Substanzen in einer

Therapie verabreicht. Sowohl die simultane Gabe als auch die sequentielle Verabreichung wird hierbei je nach Schema praktiziert (Citron u. a. 2003), wobei die Chemotherapien mit gleichbleibender Dosierung verabreicht werden müssen, um eine Selektion resistenter Tumorzellen unwahrscheinlich zu machen (Budman u. a. 1998; Fisher, Anderson u. a. 1997). Ein zwischenzeitliche Verringerung der applizierten Menge würde andernfalls mit deutlichen Effektivitätsverlusten einhergehen (Bonadonna u. a. 1995). Die Verabreichung der Medikamente erfolgt in gleich bleibenden Zyklen von häufig 21 Tagen über 3 bis 6 Wiederholungen. Üblicherweise beinhalten die Chemotherapien beim Mammakarzinom dabei 3 verschiedene Medikamente, von denen eines zur Klasse der Anthracycline gehört (Early Breast Cancer Trialists'Collaborative Group 2005). Bei Patientinnen mit befallenen axillären Lymphknoten wird darüber hinaus ein Taxan als Therapiebestandteil empfohlen (Bria u. a. 2006). Die Wirkmechanismen dieser beiden Stoffklassen sollen daher im folgenden kurz skizziert werden.

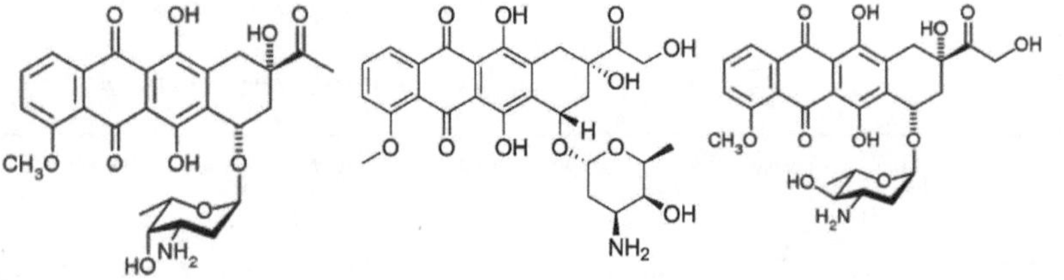

Abbildung 11: Strukturformeln von Daunorubicin (links), Doxorubicin (Mitte) und Epirubicin (rechts) – alle Abbildungen aus Wikimedia – Public Domain

Anthracycline sind Antibiotika, die jedoch in der Praxis ausschließlich als Zytostatika in der Krebstherapie eingesetzt werden. Das erste entdeckte Anthracyclin war das Daunorubicin, welches in der Natur durch den Mikroorganismus *Stretomyceus peucetius* hergestellt wird. Weitere bedeutende Anthracycline sind Doxorubicin und Epirubicin. Anthracycline wirken durch verschiedene, kontrovers diskutierte Mechanismen parallel zytostatisch:

- Interkalieren in die DNA
- Inhibierung der Topoisomerase II
- DNA-Beschädigung durch Quervernetzung und Malondialdehyd-DNA-Addukte

- Erzeugung von freien Sauerstoff-Radikalen

Das Interkalieren des Zytostatikums in die Struktur der DNA-Helix führt in der Zelle zu einer Hemmung der Proteinsynthese und damit vor allem zu einer Schädigung sich schnell teilender Zellen. Ein für Anthracycline relevanter Mechanismus wirkt über die Inhibierung von Topoisomerasen. Diese Enzyme können Einzel- (Topoisomerase I) oder Doppelstrangbrüche (Topoisomerase II) in die DNA einfügen und den Windungszustand der superhelikalen Struktur verändern, bevor sie die Brüche wieder verschließen. Durch Anthracycline wird nun genau dieser Mechanismus gestört. Dabei stabiliseren Anthracycline einen intermediären Reaktionszustand der DNA-Spaltung, in dem die DNA kovalent an das Enzym gebunden ist. Der entstandene Komplex wird dabei durch das in die DNA interkalierende Anthracyclin an der Weiterreaktion gehindert, indem das planare Ringsystem zwischen die Basen interkaliert und der außen liegende Rest den Komplex stabilisiert. Letztlich führt dieser Mechanismus zu einer vergrößerten Zahl von Strangbrüchen und so zu einem Zellzyklus-Arrest in Phase G_1 und G_2 und schließlich zur Apoptose. Ein ähnlicher Effekt scheint für die Topoisomerase I vorzuliegen, welche von Doxorubicin ebenfalls beeinflusst wird. Weitere Mechanismen der DNA-Schädigung umfassen die Quervernetzung von DNA-Strängen über Radikalreaktionen und die Bildung von Formaldehyd, sowie ebenfalls über den Mechanismus der Bildung freier Radikale die Entstehung von Malondialdehy-DNA-Addukten. Anthracycline führen dabei bei Addition eines Elektrons an das Quinon im C-Ring über die Bildung eines Semiquinons zur Erezugung von reaktiven Sauerstoffspezies. Katalysiert wird dieser Prozess durch NAD(P)H-Oxidoreduktasen wie Cytochrom P450. (vergleiche Minotti u. a. 2004)

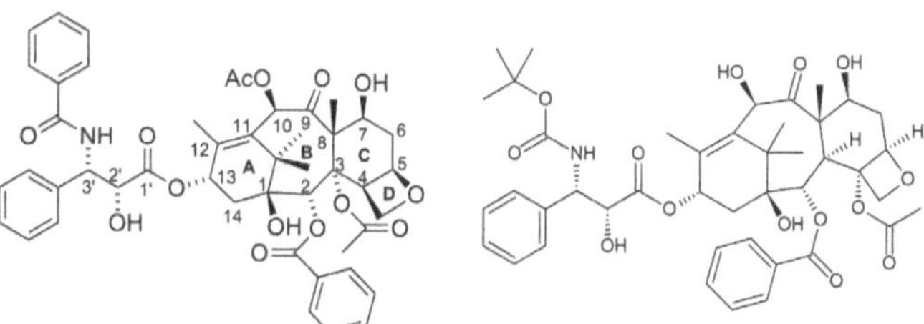

Abbildung 12: Strukturformeln von Paclitaxel (links) und Docetaxel (rechts) – beide Abbildungen aus Wikimedia – Public Domain

Taxane, die bei Brustkrebspatientinnen mit befallenen axillären Lymphknoten zur Behandlung empfohlen werden, kommen ebenso wie Anthracycline natürlich vor. Das von der pazifischen Eibe (*Taxus brevifolia*) synthetisierte Paclitaxel wurde bei der gezielten Suche nach therapeutisch wirksamen Naturstoffen bereits 1969 isoliert. Das seit 1995 in der EU zur Therapie des Mammakarzinom zugelassene Docetaxel[34] basiert auf dem, aus der europäischen Eibe (*Taxus baccata*) gewonnenem, Baccatin. Taxane gehören zu den Diterpenoiden und weisen als solche eine isoprenoide Struktur auf.

Die zytostatische Wirkung der Taxane beruht auf einer Förderung und Stabilisierung des Aufbaus von Mikrotubuli und der gleichzeitigen Hemmung der Depolymerisierung in Abwesenheit von GTP. Diese Wirkung resultiert in einer Abnahme des freien Tubulins in der Zelle und einer Akkumulierung der Mikrotubuli. Die Unterdrückung des dynamischen Auf- und Abbaus der Mikrotubuli wiederum verhindert die Organisation der mitotischen Spindeln und somit das Fortschreiten der Zellen in die Anaphase der Mitose. Letztlich führt die Arretierung des Zellzyklus zur Initiierung der Apoptose und damit zum Absterben der proliferierenden Zelle. Der molekulare Wirkmechanismus der Taxane besteht in der Bindung an eine Furche auf der Oberfläche des β-Tubulins, die nur in der gebundenen Microtubulus-Form vorhanden ist. Diese kommt über mehrere Wasserstoffbrückenbindungen und hydrophobe Interaktionen zustande und stabilisiert die Microtubulus-Konformation des β-Tubulins. Ein weiterer vermuteter Mechanismus der Apoptoseauslösung durch Taxane hängt zusammen mit dem Apoptose-Kontroll-Protein Bcl-2. Liegt dieses Protein in großer Zahl phosphoryliert vor[35], so wirkt es induzierend auf die Apoptose. Die Phosphorylierung kommt dabei über verschiedene Signalwege zustande, neben denen jedoch auch eine direkte Bindung an Docetaxel nachgewiesen werden konnte. Darüber hinaus wurde gezeigt, dass eine direkte Korrelation zwischen der Expressionsrate an Bcl-2 in Tumoren und der Sensitivität gegenüber Paclitaxel und Docetaxel besteht. (vergleiche McGrogan u. a. 2008)

Neben diesen beiden exponierten Stoffklassen werden in der Chemotherapie weitere Substanzen wie 5-Fluorouracil, Cisplatin, Stickstoff-Lost-Verbindungen wie Cyclophosphamid oder Inhibitoren der Dyhydrofolat-Reduktase wie Methotrexat

34 Handelsname Taxotere® (sanofi-aventis)

35 Von besonderer Relevanz ist hierbei die Position S70.

eingesetzt. 5-Flourouracil wird dabei als Uracil-Analogon für die Pyrimidine Cytosin und Thymin in die DNA eingebaut und führt auf diesem Wege zu einer Schädigung sich teilender Zellen. Stickstoff-Lost-Verbindungen wirken alkylierend und können so ebenso wie Cisplatin durch seine hohe Nukleophilie DNA-Quervernetzungen hervorufen. Die Inhibierung der Dihydrofolat-Reduktase schließlich behindert die Synthese von Tetrahydrofolsäure und damit die Thymin- und die Purinsynthese.

Die früher häufig eingesetzte Therapiekombination aus Cyclophosphamiden, Methotrexat und 5-Fluorouracil (CMF) gilt heutzutage als überholt und wurde durch anthracyclinhaltige Schemata ersetzt. Die derzeit höchste Effektivität scheinen Kombinationen aus 5-Fluorouracil, Epirubicin oder Ardriamycin (Doxorubicin) und Cyclophosphamiden (FEC, FAC) zu haben, die bei befallenen axillären Lymphknoten durch Docetaxel ergänzt werden (FEC x3 – Doc x3). Eine andere Therapievariante für Patientinnen mit befallenen Lymphknoten besteht aus Docetaxel, Adriamycin (Doxorubicin) und Cyclophosphamiden (DocAC). (vergleiche Roche u. a. 2006)

Ergänzt wird die Chemotherapie durch die beiden systemischen Interventionsmethoden der endokrinen Therapie und der Immunotherapie, die bereits in Kapitel 6.3.1 (ab Seite 125) detailiert beschrieben wurden. Beide Verfahren erfordern spezifische Tumorcharakteristika, bieten aber durch die abgestimmten Therapieoptionen entsprechendes Heilungspotential. Die relative Reduktion der Rezidivwahrscheinlichkeit liegt bei Behandlung mit dem selektieven Östrogenrezeptormodulator Tamoxifen für einen Beobachtungszeitraum von 15 Jahren bei beachtlichen 40 Prozent. Die relative Mortalitätsrate sinkt im gleichen Beobachtungszeitraum um 31 Prozent (Early Breast Cancer Trialists´Collaborative Group 2005). Im Gegensatz zu den Zytostatika mit starken Nebenwirkungen können endokrine Medikamente dabei über einen sehr viel größeren Zeitraum von 5 Jahren eingenommen werden, der nach Ende der konventionellen Chemotherapie beginnt. Zum Einsatz kommen hier neben dem weit verbreiteten Tamoxifen Aromatasehemmer der 3. Generation (Boccardo u. a. 2006). Bei Indikation (HER2/neu-positiv) ebenfalls wirksam zeigt sich der monoklonale Antikörper Trastuzumab, der eine Reduktion der Rezidivhäufigkeit um bis zu 50 Prozent erreicht und zu einer Absenkung der Mortalitätsrate von 30 Prozent führt (Joensuu u. a. 2006; Slamon u. a. 2006). Die Behandlung mit Trastuzumab ist dabei mit einem Jahr oder länger ebenfalls deutlich ausgedehnter als die klassische zytostatische Chemotherapie.

Neben der Auswahl der geeigneten Therapie gilt es außerdem die Sequenz derselben den individuellen Bedürfnissen der Patientinnen anzupassen. Insbesondere die Frage nach der Reihenfolge der Radio- und Chemotherapie ist nicht eindeutig zu beantworten. Während eine Kombination beider Methoden zwar möglich jedoch mit erhöhter Akut- und Spättoxizität verbunden ist, ist eine sequentielle Abfolge beider Verfahren den zu erwartenden Rezidiv- oder Metastaserisiken anzupassen. Während die Bestrahlung für die Unterbindung lokoregionaler Rezidive von Bedeutung ist, wirkt die systemische Therapie, wie der Name sagt, auf den gesamten Körper. Bei der Beantwortung der Frage, ob mit der Bestrahlung 4 bis 6 Wochen nach erfolgter Operation begonnen wird oder ob zunächst Zytostatika eingesetzt werden, steht die Verhinderung von Metastasen und damit die systemische Therapie im Vordergrund. Individuelle Faktoren wie etwa der Resektionsstatus können jedoch auch eine unmittelbare Bestrahlung indizieren, die durch klinische und experimentelle Daten unterstützt wird (Bellon u. a. 2005; Hickey u. a. 2006). Die konkrete Entscheidung über das Behandlungsschema fällt in der interdisziplinären Tumorkonferenz, da die Überlegenheit einer bestimmten Sequenz zum gegenwärtigen Zeitpunkt nicht ausreichend belegt ist.

7.3. Nebenwirkungen

Die systemische Chemotherapie mittels Zytostatika beeinflusst nicht nur die Tumorzellen, sondern ebenso auch andere sich teilende Zellen im Körper. Bei Erwachsenen gehören hierzu unter anderem die blutbildenden Zellen, die Zellen des Immunsystems, die Haarwurzelzellen oder die Zellen der Mund-, Magen- und Darmschleimhaut. Zu den häufig auftretenden Nebenwirkungen einer zytostatischen Chemotherapie gehören demnach Anämien, Haarausfall, Störungen des Menstruationszyklus, Übelkeit und Erbrechen, Durchfall, Müdigkeit sowie Entzündungen der Schleimhäute des Verdauungstraktes. Die meisten Beschwerden, die bei einer zytostatischen Therapie auftreten, sind vorübergehend und bilden sich nach Ende der Therapie zurück. Je nach Therapie wurden jedoch auch langfristige Folgen, wie zum Beispiel Schädigungen der Hermuskelzellen durch Anthracycline

(Minotti u. a. 2004), beobachtet. Das Auftreten und das Ausmaß der Nebenwirkungen ist individuell sehr verschiedene und abhängig von den verwendeten Medikamenten und der Verfassung der Patientinnen. Darüber hinaus beeinflusst die individuelle Metabolisierung der Medikamente einerseits die Bildungsgeschwindigkeit pharmazeutisch wirksamer Stoffwechselprodukte, sowie die Rate des katabolen Abbaus toxischer Substanzen, was zu einer noch größeren Varianz führt. Um den so aus einer Chemotherapie mit Zytostatika entstehenden Belastungen gerecht zu werden ist daher eine supportive Begleittherapie nötig, die auf die Linderung der jeweils auftretenden Beschwerden abzielt. Dazu gehören unter anderem Maßnahmen, um häufigem Erbrechen entgegen zu wirken (Kreienberg u. a. 2008, 85). Da Erbrechen und Übelkeit zu den häufigsten Nebenwirkungen einer Chemotherapie gehören, werden, abhängig von den verwendeten Substanzen, prophylaktisch Antimimetika in die Therapie mit einbezogen (Kris u. a. 2006). Auch andere spezielle Behandlungen gegen mögliche Nebenwirkungen werden von vorn herein in den Behandlungsprotokollen aufgeführt.

Die Schädigung der Blutbildung gehört zu den häufigen Nebenwirkungen bei der Behandlung von Tumorerkrankungen (Knight u. a. 2004). Die Ursache kann in der Erkrankung selber oder der Therapie liegen. Beim Mammakarzinom tritt bei 70,8 Prozent der Patientinnen eine Anämie auf (Ludwig u. a. 2004). Als Folge der Anämien können Infektion bei starker Verminderung der Leukozyten (Neutropenie), Blutungen bei starker Verminderung der Thrombozyten oder Schwäche und Müdigkeit bei starker Verminderung der Erythrozyten auftreten. Um drohende Infektionen bei zu geringer Leukozytenzahl zu vermeiden, können im Bedarfsfall daher Granulozyten-stimulierende Wachstumshormone (Granulocyte-Colony Stimulating Factor, G-CSF) verabreicht oder sogar von vornherein in die Therapie mit einbezogen werden. Kommt es dennoch zu einer Infektion, muss sofort ein Breitbandantibiotikum zur Anwendung kommen (Link u. a. 2003), da die Mortalitätsrate von Infektionen bei chemotherapiebedingten Neutropenien 3 Prozent beträgt (Kuderer u. a. 2007). Nicht durch die Chemotherapie sondern durch den Tumor ausgelöst wird häufig auch die Anämie bei chronischen Erkrankungen (anemia of chronic disease, ACD). Bei diesem Symptom stehen durch inflammatorische Zytokine verursachte Störungen im Vordergrund, die die

Homöostase des Eisenstoffwechsels betreffen. Eine verstärkte Aufnahme von Eisen durch das retikuloendotheliale System (RES) und eine gleichzeitig verminderte Freisetzung aus diesem, führt zu einer Erythrocytenanämie (Miller u. a. 1990). Zur Behandlung der ACD wird daher Eisen substituiert, um eine Normalisierung des Ferritin-Speichers zu erreichen. Anämien, die die Thrombozyten oder Erythrozyten betreffen, lassen sich außerdem akut durch Bluttransfusionen behandeln.

Medikamentenspezifisch treten bei den zuvor beschriebenen Stoffklassen der Anthracycline und der Taxane ebenfalls Nebenwirkungen auf, die auch langfristige Implikationen hervorrufen können. Die Anwendungsempfehlung dieser Substanzen in den S3-Richtlinien und die daraus herrührende häufige Verwendung erfordert eine nähere Auseinandersetzung mit den zugrunde liegenden pathogenen Mechanismen. Insbesondere Anthracyclin ist hier von Interesse, da die Verwendung in allen modernen Chemotherapie-Schemata empfohlen wird. Neben den durch die reine zytostatische Wirkung hervorgerufenen unerwünschten Effekten, zeigen Substanzen wie Doxorubicin eine signifikante Kardiotoxizität, die auch über das Ende der Therapie hinaus bestehen bleibt. Ursächlich hierfür sind verschiedene Wirkmechanismen von Doxorubicin, die insbesondere Zellen des Herzmuskels in Apoptose treiben. Kardiomyopathien und *congestive heart failure* (CHF)[36] treten dabei häufig bis ein Jahr nach Behandlungsende auf, können jedoch auch später beobachtet werden (Steinherz u. a. 1991). Auf zellulärer Ebene manifestiert sich die Schädigung durch den Verlust von Myofibrillen, Anschwellen der Mitochondrien, Vakuolenbildung im Cytoplasma und erhöhter Lysosomenzahl. Dieses morphologische Bild, welches sich unabhängig von der Spezies auch im Mausmodell zeigt, korreliert umgekehrt mit der exprimierten Menge an Glykoprotein P, das für einen Resistenzmechanismus gegen Doxorubicin verantwortlich ist und somit eine direkte Verbindung zwischen den Symptomen und der verabreichten Medikamentenmenge aufzeigt (Meissner u. a. 2002). Als Faktoren, die die Schwere dieser Nebenwirkungen bei Krebspatienten beeinflussen, konnten bereits zuvor in retrospektiven Studien die Dosis (Lefrak u. a. 1973), und das Alter (Von Hoff u. a. 1979) identifiziert werden. Als eigentlicher pathogener Mechanismus auf zellulärer Ebene zeigt sich eine erhöhter Apoptoserate als für die Kardiotoxizität verantwortlich. Der programmierte Zelltod wird dabei über den mitochondrialen

36 Zustand in dem ein Problem der Herzstruktur oder -Funktion dessen Fähigkeit ausreichend Blut zu tranportieren beeinträchtigt.

intrinsischen Weg der Freisetzung von Cytochrom C und der Bildung des Apoptosomen aus dem apoptotischen Protease-Aktivierungsfaktor-1, der pro-Caspase-9 und Cytochrom C initiiert (Wang u. a. 1998). Dieser Komplex stellt die aktivierte Form der Caspase 9 dar und initiiert die Caspase-Kaskade, die über die Aktivierung sekundärer Zielproteine und über den Abbau von Lamin und Actin die Apoptose vorantreiben. Als molekularer Mechanismus der apoptotischen Wirkung des Doxorubicins wird eine Veränderung der Mengen an reaktiven Sauerstoffspezies angenommen. Diese wiederum stehen über die Induktion von p53 (Miyashita u. a. 1995) sowie die direkte Beeinflussung der Mitochondrienmembran (Green u. a. 2002) in direkter Verbindung mit der Apoptoseinduktion. Ein postulierter Mechanismus beinhaltet dabei die Akkumulierung des 7-Deoxyaglykans von Doxorubicin in der Mitochondrioenmembran. Vermehrtes Vorkommen dieser Substanz im Bereich der Atmungskette führt zu einer „Abzweigung" von Elektronen aus dieser und zur vermehrten Bildung reaktiver Sauerstoffspezies wie $O_2^{\bullet-}$ und H_2O_2 (Gille u. a. 1997). Über diesen Weg kommt es zur Erhöhung der Permeabilität der inneren Membran, die letzten Endes zum Kollaps des Membranpotentials führen kann. Diese Manipulation der Membran und die Depolarisation selber sind bereits erste Schritte des mitochondrialen Apoptoseweges (Akao u. a. 2003), die gefolgt werden von massiven Ausstoß von Cytochrom C und der damit unumkehrbaren Apoptose. Da dieser Mechanismus im gesamten Organismus funktionieren sollte, stellt sich die Frage, warum die Herzmuskulatur im besonderen Maße betroffen ist. Ursächlich hierfür scheint die unterschiedliche Ausstattung an Enzymen gegen oxidativen Stress zu sein. Während einerseits die Katalase-Konzentration in den Kardiomyocyten gering ist, erfolgt zusätzlich noch eine Deaktivierung der GSH-Peroxidase-1 unter Einflus von Doxorubicin (Siveski-Iliskovic u. a. 1995). Da Doxorubicin weiterhin die Aktivität der Kupfer-Zink-Superoxid-Dismutase verringert, sind die Zellen aufgrund ihres geringen Katalase-Spiegels relativ schutzlos dem erhöhten oxidativen Stress ausgesetzt. Weitere Mechanismen der Zellschädigung durch Anthracycline scheinen auf der Beeinflussung des Eisenstoffwechsels, insbesondere der Ferritin-Regulierung zu beruhen. Dabei behindert Doxorubicin vermutlich über die Generierung von $O_2^{\bullet-}$ und dessen Wechselwirkung mit Ferritin dessen Aufnahmefähigkeit von Reduktionsäquivalenten oder die Freisetzung von reduziertem Fe(II) (Kwok u. a. 2003). Dadurch werden eisenabhängige Stoffwechselwege wie die Cytochrom-Synthese unterbunden und weitere zellschädigende Wirkung entfaltet. (zu Anthracyclinen vergleiche (Minotti u. a. 2004))

Wie bereits erwähnt, nehmen neben den Anthracyclinen die Taxane ebenfalls eine exponierte Position unter den Chemotherapeutika ein. Der zytostatische Mechanismus der Stabilisierung von Mikrotubuli wirkt dabei natürlich ebenso auf gesunde Zellen wie auf die Tumorzellen. Die Beeinflusssung sich teilender Zellen führt darum auch bei den Taxanen zu den typischen Nebenwirkungen einer Chemotherapie. Als häufigstes Symptom tritt jedoch die Neutropenie mit einer starken Verringerung an neutrophilen Zellen als typische hämatologische Nebenwirkung auf (Sanofi Aventis). Spezifischer für die Stoffklasse der Taxane ist jedoch die periphere Neutropathie, die durch Sensibilitätsstörungen oder Schmerzen gekennzeichnet ist. Während der konkrete Mechanismus unklar ist, wird vermutet, dass die Störung der Mikrotubuli den aktiven Transport innerhalb langer Axone vom neuronalen Zellkörper zu entfernten Synapsen behindert. Dieser verläuft normalerweise über Motorproteine wie das Kinesin, die sich an Mikrotubuli entlang bewegen und dabei Lasten wie andere Makromoleküle transportieren. Kommen nun Medikamente wie Paclitaxel oder Docetaxel zum Einsatz, werden nicht nur die Mitosespindeln in ihrem Auf- und Abbau gestört, sondern in besonderem Maße auch der aktive Transport in Neuronen (vergleiche Argyriou u. a. 2008; Lee u. a. 2006).

7.4. Therapieentscheidung

Die Entscheidung über Umfang und Art der Therapie eines Mammakarzinoms wird in zertifizierten Brustzentren auf Basis aller diagnostischen Daten in einer interdisziplinär besetzten Tumorkonferenz gefällt. Die Tumorkonferenz setzt sich dabei zusammen aus den unterschiedlichen an der Tumordiagnostik und Behandlung beteiligten Spezialisten.

Gemäß der *European Society of Mastology* (EUSOMA)-Anforderungen an spezialisierte Brustzentren (EUSOMA Secretariat 2000) besteht das Kernteam eines solchen Zentrums aus einer klinischen DirektorIn, zwei oder mehr spezialisierten BrustchirurgInnen, zwei oder mehr BrustradiologInnen, einer BrustpathologIn und einer oder zwei BrustonkologInnen, die für die Strahlen- und Chemotherapie zuständig sind. Weiterhin gehören mindestens zwei Brustschwestern für die praktische, informelle und emotionale Unterstützung neu diagnostizierter Patientinnen und für die Besprechung der Behandlungspläne zum Kernteam, wie auch eine medizinisch-radiologische Assistenz der Brustdiagnostik. In der Tumorkonferenz werden die einzelnen Fälle begutachtet und interdisziplinär ein Behandlungsvorschlag für die Patientin entwickelt. Im Vorgriff auf das noch folgende Empirie-Kapitel (ab Seite 227) soll hier ein Zitat aus den geführten Experteninterviews zur Illustrierung der Entscheidungsprozesse dienen.

> Diese ganzen Befunde werden zusammen getragen, dann sind die Frauen in der Regel auch zu Hause, das heißt wir treffen uns dann, nachdem wir das Ganze in einer Konferenz besprochen haben - auch so ein Qualitätskriterium für Brustzentren, dass die Therapieempfehlungen eben in einer interdisziplinären onkologischen Konferenz besprochen werden - treffen wir uns dann nochmal mit den Patientinnen und besprechen diese Therapieempfehlungen. (Onkologie)

Zur Beurteilung werden sämtliche Untersuchungs- und Operationsergebnisse einer Patientin in der Tumorkonferenz zusammen getragen und beraten. Die teilnehmenden SpezialistInnen der verschiedenen medizinischen Fachrichtungen erarbeiten so gemeinsam eine individuelle Therapieempfehlung, die als Grundlage für ein Aufklärungsgespräch über die weiteren Therapiemöglichkeiten mit der Patientin dient. Dieses abschließende Gespräch führt schließlich der oder die behandelnde OnkologIn. Die endgültige Entscheidung über die Therapie obliegt dabei der Patientin.

Neben der Funktion der multidisziplinären Entscheidungsfindung bezüglich der Therapie, dienen Konferenzen unter Beteiligung aller SpezialistInnen auch der Vorbereitung der lokalen Therapie. Auf diese Weise soll den durchführenden ChirurgInnen die bestmögliche Planung des operativen Eingriffes ermöglicht werden. Durch die Diskussion im multidisziplinären Kontext werden Besonderheiten der Bildgebung, Abschätzungen der Malignität und eventuelle Uneinigkeiten hervorgehoben und können gegebenenfalls in den Planungsprozess der Operation mit einbezogen werden (Perry u. a. 2006, 209).

8. Genexpressionsanalyse

8.1. Hintergrund

Unter dem Begriff der Genexpressionsanalyse wird die quantitative Erfassung relevanter Gentranskripte zur Zustandsbeschreibung einer definierten Zellpopulation verstanden. Die Entwicklung der Genexpressionsanalyse geht zurück auf die Einführung der Southern und Northern-Blot Technologie in den siebziger Jahren. Dabei handelt es sich um Verfahren zum Nachweis spezifischer DNA oder RNA. Diese erlaubten erstmals nicht nur die Bestimmung der Abfolge von Nukleinsäuren, sondern auch eine quantitative Abschätzung des Expressionsniveaus einzelner Gene. So ist es mittels Northern-Blot beispielsweise möglich identische mRNA aus unterschiedlichen Zellpopulationen derselben Detektionsprozedur zu unterziehen und anhand der Intensität der eigentlich qualitativen Detektion eine Mengenabschätzung vorzunehmen. Analog konnte die selbe Abschätzung anhand von cDNA (*complementary* DNA) im Southern-Blot durchgeführt werden (Southern 1975). Die logische technische Erweiterung dieses Verfahrens durch genauere Messmethoden zur Quantifizierung der Probenmengen etwa durch lasergestützte Absorbtionsmessungen, sowie die Untersuchung vieler verschiedener Proben in einem parallelen Ansatz führten so zu einer Weiterentwicklung der Genom- und Expressionsanalyse in Form der Microarrays. Einer der Vorläufer der Microarrays in den Achtziger Jahren waren zunächst Nylonmembranen auf denen Bakterien fixiert wurden. Wurden in diese unterschiedliche Genomsequenzen oder cDNA insertiert, waren auf der Membran bereits beträchtliche Mengen verschiedener Genomabschnitte oder cDNAs in einem Schritt einer Analyse zugänglich. Die Untersuchung einer größeren Auswahl an DNA-Sequenzen in einer Matrix erfolgte dann erstmals 1987 (Kulesh u. a. 1987). In diesem Versuch, der der Untersuchung des Einflusses von Interferon auf die Expression von proliferationsassoziierten Genen diente, wurden Proben aus einer cDNA-Bibliothek manuell auf Filterpapier aufgetragen. Der nächste Schritt in der Entwicklung der Expressionsanalyse war zu Beginn der Neunziger Jahre die Entwicklung von Systemen, die ähnlich wie ein Tintenstrahldrucker punktgenau Sonden auf Glasplatten aufbringen konnten und so die *in-situ* Synthese von Oligonukleotiden mit bis zu 60 Basen auf kleinstem Raum erlaubten. Diese Entwicklung mündete in die Gründung des Unternehmens Affymetrix (Santa Clara, Kalifornien, USA) unter anderem durch Stephen P.A. Fodor, der ein System zum photolytographischen Druck von Sonden auf DNA-Chips entwickelte (Fodor u. a. 1991). Dieselbe Firma vermarktete ab 1994 auch den ersten kommerziell erhältlichen DNA-Chip, den „HIV Gene Chip". Zur systematischen wissenschaftlichen Anwendungen derartiger DNA-Chips kam es schließlich 1995 (Schena u. a. 1995). Eine zunehmende Kommerzialisierung der Chiptechnologie durch Affymetrix und andere Marktteilnehmer führte in der Folge zu einer Vielzahl von frei erhältlichen Systemen zur Expressionsanalyse bestimmter, mit unterschiedlichen Krankheitsfeldern assoziierter, cDNAs. Neben der Entwicklung spezialisierter DNA-Chips wurden zeitgleich die verschiedenen Technologien zur Herstellung derselben verbessert, was zu einer stetig steigenden Sondendichte pro Fläche auf den Chips führte und somit die Zahl der möglichen Sonden auf einem Chip stark ansteigen ließ. Bereits 1997 war es so möglich, eine genomweite Expressionsanalyse bei der Hefe *S. Cerevisiae* durchzuführen (Wodicka u. a. 1997). In der Folge gelang dies ab 2004 auch am menschlichen Genom (Donninger u. a. 2004; Feezor u. a. 2004; John u. a. 2004). Neben der Chiptechnologie entwickelte sich parallel die Real-Time-PCR (RT-PCR[37]) als weiteres Standardverfahren zur Analyse der Expressionsniveaus mehrerer Gene simultan (Higuchi u. a. 1992; Higuchi u. a. 1993). Diese abgewandelte Anwendung der klassischen PCR ermöglicht zusätzlich zur Vervielfältigung der DNA eine Quantifizierung. Dazu werden Fluoreszenzmessungen während der PCR-Reaktion durchgeführt. Die gemessene Fluoreszenz ist dabei abhängig von der Menge an PCR-Produkten. Am Ende der Reaktion ist anhand dieser Messungen eine Quantifizierung der eingesetzten DNA möglich (für eine detailliertere Beschreibung des Verfahrens siehe Kapitel 8.2.3., ab Seite 170). Bei der RT-PCR wird ein geringere apparativer Aufwand als beim Microarray benötigt, da weder die komplexe Synthese eines Chips durchgeführt werden muss, noch für dessen Ablesung ein entsprechendes System notwendig ist. Im Gegensatz zum Microarray erlaubt die RT-PCR jedoch nicht die simultane Untersuchung tausender Sonden, sondern ist durch die Zahl der detektierbaren

37 Die korrekte Abkürzung lautet RTQ-PCR oder QRT-PCR für quantitative reverse Transkriptase-PCR. Da die Bezeichnung Real-Time-PCR und die Abkürzung RT-PCR jedoch in der Literatur geläufig ist, wird diese Bezeichnung hier verwendet.

unterschiedlichen Marker begrenzt. Dies liegt an der nicht vorhandenen räumlichen Trennung unterschiedlicher Sonden, die bei der Chiptechnologie die Analyse theoretisch unendlich vieler DNAs mit nur einem oder zwei Markern möglich macht. Die verhältnismäßig leichte Durchführung einer RT-PCR und mit Sicherheit auch die Vertrautheit vieler Wissenschaftler mit der klassischen PCR verhalfen dieser Technologie dennoch zum Durchbruch, so dass inzwischen auch Systeme auf dem Markt erhältlich sind, die etwa in Platten mit einer großen Zahl an Näpfen (z.B. 384-*well-plates*) eine räumliche Trennung vieler Ansätze erlauben.

8.2. Methoden der Genexpressionsanalyse

Um die Expressionsniveaus verschiedener Transkripte in einer Zellpopulation zu erfassen, haben sich verschiedene technische Verfahren etabliert. Aufgrund der Korrelation zwischen mRNA und Proteinen erfolgt die Untersuchung dabei häufig anhand von cDNA, die mittels reverser Transkription aus der mRNA erzeugt wurde. Methodisch erfolgt diese Untersuchung durch Real-Time PCR oder Microarray-Technologie. Neben diesen beiden Technologien besteht weiterhin die Möglichkeit, auf Proteinebene multiple Genprodukte gleichzeitig zu untersuchen. Dazu können immunohistochemische Verfahren angewandt werden, wie sie auch bei der Bestimmung konkreter Biomarker zum Einsatz kommen. Im Gegensatz zur Bestimmung von Hormonrezeptoren oder HER2/neu erfolgt hierbei allerdings die Quantifizierung mehrerer Proteine simultan. Auf diesem Wege kann eine Aussage über zentrale Tumoreigenschaften getroffen werden. Auch das bei der HER2/neu-Analyse eingesetzte Verfahren der Fluoreszenz-*in-situ*-Hybridisierung erlaubt eine Analyse weitere DNA-Sequenzen zur Tumoreinstufung.

Um eine Abschätzung des Einflusses der Genexpressionsanalyse auf die klinische Praxis treffen zu können, ist es von Bedeutung die spezifischen Verfahren detailliert zu betrachten. Die konkreten methodischen Vor- und Nachteile bilden eine wesentliche Entscheidungsgrundlage für die Akzeptanz einer Technologie und damit für deren Bedeutung in der Diagnose und Klassifikation des Mammakarzinoms. Dies gilt um so mehr, wenn unterschiedliche technische Ansätze miteinander konkurrieren, wie es im Falle der RT-PCR und des Microarrays der Fall ist. Im Folgenden werden daher die relevanten Verfahren zur Erhebung des Genexpressionsniveaus vorgestellt.

8.2.1. Immunohistochemie (IHC)

Eine Reihe von Technologien zur Genexpressionsanalyse sind in den letzten Jahren entwickelt worden und befinden sich teilweise bereits auf dem Markt oder in der Erprobung in klinischen Studien. Neben Verfahren, die auf der Ebene der RNA die Expressionsniveaus untersuchen, ist es natürlich theoretisch ebenso sinnvoll, die Konzentration der Genprodukte selber zu bestimmen. Dazu können klassischen Verfahren zur Untersuchung spezifischer Proteine, wie die Immunohistochemie eingesetzt werden. Durch die Kombination unterschiedlicher Markierungen können auch in der IHC die Konzentrationen mehrerer Genprodukte gleichzeitig erfasst und zur Auswertung analysiert werden. Da der Unterschied zur klassischen Anwendung der Immunohistochemie nur in der gleichzeitigen Untersuchung besteht, bleibt die grundsätzliche Technik im wesentlichen dabei unverändert. Wie bereits in Kapitel 6.3.1.(ab Seite 125) erläutert, wird in diesem Verfahren das zu untersuchende Antigen mittels eines entsprechenden Antikörpers gebunden. Diese Antikörper können entweder selber mit Nachweissystemen gekoppelt sein oder über einen weiteren sekundären Antikörper mit gekoppeltem Detektionssystem nachgewiesen und quantifiziert werden. Die Verfahren, die auf Immunohistochemie basieren, sind dabei methodisch in Form der Analyse von distinkten Biomarkern wie dem Östrogen- oder dem HER2/neu-Rezeptor bereits in der klinischen Praxis etabliert. Im Unterschied zu diesen singulären Anwendung werden bei den entsprechenden Verfahren jedoch mehrere Antikörper mit unterschiedlicher Markierung eingesetzt, die separat erfasst werden können.

Eine kommerzielle Anwendung dieser Methode bietet der Mammostrat® Test (Applied Genomics Inc., Huntsville, USA). Dieser Test beinhaltet 5 Antikörper, die Proteine in Verbindung mit der Zellzykluskontrolle (p53 und HTFL9C, HpalI tiny fragments locus 9C), der Differenzierung (CEACAM5, carcinoembryonic antigen cell adhesion molecule 5), der Nährstoffversorgung (SLC7A5, solute carrier family 7 catrionic amino acid transporter, λ+ system member 5) und der Tumorhypoxie (NDRG1, N-myc downstream regulated gene 1) quantifizieren können. Ähnlich wie bei den Verfahren zur Genexpressionsanalyse auf Grundlage der mRNA ermöglicht eine Auswertung dieser Messwerte eine Einstufung der Tumore in Niedrig- und

Hochrisikogruppen auf statistischer Basis (Ring u. a. 2006). Vorteile dieses Verfahrens sind neben der etablierten technischen Durchführung die verhältnismäßig geringen Kosten von etwa 500 US-$. Problematisch an der vergleichenden Analyse unterschiedlicher Antigene in einem Ansatz ist hingegen das nichtlineare Bindungs- und Markierungsverhalten von Antikörpern und Antigenen, welches eine statistische Auswertung erschweren kann (Ross u. a. 2008). Als problematisch gestaltet sich in diesem Zusammenhang außerdem die Beeinflussung durch präanalytische Behandlungen des Gewebes und unterschiedliche Affinitäten der untersuchten Antigene.

8.2.2. *Fluoreszenz-in-situ-Hybridisierung (FISH)*

Ebenfalls für eine Anwendung zur Genexpressionsanalyse eignet sich die Fluoreszenz-*in-situ*-Hybridiserung. Bei diesem Verfahren werden mittels markierter DNA-Sonden die komplementären DNA-Sequenzen in der Zelle markiert und quantifizierbar gemacht. Die Nutzbarkeit dieser Methode ist auf den Nachweis amplifizierter DNA-Sequenzen beschränkt, da durch die FISH-Analyse nur das Vorhandensein bestimmter Sequenzabschnitte, nicht jedoch etwa deren Transkriptionshäufigkeit bestimmt werden kann. Anwendung findet das Verfahren zum Beispiel bei der Bestimmung der Amplifikation des HER2/neu-Gens (siehe Kapitel 6.3.2., ab Seite 128). Bei der FISH-Analyse handelt es sich strenggenommen nicht um ein Genexpressionsanalyse, da die Amplifikation eines DNA-Abschnitts zwar mit einer erhöhten Expression einhergeht, diese jedoch nicht einwandfrei quantifiziert werden kann. So lässt die Vervielfältigung eines Gens auf eine erhöhte Transkriptionsrate schließen, nicht jedoch auf den genauen Wert dieser Erhöhung. Unabhängig von den genauen Mengen an mRNA oder Proteinen ist dennoch eine Korrelation der Amplifikationen zum klinischen Verlauf der Erkrankungen herstellbar, weshalb auch die FISH-Analyse in entsprechenden Modellen Verwendung findet. Eine solche Anwendung ist eXagenBC (eXagen Diagnostics, Albuquerque, New Mexiko, USA), welches auf der simultanen Analyse dreier Genamplifikationen basiert. Unterschieden wird mit Hilfe dieses Verfahrens zwischen Tumoren mit positivem Hormonstatus und solchen mit negativem Hormonstatus.

Während bei ersteren die Gene CYP24[38], PDCD6IP[39] und BIRC5[40] auf Amplifikationen hin untersucht werden, erfolgt dies bei letzteren an den Genen NR1D1[41], SMARCE1[42] und BIRC5 (Davis u. a. 2007). Diese derzeit noch in zentralen Laboren durchgeführte Methode könnte aufgrund ihrer verhältnismäßig leichten Durchführbarkeit dezentralisiert in den Kliniken angewendet werden und würde relativ geringe Kosten von 700 $ bis 1000 $ je Analyse aufweisen (Ross u. a. 2008).

8.2.3. Real-Time PCR

Zur Feststellung des Expressionsniveaus einer mRNA hat sich eine Abwandlung der Polymerase-Kettenreaktion (PCR[43]) als Standardmethode etabliert: die *„Real-Time-quantitative-PCR"* (RT-PCR). Dabei handelt es sich um eine herkömmliche PCR, deren Verlauf während der Reaktion durch geeignete Verfahren erfasst und quantitativ ausgewertet wird.

Bei einer PCR erfolgt die Amplifikation isolierter DNA-Sequenzen *in vitro*. Die Methode erlaubt somit die kostengünstige, schnelle Vervielfältigung von DNA und hat sich aufgrund ihrer Einfachheit und universellen Einsetzbarkeit zur Standardmethode molekularbiologische Forschung und Anwendung entwickelt. Das in den achtziger Jahren von Kary Mullis entwickelte Verfahren (Saiki u. a. 1985) (Mullis selbst tritt nur als Co-Autor auf, wird jedoch als Entwickler der Methode anerkannt (Bartlett u. a. 2003)) basiert auf der Verdopplung der DNA in mehreren sich wiederholenden Zyklen und wurde 1993 mit dem Nobelpreis für Chemie ausgezeichnet (Nobelstiftung 1993). Das Prinzip der PCR beruht auf der Synthese eines komplementären DNA-Strangs an einer Matrize durch DNA-Polymerase. Hierzu ist ein kurzes Oligonukleotid-Fragment (*Primer*) nötig, welches den Startpunkt der DNA-Polymerase vorgibt. Im Versuchsablauf erfolgt dabei zunächst die Denaturierung durch Erhitzung auf etwa 96 °C, nach der die DNA durch Aufbrechen der Wasserstoffbrückenbindungen einzelsträngig vorliegt. Im nächsten

38 cytochrome p450 family 24
39 Programmed cell death 6 interacting protein
40 Baculoviral death 6 interacting protein
41 Nuclear receptor subfamily 1, group D, member 1
42 SWI/SNF related, matrix associated, actin dependent regulator of chromatin, subfamily e, member 1
43 polymerase chain reaction

Schritt der Primerhybridiserung, wird die Temperatur so weit abgesenkt, dass die kurzen Oligonukleotid-Fragmente sich an die Einzelstränge der DNA anlagern können. Die hierbei einzustellende Temperatur ist von der Länge und der Sequenz der Oligonukleotide abhängig[44] und muss so gewählt werden, dass es weder zu einer unspezifischen Bindung noch zu einer zu stark unvollständigen Anlagerung der Primer kommt. In der dritten Phase der Kettenverlängerun (Elongation) schließlich wird die Temperatur auf das Arbeitsoptimum der verwendeten DNA-Polymerase eingestellt um die Verlängerung der Oligonukleotid-Fragmente einzuleiten, bevor mit einer erneuten Denaturierung der nächste Zyklus eingeleitet wird. Durch mehrfache Wiederholung dieser Zyklen kann die Zielsequenz im Erbgut exponentiell vervielfacht werden.

44 Der GC-Gehalt einer DNA beeinflusst den Schmelzpunkt, da diese 3 Wasserstoffbrücken ausbilden im Gegensatz zu 2 Brücken bei der AT-Paarung.

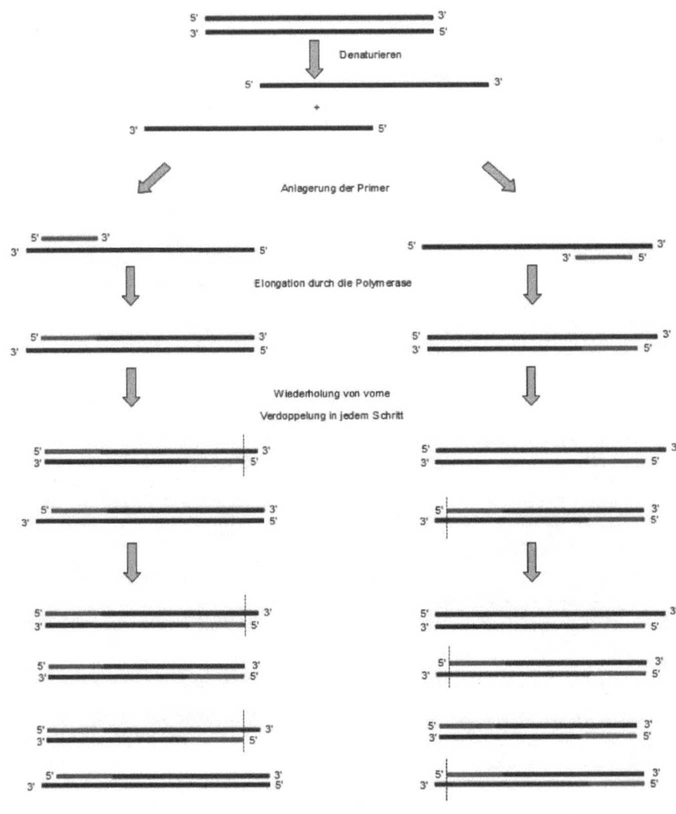

Abbildung 13: Schematische Darstellung einer PCR-Reaktion. In blau ist die Ausgangs-DNA gekennzeichnet. Die grünen Linien stellen die Primer dar und rot die durch Elongation entstandenen DNA-Stränge

Im ersten Schritt entstehen zunächst DNA-Stränge, die in 5′-Richtung länger als die eigentliche Zielsequenz sind, da nur der Startpunkt der Elongation durch Oligonukleotide festgelegt wird. Im zweiten Schritt erfolgt die Synthese an der eingesetzten Ursprungs-DNA nach gleichem Muster. Es entsteht erneut DNA, die in 5 ′-Richtung länger ist als die gesuchte Zielsequenz. Bei jedem durch Amplifikation gebildeten DNA-Fragment erfolgt jedoch die Anlagerung des nun jeweils anderen

Oligonukleotids und die Elongation kann nur bis zum 3′-Ende der Matrize fortlaufen, welches durch das Oligonukleotid in der vorangegangenen Replikation definiert wurde. Die ständige Wiederholung dieser Schritte führt zu einem linearen Wachstum der langen Fragmente, da diese nur an der Ursprungs-DNA entstehen. Weiterhin führt sie zu einem exponentiellen Wachstum der DNA-Fragmente mit definiertem 3′- und 5′-Ende, da diese bei der Replikation aller anderen DNA-Stücke entstehen. Überdies kommt es außerdem noch zu ungewollten Abbrüchen der Strangsynthese, welche in der Entstehung kürzerer Fragmente mündet und sich mit zunehmender Zykluszahl akkumuliert. Aus diesem Grund ist die praktische Anwendbarkeit der PCR ohne Aufreinigung auf maximal 50 Zyklen begrenzt, die aufgrund des exponentiellen Wachstums jedoch zu einer sehr großen Menge an Ziel-DNA führen.

Ein besonders wichtiger Schritt in der Weiterentwicklung der PCR-Technologie wurde mit dem Einsatz von thermostabilen DNA-Polymerase wie etwa aus *Thermus aquaticus* (kurz: *Taq*) erreicht. Während die zunächst eingesetzten Polymerasen während der Denaturierung inaktiviert wurden und somit in jedem Zyklus neu hinzu gegeben werden mussten, können thermostabile Enzyme über mehrere Zyklen hinweg aktiv im Ansatz verbleiben und ermöglichen so die Automatisierung des Prozesses im Labormaßstab. Sogenannte Thermocycler erlauben den unbeaufsichtigten Ablauf einer PCR über eine große Anzahl von Zyklen und in vielen parallelen Ansätzen und sind außerdem mit starken Heiz- und Kühlelementen ausgestattet, die eine sehr schnelle Temperaturanpassung an die jeweiligen Phasen erlauben und dadurch die Bildung von Nebenprodukten vermeiden. (siehe Saiki u. a. 1988; Lottspeich u. a. 1998, 673-703)

Anwendung findet die Amplifikation von DNA heute in verschiedenen Bereichen. Neben der Klonierung von Genen zu wissenschaftlichen Zwecken erfordern beispielsweiseauch forensische Untersuchungen wie der genetische Fingerabdruck

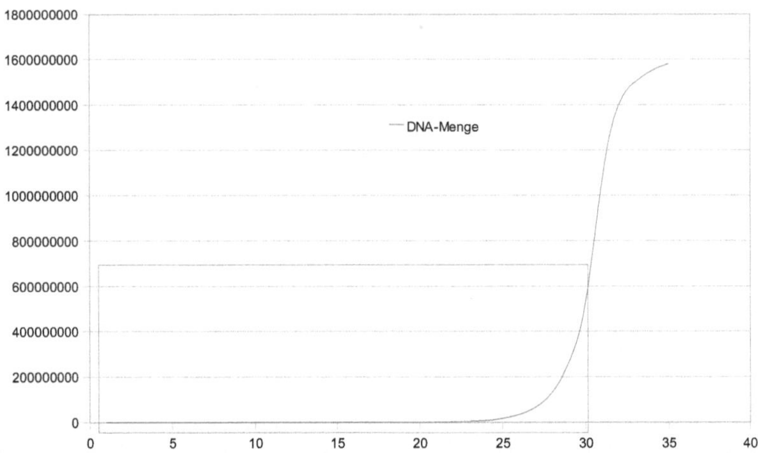

Abbildung 14: Die Abbildung zeigt eine fiktive DNA-Menge im Verlauf einer PCR mit 34 Zyklen. Die DNA-Menge steigt bis zum 30. Zyklus exponentiell an und geht dann in ein Plateau über. Der rote Kasten markiert den exponentiellen Verlauf der Reaktion.

oder die Feststellung von Verwandtschaft eine Amplifikation von DNA. In diesen Fällen wird durch die gezielte Amplifikation definierter Sequenzen und deren Vergleich die PCR nicht nur zur Vervielfältigung, sondern indirekt auch zur Analyse genutzt.

Ein direkter analytischer Einsatz der PCR-Technologie erfolgt bei der RT-PCR (Higuchi u. a. 1992). Die RT-PCR basiert auf der Quantifizierung der Produkte im Verlauf der PCR. Zur Untersuchung des Expressionsniveaus von mRNA in einer definierten Zellpopulation erfolgt hierzu zunächst eine reverse Transkription von RNA in cDNA, gefolgt vom Einsatz der gewonnenen cDNA in einer PCR. Die PCR dient in diesem Falle nicht der Vermehrung der DNA, sondern der Bestimmung ihrer Menge. Dazu kommen spezielle PCR-Apparaturen zum Einsatz, die in der Lage sind spezifische Marker während der Reaktion quantitativ nachzuweisen und so die Mengenzunahme der DNA zu erfassen. Genutzt wird hierbei die Nachweisschwelle der verwendeten Marker und Sensoren, die ursächlich dafür sind, dass die Produkte der PCR erst nach einigen Zyklen erfasst werden können. Dieser Zeitpunkt der ersten

Erfassung wird als „Crossing Point“ bezeichnet und gibt Auskunft darüber, nach wie vielen Reaktionszyklen die Produktmenge die Nachweisschwelle überschritten hat. Die Messung dieses Wertes ist eine der möglichen Herangehensweisen, die für eine Quantifizierung der eingesetzten DNA-Mengen herangezogen werden. Aufgrund der geringen Zahl an DNA-Molekülen während der ersten Zyklen der PCR erreicht die Reaktion eine hohe Effektivität und einen Mengenvermehrung je Durchlauf nahe 2,0. Der Zeitpunkt des Überschreitens der Nachweisgrenze erlaubt so den Rückschluss auf die ursprünglich eingesetzte Menge an cDNA. In einer Abwandlung dieses Ansatzes wird als Grenzwert für einen Vergleich nicht die Nachweisgrenze, sondern ein leicht höherer Wert gewählt, um eine geringere Störanfälligkeit gegenüber Messartefakten zu erreichen. (siehe Higuchi u. a. 1993)

Wichtig ist jedoch, dass sich die Reaktion zum Zeitpunkt der Erfassung noch in der exponentiellen Phase befindet. Die Amplifikation der DNA findet nämlich im weiteren Verlauf der Reaktion nicht mit absoluter Ausbeute statt, sondern ist vielen störenden Faktoren unterworfen. Da die Menge der zur Verfügung stehenden Matrizen für die DNA-Replikation im Verlauf der PCR-Reaktion stark variiert, sind die relativen Mengenverhältnisse zwischen Vorlagen, Oligonukleotiden, Enzymen und Desoxy-Nukleotiden starken Veränderungen unterworfen. Dies bleibt nicht ohne Auswirkungen auf die Reaktionsgeschwindigkeit und Effektivität. So verringern große Mengen an DNA in der Endphase der PCR die Effektivität, mit der die Primer eine Bindung eingehen und die relative Wachstumsgeschwindigkeit der DNA-Menge sinkt. Die PCR verlässt deshalb nach einigen Zyklen die exponentielle Phase und geht allmählich in einen linearen Verlauf und schließlich in ein Plateau über. Da dieser Übergang für verschiedene DNA-Fragmente unterschiedlich schnell verläuft ist nur im exponentiellen Bereich der Reaktion eine vergleichbare Bestimmung der Ausgangsmengen möglich. (siehe Lottspeich u. a. 1998, 682 ff.)

Für die Auswertung der RT-PCR ist weiterhin der Bezug der ermittelten DNA-Mengen zu einem Kontrollgen aus der untersuchten Zellpopulation notwendig. Hierzu wird die gemessene Menge des Gens mit einem Haushaltsgen, also einem

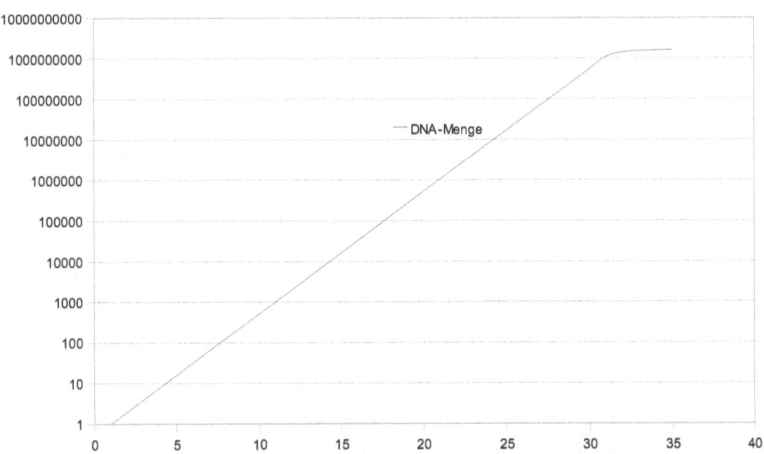

Abbildung 15: Die Abbildung zeigt die selben fiktiven DNA-Mengen auf einer halblogarithmischen Skala. Der exponentielle Verlauf der Reaktion ist hier sehr deutlich erkennbar.

Gen, welches unter allen Bedingungen gleich stark exprimiert wird[45], korreliert. Auf diese Weise werden generelle Einflüsse auf das Expressionsverhalten normiert und die untersuchten Zellen in Beziehung zum allgemeinen Expressionsstatus der Zelle gesetzt. Auf diese Weise ist es möglich das normierte Expressionsniveau einer in cDNA überführten mRNA in der untersuchten Zellpopulation zu bestimmen und somit genspezifische Informationen zu erhalten.

Zum quantitativen Nachweis der DNA während des Versuchs kommen in der RT-PCR verschiedene Markersysteme zum Einsatz. Die einfachste Methode ist die Anwendung interkalierender Fluoreszenzfarbstoffe, die sich in die DNA einlagern und dabei an Fluoreszenz gewinnen. Da diese Stoffe wie SYBR® Green I oder Ethidiumbromid selektiv für doppelsträngige DNA sind, ergibt eine Bestimmung der Fluoreszenz am Ende der Elongationsphase verwertbare Daten zur Menge an vorhandener DNA, da der Anstieg an Fluoreszenz mit der Zunahme der DNA-Menge

45 z.B.: GAPDH, die ribosomalen Untereinheiten 18S und 28S, Ubiquitin, ß-Aktin und Histon-Untereinheiten

korreliert (Le Pecq u. a. 1966; Waring 1965). Nachteil dieser Methode ist die fehlende Spezifität, da die Farbstoffe nicht sequenzspezifisch reagieren. Darum ist es mittels inerkalierende Fluoreszenzfarbstoffen nicht möglich, fehlerhafte DNA-Fragmente auszuschließen oder verschiedene Fragmente mit unterschiedlichen Sequenzen parallel in einer Multiplex-Messung zu betrachten. Zumindest die Frage der Spezifität lässt sich jedoch durch eine Schmelzkurvenanalyse teilweise aufklären. Nach dem letzten Zyklus der PCR wird hierbei die Temperatur des Versuchsansatzes so weit gesteigert, dass sich die DNA-Stränge bei einer für sie spezifischen Temperatur voneinander trennen. Der damit verbundene Abfall der Fluoreszenz gibt Auskunft über die Menge des konkret gesuchten Fragments, da Nebenprodukte aufgrund ihrer geringeren Größe in der Regel eine deutlich niedrigere Schmelztemperatur aufweisen.

Eine andere weitaus komplexere und teurere Technik zur Messung der DNA-Mengen ist die *Fluorescence resonance energy transfer*-Technik oder Förster *resonance energy transfer*, abgekürzt als FRET (Förster 1948). Bei dieser Methode kommen ein Donor-Fluorochrom und ein Akzeptor-Fluorochrom zum Einsatz. Befinden sich beide in ausreichender Nähe zueinander, so gibt das Donor-Fluorochrom einen Teil seiner Energie an den Akzeptor ab und erhöht so dessen Fluoreszenz. Vergrößert sich der Abstand beider, so verringert sich der Energietransfer und das Signal des Akzeptors sinkt, während das Signal des Donors ansteigt. Werden diese Fluorochrome nun an kurze Oligonukleotide gekoppelt, die selektiv an die Sequenz der gesuchten DNA binden, so können Donor und Akzeptor dadurch in einen optimalen Abstand zueinander gebracht werden und erlauben so eine hochspezifische Messung der Ziel-DNA. Eine Abwandlung dieses Prinzips liegt den so genannten *„Molecular Beacons“* zu Grunde, bei denen sich Donor und Akzeptor auf einem Oligonukleotid befinden. Die Sequenz wird dabei so gewählt, dass es zu einer intramolekularen Anlagerung und zur Bildung einer *stem loop* – Struktur kommt, in der Akzeptor und Donor zu dicht aneinander liegen, um einen effektiven Energietransfer zu gewährleisten. Erst bei Bindung an die Zielsequenz und damit verbundener Auflösung der *stem loop* – Struktur gelangen Donor und Akzeptor in optimalen Abstand zueinander und die Fluoreszenz verschiebt sich. Die FRET-Technologie erlaubt nicht nur die sequenzspezifische Analyse der DNA-Mengen, sondern bei Anwendung verschiedener Fluorochrome auch den Nachweis von unterschiedlicher

DNA in einem Ansatz. Eine derartige parallele Messung verbessert die Möglichkeit des Vergleichs verschiedener Gene, da er etwaige Effizienzunterschiede der PCR minimiert. (siehe Emig u. a. 1999; Bullock u. a. 2002)

Die *Real-Time quantitative PCR* gestattet also die Erfassung der Expressionsniveaus einzelner oder mehrerer Gene einer Zelle auf der Stufe der mRNA. Die Rolle dieser Technologie in der onkologischen Forschung liegt in erster Linie in der Untersuchung der Tumorentwicklung. Dabei werden beispielsweise Variationen in der Expressionshäufigkeit bestimmter Kandidatengene untersucht, um so deren spezifische Rolle in der Tumorentwicklung zu ergründen. Ein anderes denkbares Anwendungsszenario ist die Untersuchung der Wirkung von Medikamenten auf spezifische Regulationsvorgänge in der Tumorzelle. Das Verständnis von Veränderungen in der Genexpression nach Medikamentengabe kann helfen, molekulare Wirkmechanismen und deren Verknüpfung mit zellulären Bioprozessen zu verstehen und so in der präklinischen Entwicklung von Nutzen sein.

Neben diesen Anwendungen im Bereich der medizinischen Grundlagen- und Anwendungsforschung erlaubt die simultane Untersuchung mehrerer mRNAs ebenfalls einen Einsatz der RT-PCR zur Genexpressionsanalyse. Verschiedene kommerzielle Systeme zur Tumorstratifizierung auf Basis dieser Methode sind auf dem Markt erhältlich oder befinden sich in der Phase der klinischen Validierung. Unter dem Begriff der Tumorstratifizierung ist dabei die Einordnung unterschiedlicher Tumore eines Organs in verschiedene Risikokategorien zu verstehen. Im Gegensatz zur Individualisierung verfeinert die Startifizierung eine bestehende Kategorie in mehrere Unterkategorien, fasst jedoch nach wie vor mehrere Objekte in diesen Unterkategorien zusammen. Zu den Anbietern gehört unter anderem das Unternehmen Biotheranostics (San Diego, Kalifornien, USA), welches den Theros H/I^{SM}-Test und den Theros MGI^{SM}-Test vertreibt.

Der Theros H/I^{SM}-Test basiert auf einem Vergleich des Homeoboxgens B13 und des Interleukinrezeptorgens 17B (Ma u. a. 2004). Während die Expression des ersteren exklusiv in neoplastischen Tumoren gesteigert ist, wird letzteres in invasiven Tumoren häufig nicht exprimiert. Der Test wird an paraffiniertem Gewebe in zentralen Labors durchgeführt und verspricht eine Einschätzung des Rückfallrisikos und überdies eine Vorhersage über das Ansprechen auf eine enodkrine Therapie (Ma u. a. 2006; Goetz u. a. 2006).

Der Theros MGI^SM-Test (*molecular grade index*) misst per RT-PCR die Expressionsniveaus fünf verschiedener Gene parallel, um so zwischen Tumoren der Gradingstufe G1 und G3 zu diskriminieren. Darüber hinaus werden Tumore der Stufe G2 einer Gruppe niedrigen Risikos (*Grade 1-like*) und einer Gruppe hohen Risikos (*Grade 3-like*) zugeordnet. Diese Einteilung soll in dieser hinsichtlich des Krankheitsverlaufes schwer zu prognostizierenden Gruppe eine Einschätzung der Wiederaufftrittswahrscheinlichkeit von Tumoren ermöglichen und damit die Therapieentscheidung unterstützen, insbesondere da der MGI-Index mit der pathologischen Reaktion der Tumore auf Chemotherapien korreliert. Die Auswahl der fünf Gene für diesen Test erfolgte aufgrund einer vergleichenden Expressionsstudie, in der Gene ausgewählt wurden, die mit einem hohen Grading, invasiven Karzinomen und spezifischen Prozessen der Zellzykluskontrolle assoziiert sind (Ma u. a. 2008). Die Kombination beider Tests soll eine zusätzliche Erhöhung der Vorhersagequalität bewirken.

Ein weiteres System zur Stratifizierung von Brustkrebs wird durch das amerikanische Unternehmen Celera (Rockville, Maryland, USA) entwickelt. Der *Celera Metastasis Score*™ basiert auf einer simultanen RT-PCR von 14 Genen und soll prognostisch das Risiko der Bildung distanter Metastasen bei östrogenrezeptorpositiven, nodal negativen Tumoren bestimmen (Red Orbit 2007). Das System verwendet Gene aus den mit p53 und TNF[46] assoziierten Signaltransduktionswegen und basiert auf einer Studie mit 213 Tumoren. Einen etwas breiteren Ansatz in der Tumorspezifität vollzieht der *Breast BioClassifier*, der von *The Associates in Regional and University Pathologists* (ARUP, Salt Lake City, Utah, USA) vertrieben wird. Dieser Test misst simultan die Expressionsniveaus von 55 Genen in räumlicher Trennung (384-*well* Format) und ordnet so die analysierten Tumore den unterschiedlichen Sub-Typen für Brustkrebs zu (siehe Kapitel 8.3, ab Seite 187). Diese Unterkategorien gehen zurück auf verschiedene Genexpressionsanalysen an Brustkrebs und weisen eine hohe Korrelation mit klinischen und prognostischen Parametern auf. Der Ansatz des *Breast BioClassifiers* besteht unter anderem darin, diese per Microarray entwickelte Aufteilung auf ein RT-PCR-basiertes System zu übertragen und somit anwendungsfreundlicher zu gestalten. Als herausragendes Argument wird dazu unter anderem die Anwendbarkeit an paraffiniertem Tumorgewebe hervorgehoben (ARUP

46 Tumor-Nekrose-Faktor

Laboratories 2008). Dieses ist im klinischen Kontext häufig besser verfügbar und kann auch noch einen langen Zeitraum nach der Probenentnahme untersucht werden (siehe dazu Kapitel 8.4. ab Seite 198). Des weiteren soll der Test unabhängig vom Hormon- und Nodalstatus anwendbar sein.

Die am weitesten fortgeschrittene Entwicklung, unter den auf RT-PCR basierten Ansätzen zur Genexpressionsanalyse bietet derzeit der OncotypeDX-Test der Firma Genomic Health (Redwood City, Kalifornien, USA). Dieser Test basiert auf einem Panel von 21 Genen (16 Tumorgene und 5 Referenzgene) und wird ebenfalls an paraffiniertem Tumorgewebe durchgeführt. Der Test dient der Bestimmung einer zehnjährigen Wiederauftrittswahrscheinlichkeit des Brustkrebses bei Patientinnen mit hormonrezeptorpositiven, nodal-negativen Tumoren. Zur Berechnung eines Punktwertes zur Rückfallwahrscheinlichkeit (*Recurrence Score*) werden Gene, die mit dem Östrogenrezeptor und der Proliferation am stärksten assoziiert sind, gewichtet und neben diesen unter anderem Gene des HER2/neu-Signalweges einbezogen. Eine hohe Expressionsraten von Genen des Östrogenrezeptor-Signalwegs und eine niedrige Expression von proliferationsassoziierten Genen wie etwa Ki-67 führen in der Punktwertberechnung zu niedrigen Werten und damit zu einem geringeren Rückfallrisiko. Der umgekehrte Fall mit niedrigen Expressionsraten des Östrogenrezeptor-Signalwegs und hoher Expression proliferationsassoziierter Gene hingegen führt zu einem hohen Wert. Das Niveau der Expression andere involvierter Gene wird bestimmt, um in den intermediären Fällen, in denen die Östrogenrezeptor- und Proliferations-Gene nicht ausreichend stark vom Mittel abweichen, eine prognostische Entscheidung treffen zu können. Letztlich dient der erhaltene Punktwert der Beantwortung der Frage, ob eine adjuvante systemische Chemotherapie indiziert ist oder nicht. Dazu wurden in der Entwicklung des OncotypeDX anhand einer Kohorte von 447 Tumorproben die 21 Gene identifiziert und ein Algorithmus zur Berechnung des *recurrence Scores* (RS) entwickelt (Paik u. a. 2004). Die Validierung erfolgte anschließend an 668 Östrogenrezeptor-positiven, nodal-negativen Tumoren, die ausschließlich mit Tamoxifen behandelt worden waren. In dieser Gruppe wurden 51 Prozent der Tumore mit einem niedrigem RS-Wert bewertet, von denen 6,8 Prozent binnen zehn Jahren einen Rückfall entwickelten. Unter den 27 Prozent der Tumore mit hohem RS-Wert kam es hingegen in 30,5 Prozent der Fälle zu einem Rückfall innerhalb von 10 Jahren. In einer weitere Studie von Paik und Kollegen zeigten die Testergebnisse außerdem eine Korrelation der Wirksamkeit einer Tamoxifentherapie mit niedrigen und mittleren RS-Werten, sowie einen Nutzen systemischer Chemotherapie bei Tumoren mit hohen RS-Punktwerten (Paik u. a. 2006). Allerdings greift diese Studie auf die Entwicklungskohorte zurück und büßt damit an Relevanz ein.

In weiteren Untersuchungen bestätigten sich diese ersten Validierungen jedoch. Beispielsweise in einer Studie unter 14 nordkalifornischen Kliniken mit insgesamt 790 Patientinnen (Habel u. a. 2006) oder in einer Studie unter nodal-positiven Patientinnen, die zu einer Erweiterung des Anwendungsbereichs des OncotypeDX-Tests führte (Cobleigh u. a. 2005). In der Praxis konnten Lo und Kollegen zeigen, dass die Anwendung des RS-Wertes die Therapieentscheidung in 31,5 Prozent der Fälle beeinflusst (Lo u. a. 2007). Dazu wurde die Therapieentscheidung in 89 Fällen vor und nach Erhebung des *recurrence Score* verglichen. In 28 Fällen beeinflusste der OncotypeDX die Therapieentscheidung der behandelnden ÄrztInnen. Diese Daten führten bereits zu einer breiten Vermarktung ohne formale Anerkennung durch die FDA[47] und der Anwendung in über 65.000 Fällen (GenomicHealth 2009c). Diese gesteigerte Nachfrage nach molekularen Diagnostikmethoden für Brustkrebs veranlasste das *National Cancer Institute* in den USA zur Initiierung der TAILORx-Studie (*Trial Assigning Individualized Options for Treatment*) auf Basis des OncotypeDX, deren Ergebnisse entscheidend für die weitere Entwicklung der Genexpressionsanalyse sein werden. Diese Studie wird in Kapitel 8.5. ab Seite 202 ausführlich behandelt.

8.2.4. Microarray

DNA-Microarrays dienen der Analyse der zellulären Expressionsniveaus vieler tausend Transkripte simultan. Sie basieren entweder auf cDNA oder synthetisch hergestellten Oligonukleotiden, die als Sonden an definierten Positionen eines Rasters auf einem Träger angebracht sind. In beiden Fällen können mehrere tausend unterschiedliche Sonden auf einem Quadratzentimeter vorhanden sein. Als Trägermaterialien werden Glas oder Silizium-Chips verwendet, an die die Sonden

47 Food and Drug Administration

über Epoxy-silane, Amino-silane, Lysine, Polyacrylamine oder ähnliche Verbindungen kovalent gebunden sind.

Zur Analyse der Expressionsniveaus innerhalb einer bestimmten Zellmenge wird aus diesen mittels geeigneter Methoden die RNA isoliert und im Rahmen einer reversen Trankription in cDNA umgeschrieben. Um eine genaue Erfassung der cDNA zu ermöglichen, sind entsprechende Markierungsverfahren notwendig, die eine exakte und möglichst fehlerfreie Quantifizierung der hybridiserten Probe ermöglichen. Gebräuchliche Farbstoffe dafür sind Cyanine, insbesondere die Cyanine Cy3 und Cy5, die über ein unterschiedlich langes konjugiertes π-Elektronensystem bei verschiedenen Frequenzmaxima Licht emittieren. Um an die DNA binden zu können, werden diese Farbstoffe bereits während der Synthese mit einem N-Hydroxysuccinimidylester (NHS-Gruppe) versehen. Diese NHS-Gruppe kann wiederum mit aliphatischen Aminogruppen reagieren, und somit an aminoallyl-modifizierte Nukleotide binden. Können diese Nukleotide gezielt in die Proben eingebaut werden, werden die Transkripte mengenäquivalent markiert. Mögliche Mechanismen hierfür sind die Markierung über modifizierte Nukleotide oder Primer in der reversen Transkription, sowie die spezifische Markierung am 3′-Ende der DNA-Fragmente durch terminale Deoxynucleotidyltransferasen, das Klenow-Fragment der DNA-Polymerase I oder die DNA-Polymerase des Bakteriophagen T4 (Hilario 2004). Die Anwendung verschiedener Farbstoffe mit unterschiedlichen Emissionsspektren gestattet hierbei die parallele Auswertung von cDNA aus unterschiedlichen Zellpopulationen auf einem Chip. So werden häufig Cy3 und Cy5 parallel eingesetzt, um die zu vergleichenden DNA-Populationen auf einem Chip gleichzeitig zu untersuchen (Shalon u. a. 1996).

Die Hybridisierung der DNA-Proben mit den Sonden des DNA-Chips erfolgt analog zum Prinzip eines Southern-blots. Die Proben werden dazu zunächst denaturiert und in einen entsprechenden Hybridisierungspuffer gebracht. Die eigentliche Hybridisierung besteht dann aus einer Inkubation des Chips mit der Proben-DNA, wobei diese an komplementäre Sonden bindet. Nach der Entfernung unspezifisch gebundener Proben mittels diverser Waschritte kann schließlich die Auswertung erfolgen. Da für die Genexpressionsanalyse eine quantitative Analyse der Proben notwendig ist, ist der Verlauf der Hybridisierung von entscheidender Bedeutung für die Reproduzierbarkeit und die Güte der erhaltenen Ergebnisse.

Die Kinetik dieses Prozesses wird dabei von verschiedenen Faktoren beeinflusst, die eine Vergleichbarkeit und Standardisierung unterschiedlicher Microarray-Experimente erschweren. Insbesondere das Mengenverhältnis zwischen Zielmolekülen und restlicher DNA in der Probe, die Dauer der Hybridisierungs- und Prähybridiserungsphasen und die Energiezufuhr durch die Inkubationstemperatur sind hierbei entscheidende Faktoren. Beispielsweise kann eine erhöhte Komplexität der Probe zum Phänomen der *„cross-hybridization"* führen. Hierbei bilden sich Komplexe aus Ziel-Molekülen und anderen Molekülen, die an die Sonden binden. Dies führt zu einer Signalverstärkung und damit zu einer relativen Signalverminderung der korrekt gebundenen Proben, was wiederum die Qualität der Resultate beeinflusst (Wick u. a. 2006). Gleiches gilt für die Hybridisierungsdauer. Diese wirkt sich aufgrund der unterschiedlichen Bindungskinetiken von Ziel-DNA und unspezifisch bindender DNA aus. Da letztere schwächer an die Sonden bindet als die Ziel-DNA und somit schneller dissoziiert, erhöht eine längere Hybridisierungszeit die Spezifität der Bindung ebenso wie verlängerte Waschphasen nach der Hybridisierung (Zhang u. a. 2005). Eine ähnliche Kinetik zeigt die Variation der Inkubationstemperatur, die somit ebenfalls die Qualität der Ergebnisse beeinflusst (Wick u. a. 2006). In der Kombination und unter Berücksichtigung der gegenseitigen Beeinflussung dieser und weiterer Faktoren ergibt sich ein komplexes Gemenge an Stellgrößen, die für die Genexpressionsanalyse von Bedeutung sind und beim Vergleich verschiedener Systeme, Plattformen und Versuchsdurchführungen berücksichtigt werden müssen (vgl. Koltai u. a. 2008).

Nach erfolgter Hybridisierung und Entfernung unspezifisch gebundener DNA durch Waschschritte kann die Fluoreszenz an den jeweiligen Sondenpositionen durch einen LASER ausgelesen werden und abhängig vom verwendeten Verfahren eine Aussage über das Expressionsniveau der detektierten cDNA getätigt werden. Unterschieden wird hierbei zwischen einem Zweikanal-Microarray und einem Einkanal-Microarray. Bei ersterem werden zwei zu vergleichende Proben mit unterschiedlichen Farbstoffen (häufig Cy3 und Cy5) markiert (Shalon u. a. 1996). Im weiteren Versuchsablauf werden diese Proben gemeinsam auf einem DNA-Chip hybridisiert und zur Auswertung bei definierten Wellenlängen angeregt und ausgelesen. Da die Detektion der Emissionsintensitäten beider Fluorophore parallel möglich ist, erlaubt dieses Verfahren eine Auswertung basierend auf dem relativen Verhältnis der DNA aus beiden eingesetzten Proben und somit eine schnelle Identifikation von hoch- oder herunterregulierten Genen (Tang u. a. 2007). Im Gegensatz zum Zweikanal-Microarray bestimmt der Einkanal-Microarray nur die DNA-Mengen aus einem Ansatz. In diesem Fall können relative Aussagen nur im Verhältnis zu DNA-Standards getroffen werden oder im Vergleich zu mehreren Einzelversuchen. Nachteil dieser Methode ist die Trennung der Hybridisierung und die damit verbundene schlechtere Vergleichbarkeit der Reaktion. Als Vorteil steht dem jedoch gegenüber, dass sich in Einkanal-Versuchen die verschiedenen DNA-Populationen nicht gegenseitig beeinflussen und eventuell stören.

Wie auch die RT-PCR eignen sich Microarray basierte Verfahren, um die Expression mehrerer Markergene simultan zu erfassen und kann daher auf ähnliche Weise zu Analyse der intrinsischen Eigenschaften von Tumoren eingesetzt werden. Verschiedene Systeme zur Subklassifizierung sind in den letzten Jahren entstanden und in ihrer Entwicklung seitdem unterschiedlich weit voran geschritten. Die verschiedenen Ansätze unterscheiden sich dabei in den der Analyse zugrunde liegenden Genen, den Algorithmen zur prognostischen Risikoabschätzung, den verwendeten DNA-Chips und deren Plattformen, sowie in ihrer Indikation was klinische Tumorparameter betrifft.

Die 76 Gene umfassende *Rotterdam Signature* stellt eines dieser Microarray-basierten Systeme dar. Das Genpanel, welches an der Universität Rotterdam entwickelt wurde, basiert hauptsächlich auf der Untersuchung von proliferationsassoziierten Genen und wird durch das amerikanische Unternehmen Veridex (Warren, New Jersey, USA) in ein kommerzielles System überführt. Als Plattform bedient sich der Test in den Evaluationsstudien dabei dem kommerziellen U-133 GeneChip System des Unternehmens Affymetrix (Santa Clara, Kalifornien, USA), welches für eine flächendeckende Genexpressionanalyse des menschlichen Genoms konstruiert worden ist. In den Standardkonfigurationen ist es in der Lage über 47.000 Transkripte simultan zu detektieren. Der Test wurde für nodal-negative Patientinnen mit beliebigem Hormonrezeptorstatus validiert (Wang u. a. 2005) und konnte in einer 2007 veröffentlichten weiteren Studie eine hohe prognostische Signifikanz vorweisen (Yu u. a. 2007). Ebenfalls auf dem U133 GeneChip-System der Firma Affymetrix entwickelt und getestet wird die *Invasiveness Gene Signature* die von OncoMed Pharmaceuticals (Redwood City, Kalifornien, USA) entwickelt wird. Dieser sowohl vom Hormon- als auch vom Nodalstatus unabhängige Test basiert auf 186 Genen unterschiedlichster zellulärer Bereiche. Bis auf die ursprüngliche Entwicklungsstudie sind bisher jedoch keine weiterführenden Untersuchungen zu dieser Signatur veröffentlicht (Liu u. a. 2007).

Im Gegensatz zu den genannten Systemen zielt der *NuvoSelect*-Test des amerikanischen Unternehmens Nuvera Bioscience (Woburn, Massachusetts, USA) in Kooperation mit dem *Anderson Cancer Center* der Universität Texas nicht auf eine Subklassifikation des Mammakarzinoms ab, sondern untersucht gezielt Faktoren, die Aufschluss über die Wirksamkeit unterschiedlicher Chemotherapeutika geben. Hierzu werden unterschiedliche Gensets kombiniert. In einer 30 Transkripte umfassenden Expressionsanalyse erfolgt eine Abschätzung der Wirksamkeit präoperativer Chemotherapie mit Paclitaxel, 5-Fluorouracil, Doxorubicin und Cyclophosphamiden (Ayers u. a. 2004). In einem weiteren Test wird eine Vorhersage des Ansprechens auf endokrine Therapien, sowie eine Analyse auf Resistenzmarker gegen systemische Chemotherapeutika wie beispielsweise mikrotubuli-assoziierte Proteine, die die Wirksamkeit von Taxanen einschränken, durchgeführt (Andre u. a. 2007). Außerdem erlaubt dieser Test eine Bestimmung des ER- und HER2/neu-Status (Gong u. a. 2007).

Ähnlich wie bei den RT-PCR-Verfahren zur Genexpressionsanalyse wird auch bei den Microarray-basierten Systemen eines in der Literatur als am weitesten fortgeschritten angesehen (Ross u. a. 2008). Dabei handelt es sich um den Mammaprint-Test, der durch das niederländische Unternehmen Agendia (Amsterdam, Niederlande) hergestellt und vertrieben wird. Der Test ist seit 2007 durch die US-amerikanische Gesundheitsbehörde FDA anerkannt (Couzin 2007). Er basiert auf einer Signatur von 70 Genen, die zu unterschiedlichen Signalwegen gezählt werden. Die initiale Ermittlung der Gensignatur erfolgte am Niederländischen Krebs-Institut an einer Kohorte von 98 Patientinnen und wurde durch die beteiligten Wissenschaftler im selben Jahr einer ersten Validierung an 295 Patientinnen unterzogen (van de Vijver u. a. 2002), zu denen allerdings auch die ursprüngliche Kohorte gehörte. Weitere Validierungen in den darauf folgenden Jahren konnten die Ergebnisse der Entwickler jedoch an unabhängigen Kohorten bestätigen (siehe Kapitel 8.5., ab Seite 202). Diese durch das TRANSBIG-Konsortium (*translational research network* der *Breast International Group (BIG)*) durchgeführte Studie griff auf Tumorproben von 307 Patientinnen[48] zurück und bescheinigte dem Mammaprint-Test das Potential, unabhängige prognostische Informationen zusätzlich zu klinikopathologischen Risikobetrachtung zu generieren.

Die in dieser Studie ermittelten *hazard ratios* (Quotenverhältnisse) geben an, wie stark ein vermuteter Risikofaktor mit dem Eintritt eines Ereignisses in Zusammenhang steht. Üblicherweise werden dabei Individuen mit Merkmal und Individuen ohne Merkmal auf die Eintrittswahrscheinlichkeit eines Ereignisses hin untersucht. Werte größer 1 geben dabei an, dass die Wahrscheinlichkeit bei der ersten Gruppe (üblicherweise die Gruppe, die das Merkmal von Interesse trägt) größer ist. In der hier beschriebenen Studie wurden als Ereignisse das Auftreten distanter Metastasen, das allgemeine Überleben nach 10 Jahren und des krankheitsfreien Überleben untersucht. Dabei zeigte sich der Mammaprint-Test den klassischen Verfahren überlegen. So erlangte die Gensignatur für die drei untersuchten Prognoseparameter *hazard ratio* Werte von 2,32 (Metastasen), 2,79 (Überleben) und 1,50 (krankheitsfreies Überleben). Demgegenüber zeigten die klassischen klinikopathologische Faktoren in dieser Studie eine schwächere Prognoseleistung. So erreichte etwa die *Adjuvant! Online* Software, die unterschiedliche Faktoren berücksichtigt, Werte von 1,68, 1,67 und 1,30 oder die St. Gallen-Kriterien Werte von 2,22, 1,69 und 2,18. Interessanterweise wurden die Leistungswerte der Mammaprint-Signatur am ehesten noch durch den reinen Östrogenrezeptor-Status erreicht (2,18, 2,36 und 1,49). Dies führten die Autoren jedoch auf eine Verschiebung in der Patientenauswahl zurück, die die Applikation einer systemischen adjuvanten Therapie ausschloss und so zu einer Auswahl von Patientinnen mit geringerem Risiko geführt haben soll (Buyse u. a. 2006).

Die ursprünglichen Untersuchungen zur Entwicklung der Gensignatur wurden auf einem Hu25k Microarray der Firma Rosetta Inpharmatics (gehört zu Merck und Co, Whitehouse Station, New Jersey, USA) durchgeführt. Die Produktion anwendbarer Tests mit 70 Genen erfolgte dann auf Basis der Microarray-Plattform der Firma Agilent (Wilmington, Delaware, USA). Die dabei vorgenommene Reduzierung der Sondenzahl von 25.000 auf etwa 1.900 führte zu einer Vereinfachung und Spezialisierung des DNA-Chips und gestattete die simultane Hybridiserung von bis

48 Aufgrund unterschiedlicher teilweise fehlender Daten liegt die Zahl je nach Lesart zwischen 302 und 326 Patientinnen. Die Autoren geben in der Zusammenfassung die Probenzahl jedoch mit 307 an.

zu acht Ansätzen parallel. Weiterhin erlaubt die geringere Zahl an Oligonukleotiden eine Verringerung der einzusetzenden RNA-Menge sowie eine Verkürzung der Messzeiten und damit in der Summe eine deutliche Erhöhung des möglichen Probendurchsatzes in der spezialisierten Anwendung (Glas u. a. 2006).

Die Zusammensetzung der Mammaprint-Signatur unterscheidet sich stark von den zuvor vorgestellten Systemen zur Expressionsanalyse. Insbesondere Gene die mit der Zellzykluskontrolle (z.B. *Cyclin E2*), der Angiogenese (z.B. der VEGF-Rezeptor *FLT1*) und der Gewebeinvasion (z.B. die Metalloproteinase *MMP9*) in Verbindung gebracht werden, tragen beim Mammaprint-Test zu einer schlechten Prognose bei (van 't Veer u. a. 2002). Interessant in diesem Zusammenhang ist, dass auf den ersten Blick keine Gene involviert zu sein scheinen, die in direkter Verbindung zum Hormonrezeptor-Status oder zum HER2/neu-Status stehen. Dies ist ein wesentlicher Unterscheidungspunkt im Vergleich zu einigen der anderen Verfahren, die die entsprechenden Signalwege in der Auswertung in den Mittelpunkt stellen. Zur weiteren Analyse und Leistungsabschätzung der Signatur führt das TRANSBIG-Konsortium unter Koordinierung der Brustkrebsgruppe der Europäischen Organisation für die Erforschung und Behandlung von Krebs (EORTC – *European Organisation for the Research and Treatment of Cancer*) die MINDACT-Studie (*Microarray in node negative disease may avoid Chemotherapy*) durch, dic dic prospektiven Untersuchung der prognostischen Wirkung der Microarray-Genexpressionsanalyse und deren konkreten Einfluss auf die Therapie dient. Zu diesem Zweck sollen 6000 Patientinnen rekrutiert werden, um zu untersuchen, ob die Mammaprint-Signatur in den Fällen, die durch die Genexpressionsanalyse und klassische Faktoren unterschiedlich bewertet werden, einen konkreten Behandlungsvorteil erbringt. Ergebnisse aus dieser Studie sind allerdings wie auch bei der TailorX-Studie erst in einigen Jahren zu erwarten.

8.3. Subgruppen beim Mammakarzinom

Die unter anderem zur Identifikation klinisch relevanter Gensignaturen durchgeführten Untersuchungen der Expressionsmengen einer großen Zahl von Gentranskripten basieren auf der Analyse mehrerer Tausend RNAs simultan. Intuitiv erfolgt die Auswertung einer solch großen Datenmenge durch die Suche nach herausragenden Minima und Maxima in der Expression, um so eventuell kausale Beziehungen zwischen Transkriptionsrate und Phänotyp erkennen zu können. Bei der Suche nach spezifischen Tumormarkern oder Zielmolekülen für neue Therapeutika ist dieses Vorgehen nach wie vor erfolgversprechend und wird bei der Erforschung vieler Krankheiten produktiv eingesetzt. Die für eine umfassende biologische Statusbeschreibung von Zellen notwendige ganzheitliche Sichtweise wird durch diesen Ansatz jedoch verfehlt. Sowohl die unüberschaubare Zahl verschiedener genomischer Zustände als auch die ständige dynamischen Zustandsänderung des Expressionsstatus in Abhängigkeit von inneren und äußeren Reizen lassen einzelne Marker als ungeeignet erscheinen, eine unterscheidende Klassifikation vorzunehmen. Vielversprechender ist zu diesem Zweck die Gruppierung der untersuchten Proben anhand vieler quantifizierter Transkripte, da auf diese Weise singuläre Effekte nivelliert werden und die Zuordnung der Proben zueinander auf einer breitere Datenbasis fußt. Eine derartige ganzheitliche Betrachtung des Zellzustands gestattet eine vollständigere Beschreibung und dadurch ein integriertes Verständnis der ablaufenden molekularen und zellbiologischen Prozesse.

Um aber derart großen Datenmengen simultan auswerten zu können, müssen EDV-gestützte Algorithmen angewandt werden, die die Ähnlichkeit der verschiedenen Datensätze mathematisch erfassen und beschreiben können. Ein Verfahren zur Feststellung der Ähnlichkeiten von Expressionsmustern und zur Sortierung und grafischen Darstellung derselben wurde 1998 durch Eisen und Kollegen publiziert (Eisen u. a. 1998). Bei diesem Verfahren werden die unterschiedlichen Proben nach Ähnlichkeiten in ihren Expressionsmustern geordnet. Grundlegend für diese

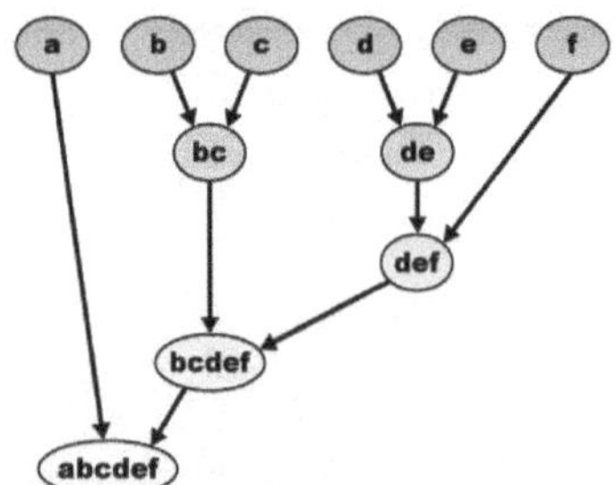

Abbildung 16: Dendrogramm; B und c, sowie d und e sind ähnlicher als beispielsweise a und f. - Abbildungen aus Wikimedia, Nutzer: Sideris – GNU Free Documentation License

Operation ist eine mathematische Beschreibung der Eigenschaft „Ähnlichkeit". Nach Eisen kommen hierzu verschiedene Ansätze wie die euklidische Distanz oder der Winkel zwischen zwei n-dimensionalen Vektoren, welche eine Serie von n Messungen repräsentieren, in Frage.

Der intuitiven Interpretation der äquivalenten Expression am nächsten käme allerdings der Korrelationskoeffizient, das bedeutet das Skalarprodukt zweier normalisierter Vektoren. Diese statistische Größe berücksichtigt die Ähnlichkeiten der Gestalt der Messungen und betont das Ausmaß nicht übermäßig. Diese Funktion entspricht nach Eisen eher der verbreiteten Auffassung von Ähnlichkeit im biologischen Kontext und sei damit zur Anwendung in der Genexpressionsanalyse geeignet. Zur Visualisierung und Interpretation werden auf diese Weise bewertete Messergebnisse weiterhin anhand ihrer Ähnlichkeit untereinander sortiert. Dazu kommen Verfahren wie die Clusteranalyse nach Sokal zum Einsatz (Sokal u. a. 1958). Allgemein werden hierunter Verfahren verstanden, die der Ermittlung von Objekten ähnlicher Eigenschaft dienen. Die untersuchten Datensätze werden dazu anhand ihrer Ähnlichkeit zueinander geordnet und unterschiedlichen Clustern zugeteilt. Die nach Sokal angewandte *average-linkage cluster analysis* gehört zu den hierarchischen, agglomerierenden Clusteranalysen. Diese folgen einem *bottom-up*-Prinzip, indem zunächst jedes Objekt als eigener Cluster angenommen wird und dann nach spezifischen Ähnlichkeitsparamtern mehrere Objekte zu größeren Clustern zusammengefasst werden. Dieser Vorgang wird entweder beendet, wenn eine ausreichend kleine Zahl von Clustern gefunden wurde oder die Distanz der einzelnen Cluster groß genug ist. Bei der *average-linkage cluster analysis* ist hierbei der durchschnittliche Abstand aller Elementpaare zweier Cluster grundlegend für die Distanzberechnung. Der Gegensatz zur agglomerierenden Clusteranalyse ist der teilende *top-down*-Ansatz, bei dem ausgehende von einem großen Cluster, der alle Objekte umfasst, eine schrittweise Unterteilung erfolgt, die ebenfalls mit dem Erreichen einer bestimmten Clusterzahl oder Distanz zwischen diesen beendet wird.. Die ermittelten Cluster lassen sich schließlich unabhängig vom Berechnungsansatz in Dendrogrammen grafisch darstellen. In dieser Abbildungsform werden die Ergebnisse einer Clusteranalyse visualisiert, indem die einzelnen Cluster in ihrer hierarchischen Abhängigkeit von übergeordneten Clustern dargestellt werden. Bekannt sind solche Darstellungen vor allem durch evolutionäre Stammbäume, die

die genetischen Verwandschaftsbeziehungen zwischen unterschiedlichen Arten grafisch wiedergeben können.

Die Darstellung von Genexpressionsanalyse wird üblicherweise durch eine sortierte farbliche Visualisierung der Expressionsniveaus der untersuchten Transkripte realisiert. Der hierzu häufig eingesetzte hierarchische Clusteralgorithmus basiert auf der *average-linkage cluster analysis* nach Sokal und ordnet die untersuchten Proben so an, dass ähnliche Expressionsmuster näher beieinander dargestellt werden als unähnliche. Dies führt zu einer „fließenden" Darstellung und zu einem Erkennen von Mustern in Expressionsdaten. Die farbliche Darstellung der einzelnen Expressionsniveaus der untersuchten Transkripte erlaubt außerdem die Identifikation der relevanten Unterschiede in der Transkriptionsrate mit wenigen Blicken.

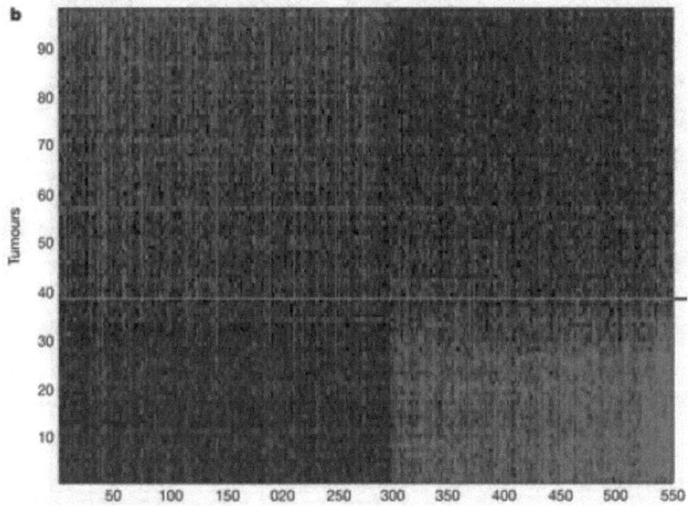

Abbildung 17: Beispiel für die Clusteranalyse. Darstellung der Expression von 550 ER-assoziierten Genen bei 98 Tumoren. Die Tumore unterhalb der gelben Linie sind ER-negativ, die darüber ER-positiv. Die farblich repräsentierte Expression der Gene variiert deutlich und leicht erkennbar zwischen den beiden Gruppen. (van 't Veer u. a. 2002)

Entscheidende Aussagekraft gewinnen die durch Clusteranalyse gefundenen Probengruppen mit ähnlichen Expressionsmustern selbstverständlich erst im weiteren Verlauf der Analyse, wenn ein Abgleich mit den Phänotypen erfolgt und eine statistisch haltbare Korrelation festgestellt werden kann. Selbiges findet sich in der beispielhaften Abbildung 17. Die Verbindung zwischen dem Genexpressionsniveau der ausgewählten 550 Gene und dem Östrogenrezeptorstatus erscheint offensichtlich, bleibt jedoch aufgrund der einfachen immunohistochemischen Verfahren zur Feststellung des Hormonstatus zunächst einmal akademischer Natur. Interessantere Ergebnisse lieferte vielmehr die Untersuchung der Expression vieler Transkripte in Mammakarzinomen und die Korrelation der – durch Clusteranalyse gefundenen – Gruppen mit ähnlichem Expressionsmuster mit dem klinischen Krankheitsverlauf. In unterschiedlichen Studien zeigten die gefundenen Tumorcluster nicht nur eine ähnliche Expression, sondern darüber hinaus auch starke Übereinstimmungen in relevanten klinischen Parametern.

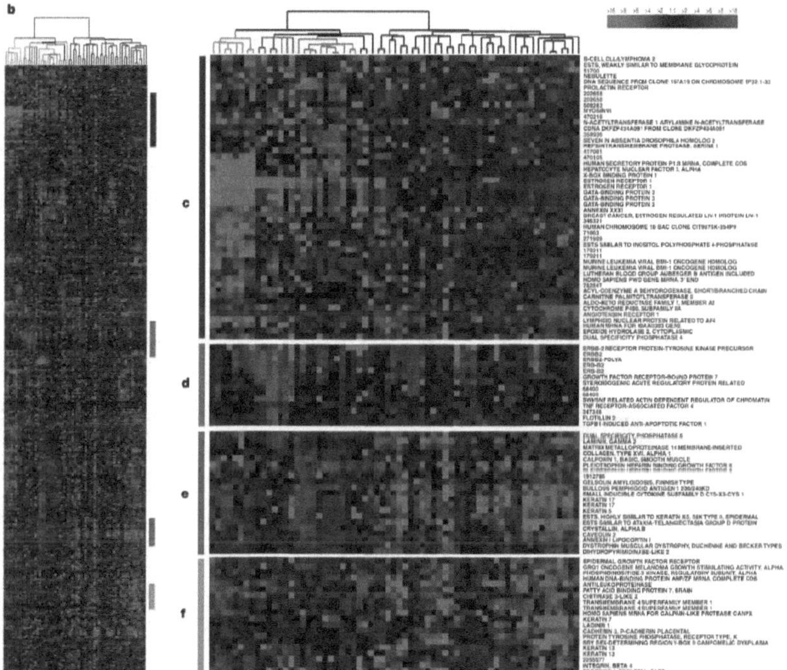

*Abbildung 18: Darstellung der Expressionsanalyse des „intrinsischen" Gensets zur Untersuchung von Zusammenhängen zwischen Phänotyp und Expressionsmustern. Die Ergebnisse der kompletten Analyse sind auf der linken Seite (**b**) gezeigt. In der Mitte werden relevante Gencluster vergrößert dargestellt: **c**: „intrinsischer" Gencluster, **d**: HER2/neu Gencluster, **e**:Gencluster assoziiert mit basalen Epithelzellen, **f**: weiterer basaler Gencluster. Das Dendrogramm im oberen Bereich der Abbildung gibt die Verwandschaftsbeziehungen der untersuchten Tumorproben auf Basis der untersuchten Gene wieder. Die unterschiedlichen durch Perou, Sorlie und Kollegen definierten Subgruppen sind farblich hervorgehoben (**orange**: basal-like, **lila**: HER2/neu, **grün**: normal breast-like, **blau**: luminaler Typus / ER-positiv). (Perou u. a. 2000)*

Eine maßgebliche Arbeit hierzu wurde durch Charles M. Perou, Therese Sorlie und Kollegen im Jahr 2000 veröffentlicht (Perou u. a. 2000). Die Autoren gingen in ihren Versuchen der Frage nach, ob sich die phänotypische Diversität des Mammakarzinoms auch in den Expressionsmustern niederschlägt. Zu diesem Zweck wurden Tumore von 42 Patientinnen mittels Microarray untersucht. 20 dieser Proben wurden außerdem zeitlich gestaffelt vor und nach einer Chemotherapie mit Doxorubicin isoliert, analysiert und verglichen. Die Untersuchung von über 8000 Transkripten und die hierarchische Clusteranalyse ergaben ein heterogenes Bild unter den Proben, zeigten jedoch auch Verwandschaften zwischen verschiedenen Genen und auch zwischen verschiedenen Tumoren auf. So zeigten etwa die Proben, die aus den mit Doxorubixin behandelten Tumoren gewonnen wurden, eine große Konstanz in ihren Expressionsmustern. Der initiale Ansatz mit über 8000 untersuchten Genen zeigte zahlreiche Gruppen von Genen auf, die mit biologischen Faktoren wie der Zellzusammensetzung, der spezifischen Wachstumsrate oder bestimmten Signalwegen in Verbindung gebracht werden konnten. Für eine grundlegende Klassifikation der Tumore entpuppte sich dieser Ansatz aufgrund der zu großen Heterogenität jedoch als nicht geeignet. In einem zweiten Versuch wurden daher Gene ausgewählt, die bei den Proben eines Tumors konstant exprimiert wurden und zu den Proben anderer Tumore Abweichungen zeigten. Die mit Doxorubicin behandelten Tumore boten sich für eine derartige Auswahl an, die letztlich auf ein „intrinsisches" Genset von 496 Genen hinaus lief. Erfolgte anhand dieser Gene erneut eine hierarchische Clusteranalyse, so korrelierten die gefundenen Verwandschaftsverhältnisse in der Expression deutlich stärker mit spezifischen biologischen Eigenschaften der Tumore. Als stärkste Unterscheidung ergab sich eine Auftrennung in ER-positive und ER-negative Tumore, die darüber hinaus von einer hohen Korrelation der ER-positiven Gruppe mit der Expression typischer Gene luminaler Zellen geprägt war. Dieses Ergebnis – wie auch die Expression basaler Keratine[49] bei einer weiteren Gruppe von Tumoren – konnte durch Perou, Sorlie und Kollegen mittels immunohistochemischer Methoden verifiziert werden[50]. Letztere Gruppe verband dabei nicht nur die Verwandschaft zu basalen Zellen, sondern darüber hinaus die schwache Expression des Östrogenrezeptors und mit diesem assoziierter Gene. Als weitere Gruppen identifizierten die Forscher Tumore die

49 Keratine 5/6 und 17
50 Antikörper gegen die luminalen Keratine 8/18

HER2/neu[51] überexprimierten mit entsprechend hochregulierten Genen und einige Proben die zwar basale Merkmale aufwiesen, jedoch eine hohe Ähnlichkeit mit „normalen" Gewebeproben aus der Brust aufwiesen.

Um den diagnostischen Wert der gefundenen Übereinstimmungen im Expressionsmuster bestimmter Tumore abzuklären, führten Sorlie, Perou und Kollegen weitere Studien zur Korrelation der Ergebnisse mit klinischen Daten durch, die 2001 veröffentlicht wurden (Sorlie u. a. 2001). Zu diesem Zweck wurden 78 Proben von Patientinnen untersucht, die eine Behandlung erhielten und anschließend über einen Zeitraum von mehreren Jahren nachbeobachtet worden waren.

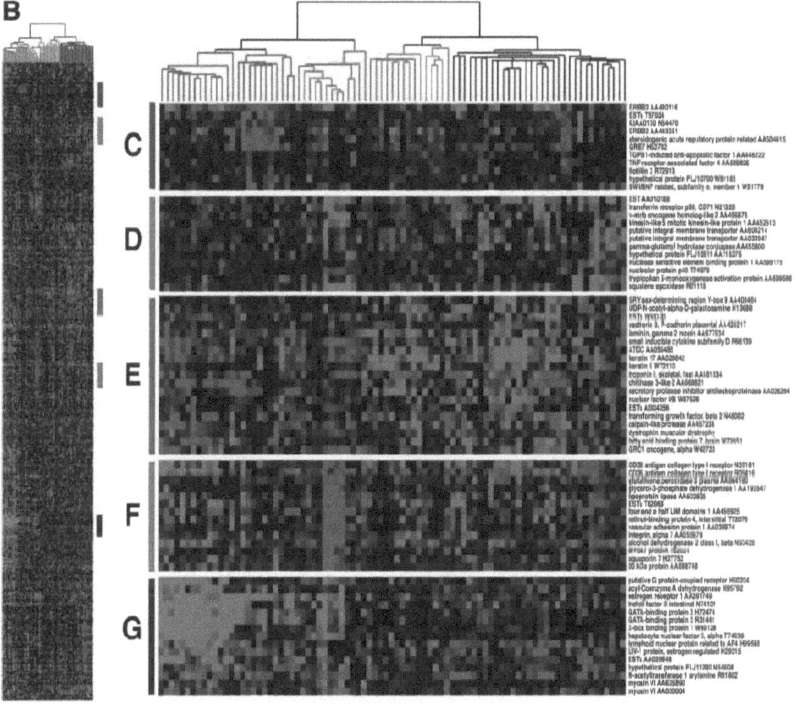

*Abbildung 19: Darstellung der Expressionsanalyse durch Sorlie, Perou und Kollegen zur Untersuchung der Korrelation zwischen Expressionsmustern und klinischem Verlauf. Links sind die Ergebnisse der gesamten Expressionsanalyse gezeigt (**B**). In der Mitte sind relevante Gencluster vergrößert dargestellt: **C**: HER2/neu-Cluster, **D**: neuer unbekannter Cluster, **E**: Gencluster mit Genen basaler Epithelzellen, **F**: Cluster mit Genen normaler Brustzellen, **G**: luminaler Gencluster inklusive Östrogenrezeptor. Im oberen Bereich der Darstellung sind die ermittelten Subgruppen der untersuchten Tumorproben in Form eines Dendrogramms wiedergegeben. (**dunkelblau**: luminal A, **gelb**: luminal B, **hellblau**: luminal C, **grün**: normal breast-like, **lila**: HER2/neu, **rot**: basal) (Sorlie u. a. 2001)*

avianen Erythroblastosis Virus, der eine abgewandelte Form codiert).

Die auf gleiche Weise wie zuvor durchgeführte Clusteranalyse ergab ein ähnliches Bild wie in der vorangegangenen Studie, wobei angemerkt werden muss, dass 40 Tumore erneut untersucht wurden. Die Messung der Expressionsniveaus von über 8000 Transkripten und die genauere Analyse von 456 dieser mRNAs offenbarte erneut eine grundsätzliche Aufteilung in luminale und basale Tumortypen. Diese spalteten sich jedoch in dieser Arbeit, womöglich aufgrund der größeren Stichprobe, im luminalen Bereich in drei weitere Teilgruppen auf. Diese neuen Gruppen Luminal B und Luminal C unterschieden sich in ihren Expressionsmustern von der ursprünglichen Gruppe Luminal A durch ein geringeres Expressionsniveau der luminalen- und Östrogenrezeptor-Gencluster, sowie im Falle der Luminal C-Gruppe durch die Expression einer neu gefundenen Gengruppe, die ebenfalls bei der HER2/neu- und der basalen Gruppe hochreguliert ist. Die seperate Clusteranalyse einer Teilmenge der eingesetzten Tumore von 51 Stück ergab ein ähnliches Bild, jedoch mit einer Verschiebung der Verwandschaftsverhältnisse der Luminal B-Gruppe in die Nähe der HER2/neu-Gruppe. Um eine mögliche medizinische Relevanz dieser Subgruppen zu überprüfen erfolgte in der Studie ein Abgleich des klinischen Krankheitsverlauf mit den Untergruppen, die in mehreren Kaplan-Meyer-Plots dargestellt worden sind. Dieser Abgleich offenbarte fundamentale Unterschiede in der Langzeitüberlebenswahrscheinlichkeit von Patientinnen mit unterschiedlichen „Brustkrebstypen". Die Luminal A-Gruppe zeigte sich hierbei als die günstigste Variante, während die basale und die HER2/neu-Gruppe mit der schlechtesten Prognose assoziiert waren.

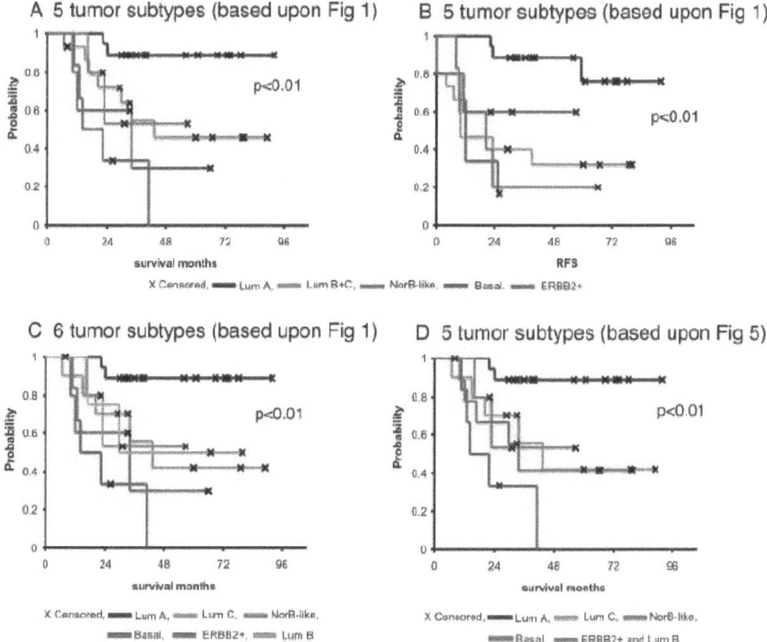

*Abbildung 20: Kaplan-Meyer-Plots des allgemeinen Überlebens (**A**, **C**, und **D**) und des rückfallfreien Überlebens (**B**) basierend auf den Subgruppen ermittelt an allen 78 Proben (**A**, **B**, und **C**) sowie auf den Subgruppen der Teiluntersuchung von 51 Tumoren (**D**)(siehe Text) (Sorlie u. a. 2001)*

Die Arbeit von Sorlie, Perou und Kollegen macht deutlich, dass eine Korrelation zwischen dem klinischen Krankheitsverlauf und den durch Genexpressionsanalyse ermittelten Subgruppen des Mammakarzinoms besteht. Diese Korrelation, die sich in erster Linie in der unterschiedlichen Lebenserwartung der Patientinnen manifestiert, gab zum einen den Anlass zu weitergehenden Untersuchungen und letztlich zur Entwicklung marktreifer Verfahren zur expressionsbasierten Tumoreinstufung. Darüber hinaus stützte sie die Hypothese über die Existenz distinkter biologischer Entitäten innerhalb der Krankheit Brustkrebs.

Spätere Arbeiten anderer Gruppen, die den selben Ansatz verfolgten, kamen zu vergleichbaren Ergebnissen. Die vorgenommene Einteilung der untersuchten Tumore durch verschiedene Forschungsgruppen verlief dabei weitestgehend in Übereinstimmung. Als Hauptgruppen wurden die Basal-Like und die Luminal A-

Gruppe identifiziert, die in allen Versuchen konsistent blieben und sich darüber hinaus stark abhoben. Weitere in mehreren Studien bestätigte Expressionsgruppen sind die HER2/neu-, die Normal-breast-like- und die Luminal B-Gruppe. Vereinzelt postuliert wurde außerdem das Vorhandensein einer Luminal C-, Basal 2- und IFN-Gruppe (Bertucci u. a. 2005; Hu u. a. 2006; Sorlie u. a. 2006; Sotiriou u. a. 2003).

Die Luminal A-Gruppe zeichnete sich, wie bereits in den grundlegenden Untersuchungen durch Perou und Sorlie gezeigt, durch eine Expressionserhöhung der Gene des Fettstoffwechsels aus. Weiterhin zeigten sich östrogenresponsive Elemente in hohem Maße überexprimiert, was auch mit einer beobachteten Reaktion auf Hormontherapien korrelierte. Die Basal-Like-Gruppe hingegen unterschied sich von anderen identifizierten Expressionsgruppen durch eine starke Überexpression von Genen des Zellzyklus, der Zellproliferation und der Differenzierung. Außerdem waren Gene der Proteinphosphorylierung und der B-Zell und Antikörper-vermittelten Immunreaktion betroffen. Die Tumore des Basal-Like-Typus wiesen häufig einen hohen Wert im histologischen *Grading* auf, was mit der Beobachtung korrelierte, dass die Luminal A-Gruppe mit einer guten Prognose, die Basal-Like-Gruppe hingegen mit einer schlechten Prognose verknüpft sind.

Die erkannte Unterteilung in Subgruppen blieb auch unter Sonderbedingungen konsistent. So zeigten Tumore im frühen Brustkrebsstadium (T1/T2) ohne Einschränkungen die selben Gruppierungen in der Microarray-Analyse (Sorlie u. a. 2006). Auch bei inflammatorischem Brustkrebs, der als Unterart des Mammakarzinoms angesehen wird, ergaben sich keinerlei signifikante Unterschiede beim Vergleich der Expressionsmuster mit dem „klassischen" Brustkrebs. Die erhaltenen Muster ließen sich, wie bei den Untersuchungen des nicht-entzündlichen Brustkrebs, in die selben Gruppen unterteilen. Die molekulare Analyse erwies sich somit als unabhängig gegenüber phänotypisch erkennbaren klinischen Aspekten, was nach Bertucci auf eine größere Wichtigkeit intrinsischer biologischer Merkmale für die Subklassifikation hinweist (Bertucci u. a. 2005). Das Vorhandensein spezifischer molekularer Ausprägungen schon im frühen Stadium stützt die Vermutung, dass determinierende somatische Mutationen in vorklinischen Formen, die weitere Tumorentwicklung in bestimmte Bahnen lenken.

Klinische Relevanz könnte die feinere Klassifizierung des Mammakarzinoms in Subgruppen aufgrund ihres prognostischen Potentials erlangen. Die Korrelationen zwischen der ermittelten Expressions-Gruppe und der durchschnittlichen Rückfallquote war vor allem bei den beiden Hauptgruppen Luminal A und basal-like außerordentlich stark (Hu u. a. 2006). Klassische klinische Marker wie der Östrogen-Rezeptor-Status, der histologische Grad oder die Her2/neu-Expression korrelieren ebenfalls mit den auf Expressionsanalysen beruhenden Eingruppierungen. So zeigten Tumore mit mutiertem BRCA 1 bzw. BRCA 2 in einer Studie von Sørlie et al. ausschließlich den basalen Subtyp (Sorlie u. a. 2003).

Die Unterschiede unter den einzelnen Expressionsmustern ließen Sørlie et al. sogar von „*biologically distinct disease entities*" (Sorlie u. a. 2006) sprechen, die klinisch differenziert betrachtet werden müssten und verschiedener Therapieansätze bedürfen. Diese Aussage steht in Einklang mit Rouzier und Kollegen, die Verbindungen zwischen den molekularen Gruppen und der Sensitivität gegenüber verschiedenen Chemotherapien nachweisen konnten (Rouzier u. a. 2005). Detaillierter konnte bereits Troester eine unterschiedliche Reaktion der luminalen Gruppe auf Doxorubicin und 5-Flourouracil im Gegensatz zur basalen Gruppe erkennen. Während die luminalen Tumore mit einer starken Induktion des $p21^{waf1}$ (induziert durch DNA-Schäden/Stress) reagierten und somit eine große Zahl von proliferationsassoziierten Genen hemmten, reagierten basale Tumore deutlich schwächer auf die entsprechenden Therapeutika (Troester u. a. 2004).

Die aus der Identifikation der klinisch relevanten Subgruppen hervorgegangenen kommerziellen Anwendungen der Genexpressionsanalyse bedienen sich sehr viel kleineren *Genpanel*, um eine Stratifizierung der Tumore zu erreichen. Dies ist der Durchführbarkeit im industriellen Maßstab und der Kosteneffizienz geschuldet, jedoch auch mit Vorteilen in der Standardisierung und Auswertung verbunden. Die Zusammensetzung der *Genpanels* der beiden prominentesten Systeme, dem Mammaprint und dem OncotyppeDX ist dabei auf den ersten Blick überraschend, da sich die 70 Gene des Mammaprint-Tests und die 21 Gene des OncotypeDX nur in einem Gen überschneiden. Bei genauerer Betrachtung fällt jedoch auf, dass die meisten Gene beider Verfahren eng miteinander verknüpft sind. So sind viele Gene beteiligt an den *Pathways* der Proliferationskontrolle, des Östrogenrezeptors und des HER2/neu-Rezeptors (siehe: Paik u. a. 2004; van 't Veer u. a. 2002; vergleiche außerdem Ross u. a. 2008). Diese *Pathways* sind auch in der Identifikation der Subgruppen häufig für relevant befunden worden

8.4. Vergleich von RT-PCR und Microarray

Die Bemühungen unterschiedlicher Akteure, die Genexpressionsanalyse durch die Entwicklung klinisch anwendbarer Systeme für die Diagnose und Therapieentscheidung nutzbar zu machen führte – wie in Kapitel 8.2. (ab Seite 167) aufgeführt – zu einer Reihe unterschiedlicher methodischer Ansätze. Besonderer Fokus liegt hierbei vor allem auf der Microarray-Technologie und der quantitativen RealTime-PCR. Beide Verfahren haben sich in den letzten Jahren im Forschungskontext entwickelt und bewährt und erlauben die simultane Untersuchung vieler ausgewählter Transkripte gleichzeitig in semi-automatisierten Verfahren. Aufgrund der hohen Anforderungen an klinisch einsatzfähige Methoden in puncto Verlässlichkeit, Reproduzierbarkeit, Praktikabilität und Kosten, sowie der grundsätzlichen Eignung beider Ansätze, erscheint es lohnenswert die Eigenschaften dieser zwei konkurrierenden Methoden vergleichend zu beleuchten.

Die Verwendung der DNA-Chips, die schon eine relevante Funktion in den grundlegenden Untersuchungen zur Stratifizierung des Mammakarzinoms inne hatten, für eine klinische Anwendung erscheint logisch. Die Zahl der parallel untersuchbaren Transkripte ist durch die erreichbare Sondendichte beinahe beliebig hoch, fällt aber aufgrund der verhältnismäßig kleinen Genpanel nicht ins Gewicht. Die geringe Größe der Genpanel und die hohe Chipkapazität ermöglichen es jedoch, entweder mehrere Versuche parallel ablaufen zu lassen und so die Fehlerquote zu verringern oder die Kosten durch die Diagnose mehrerer Tumore in einem Ansatz zu minimieren. Für die Analyse und Auswertung der Untersuchungen erfordert die Chiptechnologie spezialisierte Geräte, die eine Anwendung im Institutsrahmen aus Kostengründen unwahrscheinlich erscheinen lassen. Wahrscheinlicher ist eine zentralisierte Untersuchung von Tumorproben, wie es auch in der MINDACT und der TAILORx-Studie vorgesehen ist, wodurch jedoch Fragen bezüglich des Transports, des Datenschutzes und des Vertrauens der verantwortlichen Ärzte in die externen Ergebnisse aufgeworfen werden.

Die quantitative RealTime-PCR als Methode zur Analyse der Genexpression unterscheidet sich von der Chiptechnologie darin, dass die einzelnen Gene in voneinander getrennten Versuchen untersucht werden, da die parallele Bestimmung mehrerer Proben in einem Ansatz methodisch begrenzt ist und zu Interferenzen führen kann. Daher unterteilt sich eine RT-PCR in einen parallelen Teil der Probenaufbereitung und der reversen Transkription und in einen seriellen Part der PCR-Reaktion zur Mengenbestimmung. In der Praxis finden diese Schritte jedoch in der Regel in einem Gerät unter gleichen Bedingungen statt. Einzig die Reaktionsräume sind räumlich voneinander getrennt, weswegen in diesem Punkt kein nennenswerter grundsätzlicher Unterschied zwischen Chip- und PCR-Technologie vorliegt. Wesentlich relevanter hingegen ist die Probenform, die für die kommerziell erhältlichen Verfahren zur Brustkrebsdiagnostik benötigt wird. Im Gegensatz zum Frischgewebe, wie es etwa für den Mammaprint-Test erforderlich ist, kann die RT-PCR mit formalinfixierten und paraffinierten Gewebeproben durchgeführt werden. Dies gilt insbesondere für den hervorzuhebenden OncotypeDX Test. Paraffiniertes Gewebe unterscheidet sich von Frischgewebe in vielerlei Hinsicht. Besonders relevant ist hierbei die Verfügbarkeit im klinischen Kontext. Die Fixierung von Tumorproben mit Formalin und die anschließende Überführung in Paraffinblöcke gehört zu den Standardverfahren in der onkologischen Pathologie. Dagegen stellt die Bereitstellung frischer Gewebeproben in der Regel einen zusätzlichen Aufwand dar, da diese Art der Proben in den üblichen klinischen Diagnose- und Einstufungsverfahren keine Verwendung finden. Neben der Verfügbarkeit der Proben bieten die paraffinierten Gewebeblöcke darüberhinaus den Vorteil, mit mehr klinischen Patientiendaten assoziiert zu sein, da der Krankheitsverlauf in den lagernden Krankenhäusern archiviert wird und so für retrospektive Studien verfügbar ist. Der zusätzlich zu betreibende Aufwand zur Frischgewebeentnahme lassen diesen Punkt als Vorteil der RT-PCR erscheinen. Verstärkt wird dieser Punkt außerdem durch die Entwicklung der Tumorgrößen bei Diagnose. Durch Einführung flächendeckender Mammographieuntersuchungen und zunehmende Sensibilisierung gegenüber Brustkrebs, verringert sich die durchschnittliche Größe der Tumore bei Diagnose.

> Und wir kommen immer häufiger in die Situation, dass dann winzig kleine Tumore da zwar wunderschön getroffen worden sind und gestanzt worden sind und dann finden wir die nicht richtig. Weil die so klein waren. (Onkologie 2)

Zumeist wird für die bereits etablierten histopathologischen und zellbiologischen Untersuchungsverfahren Tumorgewebe benötigt. Danach verbleibt oft nicht ausreichend Tumormaterial für die Gewinnung einer Frischgewebeprobe für weitere Analysen. Verschärft wird dieses Problem außerdem durch den Anspruch, sowohl der Pathologie als auch der Genexpressionsanalyse einen repräsentativen Querschnitt des Tumors zu untersuchen. So ist es unbedingt notwendig aus einem heterogenen Mammakarzinom auch die Bereiche höherer Malignität mit der jeweiligen Untersuchungsmethode abzudecken, da ansonsten eine Fehldiagnose denkbar wäre.

> Wo ist der Tumor ? Wo ist vielleicht zum Beispiel ein unterschiedlich differenzierter Tumoranteil ? Das gibt es ja auch. Was muss ich denn untersuchen ? Den am schlechtesten differenzierten ? Der hat ja möglicherweise noch mehr Mutationen. Oder den am besten differenzierten Anteil ? (Pathologie 1)

Die Verwendung paraffinierter Gewebeproben bietet hier also nicht nur den Vorteil des Rückgriffs auf etablierte Methoden der Pathologie. Sie konkurriert überdies nicht direkt mit dem Gewebebedarf konventioneller Methoden bei kleinen Tumoren. Zwar benötigt auch die RT-PCR Gewebe. Da jedoch die Paraffinierung als Standardverfahren durchgeführt wird, besteht die Konkurrenzsituation nicht von Beginn der Probenbearbeitung an. Somit obliegt es den verantwortlichen Onkologen und Pathologen im weiteren Verlauf zu entscheiden, ob und wofür das vorhandenen Gewebe eingesetzt werden soll. Die Abtrennung einer Frischgewebeprobe direkt nach der Tumorresektion hingegen erscheint weitaus problematischer, da sie etwaige spätere Entscheidungsoptionen von Beginn an ausschließen könnte. Dies fällt um so stärker ins Gewicht, da der Microarray mit 3mm (Agendia 2009a) deutlich größere Gewebeproben benötigt als die RT-PCR mit 35 bis 65 Mikrometer (GenomicHealth 2009a).

Während die Verwendung von paraffiniertem Gewebe also einerseits einen sehr großen praktischen und institutionellen Vorteil von Verfahren wie dem OncotypeDX-Test darstellt, offenbaren sich andererseits in dessen Verwendung auch relevante technische Nachteile. So erscheint unklar wie es gelingt, aus den ungekühlten fixierten Tumorproben ausreichend intakte RNA zu gewinnen, um aussagekräftige Untersuchungen anstellen zu können. Im Gegensatz zur stabilen DNA ist RNA äußerst instabil und vielfältigen Degradierungsmechanismen ausgesetzt. In biologischen Systemen ubiquitär vorhandene Ribonukleasen[52] können RNA in sehr kurzer Zeit stark degradieren oder zumindest fragmentieren. Die Dehydrierung und Fixierung des Tumorgewebes behindert diesen Prozess vermutlich, genügt aber nicht, um ihn komplett zu stoppen. Untersuchungen hierzu am Mammakarzinom haben Cronin und Kollegen im Jahr 2004 veröffentlicht (Cronin u. a. 2004). Demnach finden sich in fixiertem Gewebe abhängig vom Alter der Probe kaum noch RNA-Fragmente von über 300 Basenpaaren Länge. Mit zunehmender Lagerungsdauer werden die Fragmente sogar noch kleiner und sind zu großen Teilen nur noch 100 Basenpaare oder weniger lang.

Um trotzdem von verlässlichen, repräsentativen Ergebnissen einer Expressionsanalyse sprechen zu können, muss davon ausgegangen werden, dass sämtliche Transkripte gleichermaßen von dieser Degradierung betroffen sind. Unter dieser Annahme ist es möglich die zu messenden Gene zu Referenzgenen in Beziehung zu setzen. Diese Referenzgene sind Gene, die im Mittel in Zellen unterschiedlichen Gewebes gleichermaßen exprimiert werden. Auf diese Weise wird die relative Expression bestimmt und so der Degradierung von RNA durch eine lange Langerung Rechnung getragen. Des Weiteren können durch diesen Schritt auch unterschiedliche Ausbeuten an RNA, etwa durch Unregelmäßigkeiten in der Gewebeverarbeitung, in der RNA-Gewinnung oder während der reversen Transkription, normalisiert werden. Cronin und Kollegen konnten in experimentellen Untersuchungen die Wirksamkeit dieser Methode nachweisen, indem sie Proben mit unterschiedlichem Alter miteinander verglichen (1 Jahr, 6 Jahre und 17 Jahre). Während die absolute gemessene RNA-Menge in den ältesten Proben für 92 vermessene Transkripte etwa 90 Prozent geringer als in den jüngsten Proben war, zeigte sich beim Vergleich der relativen Expressionsraten ein einheitliches Bild für die meisten untersuchten Gene. Bei den RNAs, die trotz Normalisierung eine Altersabhängigkeit zeigten, gelang Cronin und Kollegen ein Ausgleich dieser Differenz durch Anpassung der Größe der jeweiligen Amplicons. Eine Verringerung der Größe der in der PCR replizierten Sequenz nivellierte die Unterschiede im relativen Expressionsniveau der Tumorproben, was angesichts der erhöhten Degradierungswahrscheinlichkeit bei größeren Amplicons auch einleuchtend erscheint.

52 Sowohl Endo- als auch Exoribonukleasen kommen in Zellen allen Typs vor.

Um neben der reinen Bestimmbarkeit der RNA-Mengen auch eine mögliche klinische Relevanz zu belegen, untersuchten Cronin und Kollegen außerdem das Auftreten gekoppelt exprimierter Gene nach Sorlie (Sorlie u. a. 2001). Dabei ergaben sich ähnliche Kopplungen in der Genexpression wie bei der Microarrayanalyse. So zeigten etwa die Keratine 5 und 17, die Bestandteil des basalen Gencluster sind, im Mittel aller 62 Tumore eine gekoppelte Expression, wie auch HER2 und das assoziierte GRB7 (*Growth factor receptor-bound protein 7*). Belegen ließ sich auch eine Korrelation zwischen der gemessenen Expressionsrate für den Östrogenrezeptor, den Progesteronrezeptor sowie HER2/neu und dem durch immunohistochemische Verfahren festgestellten Proteinlevel der jeweiligen Translationsprodukte. Die Methode zeigte sich somit in der Summe als nicht weniger leistungsfähig als die Untersuchung der Expressionsniveaus an frischem oder tiefgekühltem Gewebe. Dies wurde in der Publikation abschließend durch einen direkten Vergleich einer 6 Jahre alten Probe, die sowohl fixiert als auch gefroren vorlag, ein weiteres Mal hervorgehoben. Zusammenfassend bleibt festzuhalten, dass die Normalisierung der gemessenen RNA-Mengen anhand von Referenzgenen notwendig ist, um aussagekräftige und vergleichbare Ergebnisse mittels RT-PCR zu erhalten. Des Weiteren ist ein planvolles Primerdesign notwendig, da die Größe der in der PCR replizierten Amplicons Einfluss auf die Ergebnisse nimmt.

8.5. Validierung von OncotypeDX und Mammaprint

Bevor eine Technologie im medizinischen Kontext zur Anwendung kommt, sind Nachweise der analytischen Validität, der klinischen Validität und des klinischen Nutzens erforderlich. Im folgenden Kapitel sind entsprechende Studien zum OncotypeDX und zum Mammaprint vergleichend aufgeführt.

8.5.1. Analytische Validität

Die analytische Validität bezeichnet die Genauigkeit und Reproduzierbarkeit eines Testverfahrens. Eine hohe analytische Validität setzt also eine sehr geringe Fehlerquote voraus. Im Falle der Genexpressionsanalyse gilt dies insbesondere für die Einordnung in die Gruppen unterschiedlichen Risikos. Auch bei mehrfacher Probenentnahme und Handhabung durch unterschiedliche Personen, dürfte bei Anwendung des selben Testverfahrens kein widersprüchliches Ergebnis herauskommen. Der Nachweis der analytischen Validität wird dabei in der Regel über den Vergleich zum jeweiligen Gold-Standard erreicht. Da dieser für die Genexpressionsanalyse nicht oder nur indirekt verfügbar ist, wurde in den entsprechenden Studien zu den beiden populärsten kommerziellen Verfahren dieser Technologie dem OncotypeDX und dem Mammaprint eine Untersuchung der Reproduzierbarkeit und Variabilität durchgeführt.

Der Nachweis der analytischen Validität des OncotypeDX-Tests wurde in zwei spezialisierten technischen Untersuchungen (Cronin u. a. 2004; Cronin u. a. 2007) und einer Reihe klinischer Studien erbracht. In den technischen Analysen von Cronin und Kollegen wurde insbesondere auf das Design adäquater Primer eingegangen und die technische Leistungsfähigkeit des Verfahrens in Punkto Nachweisgrenzen, Amplifikationseffizienz, Genauigkeit der Untersuchung und Reproduzierbarkeit untersucht. Weitere Daten zur Variabilität und Reproduzierbarkeit wurden in einigen klinisch orientierten Studien erhoben (Habel u. a. 2006; Paik u. a. 2004). Die Standardabweichung des ermittelten *recurrence Scores* blieb dabei unter 3. Ein Vergleich der Expressionsniveaus spezifischer Gene mit den immunohistochemischen Untersuchungen der korrespondierenden Proteine kommt einem Vergleich der Methode mit dem Gold-Standard am nächsten und wurde in verschiedenen Studien durchgeführt (Chang u. a. 2008; Cobleigh u. a. 2005; Esteva u. a. 2005; Gianni u. a. 2005; Cronin u. a. 2004; Habel u. a. 2006; Mina u. a. 2007; Paik u. a. 2004). Dabei war die Übereinstimmung für den Östrogenrezeptor mit einer Ausnahme (Habel u. a. 2006) gut (statistische Übereinstimmung κ zwischen 0,8 und 1[53]), wobei die Definition eines positiven Grenzwertes in der Genexpressionsanalyse variierte[54]. Hingegen zeigten sich beim Progesteron- und HER2/neu-Rezeptor nur mediäre oder schwache Übereinstimmungen der Ergebnisse (κ zwischen 0,4 und 0,7). Da die Aussagekraft des OncotypeDX jedoch auf der simultanen Betrachtung aller 21 Gene beruht, bleibt die Interpretation dieses Ergebnisses unklar.

53 Cohens Kappa – statistische Maß für die Interrater-Reliabilität

54 Zahl der Zyklen bis zur Detektionsschwelle, die als positiv gewertet werden.

Die analytische Validität des Mammaprint-Systems wurde ebenfalls in zwei technischen Studien untersucht (Ach u. a. 2007; Glas u. a. 2006). Glas und Kollegen befassten sich dabei mit der technischen Realisierbarkeit der Microarray-Analyse im Hochdurchsatz-Verfahren indem sie die Messung der 70 Gene von der Entwicklungsplattform mit 25.000 Sonden auf einen kleineren Chip mit 1.900 Sonden portierten und auf einem Chip so acht Dreifachmessungen vornahmen. Dabei konnte sowohl die Plattformunabhängigkeit des Genpanels als auch die Reproduzierbarkeit innerhalb eines Labors nachgewiesen werden. Ach und Kollegen erweiterten diese Untersuchung auf einen Vergleich zwischen unterschiedlichen Laboren und kamen dabei zu dem Ergebnis, dass Variationen in den Verarbeitungsprotokollen insbesondere im Markierungsschritt zu einer starken Verringerung der Reproduzierbarkeit führen können. Hieraus leiteten sie eine Notwendigkeit der zentralisierten Durchführung des Verfahrens ab. Die generelle technische Anwendbarkeit wurde durch Buyse und Kollegen belegt, die bei etwa 81 Prozent ihrer gefrorenen Proben ausreichend RNA für eine Analyse gewinnen konnten (Buyse u. a. 2006).

8.5.2. Klinische Validität

Die klinische Validität bezeichnet die Genauigkeit und die Konsistenz eines Testverfahrens in Bezug auf den klinischen Status der PatientInnen. Dabei handelt es sich im Falle von Brustkrebs und der Genexpressionsanalyse um das Risiko einer Fernmetastase oder eines Rezidivs, die in der Regel über die Zeit des rückfalls- oder metastasefreien Überlebens statistisch erfasst werden. Erst die verlässliche Verknüpfung der Messergebnisse jedweder Testverfahren mit diesen klinisch bedeutsamen Parametern ermöglicht einen Nutzen für die konkrete Behandlung. Die klinische Validität der Genexpressionsanalyse bemisst sich somit aus der Güte der Korrelation der ermittelten Risikoeinstufungen mit dem weiteren klinischen Verlauf der Erkrankung. Letztere wird häufig in Form der Rückfallshäufigkeit in einer Risikogruppe nach 5 oder 10 Jahren ausgedrückt.

Zum Beweis der klinischen Validität und Reproduzierbarkeit der Genexpressionsanalyse im klinischen Kontext wurden durch verschiedenste Autoren Studien durchgeführt, die die Korrelation der gefundenen Risikoeinstufung beziehungsweise Prognose mit relevanten klinischen Parametern aufzeigten. Auf diese Weise wurde die generelle Funktionalität der kommerziell erhältlichen Expressionsanalyseverfahren überprüft. Ausgehend von der ersten Validierungsstudie des OncotypeDX durch Paik und Kollegen (Paik u. a. 2004), erfolgten weitere Untersuchungen durch Esteva und Cobleigh, in der Entwicklungsphase des OncotypeDX. Paik und Kollegen führten dabei eine Analyse an einer Kohorte von 668 Lympknoten-negativen, Östrogenrezeptor-positiven Patientinnen durch, um die Korrelation zwischen dem *recurrence Score* und dem Auftreten lokaler oder distanter Rückfälle zu bestimmen. Von den untersuchten Tumoren wurden 51 Prozent mit einem niedrigem RS-Wert bewertet, von denen 6,8 Prozent binnen zehn Jahren einen Rückfall entwickelten. Unter den 27 Prozent der Tumore mit hohem RS-Wert kam es hingegen in 30,5 Prozent der Fälle zu einem Rückfall innerhalb von 10 Jahren. Es ergab sich somit ein signifikanter Zusammenhang zwischen RS-Wert und rückfallsfreiem Überleben beziehungsweise generellem Überleben. Die multivariate Analyse für das Auftreten distanter Metastasen ergab für den *recurrence Score* ein *hazard ratio* von 2,81 (95 % CI, 1,70 – 4,64, P<0,001).

In der folgenden Arbeit von Esteva und Kollegen (Esteva u. a. 2005) erfolgte eine Evaluation dieser Ergebnisse an 149 heterogen zusammengesetzten Patientinnen ohne befallene Lymphknoten, die keine endokrine oder Chemotherapie erhalten hatten. In dieser Untersuchung konnte jedoch keine Korrelation zwischen dem *recurrence Score* und dem Auftreten distanter Metastasen festgestellt werden.

Cobleigh und Kollegen (Cobleigh u. a. 2005) hingegen konnten in ihrer Entwicklungsstudie an 87 Patientinnen mit mehr als 10 befallenen Lymphknoten eine sehr starke Korrelation zwischen dem *recurrence Score* und dem Auftreten eines Rückfalls beobachten. Da es sich hier jedoch um eine Test- und keine Validierungskohorte handelte, bleibt diese Arbeit ohne Bewandtnis für die klinische Validierung des OncotypeDX-Tests.

Erst in einer später veröffentlichten retrospektiven Studie von Habel und Kollegen (Habel u. a. 2006) konnten die Ergebnisse von Paik und Kollegen an einer Kohorte von 790 Lympknoten-negativen, Östrogenrezeptor-positiven Patientinnen bestätigt werden. Das Risiko binnen zehn Jahren nach Diagnose zu versterben, lag in den definierten Risikogruppen des *recurrence Scores* bei 3 Prozent im niedrigen Bereich, 12 Prozent im mittleren Bereich und 27 Prozent im hohen Bereich. In der multivariaten Analyse konnte demnach für den RS-Wert als Risikoprediktor ein *hazard ratio* von 7,6 (95 % CI, 2,6 – 21,9, P<0,001) für Tamoxifen-behandelte Tumore beziehungsweise 4,1 (95 % CI, 2,1 – 8,1, P<0,001) für Tamoxifen-unbehandelte Tumore nachgewiesen werden. Angesichts der Tatsache, dass die Zuweisung der Therapie mit Tamoxifen aufgrund der klinischen Situation nicht zufällig erfolgte, ist der Wert dieser Unterscheidung jedoch in Frage zu stellen.

Einen weiteren Hinweis auf die klinische Validität gibt die Arbeit von Paik und Kollegen aus dem Jahr 2006 (Paik u. a. 2006), die jedoch in ihrer Ausrichtung eher die Aspekte des klinischen Nutzens beleuchtet und die Korrelation des *recurrence Scores* mit dem Ansprechen auf die Chemotherapie zum Gegenstand hat. In dieser Untersuchung an 651 Lympknoten-negativen, Östrogenrezeptor-positiven Patientinnen, von denen 227 mit Tamoxifen und 424 mit Tamoxifen und Chemotherapie behandelt wurden, blieben unter den Tamoxifen-Patientinnen in der Gruppe niedrigen Risikos 96,8 Prozent, in der Gruppe mittleren Risikos 90,9 Prozent und in der Gruppe hohen Risikos nur 60,5 Prozent frei von distanten Metastasen. Aufgrund der Ausrichtung der Arbeit erfolgte jedoch keine statistische Bewertung des OncotypeDX-Tests als Prädiktor.

Die Untersuchung der klinischen Validität erfolgte auch beim Mammaprint-System zunächst in Entwicklungsstudien. Wie bereits zuvor geschildert (Kapitel 8.2.4., ab Seite 181) wurde die Selektion des 70-Genpanels anhand einer Microarray-Analyse von 25.000 Transkripten bei 78 Tumorproben mit negativem Lymphknotenstatus durchgeführt und deren statistischer Korrelation mit metastasefreiem Überleben der Patientinnen nach 5 Jahren untersucht. In dieser von van´t Veer und Kollegen durchgeführten Studie (van 't Veer u. a. 2002) konnten 65 der 78 Tumore korrekt klassifiziert (zusätzlich 17 von 19 in einer Validierungskohorte) und in der multivariaten Analyse ein *odds Ratio* für die Entwicklung von Metastasen von 18 (95 % CI, 3,3 – 94) ermittelt werden. In der ersten Validierung des so gefundenen Genpanels durch van de Vijver und Kollegen (van de Vijver u. a. 2002) bestätigten sich diese Befunde an einer Kohorte von 295 Patientinnen mit positivem und negativem Lymphknotenstatus, unter denen sich jedoch auch die 78 Patientinnen aus der Studie von van´t Veer befanden. Mittels des 70-Genpanels konnte diese vielfältige Patientinnenkohorte, die in Hinsicht auf den Lymphknotenstatus, der Östrogenrezeptorstatus und die erhaltene Behandlung heterogen war, in eine Gruppe hohen Risikos und eine Gruppe niedrigen Risikos unterteilt werden. Die Gruppe niedrigen Risikos, die stark mit einem positiven Östrogenrezeptorbefund korrelierte, zeigte eine deutlich höhere Wahrscheinlichkeit für rezidivfreies Überleben nach 5 (95 % gegenüber 61 %) beziehungsweise 10 Jahren (85 % gegenüber 51 %) als die Gruppe hohen Risikos. In der multivariaten Analyse konnte die Zugehörigkeit zur Gruppe hohen Risikos als stärkster Prognosefaktor für das Auftreten distanter Metastasen ermittelt werden (*hazard ratio* von 4,6 (95 % CI, 2,3 – 9,2)). Diese Ergebnisse bestätigten sich auch bei Auslassung der Tumorproben, die zur Entwicklung des Panels herangezogen wurden. Jedoch wurden auch Patientinnen in die Gruppe niedrigen Risikos eingeordnet, die im Zeitraum von 10 Jahren Fernmetastasen ausbildeten, was auf eine zu geringe Spezifität des Tests hindeuten kann. Zusätzlich wurde in der Studie ein Vergleich der Risikostratifizierung mittels Gensignatur einerseits und konventioneller Kriterien andererseits dokumentiert, der aufzeigen konnte, dass in der Risikoabschätzung mittels NIH- oder St. Gallen-Kriterien durch die Anwendung der Genexpressionsanalyse eine weitere Unterteilung möglich ist, die auch mit dem späteren Krankheitsverlauf korreliert.

Eine ähnliche Validierung der klinischen Leistungsfähigkeit des Mammaprint-Systems wurde 2006 durch Buyse und Kollegen veröffentlicht (Buyse u. a. 2006). Auch in dieser Arbeit erfolgte ein Vergleich der Prognoseleistung mit etablierten Verfahren wie Adjuvant! Online, dem Nottingham Prognostic Index und den St.Gallen-Kriterien. Dazu wurden 302 Tumorproben analysiert und die Ergebnisse mit dem Auftreten von Fermetastasen und dem Überleben korreliert. Die in dieser Studie ermittelten statistischen Werte für Spezifität und Sensitivität konnten in weiten Teilen die etablierten Verfahren übertreffen, blieben jedoch hinter den Ergebnissen von van´t Veer und van de Vijver zurück (*hazard ratio* in der multivariaten Analyse für das Auftreten distanter Metastasen: Gensignatur hohes Risiko: 2,32 (95 % CI, 1,35 – 4,00); Adjuvant! Online hohes Risiko: 1,65 (0,92 – 3,07)). Die Autoren konnten jedoch zeigen, dass dieses Ergebnis auf die längere Beobachtungsdauer der Patientinnnen zurück zu führen war und bei entsprechend früher gewähltem Endzeitpunkt identische Werte erreicht wurden.

Bueno-de-Mesquita und Kollegen, die zu einem großen Teil wie auch van't Veer und van de Vijver am niederländischen Krebsinstitut tätig sind, erweiterten 2008 die Validierung der 70-Gen-Signatur des Mammaprint-Tests um eine weitere Kohorte und aktualisierten darüber hinaus den Beobachtungszeitraum mit 151 Lymphknoten-negativen Patientinnen aus der Studie von van de Vijver (Bueno-de-Mesquita u. a. 2008). In der neu analysierten Kohorte von 123 Lymphknoten-negativen Patientinnen ergaben sich in der univariaten Analyse ein *hazard ratio* von 5,7 (95 % CI, 1,6-20, p=0,007) und in der multivariaten Betrachtung mit den etablierten Systemen zur Risikostratifizierung St. Gallen-Kriterien, Nottingham-Prognostic Index, Adjuvant! Online und den Niederländischen Richtlinien zur Verbesserung der Gesundheitspflege (Abkürzung CBO) (Struikmans u. a. 2008), Werte zwischen 4,8 und 5,8 für das Auftreten distanter Metastasen. Bei Betrachtung des Überlebens im medianen Beobachtungszeitraum von 5,8 Jahren ergab die univariate Analyse ein H*azard ratio* von 3,4 (95 % CI, 1,2 – 9,6, p=0,021) und im multivariaten Vergleich Werte zwischen 2,7 und 3,3. Dies dokumentiert die Unabhängigkeit der Methode. Die Erweiterung des Beobachtungszeitraum der initialen Validierungsgruppe von einem Median von 7,3 Jahren zu 10,2 Jahren bestätigte die ursprünglichen Ergebnisse von van de Vijver mit h*azard ratios* in der univariaten Analyse von 5,5 (95 % CI, 2,5 – 12, p<0,001) für das Auftreten distanter Metastasen und 10,7 (95 % CI, 3,9 – 30, p<0,001) für das Überleben[55]. Dies ist vor allem in Hinblick auf die Ergebnisse von Buyse und Kollegen interessant, da sich in der Kohorte van de Vijvers nicht wie vermutet eine Abhängigkeit der statistischen Analyse vom Beobachtungszeitraum zeigte.

Während die Studien von Buyse und Bueno-de-Mesquita auf eine Verbreiterung der Basis der klinischen Validierung des Mammaprint-Systems bei prämenopausalen Patientinnen mit negativem Lymphknotenstatus abzielten, wurde in zwei jüngeren Studien eine mögliche Ausweitung der Indikation validiert. 2008 veröffentlichten Wittner und Kollegen hierzu eine Untersuchung an einer Patientenkohorte von 100 postmenopausalen Frauen mit negativem Lymphknotenstatus (Wittner u. a. 2008). Das mediane Patientinnenalter lag dementsprechend höher (62,5 Jahre, medianer Beobachtungszeitraum 11,3 Jahre). Aufgrund der in dieser Altersgruppe häufiger vorhandenen Comorbidität wird die Entscheidung bezüglich einer zytostatischen Chemotherapie erschwert, weshalb laut den Autoren besonderer Bedarf an diskriminierenden Diagnostika besteht. Die, auf einem Abgleich der Genexpressionsprofile mit dem Krankheitsverlauf basierende, Untersuchung ergab,

55 Unterschiedliche Risikoeinstufungen der verschiedenen Systeme zum Mammaprint-Test erfolgten dabei bei Adjuvant! Online zu 34, CBO zu 29 %, St. Gallen zu 32 % und NPI zu 26%.

dass unter den 27 Patientinnen mit guter Prognose kein distanten Metastasen und unter den 73 Patietinnen mit schlechter Prognose 9 distante Metastasen auftraten. Der *negative prediction value* (Segreganz)[56] der 70-Gen-Signatur betrug demnach 100 Prozent (95 % CI, 87 % - 100 %) und der *positive prediction value* (Relevanz)[57] 12 Prozent (95 % CI, 6 % - 22 %). Da die Relevanz im Gegensatz zu vorhergehenden Studien einen sehr viel geringeren Wert annahm, wurden zu viele Patientinnen in die Gruppe hohen Risikos eingestuft. Die Autoren der Studie vermuten, dass die intrinsische Kapazität zur Metastasenbildung in postmenopausalen Frauen auf andere Bedingungen im „Wirt" treffen und daher nicht zur Ausprägung kommen. Dennoch schlussfolgern Wittner und Kollegen, dass, unter der Voraussetzung weiterer Untersuchungen, das Mammaprint-System auch bei älteren Patientinnen zu einer Verbesserung der Prognose eingesetzt werden kann.

Die zweite Studie über die Ausweitung der Indikation der 70-Gen-Signatur wurde 2009 durch Mook und Kollegen veröffentlicht (Mook u. a. 2009). Hierzu wurde im Gegensatz zu den vorangegangenen Arbeiten eine Kohorte von 241 Patientinnen mit positivem Lymphknotenstatus (1 bis 3 befallene Lymphknoten) untersucht. Von diesen wurden 99 (41 %) mit niedrigem Risiko und 142 (59 %) mit hohem Risiko klassifiziert. Nach einer medianen Beobachtungsdauer von 7,8 Jahren erfolgte auch hier ein statistischer Abgleich mit dem klinischen Verlauf. Die Wahrscheinlichkeit für Metastasefreiheit nach 5 Jahren lag dabei bei 98 Prozent in der Gruppe niedrigen Risikos und bei 80 Prozent in der Gruppe hohen Risikos mit einem *hazard ratio* von 4,13 (95 % CI, 1,72 – 9,96). Die Überlebenswahrscheinlichkeit betrug entsprechend 99 Prozent beziehungsweise 88 Prozent (*hazard ratio* 5,70 (95 % CI, 2,01 – 16,23)). In der multivariaten Analyse ergaben sich für die Gensignatur *hazard ratio*-Werte von 7,17 (95 % CI, 1,81 – 28,43) für das Überleben und 2,99 (95 % CI, 0,996 – 8,99) für das Auftreten distanter Metastasen. Im Vergleich mit Adjuvant! Online wurden 72 (34 %) Patientinnen in die Gruppe niedrigen Risikos eingestuft, die klinisch mit hohem Risiko klassifiziert wurden. Der weitere Krankheitsverlauf mit einer Überlebenswahrscheinlcihkeit von 94 Prozent wird daher von den Autoren zum Anlass genommen, Mammaprint auch in der Gruppe der Brustkrebs-Patientinnen mit

56 Segreganz (negativer Vorhersagewert) – Wie groß ist die Wahrscheinlichkeit, dass die Person, wenn kein Risiko erkannt wurde, auch tatsächlich gesund bleibt ?

57 Relevanz (positiver Vorhersagewert) – Wie groß ist die Wahrscheinlichkeit, dass die Person bei einer Risikodiagnose auch tatsächlich einen Rückfall bekommt ?

Lymphknotenbefall eine Reduzierung der Applikation zytostatischer Chemotherapie zuzutrauen. Das Ergebnis steht somit in Einklang mit der Entwicklungsstudie von van de Vijver (van de Vijver u. a. 2002), die ebenfalls Lymphknoten-positive Patientinnen beinhaltete. Aus diesem Grund erfolgte durch Mook ein Vergleich beider Kohorten mit verlängerten Beobachtungszeiträumen, der zwar zu im Detail unterschiedlichen Ergebnissen führte, jedoch keine Relevanz für die abschließende Interpretation hatte.

System	*Autor*	*Kohorte*	*Eigenschaften*	*hazard ratio* **(multivariat)**
RT-PCR	Paik 2004	668	N0, ER-	2,81, 95% CI=1,70-4,64
	Esteva 2005	149	N0, ER+ (69,1%), HER2+ (16,8%)	Keine Korrelation
	Habel 2006	790	N0, ER+ (86,3%), Tam (30,5%)	Tam: 7,6 (95% CI, 2,6 – 21,9, P<0,001) kein Tam: 4,1 (95 % CI, 2,1 – 8,1, P<0,001)
Mammaprint	Van de Vijver 2002	295	NX, ER+ (76,6%), Tam (13,6%), Chemo (37,3%)	4,6 (95% CI, 2,3 – 9,2)
	Buyse 2006	302	N0, ER+ (70,2%)	2,32 (95% CI, 1,35 – 4,00)
	Bueno-de-Mesquita 2008	123	N0, ER+ (23,6%), Tam (22%), Chemo (26%) - Postmenopausal	4,8 – 5,8
	Wittner 2008	100	N0, ER+ (80 %), Tam (24%), Chemo (21%)	Keine Angabe
	Mook 2009	241	N1-3, ER+ (79,3%), Tam (68,9%), Chemo (53,1%)	2,99 (95 % CI, 0,996 – 8,99)

Tabelle 9: Übersicht über die Studien zur Untersuchung der klinischen Validität des OncotypeDX und des Mammaprint-Tests. Der multivariate hazard ratio für die Prognose einer distanten Metastase wurde angegeben, da er am ehesten einen vergleichbaren Wert darstellt.

8.5.3. Klinischer Nutzen

Unabhängig von der klinischen Validität ist auch ein Nachweis über den klinischen Nutzen eines Testverfahrens zu erbringen. Der klinische Nutzen ergibt sich dabei aus den klinischen Vor- und Nachteilen, die durch die Anwendung des Verfahrens zu erwarten sind. Ökonomische Folgen, die der Nutzen eines bestimmten Verfahrens nach sich zieht, können dabei ebenfalls mit einbezogen werden. Zur Bewertung des klinischen Nutzens des OncotypeDX und des Mammaprints erfolgten weitere Studien, die die Korrelation der Einstufung mit dem Ansprechen auf die Chemotherapie in Form rezidivfreien Überlebens, den Einfluss der Genexpressionsanalyse auf die Entscheidungsfindung in der Therapiewahl und die Kosten der Behandlung untersuchten.

Paik und Kollegen veröffentlichten hierzu 2006 eine Untersuchung, ob der OncotypeDX-Test als Prädiktor des Nutzens einer Chemotherapie in Form rezidivfreien Überlebens bei Östrogenrezeptor-positiven, Lymphknoten-negativen Patientinnen geeignet sei (Paik u. a. 2006). Hierzu erfolgte eine Untersuchung von 651 Lympknoten-negativen, Östrogenrezeptor-positiven Patientinnen, von denen eine Gruppe eine Behandlung mit Tamoxifen und zytostatischer Chemotherapie erhielt und die andere Gruppe nur Tamoxifen verabreicht bekam. Die multivariate Analyse konnte dabei eine signifikante Verbesserung des Auftretens von Fermetastasen unter den Patientinnen mit hohem *recurrence Score* ermitteln (relatives Risiko[58] 0,26 (95 % CI 0,13 – 0,53)), wenn diese eine Chemotherapie erhielten. Dieser Wert weist auf den Nutzen des Verfahrens zur Therapiewahl hin, da dieser Effekt unter den Patientinnen mit niedrigem (relatives Risiko 1,31 (95 % CI, 0,46 – 3,78)) und mittlerem *recurrence Score* (relatives Risiko 0,61 (95 % CI, 0,24 – 1,59)) nicht beobachtet werden konnte.

Eine ähnliche Untersuchung wurde durch Gianni und Kollegen durchgeführt (Gianni u. a. 2005). Im Rahmen dieser Studie erfolgte ein Abgleich des *recurrence Scores* mit der *complete pathological response*[59] des Tumors im Rahmen einer weitergehenden Untersuchung von 384 Genen. Auch hierbei zeigte sich eine Korrelation zwischen den Ergebnissen des OncotypeDX-Tests und der Wirkung der Medikamente. Diesen Ergebnissen widersprach jedoch die Studie von Mina und Kollegen (Mina u. a. 2007). Sie hatten in einer ebenfalls weiter gefassten Analyse des OncotypeDX

58 Das relative Risiko drückt aus, um welchen Faktor sich ein Risiko in zwei Gruppen unterscheidet. Demnach würde ein Wert von 1 auf keinen Nutzen durch die Chemotherapie hindeuten.

59 Komplette pathologische Reaktion des Tumors auf die Chemotherapie – d.h. komplettes Verschwinden des Tumors

einzelne Gene identifiziert, welche eine Vorhersage der *complete pathological response* erlaubten. Jedoch gelang es ihnen nicht eine Verknüpfung zum *recurrence Score* herzustellen. Diesen Widerspruch konnte auch die diesbezüglich aktuellste Studie von Chang und Kollegen (Chang u. a. 2008) nicht vollständig auflösen. In dieser Untersuchung wurde neben der Analyse weiterer Gene der *recurrence* Score bei 72 Tumoren von Patientinnen erfasst, die ein hohe histopathologische Einstufung von II oder III und einen Median der Tumorgröße von 6 cm aufwiesen und dementsprechend eine neoadjuvante Therapie erhielten. In der Gruppe mit niedrigem *recurrence Score* zeigte sich bei keiner Patientin eine komplette pathologische Reaktion auf die Chemotherapie. In der Gruppe mit hohem *recurrence Score* war dies jedoch bei 9 (21,4 %) der 42 Patientinnen der Fall. Somit konnte erneut eine Korrelation eines hohen *recurrence Scores* mit der kompletten pathologischen Reaktion nachgewiesen werden, da die Wahrscheinlichkeit einer kompletten Reaktion bei einer *recurrence Score*-Differenz von 14[60] um Faktor 1,7 variierte. Angesichts der Arbeit von Mina und Kollegen erscheinen weitere Untersuchungen jedoch notwendig.

Unabhängig von der unklaren Ausgangslage bezüglich des klinischen Nutzens des OncotypeDX-Testes erfolgten konkrete Untersuchungen zu den Auswirkungen der Technologie in der klinischen Praxis. Oratz und Kollegen führten hierzu eine Studie über die Beeinflussung der Therapieentscheidung durch das Verfahren durch (Oratz u. a. 2007). Dazu wurden die Therapieempfehlungen für 74 Patientinnen vor und nach Bestimmung des *recurrence Scores* retrospektiv verglichen. Bei 21 Prozent der Patientinnen erfolgte eine Anpassung der Therapie durch die verantwortlichen OnkologInnen nach Bekanntgabe des OncotypeDX-Ergebnisses. Den Großteil machte dabei der Verzicht auf die Chemotherapie zu Gunsten einer alleinigen endokrinen Therapie aus. Die spezifischen Motivationen, die den jeweiligen Entscheidungen zu Grunde lagen, wurden durch diese Studie jedoch nicht erfasst, weshalb der konkrete Einfluss des *recurrence Scores* nur zu erahnen ist.

Auf Grundlage der zukünftig möglichen Veränderungen in der Therapiezuweisung auf der Grundlage von Expressionsanalysen führten Hornberger, Lyman und Kollegen zwei Untersuchungen zu ökonomischen Konsequenzen der Genexpressionsanalyse durch (Hornberger u. a. 2005; Lyman u. a. 2007). Dazu

60 Definierte Differenz zwischen niedriger und hoher Risikoeinstufung

erfolgte in der ersten der beiden Studien eine getrennte Betrachtung der Patientinnen hohen Risiko und niedrigen Risikos gemäß etablierter Klassifikationssysteme. In der Gruppe niedrigen Risikos (T1a, N0-1 nach TNM), die keine Chemotherapie erhielt, wurden die Kosten für die Genexpressionsanalyse und die zu erwartenden Mehrkosten durch zusätzliche Chemotherapien berechnet, die sich aus der Reklassifizierung durch den *recurrence Score* ergeben würden. Darüber hinaus wurde eine Abschätzung des durchschnittlichen Anstiegs der Lebenserwartung durchgeführt. In der Hochrisiko-Gruppe (T1b mit ungünstigen Konditionen, T1c), die eine Chemotherapie erhielt, wurden die möglichen Ersparnisse kalkuliert, die sich aus der Differenz der Testkosten und der Kosten für die eingesparten Chemotherapien zusammensetzen würden. Dafür ausschlaggebend wäre die Zahl der – durch den *recurrence Score* identifizierten – Patientinnen, die von einer Chemotherapie nicht profitieren würden. In der ersten Gruppe ergäben sich Mehrkosten von 12.190 $ für die Durchführung der Genexpressionsanalyse, um einen Tumor für die Reklassifikation zu identifizieren, und etwa 15.000 $ für die zusätzliche Chemotherapie. Demgegenüber stünden Einsparungen von 2.344 $ aufgrund der geringeren Zahl von Rückfällen. Bei einer durchschnittlichen verlängerten Lebenserwartung von 1,86 Jahren je reklassifizierter Patientin wären so für die Testkohorte Mehrkosten von 31,452 $ je *quality-adjusted life-year (QALY)*[61] (Pliskin u. a. 1980; Prieto u. a. 2003) zu erwarten[62]. In der Hochrisiko-Kohorte stünden den Testkosten zur Neuklassifikation eines Tumors von 7.073 $ hingegen Ersparnissen von 15.000 $ gegenüber. Diese Ergebnisse auf eine hypothetische Population von 100 Patientinnen angewandt, ergäben eine durchschnittliche Gewinn von 8,6 QALY und eine Gesamtersparnis von 203.000 $ durch die wegfallende Chemotherapie. Diese Studie bezieht sich auf eine hypothetische Kohorte aus der ersten Arbeit von Paik und Kollegen von 2004 (Paik u. a. 2004). Hieraus ergibt sich ein fundamentaler Kritikpunkt an der Arbeit, da in dieser Gruppe 84 Prozent der Tumore größer als 1 cm gewesen sind. Die zum Vergleich herangezogenen Kriterien des NCCN von 2005 (Carlson u. a. 2005) empfehlen für diese Gruppe pauschal eine Chemotherapie. In der Version von 2009 (Carlson u. a. 2009) ist dieses jedoch geändert worden und eine

61 Die Aufrechnung ökonomischer Faktoren mit Lebensjahren entspricht nicht der Intention des Autors, sondern dient auch im Folgenden nur der Wiedergabe der Studieninhalte.

62 Das National Institute for Health and Clinical Excellence (NHS) in Großbritannien etwa bemisst die Kostengrenze für medizinische Verfahren bei etwa 20.000 bis 30.000 Pfund (ca. 23.000 bis 35.000 € - 29.01.2010) (NHS u. a. 2010).

Chemotherapie wird nur noch als optional angegeben. Somit ist eine entscheidende Berechnungsgrundlage für die durchgeführte Analyse nicht mehr vorhanden. Weiterhin extrapolieren die Autoren über den Beobachtungszeitraum von 10 Jahren hinaus, was eventuell zu einer Veränderung der Resultate beitragen kann. Die große Zahl an Annahmen, die Einschränkung auf eine spezielle Testkohorte und die teilweise Finanzierung durch den Hersteller des OncotypeDX-Test GenomicHealth werten die Ergebnisse der Untersuchung daher ab.

Die zweite erschienene ökonomische Studie der Autoren verfolgte einen ähnlichen Ansatz und basierte dabei auf den Daten von Paik und Kollegen aus den Jahren 2004 und 2006 (Paik u. a. 2004; Paik u. a. 2006). Verglichen wurden die drei unterschiedlichen Behandlungsstrategien einer ausschließlich endokrinen Therapie, einer endokrinen Therapie mit Chemotherapie und einer Therapie, die gemäß des *recurrence Scores* ausgewählt wurde (niedrig = endokrine Therapie, mittel und hoch = endokrine Therapie und Chemotherapie) für Östrogenrezeptor-positive, Lymphknoten-negative Patieientinnen. Die erwarteten Mehrkosten, verglichen mit einer rein endokrinen Therapie, würden sich für die *recurrence Score*-basierte Entscheidung auf 4.272 $ und für die Chemotherapie auf 6.527 $ belaufen. Die Mehrkosten je gerettetem Lebensjahr dementsprechend auf 1.944 $ beziehungsweise 3.385 $. Unklar bleibt in dieser Arbeit, warum zum Vergleich kein etabliertes Entscheidungsverfahren herangezogen wurde. Die gewählten Szenarien ausschließlicher Verabreichung endokriner Therapien beziehungsweise Chemotherapien spiegeln nicht die Realität wieder und machen deshalb die Ergebnisse der Untersuchung nicht interpretierbar. Die Finanzierung der Studie durch GenomicHealth auch in diesem Fall trägt zu einer Entwertung bei, da die Unabhängigkeit der Untersuchung nicht gesichert ist.

Untersuchungen zum klinischen Nutzen wurden für den Mammaprint-Test in gleicher Weise durchgeführt, wie für den OncotypeDX-Test. Straver und Kollegen veröffentlichten 2009 eine Untersuchung zur Korrelation der Risikostratifizierung mittels Microarray mit dem Ansprechen auf eine neoadjuvante zytostatische Chemotherapie (Straver u. a. 2009). Hierzu wurden die Expressionsprofile der Tumore von 167 Patientinnen, die in der histopathologischen Einstufung ein *Grading* von II oder III, eine Größe von über 3 cm oder den Befall von Lymphknoten aufwiesen und deshalb eine neoadjuvante Chemotherapie erhielten, bestimmt und mit der Chemosensitivität der Tumore abgeglichen. Aufgrund der Einschlussbedingung erwarteten die Autoren einen größeren Anteil an Hochrisiko-Fällen in der Genexpressionsanalyse, was sich mit 144 (86 %) gegenüber 23 (14 %) auch entsprechend einstellte. Bei den Patientinnen der Gruppe niedrigen Risikos zeigte sich bei keinem Tumor eine komplette pathologische Reaktion nach der Chemotherapie. Bei der Gruppe hohen Risikos hingegen war dies bei 29 (20 %) der Tumore der Fall. Unter Berücksichtigung annähernd kompletter pathologischer Reaktionen veränderten sich diese Werte zu 2 (9 %) und 53 (37 %). Aus diesen Ergebnissen schlossen Straver und Kollegen, dass die Zuordnung in das Hochrisikokollektiv mittels Mammaprint prädiktive Aussagekraft für die Wirkung einer zytostatischen Chemotherapie besitzt. Die Autoren verweisen außerdem auf die Übereinstimmung der Ergebnisse mit der Studie von Carey und Kollegen (Carey u. a. 2007), die eine Korrelation zwischen den unterschiedlichen Brustkrebs-Subtypen und der Wirkung der Chemotherapie nachweisen konnten. Da alle Tumore dieser Gruppe in die Hochrisiko-Kategorie fielen, sahen sich Straver und Kollegen veranlasst, aufgrund des Anteils von *triple-negativen*[63] Tumoren in ihrer Kohorte (38) eine Betrachtung unter Ausschluss dieser Fälle vorzunehmen, um die Unabhängigkeit der 70-Gen-Signatur von diesem Subtyp zu überprüfen. Von den verbleibenden 106 Patientinnen hohen Risikos zeigten weiterhin 16 (15 %) eine komplette pathologische Reaktion und unter Berücksichtigung der annähernd kompletten Reaktion stiegt diese Zahl auf 34 (32 %). hieraus wurde eine prädiktive Aussagekraft der 70-Gen-Signatur geschlossen.

Wie beim OncotypeDX erfolgte auch für das Mammaprint-System eine ökonomische Analyse der Ersparnisse und Mehrkosten durch die breite klinische Anwendung. Diese wurde 2005 durch Oestreicher und Kollegen veröffentlicht (Oestreicher u. a. 2005). Die Studie bezieht sich dabei nicht explizit auf das Verfahren, sondern generell auf die Genexpressionsanalyse, die Referenzen für die Leistungscharakteristika der Methode verweisen jedoch auf die Arbeiten von van't Veer und van der Vijver und lassen daher keinen Zweifel am Untersuchungsgegenstand. Wie auch in den Arbeiten von Hornberger und Lyman zum OncotypeDX erfolgt in dieser Studie eine Berechnung der inkrementellen Kosten bei Anwendung der Genexpressionsanalyse in den Gruppen hohen und niedrigen Risikos, sowie eine Betrachtung der QALYs.

63 Hormonrezeptor- und HER2/neu-negativ, d.h. Basaler Subtyp

Hierzu wurde eine hypothetische Patientinnen-Kohorte mit einem Durchschnittsalter von 44 Jahren und Brustkrebs der histopathologischen Stufe I und II angenommen und unter Annahme der Leistungsdaten aus der Arbeiten van de Vijvers (van de Vijver u. a. 2002) und van't Veers (van 't Veer u. a. 2002) die ökonomische Betrachtung vorgenommen. Zum Vergleich wurde das Klassifikationssystem des *National Institute of Health* (NIH) (siehe Seite 142) herangezogen. Während durch dieses 96 Prozent der Patientinnen in die Gruppe hohen Risikos eingestuft würden, wäre dies bei Anwendung der Genexpressionsanalyse nur bei 61 Prozent der Patientinnen der Fall. Aufgrund der unterschiedlichen Sensitivität der Systeme in diesem Fall (NIH: 98 % zu GEA: 84 %), sei die Quote der vermiedenen distanten Metastasen 34 Prozent nach Klassifikation des NIH und 29 Prozent nach Anwendung der Genexpressionsanalyse. Demnach stelle sich der Gewinn an QALYs für die klassische Einstufung mit 10,08 höher dar als für die Genexpressionsanalyse mit 9,86. Die Gesamtkosten würden 32.636 $ (NIH) beziehungsweise 29.754 $ betragen. Demnach habe die zu geringe Sensitivität des Mammaprint-Systems den Vorteil der Vermeidung überflüssiger Chemotherapien bei der Berechnung der QALYs überkompensiert. Laut den Autoren müsse die Methode bei gleichbleibender Spezifität von 51 Prozent eine Sensitivität von 95 Prozent erreichen, um bei der angenommenen hypothetischen Kohorte eine signifikante Verbesserung der Lebensqualität zu erreichen.

8.5.4. Zusammenfassende Bewertung und zukünftige Entwicklungen

Bei den diversen Studien zur analytischen und klinischen Validität, sowie zum klinischen Nutzen handelte es sich ausschließlich um retrospektive Untersuchungen, die nachträglich an eingelagerten Gewebeproben und bereits erhobenen klinischen Daten erfolgten. Darüber hinaus waren die untersuchten Stichproben teilweise zu klein um repräsentative Ergebnisse zu generieren und dabei auch ein möglichst großes Spektrum an Sonderfällen abzudecken. Die uneinheitlichen Ein- und Ausschlusskriterien der vielfältigen entwickelten Verfahren erschweren überdies jeden Vergleich. Insbesondere die Unterschiede in der Einbeziehung hormonrezeptorpositiver Patientinnen und von Patientinnen mit befallenen Lymphknoten, lassen kaum einen Überblick über die Vielzahl durchgeführter experimenteller Studien zu. Der stärkste Kritikpunkt ist jedoch, dass der Hauptnutzen der beiden exponierten Verfahren OncotypeDX und Mammaprint, die Verbesserung der Therapiewahl, in retrospektiven Studien überhaupt nicht berücksichtigt werden kann. Durch die bereits erfolgte Therapieentscheidung in den behandelnden Kliniken kann nur überprüft werden, ob eine Entscheidung basierend auf der Genexpressionsanalyse identisch oder unterschiedlich gewesen wäre und ob die Untersuchungsergebnisse für die jeweilige Behandlungsgruppe mit dem Krankheitsverlauf korrelieren. Der Erfolg einer solchen Therapieentscheidung basierend auf den molekularen Analysemethoden, also etwa der Zeitraum rückfallfreien Überlebens, hingegen lässt sich in der Rückschau nicht belegen, sondern immer nur ableiten.

Problematisch ist in diesem Zusammenhang, dass der klinische Krankheitsverlauf der Patientinnen, dessen Korrelation mit den ermittelten Expressionsmustern zentraler Bestandteil aller Studien ist, durch eine systemische Chemotherapie beeinflusst wird. Da der postulierte Nutzen der Genexpressionsanalyse unter anderem eben in der besseren Diskriminierung zwischen Patientinnen, die eine Chemotherapie benötigen und denen, die sie nicht benötigen und der daraus folgenden verminderten Notwendigkeit einer adjuvanten systemischen Chemotherapie besteht, wird so die Generierung robuster, verlässlicher Ergebnisse in retrospektiven Studien massiv beeinträchtigt. Es bleibt zum Beispiel offen, ob Unterschiede im klinischen Verlauf, zwischen den ermittelten Risikogruppen tatsächlich auf unterschiedliche intrinsische Tumoreigenschaften oder auf Varationen in der individuellen Metabolisierung der verabreichten Chemotherapeutika zurückzuführen sind. Des Weiteren wird in einigen Studien nur Auskunft über die Applikation systemischer Chemotherapien gegeben, nicht jedoch über deren Zusammensetzung. Die hier anzunehmenden Unterschiede, auch bedingt durch ärztlichen Entscheidungs- und Inerpretationsspielraum, können ebenfalls für Verschiebungen im klinischen Verlauf der Erkrankung ursächlich sein. Um letztlich die Wirksamkeit der Genexpressionsanalyse und vor allem deren Mehrwert gegenüber konventionellen Diagnosemethoden nachweisen zu können, sind prospektive Studien notwendig, in denen die Therapieentscheidungen basierend auf den Ergebnissen der molekularen Analyseverfahren getroffen werden. In einer derartigen Studie ließe sich ein Vergleich der Therapieeffizienz bei den Patientinnen anstellen, die durch die neuen diagnostischen Verfahren eine zu den klassischen

Verfahren unterschiedliche Therapieempfehlung erhalten haben. Nur so wäre ein eindeutiger Beweis eines Mehrwerts etwa in Form weniger Chemotherapien bei gleicher Überlebensrate möglich.

Um einen derart robusten Beweis für die Leistungsfähigkeit des OncotypeDX und Mammaprint zu erbringen und die Schwächen der retrospektiven Betrachtung zu überwinden, wurden groß angelegte Studien in Europa und den USA initiiert: die TAILORx-Studie in den USA zur Validierung des OncotypeDX (Sparano 2006) und die MINDACT-Studie in Europa zur Validierung des Mammaprint-Tests (Cardoso u. a. 2008). In beiden Studien soll die Leistungsfähigkeit von Genexpressionsanalysen in der Therapieentscheidung prospektiv untersucht werden. Die TAILORx-Studie wurde initiiert durch die *North American Breast Cancer Intergroup* und wird koordiniert durch die *Eastern Cooperative Oncology Group*. Die Studie hat die Rekrutierung von 10.000 Patientinnen an bis zu 900 Zentren zum Ziel und begann im Mai 2006. Zentrale Forschungsfrage ist, ob östrogenrezeptorpositive Patientinnen mit mittelerem *recurrence score* von einer Chemotherapie profitieren oder nicht. Die MINDACT-Studie wird finanziert durch die *European Organization for Research and Treatment of Cancer (EORTC)* und begann im Februar 2007. Für die Studie unter Koordinierung der *EORTC Breast Cancer Group* sollen 6.000 Patientinnen an europaweit verteilten Standorten rekrutiert werden. Neben der prospektiven Validierung des Mammaprint-Tests, die sich im wesentlichen in der Frage nach etwaigen Vor- oder Nachteilen des Analyseverfahrens gegenüber konventionellen klinikopathologischen Verfahren zuspitzt, werden außerdem zwei weitere Forschungsfragen in der Studie mitberücksichtigt. Zu diesem Zweck erfolgt eine Randomisierung bei der Chemotherapieauswahl zwischen einem Anthracyclin-basierten Regime und einer Therapie basierend auf Docetaxel-Capecitabine zur Untersuchung einer möglichen Effizienzerhöhung und Verringerung von Langzeitnebenwirkungen. Ebenfalls randomisiert entschieden wird im Falle einer endokrinen Therapie zwischen der Gabe von zunächst 2 Jahren Tamoxifen gefolgt von 5 Jahren Letrozol und der ausschließlichen Gabe von Letrozol über 7 Jahre.

Zur Vorbereitung der MINDACT-Studie und zur Überprüfung der generellen Durchführbarkeit wurde im Vorfeld die RASTER-Studie abgeschlossen (*MicroarRAy PrognoSTics Breast CancER*) (Bueno-de-Mesquita u. a. 2007). Ziel dieser multizentrischen Studie, die durch das niederländische Krebsinstitut durchgeführt wurde, war die Überprüfung der generellen technischen Implementierbarkeit des Mammaprint-Tests und der statistische Vergleich der Tumorklassifikation mittels Expressionsprofilen und klassischen klinikopathologischen Verfahren. Auch die Verfügbarkeit von Tumorgewebe adäquater Qualität in ausreichenden Mengen wurde in dieser Studie einer Untersuchung unterzogen. Verschiedene Aspekte wie die Kommunikation, die Logistik, juristisch-ethische Problemlagen und die aufzuwendenden Kosten wurden dazu in einem Technikfolgeabschätzungsprozess analysiert, um in der größeren MINDACT-Studie berücksichtigt zu werden. Weiterhin sollte auf Basis der statistischen Daten ermittelt werden, welche Rekrutierungszahlen für eine robuste Validierung in der MINDACT-Studie benötigt werden. Im Gegensatz zu vorangegangenen Studien erfolgte in der RASTER-Studie nicht nur der Vergleich mit einem ausgewählten klinikopathologischen Klassifikationsschema, sondern mit mehreren verschiedenen Schemata. Neben den häufig herangezogenen St. Gallen-Kriterien und dem Online-Verfahren *Adjuvant! Online* wurden außerdem der *Nottingham Prognostic Index* (NPI) und mit besonderem Schwerpunkt die Richtlinien des Niederländischen Instituts für Gesundheitspflege CBO einem Vergleich unterzogen. Diese Vielfalt der angewandten Einstufungsmuster und die verhältnismäßig große Zahl von 427 getesteten Tumorproben machen diese Studie besonders interessant. Vor allem der Vergleich der Therapieempfehlungen auf Basis des Mammaprint-Testes mit den Einstufungen durch die niederländischen CBO-Richtlinie zeigt ein grundsätzliches Problem der Klassifikation des Mammakarzinoms auf. Während bei der Entwicklung und Vermarktung verschiedener Verfahren der Genexpressionsanalyse regelmäßig die bessere Diskriminierung von Patientinnen mit und ohne Bedarf an systemischer Chemotherapie angeführt wurde und dabei der Fokus auf einer deutlichen Reduzierung der Chemotherapieapplikation liegt, so zeigt dieser Vergleich plötzlich ein umgekehrtes Bild. Im Gegensatz zu den St.Gallen-Kriterien und der Adjuvant! Online-Software werden durch die niederländische CBO Richtlinie mit 43 Prozent sogar weniger Tumore der Hochrisiko-Kategorie zugeordnet als durch die Mammaprint Prognosesignatur, die bei 49 Prozent der Proben eine negative Einstufung vornimmt. Ein ähnliches Bild zeigt sich beim Vergleich mit dem *Nottingham Prognostic Index* der sogar nur 42 Prozent der Tumore als kritisch einstuft, allerdings nur am Rande Erwähnung findet. Deutlicher hingegen wird in der zur Studie gehörenden Publikation von Bueno-de-Mesquita und Kollegen auf die

Differenzen zwischen CBO-Richtlinie und Prognosesignatur eingegangen und auch deren therapeutische Konsequenzen aufgezeigt. So konnte im Rahmen der RASTER-Studie gezeigt werden, dass die beteiligten Onkologen unter Einbeziehung der Ergebnisse der Expressionsanalyse zu signifikanten Verschiebung in den Therapieempfehlungen neigten. Im Gegensatz zu vorhergehenden Untersuchungen führte die Einbeziehung der Mammaprint-Analyse jedoch zu einer häufigeren Applikation sowohl der systemischen als auch der endokrinen Therapie. Der Anteil der unbehandelten Tumore sank von 52 Prozent unter reinen CBO-Kriterien auf 38 Prozent unter Miteinbeziehung des Prognoseprofils. Dabei stieg die Verabreichung seperater systemischer Chemotherapie von 16 Prozent auf 19 Prozent und der Anteil kombinierter endokriner und systemischer Therapie von 27 Prozent auf 33 Prozent. Die Ergebnisse der RASTER-Studie, die keine klinische Folgebeobachtung enthielt, unterstützen also nicht die gängigen Argumente für eine Krebsstratifizierung auf Basis der Genexpressionsanalyse, die in erster Linie in einer Verringerung der Nebenwirkungen durch Vermeidung unnötige Chemotherapie bestehen. Dennoch zeigte sich im Anteil der durch die verschiedenen Systeme unterschiedlich bewerteten Proben, der von 7 Prozent bis 40 Prozent reichte, ein grundsätzliches Problem der gegenwärtigen Brustkrebsklassifikation. Da in der Regel im klinischen Kontext nur ein Verfahren zum Einsatz kommt und als Basis für die Therapieentscheidung dient, müssen diese Unterschiede zwangsläufig auch zu nicht optimaler Behandlung führen. Eklatante Unterschiede in der Kategorisierung als Hochrisikofall, etwa zwischen der CBO-Richtlinie und den St.Gallen-Kriterien, die um 31 Prozentpunkte abweichen, machen dies deutlich. Eben diese Schwäche der klinikopathologischen Systeme zu überwinden, scheint durch einen Wechsel der Betrachtungsebene durch die Genexpressionsanalysen zumindestens möglich. Der Beweis dafür kann jedoch nur in prospektiven klinischen Studien wie der MINDACT- und TAILORx-Studie erfolgen.

Der Aufbau beider Studien ist grundsätzlich identisch. Die teilnehmenden Patientinnen werden bei Studieneintritt in drei Risikogruppen unterteilt. Die Grenzen zwischen niedrigem und mittlerem Risiko, sowie zwischen mittlerem und hohen Risiko sind dabei im Vorfeld festgelegt, wobei in beiden Studien die Grenzwerte im Vergleich zu vorgelagerten Untersuchungen zur Vermeidung von unzureichenden Therapien abgesenkt wurden. Patientinnen der niedrigen und der hohen Risikogruppe werden bei beiden Studien direkt einer vordefinierten endokrinen Therapie beziehungsweise systemischen Chemotherapie zugeführt. Im Falle einer mittleren Risikoeinstufung hingegen erfolgt eine randomisierte Zuordnung zur anzuwendenden Therapie. Ein elementarer Unterschied im Studiendesign liegt hierbei in der Feststellung der Risikokategorien. Während die TAILORx-Studie ausschließlich den *recurrence score* des OncotypeDX heranzieht, erfolgt die Einteilung in die drei Risikogruppen bei der MINDACT-Studie durch einen Kreuzvergleich zwischen den Ergebnissen des Mammaprint-Tests und dem klinikopathologischen Risiko basierend auf der Software Adjuvant!Online. Führen beide Verfahren zur selben Einschätzung können die Patientinnen einwandfrei der hohen oder der niedrigen Risikokategorie zugeschrieben werden. Differieren hingegen beide Verfahren (entsprechend dem mittlerem Risiko), so erfolgt eine randomisierte Auswahl, welchem der beiden Einstufungsmuster entsprochen wird. Die MINDACT-Studie geht in diesem Punkt also sehr viel weiter als die TAILORx-Studie, da sie nicht nur die generelle Wirksamkeit der Diagnosetechnik validiert, sondern diese der direkten Konkurrenz mit etablierten klinikopathologischen Methoden in der selben Probandengruppe aussetzt. Eine weitere Unterscheidung zwischen beiden Ansätzen stellen die Ein- und Ausschlusskriterien dar. Während der OncotypeDX sich ausschließlich auf Patientinnen mit hormonrezeptornegativen Tumoren beschränkt, wird der Mammaprint-Test auch für hormonrezeptorpositive Tumore validiert. Dies ist vor allem interessant, um auch jüngere Patientinnen, bei denen diese Form des Mammakarzinoms häufiger ist, in der Studie zu integrieren. Ebenfalls unterschiedlich ist die Behandlung des Lymphknotenstatus. Bis zu einer Zahl von 3 befallenen Lymphknoten können Patientinnen in die MINDACT-Studie aufgenommen werden. Bei der TAILORx-Studie können nur nodal-negative Patientinnen teilnehmen. Dieser Punkt gewinnt besondere Brisanz dadurch, dass im ursprünglichen Design der MINDACT-Studie ebenfalls nur die Aufnahme nodal-negativer Patientinnen vorgesehen gewesen ist. Erst im Nachhinein erfolgte diesbezüglich eine Veränderung der Studienbedingungen, was sowohl Spekulationen hinsichtlich Problemen bei der Rekrutierung von Probandinnen, als auch Spekulationen über die Qualität erster Ergebnisse gestattet. Die nachträgliche Erweiterung der Einschlusskriterien erfolgte dabei auf Grundlage der Ergebnisse von Mook (Mook u. a. 2009).

Neben der reinen Validierung der klinischen Aussagekraft der Methoden steht in derart großen Studien, die jeweils über 6.000 Patientinnen im Falle von MINDACT und über 10.000 bei TAILORx umfassen sollen, natürlich auch die logistische und organisatorische Leistungsfähigkeit der Verfahren auf dem Prüfstand. Laut Cardoso und Kollegen stellt außerdem insbesondere die Präparierung, der Transport und die Lagerung von gefrorenem Frischgewebe ohne Unterbrechung der Kühlkette für die MINDACT-Studie eine nicht zu unterschätzende Herausforderung dar, die auch im Sinne der beteiligten Kliniken zu bewältigen ist (Cardoso u. a. 2008). Ebenfalls erweisen muss sich die grundsätzliche Verfügbarkeit des Frischgewebes, die aus den bereits angeführten Gründen nicht selbstverständlich ist. Nur ein positives Ergebnis der klinischen Validierung, sowie ein Erfolg in der Patientinnen- und Probenaquirierung weist auf Markttauglichkeit und Akzeptanz einer Methode hin.

Abschnitt III

Auswertung der empirischen Untersuchung

9. *Experteninterviews*

9.1. Interviews

Entscheidend für den flächendeckenden Erfolg der Genexpressionsanalyse ist die Akzeptanz der Technologie durch die Protagonisten in der klinischen Praxis. Um diese Akzeptanz und eventuelle Bedingungen weiterer Entwicklungen abschätzen zu können, wurden Experteninteriews mit 12 OnkologInnen und 4 PathologInnen durchgeführt, die zum Zeitpunkt der Interviews alle an Brustzentren in Deutschland beschäftigt waren.

Im Folgenden werden die Ergebnisse, die entsprechend Kapitel 4. (ab Seite 63) erhoben wurden ausgewertet. Dazu wird zunächst auf die gegenwärtige klinische Praxis der Brustkrebsdiagnose und -behandlung eingegangen. Basierend auf den hier ermittelten Variationen der Tumorklassifikation in der Vergangenheit und den identifizierten Erfolgsfaktoren molekularer Biomarker, erfolgt anschließend eine detaillierte Auseinandersetzung mit den Erwartungen an die Genexpressionsanalyse und den Bedingungen für eine erfolgreiche Integration in der klinischen Praxis.

Den Abschluss bildet eine Analyse der Einflüsse der Genexpressionsanalyse auf die Klassifikation von Brustkrebs. Dazu werden zunächst die möglichen konzeptionellen Veränderungen auf ebene der Brusktrebsklassifikation behandelt, bevor auf weitergehende Variationen der Subklassifikation des Mammakarzinoms oder Veränderungen der Krankheitsentität Brustkrebs eingegangen wird.

9.2. Begriffsklärung Prognose / Prädiktion

Die Unterscheidung der beiden Begriffe Prognose und Prädiktion ist für die Interpretation der Interviews von besonderer Bedeutung, da diese in unterschiedlichen Kontexten häufig synonym oder missverständlich gebraucht werden. In der Medizin wird allgemein zwischen den Begriffen der Prognose und Prädiktion unterschieden. Im Allgemeinen bezeichnet die Prognose eine Aussage über den weiteren Krankheitsverlauf. Die Prädiktion hingegen bezeichnet eine

Aussage über das Risiko einer Erkrankung, die bislang nicht zum Ausbruch gekommen ist (Nationaler Ethikrat 2005, 13; Nationaler Ethikrat 2007, 18). Dieser Begriff wird beispielsweise im Kontext genetischer Untersuchungen und Krankheitsdispositionen häufig angewandt (Kollek u. a. 2008, 38 ff.).

In der Onkologie und im Speziellen in der klinischen Praxis des Mammakarzinoms bezeichnet der Begriff der Prognose ebenfalls eine Aussage über den weiteren Krankheitsverlauf. Damit beschreibt eine Prognose den statistisch zu erwartenden Krankheitsverlauf. Darunter fallen Größen wie das durchschnittliche rückfallsfreie Überleben oder die Mortalitätswahrscheinlichkeit. Diese rein statistische Größe ist nicht individuell. Die Prognose ergibt sich aus der statistischen Auswertung vieler Tumorparameter, die mit dem Krankheitsverlauf korrelieren und wird in der Therapiewahl beispielsweise bei der Allokation zytostatischer Chemotherapie eingesetzt.

Der Begriff der Prädiktion hingegen wird in der Onkologie und damit auch in der klinischen Praxis des Mammakarzinoms anders verwendet als oben beschrieben. Unter diesem Begriff wird die eindeutige Vorhersage des Ansprechens auf konkrete Therapien verstanden. Darunter fallen die Therapie mit Tamoxifen oder Herceptin, deren Wirksamkeit mit großer Sicherheit durch den Nachweis der entsprechenden Marker vorhergesagt werden kann. Im Unterschied zur Definition durch den Nationalen Ethikrat beschreibt die Prädiktion somit nicht die Vorhersage des Eintretens eines bis dahin nicht erkennbaren Zustands, sondern bezieht sich auf ganz konkrete Eigenschaften des untersuchten Tumors und trifft eine Aussage zur Wirksamkeit spezifischer Therapien (Müller u. a. 2006).

Insbesondere wenn bestimmte Marker sowohl eine prognostische als auch eine prädiktive Relevanz aufweisen kann es hier zu Missverständnissen kommen. Dies gilt für den Östrogenrezeptor, der mit einer positiven Prognose korreliert und für den HER2/neu-Status, welcher eine negative prognostische Bedeutung hat.

10. *Tumormarker in der klinischen Praxis*

10.1. Einleitung

Um die Bedingungen für die Einführung der Genexpressionsanalyse und deren Folgen für die Klassifikation des Mammakarzinoms und die klinische Praxis abschätzen zu können, ist es zunächst notwendig das Feld der klinischen Tumorbehandlung zu charakterisieren. Dazu muss der Ablauf und die Organisation der gegenwärtigen klinischen Praxis erfasst werden. Ein differenzierteres Verständnis über die Rolle verschiedener Protagonisten und Techniken und deren Beziehung untereinander ermöglicht in darauf folgenden Schritten die Einordnung der Genexpressionsanalyse im System Klinik und die Benennung wahrscheinlicher Hindernisse und Widerstände.

Die anschließende Darstellung der gegenwärtigen Einstufung des Mammakarzinoms und der Mechanismen der Therapieentscheidung dient der Charakterisierung und Identifikation zurückliegender Entwicklungen der Klassifikation. Auf diese Weise werden Ansatzpunkte für das Verständnis und die Interpretation der Integration der Genexpressionsanalyse in die bestehende Systematik erkennbar.

Schließlich werden anhand der Einführung der Biomarker HER2/neu und des Östrogenrezeptors relevante Erfolgsbedingungen für diagnostische Innovationen in der klinischen Praxis herausgearbeitet. Diese dienen in folgenden Kapiteln einer Einschätzung der Erfolgsaussichten der Genexpressionsanalyse.

10.2. Organisation und Durchführung von Diagnose und Therapie

10.2.1. Ablauf der Diagnose des Mammakarzinoms

Und dann bestellen wir die ein. Tasten die auch nochmal selber, hängen nochmal selber die Mammographieaufnahmen auf, machen nochmal selber den Ultraschall

> und führen dann häufig eben Punktionen durch bei diesen Patientinnen. (Onkologie 3)

Um die Einflüsse neuer Technologien auf bestehende Krankheitskonzepte und Klassifikationssysteme untersuchen zu können, ist zunächst eine Erfassung der gegenwärtigen Beschreibungen notwendig. Anhand der Aussagen aus den durchgeführten Expertengesprächen wird überprüft, in wie weit sich unterschiedliche Repräsentationsebenen, basierend auf diagnostischen Methoden, in der praktisch angewandten Tumorklassifikation wiederfinden und welche Relevanz selbigen zugeschrieben wird. Neben der einzelnen Betrachtung der Krankheitsmanifestationen ist auch ihre Verzahnung und gegenseitige Beeinflussung im Rahmen klinischer Praxis von Interesse. Anhand solcher Beziehungen und gegenseitiger Bedingungen lassen sich weitere Erkenntnisse über die Qualitäten und Konsequenzen der unterschiedlichen Betrachtungs- und Beschreibungsmuster im klinischen Kontext treffen. Dies erlaubt in folgenden Schritten mögliche Anknüpfungspunkte für Systemveränderungen durch neue Methoden zu identifizieren und überdies eine Abschätzung über die Auswirkungen solcher Modifikation zu treffen.

Zu diesem Zweck wurde im Rahmen der durchgeführten Experteninterviews die offene Frage nach gegenwärtigen Verfahren und Methoden zur Tumordiagnostik und Einstufung gestellt. Die Offenheit der Fragestellung erlaubte dabei den Befragten, die Themen der Antwort frei zu wählen, und so Rückschlüsse über die den erwähnten Methoden und Konzepten jeweils zugemessene Bedeutung zu ziehen. Eben diese Gewichtung der unterschiedlichen Prozesse der Diagnose und Einstufung, sowie die Beteiligung unterschiedlicher Experten daran, könnte durch neue Technologien und die Einführung weiterer Repräsentationsebenen der Erkrankung starken Veränderungen ausgesetzt sein. Um den Einfluss der Einführung der Genexpressionsanalyse besser abschätzen zu können, ist es daher notwendig, die dafür erforderlichen Teilprozesse zu identifizieren und zu beschreiben und den verschiedenen beteiligten Expertengruppen zuzuordnen. Einen besonderen Stellenwert haben auch die Anforderungen an die Reproduzierbarkeit und Qualitätssicherung der eingesetzten Methoden, da davon auszugehen ist, dass an zukünftige Diagnoseverfahren diesbezüglich ähnliche Anforderungen gestellt werden.

Die in der Praxis durchgeführten Schritte zur Abklärung eines Verdachts auf ein Mammakarzinom, stellen den Ausgangspunkt der klinischen Untersuchung und Behandlung der Tumorerkrankung dar. Methodisch wird diese durch die Richtlinien zur Diagnostik des Mammakarzinoms geleitet und weist nur wenige Unterschiede zwischen den verschiedenen Kliniken auf. Durch die Offenheit der allgemeinen Frage nach den wichtigen Diagnosemethoden ist allerdings eine leicht unterschiedliche Gewichtung der verschiedenen Verfahren bei den ExpertInnen erkennbar.

Zentrales Element aller Äußerungen zur Abklärung des Mammakarzinoms in der Klinik ist die „Stanze", die „Punktion" oder die „histologische Untersuchung". Gemeint ist hier die Entnahme einer Gewebeprobe (Stanzbiopsie) mit anschließender Abklärung der Malignität der Zellen durch eine pathologische Begutachtung.

> Es läuft halt so ab: Die Frauen stellen sich mit einem unklaren Befund [...], werden gestanzt und dann am übernächsten Tag einbestellt zur Befundbesprechung. Dann sagt man denen halt, es ist was malignes. Wir machen das dann so, dass wir eben vor der Operation auch diese Umgebungsuntersuchung oder auch Sonographie in der Regel Skelettszintigraphie und Röntgen-Thorax machen. (Onkologie 1)

> Das heißt, man würde eben entweder sonographisch oder mammographisch gesteuert, manchmal in seltenen Fällen auch mittels Kernspintomographie gesteuert eine Gewebeprobe entnehmen. Die wird dann halt histologisch untersucht. (Onkologie 5)

An dieser Aussage wird deutlich, dass die makroskopische Manifestation des Tumors (Lage und Größe), die sowohl durch die bildgebenden Verfahren als auch durch Tastbefunde dargestellt ist, zwar grundsätzlich erhoben wird, jedoch nur bedingt maßgeblich für das weitere Vorgehen ist. In den Aussagen der leitenden Onkologen zeigt sich vielmehr, dass ein positiver makroskopischer Befund konditional für eine weitergehende Untersuchung durch eine Biopsie ist, die Art dieser Biopsie jedoch unbeeinflusst bleibt. Die angewandten bildgebenden Verfahren werden vielmehr als Hilfsmittel benutzt, die einerseits einen Hinweis auf die Existenz einer klärungsbedürftigen Wucherung geben und andererseits für die genaue Lokalisation unerlässlich für weiterführenden Untersuchung sind. Die histopathologische

Beurteilung selber hingegen ist, wie bereits hier deutlich wird, maßgeblich für die qualitative Ausgestaltung der darauf folgenden Therapie.

> Die Patientin wird anamnestiziert, die wird untersucht. Wenn sie einen Tastbefund hat, beziehungsweise einen sonographisch darstellbaren Mammatumor, dann wird dieser gestanzt. Die Mammographie bringt sie entweder mit - oder meistens bringt sie die Mammographie mit. Die wird nachbefundet und wenn nötig, wird ein Kernspin von der Brust noch gemacht. Und wenn das Stanzergebnis dann da ist, kommt sie zum nächsten Gespräch und dann wird mit ihr die operative Therapie festgelegt. Beziehungsweise, wenn sie jetzt irgendwie für eine neoadjuvante Therapie in Frage kommt, dann wird eben das mit ihr besprochen. (Onkologie 2)

Die kausale Abfolge der Diagnosestufen und ihre Beziehungen zueinander lassen sich auf die jeweils untersuchte Betrachtungsebenen abstrahieren. In einem abgestuften Prozess erfolgt die Untersuchung der zellulären Ebene erst nach einem entsprechend positiven Befund der vorgeschalteten makroskopischen Ebene, ohne eine direkte Einflussnahme auf die Art der nachfolgenden Untersuchung. Ursächlich hierfür ist der grundsätzliche Wesensunterschied der angestrebten und erzielbaren Ergebnisse der beiden Untersuchungsmethoden. Während bildgebende Verfahren wie auch ein Tastbefund nur unsichere Aussagen über die Beschaffenheit einer Wucherung geben können (siehe Kapitel 6.2.1. ab Seite 112), erlaubt die histologische Untersuchung eine Beurteilung des Grades der Malignität auf zellulärer Ebene (siehe Kapitel 6.2.3. ab Seite 120 und Kapitel 6.4.3. ab Seite 137). Für das weitere Vorgehen ist dann im wesentlichen der Befund der zellulären Betrachtungsebene relevant, der die Basis für die Initialbefundung und die ersten therapeutischen Optionen darstellt. In der unten stehenden Aussage ist außerdem zu erkennen, dass die Ergebnisse der zellulären Diagnostik für Rückschlüsse auf eine originär makroskopische Fragestellung verwandt werden.

> Die durchläuft natürlich erstmal den klassischen Weg. Das fängt an entweder mit den PatientInnen, die aus dem Screening heraus kommen und dementsprechend meist ja nur eine bildgebende positive Diagnostik hatten. Wenn diese bildgebende Diagnostik positiv ist, wird als nächstes die histologische Sicherung herbeigeführt durch eine Stanze - seltener durch eine zytologische Befundung, die keine echte

> Klassifikation „invasiv“ oder „nicht-invasiv“ zulässt. Und wenn sie diesen Befund hat, erfolgt eine klinische Beurteilung des Stadiums, anhand einmal der nachgewiesenen Invasivität, aber auch anhand der Größe und des Lymphknotenbefalls. (Onkologie 4)

Die Frage, ob der untersuchte Tumor „invasiv“ oder „nicht-invasiv“ ist, bezieht sich auf die Ausdehnung des Tumors über die Drüsenläppchen (*lobuli*) hinweg. Diese eigentlich makroskopische, in diesem Fall den Tumor als Ganzes betreffende Fragestellung ist jedoch mit nicht-invasiven Mitteln der makroskopischen Untersuchung nicht hinreichend zu beantworten. Da die Darstellung des Tumors mittels bildgebender Verfahren keine oder keine ausreichende Informationen über die Grenze der *lobuli* bietet, muss eine Abklärung auf der vorgeschalteten zellulären Ebene erfolgen. Die in der histologischen Untersuchung erkennbare, unterschiedliche Differenzierung der Zellen ist dabei kausal für die makroskopisch wahrnehmbare Organtrennung und erlaubt somit eine genaue Diagnose makroskopischer Gegebenheiten auf mikroskopischer Ebene. Während also die „höhere“, „größere“ oder stärker organisierte Betrachtungsebene wenig Rückschlüsse auf die darunter liegende erlaubt, ist die umgekehrte Relation konstruierbar.

Die durch bildgebende Verfahren und die histopathologische Begutachtung der Biopsie erlangten Ergebnisse dienen in erster Linie zur histologischen Sicherung des Befundes. Ist die grundsätzliche Frage der Malignität der Raumforderung geklärt, erfolgt entweder eine neoadjuvante Therapie oder direkt eine Operation. Im Falle einer neoadjuvanten Therapie erfährt die Biopsie eine Aufwertung ihrer Bedeutung, da weitergehende Untersuchungen zur Therapiewahl an dieser durchgeführt werden müssen.

> Umgekehrt ist es so, wenn ich jetzt meinetwegen eine junge Frau habe mit einem riesigen, schnell wachsenden Tumor, wo wir eine neoadjuvante Therapie anstreben, dann ist es natürlich richtig. [...] Dann machen wir natürlich das alles [...]. Eben auch Hormonrezeptor-Grading. Aber eben auch HER2/neu, dass wir eben gucken können: Können wir bei der eine neoadjuvante Therapie in irgendeiner Art und Weise einleiten ? (Onkologie 7)

Häufiger in der Brustkrebsbehandlung ist jedoch die adjuvante Therapie. In diesem Fall dient die Biopsie in erster Linie der Abklärung, histologischen Sicherung und Ausbreitungsdiagnostik und damit der Vorbereitung einer eventuellen Operation. Der eigentliche relevante Diagnoseschritt zur Therapiewahl ist in der Regel die Operation und die nachfolgenden Untersuchungen am entnommenen Gewebe selber. Der Eingriff hat dabei sowohl eine Therapie- als auch eine Diagnosefunktion. Die Entfernung des Tumors als Therapie zur Vermeidung einer weiteren Ausbreitung wird zusätzlich ergänzt durch eine Lymphknotenbiopsie oder „Sentinel-Lymphknotenbiopsie", die ebenfalls therapeutische und diagnostische Bedeutung hat, um entsprechend der TNM-Klassifikation einen Tumorbefall der axillären Lymphknoten zu erfassen. Die im Anschluss an die Operation stattfindende Untersuchung des Tumors ist schließlich die eigentliche determinierende Diagnosemethode für die weitere systemische Therapie.

> Dann machen wir es so, dass wir das nicht doppelt bezahlen müssen, dass wir jetzt nicht schon an der Stanze die Hormonrezeptoren und HER2/neu machen, sondern dass der uns nur sagt der Pathologe: Das ist benigne oder maligne. Dann wird sie operiert und daran macht er dann die Marker. (Onkologie 11)

Die Diagnosefunktion des operativen Eingriffs besteht hier in der Eröffnung des Zugangs zum Tumor *in toto* und zu den Lymphknoten, die dadurch einer ausgiebigen histologischen und molekularen Analyse zur Verfügung stehen. Verknüpft werden die diagnostischen und therapeutischen Facetten der Operation dabei insbesondere in der Lymphknotendiagnostik. Der durch radioaktive Injektion ermittelte erste Abflusslymphknoten des Tumors wird während des Eingriffs per Schnellschnittuntersuchung auf Malignität überprüft und abhängig von dem Ergebnis der Analyse über die Entfernung weiterer Lymphknoten entschieden.

> Die axillären Lymphknoten, die müssen natürlich untersucht werden nochmal. Auch wenn man einen Schnellschnitt gemacht hat bei diesem so genannten Wächter-Lymphknoten, das heißt, das ist eine Möglichkeit eben durch radioaktive Markierung - kann man am Vortag einspritzen oder auch am gleichen Tag - den ersten Lymphknoten zu finden, der den Tumor dräniert. Den zu entfernen und dann zu gucken, wenn der nicht tumorbefallen ist - also nicht maligne Zellen

enthält - dann ist die Wahrscheinlichkeit, dass der Rest der axillären Lymphknoten auch tumorfrei ist extrem groß und dann kann man auf die komplette axilläre Dissektion verzichten. (Onkologie 9)

In der Lymphknotenbiopsie sind somit die Diagnose und Behandlung sowie verschiedene Betrachtungs- und Wirkungsebenen in einer integrierten Handlung miteinander verwoben. Die Entnahme des „Wächter"-Lymphknotens ist Bestandteil der Diagnose und kann zugleich Bestandteil der Therapie sein. Dann nämlich, wenn der entfernte Lymphknoten Malignität aufweist und die Entfernung medizinisch geboten ist. Eine klare Trennung dieser beiden unterschiedlich ausgerichteten Handlungskonzepte kann nur analytisch erfolgen, ist aber ansonsten theoretischer Natur.

Klar trennbar sind jedoch die unterschiedlichen Repräsentationsebenen der diagnostischen und der therapeutischen Komponente der Lymphknotenentfernung. Während die Entnahme des Lymphknotens auf der makroskopischen Ebene sogar manuell verläuft, bewegt sich der Kern der diagnostischen Tätigkeit, die histologische „Schnellschnittuntersuchung", auf zellulärem Niveau. Dieser Wechsel manifestiert sich auch in dem Transfer zu einer weiteren Person, wenn die Probe an die Pathologie übergeben wird. Die dort stattfindende Untersuchung von zellulären Merkmalen wie der Kernpolymorphie, der Mitoserate oder der Tubulusausbildung ist eindeutig nicht mehr der makroskopischen Ebene zuzuordnen. Auf Basis mikroskopischer Untersuchungen wird eine Entscheidung bezüglich der Malignität gefällt, die jedoch wiederum unmittelbare Konsequenzen für die operative Therapie auf makroskopischer Ebene nach sich zieht. Die Operation stellt aufgrund des engen zeitlichen Rahmens einen Sonderfall in der Brustkrebsbehandlung dar. Während der laufenden Operation verbleiben zur Untersuchung nur wenige Minuten. Dies lässt wenig Raum für ausgedehnte weiterführende Verfahren zur Charakterisierung der Gewebeprobe, weswegen Analysen, die die systemische Therapie betreffen, erst nach der Operation in einem separaten Schritt am Primärtumor durchgeführt werden.

Die echte Stadieneinteilung des Karzinoms - in welchem Stadium die Patientin sich befindet - ist erst möglich nach abgeschlossener Operation einschließlich der Sentinel-Node-Biopsie [...] Und dann erfolgt die Klassifikation nach den klassischen Stadieneinteilungen der TNM-Klassifikation. (Onkologie 8)

Die Aufarbeitung des Primärtumors in der Pathologie beinhaltet zunächst die Fixierung des Gewebes (siehe Kapitel 6.2.3., ab Seite 120), um den Zustand bei Entnahme zu erhalten. Im Anschluss ist die Probe der Untersuchung durch vielfältige Methoden zugänglich, die eine Klassifikation und Stratifizierung erlauben. Eine solche ist letztlich entscheidend für die Auswahl einer geeigneten systemischen Therapie. Die hier zur Anwendung kommenden Untersuchungsverfahren richten sich auf das gesamte Spektrum bekannter Betrachtungs- und Repräsentationsebenen. Von der makroskopischen Beurteilung ausreichender Resektatränder, über die zelluläre Malignitätsbewertung zu den zell- und molekularbiologischen Markern zur Aufklärung spezifischer Tumormerkmale kommen unterschiedliche Verfahren zum Einsatz, deren Ergebnisse erst in der Summe bewertet werden. Dieser Komplex der Tumordiagnose wird aufgrund seiner Komplexität und seiner engen Verknüpfung mit den Klassifikationssystemen im nächsten Unterkapitel diskutiert.

In der pathologischen Untersuchung des Primärtumors erfolgt eine organisatorische und repräsentative Trennung von Patientin und Tumor. Der eigentliche Untersuchungsgegenstand, der Tumor, wird in einer institutionell vom Behandlungsbereich getrennten Organisationseinheit bearbeitet. Die verschiedenen zur Anwendung kommenden Techniken der mikroskopischen, zellbiologischen und molekularen Charakterisierung des Karzinoms sind in der Pathologie anwendbar, ohne expliziten Kontakt zur Patientin herstellen zu müssen.

> Die Patientin wird operiert und das Gewebe wird hier zu uns runter geschickt. (Pathologie 2)

Der Bezugsrahmen für die Bewertung der Gewebeschnitte ist daher nicht die Patientin beziehungsweise ihr sonstiger gesundheitlicher Zustand oder die organische Umgebung des Tumors, sondern vielmehr die in der Literatur vorgegebenen Bewertungsmaßstäbe und die Proben weiterer Tumore. Letzteres wurde an der Arbeitspraxis eines der befragten leitenden Pathologen deutlich, der die täglich zu beurteilenden Schnitte nicht im Kontext der klinischen Daten der Patientinnen betrachtete, sondern sämtliche Deckgläser mit den gefärbten Proben auf einer Arbeitsfläche der Reihe nach bewertete. In dieser hochspezialisierten diagnostischen Arbeitspraxis findet sich das von Annemarie Mol beschriebene Konzept der „verteilten Realisierung“ wieder (Mol 2002, 115 ff.) (siehe Kapitel 3.1.4., ab Seite

49). Durch die Konzentration auf die Neoplasie unabhängig von der zu behandelnden Patientin wird ausschließlich das jeweilige Untersuchungsergebnis an sich betrachtet. Die bruchstückhafte Annäherung an die Realität erfolgt im Moment der Analyse der verschiedenen Eigenschaften und Marker nicht. Was sich manifestiert ist eine artifizielle Realität als Widerspiegelung der jeweiligen Methode mit ihren spezifischen und etablierten Beschreibungsmustern und Größen. Der Goldstandard zur Bestimmung einer Eigenschaft ist es, der auch die Rahmenbedingungen für Realitätsbeschreibungen weiterer Verfahren vorgibt. Das heißt, dass ergänzende oder weitergehende Methoden sich zumindest an die Realitätsrepräsentation vorherrschender Modelle anlehnen müssen, um Relevanz zu erreichen (Mol 2002, 82). Ähnlich wie die Operateure bei Mol, die im Moment der Operation ausschließlich die betroffene Arterie als Arbeitsobjekt wahrnehmen und den PatientInnen ausblenden, beschränkt sich die pathologische Untersuchung im Moment der Betrachtung ausschließlich auf den Tumor. Darüber hinausgehend ist es dem oder der Pathologin nicht möglich, kurzfristig die Perspektive zu wechseln, wie die durch Mol beschriebenen Gefäßchirurgen im Gespräch mit Umstehenden, da Tumor und Patientin physikalisch getrennt sind. Aus diesem Grund bekommen die Repräsentationsformen in der Tumordiagnostik noch mehr Relevanz, da ein wesentlicher Teilprozess der Diagnose ohne direkten körperlichen Bezug zur Patientin vollzogen wird.

Diese Trennung von Tumor und Patientin in einer Art verblindeter Untersuchung bietet im Moment der Untersuchung selbstverständlich Vorteile für den Diagnoseprozess. Bei der pathologischen Bewertung der Proben kommt es zu keiner Beeinflussung des Urteils durch weitere klinische Daten der Patientin. So wäre etwa eine unbewusste Beeinflussung der Bewertung eines Tumors durch das Patientinnenalter denkbar. Die Verknüpfung der losgelösten Bewertungsschemata mit dem klinischen Zustand der Patientin erfolgt erst wieder im interdisziplinären Umfeld der Tumorkonferenz, in der alle beteiligten Mediziner gemeinsam das weitere Therapievorgehen beraten. Diese Institution führt zu einer zwingenden Verknüpfung verschiedener Wirklichkeitsrepräsentationen. Das eben angesprochene Alter etwa ist einer der Hauptdeterminanten für die Therapie und modifiziert daher die Auswirkung rein klinischer Parameter wie des Malignitätsgrades des Tumors.

Die von Mol beschriebene Gefahr, durch die Fokussierung auf einzelne Messmethoden ihren systematischen Fehlern ausgesetzt zu sein, wird durch die Kopplung unterschiedlicher Repräsentationen und vor allem durch die Verbindung voneinander verschiedener Wirklichkeitswahrnehmungen der beteiligten Expertengruppen verringert (Mol 2002, 64). Beispielsweise kann in der internistischen Praxis eine übermäßige Verkalkung einer Arterie in der Arteriosklerosediagnostik Blutdruckmessungen verfälschen und die Bestimmung des relevanten Arm/Bein-Index unmöglich machen; dadurch kann es zu einer Fehlinterpretation der Erkrankungssituation und zu einer Diskrepanz zwischen repräsentierter Wirklichkeit und erlebter Wirklichkeit der PatientInnen kommen. Im Gegensatz dazu ist das Ziel der interdisziplinären Tumorkonferenz, die ausschließliche Fokussierung auf bestimmte Parameter abzuschwächen. Die unterschiedlichen Wirklichkeitsrepräsentationen in der Pathologie, der Onkologie und in der Pflege, die ebenfalls beteiligt ist, sollen dazu beitragen, ein möglichst objektives, alle für relevant gehaltenen Parameter einschließendes, Bild des Zustands der Patientinnen zu generieren.

Dieser Umstand wurde in den Interviews von verschiedenen Interviewpartnern wiederholt angesprochen und auch als Qualitätsmerkmal gesondert hervorgehoben.

> Die ganzen Befunde werden zusammen getragen, dann sind die Frauen in der Regel auch zu Hause, das heißt, wir treffen uns dann nachdem wir das Ganze in der Konferenz besprochen haben - auch so ein Qualitätskriterium für Brustzentren, dass die Therapieempfehlungen eben in einer interdisziplinären onkologischen Konferenz besprochen werden [...]. (Onkologie 1)

10.2.2. Organisation der Diagnose

Die in obigem Zitat angesprochenen Qualitätskriterien ergeben sich aus den Zertifizierungsrichtlinien für Brustzentren der Deutschen Gesellschaft für Senologie (DGS) und der Deutschen Krebsgesellschaft (DKG), die maßgebliche Anforderungen an Organisation und Qualität der Brustzentren stellen (DKG u. a. 2003; DKG u. a. 2006). Die Interdisziplinarität im Entscheidungsablauf stellt dabei neben Maßnahmen der Qualitätssicherung und der Sicherung einer ausreichenden Erfahrung der Ärzte eine zentrale Komponente der Zertifizierungsanforderungen dar. Zwar wurden die Probleme, die aus einer zu starken Fokussierung auf einzelne Messmethoden herrühren können, in den Interviews nicht konkret thematisiert; dennoch wurde die Interdisziplinarität als wichtiges Qualitätsmerkmal dargestellt.

> Das ist ja schon insgesamt im Tumor-Board - das Interdisziplinäre macht ja tatsächlich einen großen Teil der Qualität aus. (Onkologie 2)

Weitere Aussagen zu Qualität und Qualitätssicherung bezogen sich auf institutionelle Gegebenheiten und Anforderungen und vor allem auf die zur Anwendung kommenden Diagnoseverfahren. Die Aussagen zu erforderlichen jährlichen Fallzahlen eines zertifizierten Brustzentrumsgaben gaben dabei die Richtlinie wieder.

> Ja. Also gefordert sind für das Brustzentrum 150 und für den einzelnen Operateur 50 pro Jahr. (Onkologie 3)

Unter den Diagnoseverfahren nehmen die quantitativen pathologischen Verfahren eine exponierte Stellung ein. Zur besseren Einordnung der Aussagen zu diesen wird im Folgenden zunächst auf die organisatorische Einbettung der Pathologielabore in den klinischen Kontext eingegangen.

Dabei zeigte sich keine einheitliche Art der Anbindung der Pathologieabteilungen an die einzelnen Kliniken.

> Nein, das ist schon seit vielen Jahren so, dass das die zentrale Pathologie des [Krankenhaus A] macht. (Onkologie 1)

> Also wir haben eine [Krankenhaus B]-Pathologie. Die wird von [Pathologe B] geleitet, der ja vorher am [Krankenhaus C] war. Der ist aber nicht direkt im Haus, sondern der hat eine Praxis in [Stadtteil]. Und die Stanzen zum Beispiel werden dahin geschickt. (Onkologie 10)

Vielmehr lassen sich drei Grundformen voneinander unterscheiden:

- Die institutionell und organisatorisch direkt angeschlossene Pathologie.
- Die organisatorisch angeschlossene aber unabhängige Pathologie vor Ort.

- Die organisatorisch und institutionell getrennte Pathologie im räumlichen Umfeld des Brustzentrums.

Zum einen ist also die organisatorische Anbindung der Pathologie an die Onkologie in den Kliniken unterschiedlich. Zum anderen nimmt sie in weiten Teilen den Charakter einer separaten Dienstleistung an. Die pathologischen Untersuchungen erfolgen aus onkologischer Perspektive in einer organisatorisch abgetrennten Einheit, die außerhalb des eigenen Wirkungsbereichs liegt. Besonders deutlich wird dies am zweiten Zitat. In diesem Fall verlassen die Gewebeproben aus der Stanzbiopsie nicht nur die onkologische Abteilung, sondern das Krankenhausgelände und sogar den umliegenden Stadtteil. Dabei wird die Probe, die maßgebliche Bedeutung für die weitere Behandlungsweise hat, nicht nur dem Wirkungsbereich des oder der verantwortlichen Onkologin entzogen, sie wird sogar in ein nicht zugängliches System in die Obhut weiterer Spezialisten überführt. Hierbei kommt es zu einem Wechsel der Verantwortlichkeit für die konkreten Diagnoseschritte, die mit einer Veränderung der Betrachtungsebenen einhergehen. Wie bereits beschrieben, kann die isolierte Parameterbetrachtung Vorteile in Form einer weniger stark durch weitere klinische Faktoren beeinflussten Erfassung bieten, denen jedoch Nachteile der räumlichen und organisatorischen Trennung der verschiedenen Betrachtungsebenen gegenüberstehen. Die Tumorkonferenz als verbindendes Element dient also nicht nur der Integration unterschiedlicher Repräsentationsebenen, sondern bietet auch ein institutionelles Forum zum Auflösen organisatorischer und institutioneller Grenzen. Die Kommunikation zwischen den Protagonisten der unterschiedlichen Fachrichtungen, die nach Mol erschwert abläuft, sobald die theoretischen Perspektiven und praktischen Arbeitswelten (Mol 2002, 107) zu sehr divergieren, wird so gefördert. Analog zu Mols Beispiel der Chirurgen und der medizinischen Wissenschaftler handelt es sich in diesem Fall um Kliniker und Labormediziner. Die generellen Unterschiede dieser beiden Gruppen sind vermutlich geringer als im Beispiel Mols, da die zu Grunde liegende gemeinsame theoretische Basis weniger stark differieren sollte als im Falle von Molekularbiologen und Klinikern. Dementsprechend konnten in verschiedenen Studien signifikante Vorteile in der Therapieentscheidung durch die Tumorkonferenz ausgemacht werden (Blamey 1998; Richards u. a. 1994). Es ist anzunehmen, dass vor allem der Translationsprozess zwischen den verschiedenen Repräsentationsebenen der alltäglichen

Arbeitswirklichkeit hierdurch stark vereinfacht wird und durch die Einflussnahme unterschiedlicher Beteiligter die Über- oder Unterrepräsentation einzelner Aspekte verringert wird.

10.2.3. Verhältnis Onkologie / Pathologie

Analog zur Wahrnehmung der Trennung zwischen Pathologie und Onkologie durch die befragten Onkologen zeigten sich auch in den Gesprächen mit Pathologen entsprechende Hinweise für ein Selbstverständnis als unabhängige eigenständige Disziplin.

> Und dann sind wir hier am städtischen Klinikum ein großes Brustzentrum und ich bin auch noch als Pathologe in einem weiteren Brustzentrum tätig. (Pathologie 1)

Die Tatsache, dass eine Pathologie neben dem eigenen Brustzentrum mit einer weiteren Klinik kooperiert, macht die institutionelle Distanz zwischen den maßgeblichen Diagnose- und Behandlungseinheiten sichtbar. Zwar wurde in dem gleichen Gespräch an anderer Stelle der große Einfluss der Pathologen auf die Therapieentscheidung deutlich gemacht, doch entsteht trotzdem der Eindruck eines Dienstleistungs- und Beratungsverhältnisses.

Die Aussagen der Interviewpartner verdeutlichen also die empfundene Trennung zwischen den beiden maßgeblich beteiligten medizinischen Disziplinen, der Onkologie/Gynäkologie auf der einen Seite und der Pathologie auf der anderen.. Zwar wird diese Trennung durch die verpflichtende Teilnahme aller Beteiligter in der Tumorkonferenz vorübergehend aufgelöst, jedoch bleibt sie bestehen in der alltäglichen Arbeitspraxis.

> Was gegeben wird und was gemacht wird, dass entscheiden natürlich die Onkologie und die Gynäkologie. Letztlich ist aber das, was wir machen die Handlungsanweisung. Also wenn ich in meinen Befund schreibe, das ist ein G3-Karzinom mit einer Lymphangiosis carcinomatosa[64], dann heißt das im Grunde, der muss eine Chemotherapie kriegen. Das weiß ich auch. Also insofern - indirekt kommt das natürlich von uns - auch wenn die Entscheidung von den Onkologen gefällt wird. (Pathologie 2)

64 Infiltration der Lymphgefäßbahnen durch Tumorzellen

Der hier wiedergegebene große Einfluss der Pathologie auf die Therapieentscheidung ergibt sich aus den maßgeblichen Leitlinien zur Diagnostik und Behandlung des Mammakarzinoms (Kreienberg u. a. 2008). Wie in Kapitel 7.2 (ab Seite 148) geschildert, haben die Ergebnisse der pathologischen Untersuchung den größten Einfluss auf die Therapieschemata. Unter diesen Umständen erscheint eine zu starke organisatorische Trennung als kontraproduktiv, da Kommunikationsdefizite mit damit einhergehenden Informationsverlusten entstehen könnten.

Zumindest in Andeutungen zeigten sich solche Kommunikationsdefizite in der Kommentierung der Qualität und Reproduzierbarkeit pathologischer Untersuchungen durch behandelnde Onkologen. Insbesondere pathologische Abteilungen, die eine größere Distanz zum jeweiligen Brustzentrum aufwiesen und zumindest nicht im selben Gebäude beheimatet waren, wurden regelmäßig durch die Interviewpartner aus der Onkologie sehr kritisch betrachtet.

Angezweifelt wurde in erster Linie die Reproduzierbarkeit biochemischer Tests zur Feststellung der Expression spezifischer Biomarker wie des Östrogenrezeptors oder des HER2/neu-Rezeptors. In diesem Zusammenhang wurden weniger die ausführenden Personen kritisiert, sondern die Methodik der Testverfahren angezweifelt.

> Ja das ist der kleinere Teil nur der Pathologen, die auch diese Kits tatsächlich verwenden. Viele machen das halt doch mit selbstentwickelten oder zusammen gestellten Test-Sets, weil der Test [...] relativ teuer ist, aber zum anderen auch nicht so optimal funktioniert. (Onkologie 5)

Die hier geäußerte Zustandsbeschreibung beinhaltet eine deutliche Kritik an genau den Verfahren, die für eine Diagnosestellung und die nachfolgende Therapieentscheidung von herausragender Bedeutung sind. Das zentrale Problem des Onkologen in dieser Situation ist, dass er alleine auf Basis der Biomarker-Untersuchungen die Therapieentscheidung bezüglich einer endokrinen Therapie oder der Behandlung mit Herceptin treffen kann, auf der anderen Seite aber eben diesen Untersuchungen nicht vollständig vertraut.

> [...] für die HER2/neu-Tests muss man ganz ehrlich sagen: Die Ergebnisse der Versuche auf Reproduzierbarkeit sind erschütternd und trotzdem so richtig. (Onkologie 1)

Mangels Alternativen muss also das erhaltene Ergebnis herangezogen werden und führt trotz der gegebenen Zweifel zu einer therapeutischen Konsequenz. Verstärkt werden diese Zweifel an der Qualität der angewandten Methoden durch zusätzliche Bedenken bezüglich der Verfahren zur Qualitätssicherung.

> Ich meine man überlegt Ringversuche zu machen - es gibt Bestrebungen - es ist aber nicht mal verpflichtend für die Pathologen. (Onkologie 1)

Die Pathologie war in diesem Fall Bestandteil einer größeren Klinik und zwar institutionell dem Brustzentrum angegliedert, doch aufgrund der Größe der Klinik räumlich und auch organisatorisch getrennt. In einem anderen Interview an der Onkologie eines kleineren Brustzentrums mit unabhängiger, externer Pathologie zeigte sich bezüglich der Qualität und Qualitätssicherung pathologischer Methoden eine noch viel größere Distanz.

> Ich weiß jetzt nicht, ob es im Rahmen des Brustzentrums oder überhaupt jetzt als Qualitätssicherung in der Pathologie so ist, dass die Teilnahme an Ringversuchen vorgeschrieben ist. (Onkologie 1)

Anhand dieser Aussage lässt sich die Wahrnehmung der pathologischen Untersuchung als Dienstleistung noch deutlicher erkennen, da elementare Bedingungen der Diagnosestellung wie die Qualitätssicherung im Unklaren liegen.

In der hier feststellbaren Distanz und vor allem in dem aus den vorhergehenden Zitaten herauszulesenden mangelnden Vertrauen gegenüber den Methoden und der Methodenüberwachung lässt sich erneut eine Analogie zu Annemarie Mols Untersuchung an holländischen Kliniken erkennen. Nach Mol erschweren unterschiedliche Arbeitspraktiken nicht nur die Kommunikation, sondern führen zu einer Distanz zwischen den Fachrichtungen und im Zuge dessen auch zu gegenseitigem Misstrauen gegenüber der jeweiligen Arbeitsweise (Mol 2002, 110). Demnach ist die Trennung der verschiedenen Fachdisziplinen in den meisten Kliniken nicht nur durch die Architektur gegeben, sondern manifestiert sich auch in den zentralen Untersuchungsgegenständen und in der Fachsprache der verschiedenen Spezialisten. In den durchgeführten Gesprächen war etwa die stärkere Fokussierung der PathologInnen auf den Tumor als isoliertem Krankheitsobjekt deutlich erkennbar, wohingegen OnkologInnen weitere ganzheitliche Faktoren wie den allgemeinen gesundheitlichen Zustand und das Alter der Patientinnen stärker betonten. Dieser Aspekt lässt sich jedoch nur implizit aus den Interviews erkennen, da die entsprechenden Faktoren von den PathologInnen in den Gesprächen nicht genannt wurden; allerdings wurde auch nicht explizit danach gefragt.

10.2.4. Fazit

Aus der Untersuchung des Ablaufes und der Organisation der Diagnostik des Mammakarzinoms geht hervor, dass die verschiedenen Repräsentationen, die durch unterschiedliche Diagnosemethoden generiert werden, in einem gegenseitigen komplementären Abhängigkeitsverhältnis zueinander stehen. Es entsteht ein Netzwerk aus Praktiken und Methoden, deren Anwendungen und Ergebnisinterpretationen sich gegenseitig beeinflussen. Dies ist insofern für die Einführung der Genexpressionsanalyse von Relevanz, als es jeder neuen Repräsentationsform gelingen muss, eben solche Abhängigkeiten und Verknüpfungen zu den etablierten Methoden zu bilden, um Akzeptanz zu erlangen. Dazu muss das bestehende Netzwerk teilweise aufgebrochen und unter Einbeziehung der neuen Methode neu geknüpft werden. Aufgrund der starken gegenseitigen Beziehungen der Repräsentationsformen zueinander können Interpretationsvariationen diesen Prozess stark behindern. Spricht etwa das Ergebnis der Repräsentation A dafür und das Ergebnis der neuen Repräsentation B dagegen, die Methode C anzuwenden, so ist eine Integration der Repräsentation B nur unter deutlichem Bedeutungsverlust von Repräsentation A möglich. Nach Mol würde in diesem Fall zunächst eine Übersetzung von B nach A erfolgen, wobei auch Informationsverluste in Kauf genommen werden würden (Mol 2002, 78 ff.).

Unter diesem Aspekt ist für die Genexpressionsanalyse vor allem das Verhältnis von Onkologie und Pathologie interessant. Die Pathologie als alleinige Instanz der Malignitäts- und Risikobewertung der Tumore könnte sich in der Einführung der Genexpressionsanalyse als größter Gegner erweisen. Die teilweise konträren

Interpretationen der Ergebnisse von Untersuchungen der Ebene des Transkriptoms und der histologischen Beurteilung der Zellebene, sowie der geringere personelle Aufwand, der mit der Genexpressionsanalyse verbunden ist, machen einen Bedeutungsverlust der Pathologie möglich. Unter diesen Gesichtspunkten ist das formulierte Misstrauen der Onkologie gegenüber der Pathologie von Relevanz. Da die Entscheidungsgewalt über die Anwendung von Methoden in der Onkologie angesiedelt ist, ist der Einfluss der Pathologie auf die Auswahl der anzuwendenden Methode als gering einzuschätzen. Die Schwächung der institutionellen Strukturen durch die Auslagerung vieler Pathologien kann so befördernd auf die Einführung alternativer diagnostischer Technologien wirken.

Weiterhin kann die organisatorische Trennung von Pathologie und Onkologie nach Mols Konzept der „verteilten Realisierung" stabilisierend für die Einführung der Genexpressionsanalyse wirken. Durch das Auftreten divergierender Interpretationen verschiedener Repräsentationsformen in verschiedenen Kontexten und Orten des klinischen Prozesses wird der Konflikt konträrer Ergebnisinterpretationen vermieden, was durch die deutliche Trennung von Pathologie und Onkologie verstärkt würde. Zusammengehalten durch das verbindende Objekt Brustkrebs wäre so eine Koexistenz divergierender Ansätze leichter realisierbar. Eine entscheidende Rolle würde dabei der interdisziplinären Tumorkonferenz zukommen, in der es gelingen müsste, die verschiedenen Repräsenationsformen und Deutungen sinnvoll zu integrieren.

10.3. Einstufung des Mammakarzinoms und Therapieentscheidung

Entscheidend für die angewandte Strategie zur therapeutischen Behandlung des Mammakarzinoms ist die Risikoeinstufung des Tumors. Diese geschieht anhand definierter Kriterien und Klassifikationen, die unterschiedliche klinische und biochemische Faktoren berücksichtigen. Um die Einflüsse neuer molekularer Diagnose- und Einstufungsverfahren einschätzen zu können, wurden die OnkologInnen und PathologInnen zu gegenwärtig angewandten Klassifikationssystemen und der darauf basierenden nachfolgenden Therapieentscheidung befragt.

Da die Klassifikationssysteme und Prognosemodelle in der Vergangenheit ständigen Veränderung unterworfen waren, dient dieses Kapitel vor allem der Erfassung dieser Entwicklungen und der Herleitungen von Gründen für diese Modifikationen. Auf dieser Basis sollen Bedingungen für die Integration neuer Diagnosesysteme wie der Genexpressionsanalyse identifiziert werden.

10.3.1. Einstufung

Als relevante Marker der Klassifikation von Tumoren werden übereinstimmend Faktoren benannt, die im Einklang mit den Richtlinien zur Diagnose und Behandlung des Mammakarzinoms stehen.

> Was liegt zu Grunde den Beurteilungen für die Therapie ? Was sind die anerkannten Faktoren und was ist das, was man glaubt, was darüber hinaus eine Rolle spielt ? Und die anerkannten Faktoren sind heute Alter, Tumorgröße, Lymphknotenbefall, Grading, Lymphangiosis, Hämangiosis, Hormonrezeptorstatus und HER2/neu-Status. Das sind die Faktoren, die heute zur Differenzierung eines Mammakarzinoms standardmäßig herangezogen werden. (Onkologie 12)

Anhand dieser Aussage wird bereits deutlich, wie groß der Einfluss der Behandlungs- und Diagnoserichtlinien und der formalisierten Klassifikationssysteme für die klinische Praxis und die Therapieentscheidung ist. Diese Richtlinien umrahmen das Arbeitsfeld der onkologischen Klinik indem sie klare methodische Zugänge und Relevanzkriterien vorgeben. Der Prozess der Diagnose und Einstufung eines Tumors wird somit strukturiert und die Einflussnahme weiterer Faktoren vermindert.

> Die anderen Faktoren Ki-67, Gene-Profiling, UPA sind alles machbare Faktoren, die aber keinen Einfluss auf die Therapie haben oder haben dürfen, weil sie nicht zu den Standards zählen. (Onkologie 12)

Entsprechend dieser Aussage führt erst die Aufnahme eines prognostischen Faktors in die Richtlinien und Standardklassifikationen zur regulären Anwendung in der klinischen Praxis. Dem wurde jedoch von anderen Befragten partiell widersprochen.

> Proliferationsparameter fließen auch ein bisschen mit ein. Also Ki-67 zum Beispiel. Wobei....das ist quasi ein zusätzlicher Parameter, den man im Tumorboard bespricht. (Onkologie 10)

Zwar wird hier die Bedeutung des Proliferationsmarkers Ki-67 eingeschränkt, seine generelle Berücksichtigung jedoch betont. Diese beiden konträren Aussagen machen das Spannungsfeld zwischen Reglementierung und Innovation, in dem sich jede neue Methode bewähren muss, sehr gut deutlich. Die Einführung neuer oder veränderter Parameter zur Charakterisierung des Mammakarzinoms parallel zu etablierten Klassifikationsmustern geschieht hier zunächst als Ergänzung der bestehenden Systeme im lokalen institutionellen Kontext. Die klinische Praxis wird im Zuge evidenzbasierter Medizin stark durch Richtlinien und Regularien geleitet, verfügt jedoch über Freiräume, die die Anwendung innovativer Verfahren erlauben. Diese Freiräume bestehen beispielsweise in der Möglichkeit, die im Rahmen der *disease related group* (DRG) erstatteten Mittel auch für Verfahren aufzuwenden, die nicht Bestandteil der anerkannten Diagnose- und Behandlungsrichtlinien sind. Auf diese Weise ist es in der klinischen Praxis möglich, neue, innovative Verfahren anzuwenden und weitere Erfahrungen mit ihnen zu sammeln. Erst diese Öffnung gegenüber veränderten Methoden ermöglicht es, dass die sonst stabilen Klassifikationssysteme im medizinischen Bereich für Erweiterungen und Modifikationen zugänglich sind, da die Anforderung an neue Technologien die vorherige klinische Erprobung beinhaltet. Veränderungen der Klassifikationsmuster verlaufen demnach auch graduell und und der zunehmenden klinischen Erfahrung folgend und nicht sprunghaft.

Die relevanten Klassifikationsparameter lassen sich weiter unterteilen nach klinischen und histopathologischen Faktoren. Letztere, zu denen aus obiger Aufzählung das Grading, die Lymphangiosis, die Hämangiosis, der Hormonrezeptorstatus und der HER2/neu-Status sowie mit Abstrichen auch der Lymphknotenbefall gehören, unterliegen ebenfalls stabilen methodischen Vorschriften.

> Das ist ja gerade beim Mammakarzinom sehr formalisiert die Einstufung. Das Grading, das ja immer noch der beste unabhängige Prognoseparameter ist - da gibt es ganz genaue Kriterien, wie das zu machen ist. (Pathologie 1)

Diese Kriterien zur Bestimmung des Grades der Entdifferenzierung von Tumorzellen (Tabelle 3 Seite 138) weisen nur sehr geringe Veränderungen im Laufe der Zeit auf, was im konkreten Fall des histopathologischen Gradings gut daran zu erkennen ist, dass die in den aktuellen Diagnose- und Behandlungsrichtlinien 2008 gültigen Klassifikationsmuster bereits im Jahr 1991 veröffentlicht wurden (Elston u. a. 1991) und sich seither nicht verändert haben.

10.3.2. *Veränderungen in der Bewertung*

Veränderungen in der Bewertung und Kategorisierung des Mammakarzinoms sind daher weniger an der Auswertung einzelner Faktoren fest zu machen, sondern vielmehr an der Gewichtung der verschiedenen prognostischen und prädiktiven Marker untereinander. Durch die Ergänzung und Verschiebung der Bedeutung von Betrachtungs- und Beschreibungsebenen, die unter anderem in der Entwicklung und Verbreitung bildgebender und histopathologischer Verfahren, sowie zell- und molekularbiologischer Untersuchungsmethoden begründet ist, veränderten sich die Bewertungsmuster in der Risikoabschätzung. Dieser Vorgang lässt sich gut am Beispiel des Lymphknotenstatus und der Lymph- beziehungsweise Hämangiosis beschreiben.

> Der axilläre Lymphknotenbefall, die Fernmetastasierungsfrage; all das geht ja nur aufgrund der histomorphologischen Untersuchung. In den letzten Jahren ist neben der Differenzierung - also überhaupt rein pathologisch - dann einige Parameter zusätzlich noch hinzu gezogen. Das ist nämlich der Befall der Lymphbahnen - die Lymphangiosis - oder auch die Hämangiosis - also das Einbrechen des Tumors in die Blutbahn oder die Lymphbahn. (Onkologie 4)

Das Einbrechen des Tumors in das Lymphsystem oder die Blutbahn wird dabei als Hinweis auf eine mögliche Fernmetastasierung verstanden. Zusätzlich zur Erfassung des Lymphknotenstatus ist es vor allem das Erkennen einer Hämangiosis, welches zusätzlichen Informationsgehalt beinhaltet, da durch eine solche eine Fernmetastasierung „an den Lymphknoten vorbei“ wahrscheinlicher wird. Die Lymphangiosis hingegen macht eine Verbreitung von Tumorzellen über die Lymphgefäßbahnen wahrscheinlicher und ist somit in ihrer Aussagekraft einem axillären Lymphknotenbefall nicht unähnlich. Im Gegensatz zu diesem fällt die eindeutige Quantifizierbarkeit anhand einer leicht zu ermittelnden Zahl befallener Lymphknoten jedoch weg. Die Festellung einer Lymphangiosis erfolgt trotzdem, da eine solche schon vor einem Lymphknotenbefall feststellbar ist und zumindest theoretisch die Möglichkeit einer Tumorzellverbreitung über die Lymphe ohne Befall der Knoten in der Axilla möglich ist. Diese histologische Erfassung einer möglichen Verbreitung von Tumorzellen ist in der Vergangenheit in der Klinik etabliert worden und führte zu einer Veränderung in der Bewertung des Lymphknotenstatus.

> Also die größte Veränderung, die wir in den letzten Jahren gehabt haben, ist letztendlich die Betrachtung des Lymphknotenstatus. [...] Es galt ja über Jahrzehnte die Meinung, dass auch bei N0-Patientinnen, [...], die komplette Axilladissektion einen therapeutischen Wert hat. Da ist ein kompletter Paradigmenwechsel erfolgt. [...] Es reicht aus, wenn wir halt den Wächterlymphknoten entfernen und wenn der frei ist, dann erklären wir die Axilla als frei. Was wir letztendlich halt auch wissen, ist ja, dass leider ja nicht immer nur über die Axilla die Metastasierung erfolgt, sondern sie kann ja auch an der Axilla vorbei eben hämatogen erfolgen. [...] Von daher ist sicher die Axilla früher überbewertet worden. (Onkologie 7)

Die im obigen Zitat angesprochene Metastasierung über die Blutbahn (Hämangiosis) hat demnach in der Entwicklung der Risikoklassifikation des Mammakarzinoms in den letzten Jahren einen höheren Stellenwert erlangt. Im Gegenzug wurde der Lymphknotenstatus leicht abgewertet, bleibt jedoch nach wie vor einer der wichtigsten Indikatoren für die Risikoeinstufung des Tumors. Die beschriebene Bewertungsverschiebung bezieht sich in diesem Fall auf zwei pathogene Wege zur Entwicklung von Fernmetastasen, deren Gewichtung zueinander Veränderungen unterworfen war. Diese Klassifikationsmodifikation ist daher in erster Linie diagnostisch interessant, da es sich bei der Hämangiosis oder der Lymphangiosis zwar um unterschiedliche physiologische Zustände handelt, deren Resultat jedoch grundsätzlich wirkungsgleich ist. Da die Entstehung von Fernmetastasen zu einer neuen Erkrankungssituation mit sehr viel geringeren Heilungschancen führt, ist jede Tumoreigenschaft, die das Risiko einer Metastasierung erhöht, von Relevanz für die Risikoeinstufung. Die Verschiebung in der Klassifikation und die gestiegene Bedeutung der Hämangiosis manifestiert sich dabei vor allem in der

Erhebungsmethodik. Die komplette Ausräumung der Axilla und die Überprüfung der Lymphknoten auf maligne Zellen als Standardverfahren wurde zunächst durch eine vermehrte Untersuchung der Wächterlymphknoten abgelöst. Neben dieser vereinfachten invasiven Untersuchung, bei der durch radioaktive Markierung der erste Lymphknoten im Abfluss des Tumors ermittelt und auf Malignität überprüft wird, kam es zu weiteren Verschiebungen hin zu einer zusätzlichen histologischen Beurteilung des Primärtumors selber, um eine Penetration des Lymphsystems oder der Blutbahn zu dokumentieren.

Das der Klassifikation der Tumore zu Grunde liegende TNM-System trägt der zunehmenden Bedeutung beider Faktoren durch die Einführung zusätzlicher, optionaler Parameter Rechnung. Die Variabeln L und V mit den möglichen Werten X, 0 und 1, sowie im Falle einer makroskopischen Veneninvasion 2 (UICC 2005, 14), bieten somit eine mögliche Ergänzung des auf Größe, Zahl der befallenen Lymphknoten sowie Fernmetastasen beschränkten klassischen TNM-Systems.

10.3.3. Tumorgröße

Den bislang beschriebenen Faktoren, die zunehmend Gewicht in der Klassifikation und Risikoabschätzung des Mammakarzinoms gewinnen, steht insbesondere die Tumorgröße als Parameter mit abnehmender Bedeutung gegenüber. Die Größe des Tumors zum Zeitpunkt der Diagnosestellung ist dabei jedoch nach wie vor von großer Bedeutung für die operative Therapie, da die wesentliche Entscheidung zwischen einer Mastektomie und einer brusterhaltenden Operation maßgeblich durch die Ausdehnungsdiagnostik mitbestimmt wird. Ebenfalls von großer Relevanz ist die prognostische Aussagekraft der reinen Tumorgröße. Gängige Statistiken über die Heilungschancen oder die Mortalitätsraten sind häufig mit der Tumorgröße zum Diagnosezeitpunkt verknüpft.

> Weil pro Zentimeter Tumorgröße verschlechtert sich die Prognose um etwa 12 Prozent. Also wer einen ein Zentimeter großen Tumor hat, hat eine 12prozentige Wahrscheinlichkeit in 5 Jahren ein Rezidiv zu haben. Wer einen zwei Zentimeter großen Tumor hat, hat eine 24prozentige Wahrscheinlichkeit, dass der Krebs in 5 Jahren wiederkommt. (Onkologie 8)

Die Tumorgröße gewinnt ihren prognostischen Wert durch die Verknüpfung mit der Rezidivwahrscheinlichkeit. Eine prädiktive Aussage lässt sich jedoch anhand der Ausdehnung nicht treffen, da keine konkreten Wirkbeziehungen mit spezifischen Medikamenten herstellbar sind. Ob die prognostische Funktionalität tatsächlich auf einer kausalen Beziehungen zwischen der Ausdehnung des malignen Gewebes und der Rezidivwahrscheinlichkeit beruht oder ob die Tumorgröße nur als Manifestation eines aggressiven Wachstums des Krebses in Koinzidenz mit der erhöhten Rezidivwahrscheinlichkeit auftritt, bleibt dabei offen. Die prominente Rolle des Parameters in der Tumorklassifikation führt gemäß der Theorie der Konvergenz von Infrastrukturen nach Star, Bowker und Neumann (Star u. a. 2003) zu einer Stärkung des Parameters, die aus der Selbstverstärkung des TNM-Systems herrührt (Bowker u. a. 1999, 82). (siehe Kapitel 3.1.3., ab Seite 48). Demnach wird die Tumorgröße aufgrund ihrer Relevanz in klinischen Studien für die Einordnung von Tumoren verwendet und erfährt so eine rückgekoppelte Verstärkung, da immer nach Korrelationen zwischen Krankheitsverlauf und Tumorgröße gesucht wird.

Diese Fokussierung historisch älterer Klassifikationen auf die Tumorgröße als relevantem Kriterium für die Klassifikation von Tumoren erscheint einleuchtend unter Berücksichtigung des Entstehungszeitpunktes der ICD und des TNM-Systems und der zum damaligen Zeitpunkt zugänglichen Betrachtungs- und Repräsentationsebenen. Sowohl die zentrale Stellung der Tumorgröße im TNM-System, als auch die Aufschlüsselung der Mammakarzinome nach befallenem Quadranten in der ICD-O lassen sich auf die Bedeutung dieser Faktoren in der Entstehungsphase beider Systeme zurückführen.

Sowohl in der makroskopischen postoperativen Untersuchung des entfernten Gewebes, als auch in der bildgebenden Röntgendiagnostik waren bereits zur Mitte des 20. Jahrhunderts Lage und Größe eines Tumors mit geringem Aufwand bestimmbar. Verstärkt wurde die Bedeutung dieser Charakteristika durch die damalige größere Relevanz der operativen Therapie, die noch nicht durch die systemische Chemotherapie ergänzt wurde. Zwar ist die operative Entfernung des Primärtumors auch heute noch ein sehr wichtiger Bestandteil aller Therapiekonzepte, im Gegensatz zu damals jedoch nicht mehr alleine für den Erfolg oder Misserfolg der Therapie verantwortlich. Lange war es also die Größe der diagnostizierten Tumore, die den entscheidenden Einfluss auf die primäre Therapie nahm und das konkrete

Vorgehen bestimmte. In Abhängigkeit von der Lokalisation und Ausdehnung des primären Tumors wurden die Operationen geplant und durchgeführt, was zu einer starken Fokussierung auf diesen Parameter und somit zu einer Bedeutungszunahme führte.

Die aus dieser Zeit herrührende Bedeutung der Tumorgröße als prognostischer Faktor wandelte sich jedoch mit fortschreitender Entwicklung in den Diagnose- und Therapietechniken. Insbesondere die Untersuchung der axillären Lymphknoten auf Malignität und die histopathologische Analyse des Primärtumors zur Feststellung des Grades der Entartung führten zu gravierenden Verschiebungen in der Gewichtung der verschiedenen Tumoreigenschaften für Einstufung und Klassifikation. Die zunehmende Anwendung systemischer Therapien, die mit der Entwicklung zahlreicher Zytostatika in der zweiten Hälfte des 20. Jahrhunderts einher ging, war dabei die Triebkraft einer grundlegenden Veränderung in den Klassifikationsmustern zur Tumorbewertung.

Die Entstehung der zytostatischen Chemotherapie wird auf das Jahr 1946 und die Anwendung der Stickstoff-Loste HN-2 (Bis-(2-chlorethyl)-methylamin) und HN-3 (Tris-(2-chlorethyl)-amin) auf Hodkin-Lymphome, Lymphosarkome und Leukämie datiert (Goodman u. a. 1946; Hirsch 2006; Joensuu 2008). Der erstmaligen Anwendung von Antifolaten (z.B. Methotrexat) 1948 (Farber u. a. 1948) folgte 1965 die Entwicklung von ersten Kombinationstherapien (Frei u. a. 1965). Die Wirksamkeit der heute üblichen adjuvanten Kombinationstherapie beim Mammakarzinom wurde 1976 von Bonadonna erstmalig bewiesen (Bonadonna u. a. 1976). Die Erweiterung der Therapie um die zusätzliche Phase der postoperativen medikamentösen Therapie und die große Bedeutung, die dieser Therapie beigemessen wurde, bewirkte einen Perspektivwechsel in der Beurteilung der Tumore. Die Operabilität als alleiniges therapiebeeinflussendes Merkmal wurde Schritt für Schritt ergänzt durch Faktoren, die Rückschlüsse auf die Aggressivität des Tumors und damit auf das Risiko von Rezidiven und Metastasen erlaubten. Angetrieben durch neue Diagnose- und Therapiemöglichkeiten etablierte sich so eine weitere Beschreibungs- und Betrachtungsebene „unter“ der zuvor dominanten makroskopischen Ebene. Dieser Prozess setzte sich in der Folge durch die zunehmende Stratifizierung des Mammakarzinoms in Kombination mit spezifischen Therapieansätzen weiter fort. Durch die Entwicklung der endokrinen Therapie und der Antikörpertherapie fanden zusätzliche Beschreibungsgrößen in die klinischen Klassifikationschemata Eingang und führten so zu einer weiteren Einschränkung der Bedeutung Tumorgröße für die Therapieentscheidung. Verdeutlicht wird dies durch folgende Aussage:

> Nein. Die Größe spielt schon noch eine Rolle. Spielt aber für die Therapieentscheidung nicht so eine große Rolle. Die Größe spielt eine Rolle bei der Bestrahlung. Über 5 cm wird praktisch immer eine Thoraxwandbestrahlung gemacht. Aber sie ist nicht mehr entscheidend für die Stratifizierung und die Therapien. Da ist entscheidend das Grading und der Lymphknotenbefall. (Pathologie 3)

Die therapeutische Relevanz der Tumorgröße beschränkt sich also auf die Verfahren zur Behandlung des Primärtumors und des ihn umgebenden Gewebes selber. Sowohl die systemische Krankheitswahrnehmung als auch die entsprechenden Therapien bleiben davon unbeeinflusst.

10.3.4. Verschiebung des Therapiefokus

Die geringer werdende Relevanz der Tumorgröße ist exemplarisch für die Veränderung der Bedeutung medizinischer und biologischer Marker für die Krankheitsklassifikation. Unter dem übergeordneten Ziel der Heilung von Krankheiten sind diejenigen Faktoren wichtig, die Implikationen für die Therapiewahl beinhalten. Die Tumorgröße dient hierzu heute im wesentlichen nur bei der Entscheidung zwischen einer brusterhaltenden Operation und einer Mastektomie, sowie bei der Planung der Strahlentherapie. Die Veränderung der Bedeutung folgt somit auch aus der Verschiebung des Therapieschwerpunkts in der klinischen Praxis.

> Als ich mal angefangen habe, da war das gerade so der ganz große Renner. [...] „Rezeptorpositiv ? Dann geben wir halt Tamoxifen, wenn die Lymphknoten befallen sind." Das heißt, da hat man grundsätzlich erstmal nur welchen, die nodal-positiv waren [...], eine systemische Therapie gegeben und den anderen überhaupt gar nicht. [...] Und wenn sie heutzutage gucken [sind es] eigentlich auch nach den letzten Leitlinien von St.Gallen also 0,0 Prozent, denen man nicht irgendeine systemische Therapie empfiehlt. (Onkologie 3)

Diese Entwicklung kann auch als Ausdruck der Schwerpunktverschiebung in der Behandlungszielsetzung verstanden werden. Demnach steht nicht mehr nur die lokoregionale Tumorentfernung und Bestrahlung im Mittelpunkt der Therapie, sondern vor allem die Verhinderung der Bildung von distanten Fernmetastasen.

> Immer vorausgesetzt die Patientinnen haben keine distante Metastasierung. Das ist natürlich der über allem stehende erste Entscheidungsweg, deshalb machen wir das halt auch vor der Operation, weil man unter Umständen eben - Weil die Operation nicht mehr so im Vordergrund steht sagen wir mal, wenn die Patientin Fernmetastasen hat. (Onkologie 1)

Die signifikant geringere Heilungswahrscheinlichkeit im Falle einer Fernmetastasierung, sowie die Veränderung der Behandlungssituation haben dazu geführt, dass diese beiden Stadien einer Krebserkrankung getrennt voneinander wahrgenommen werden. Erkennbar ist dies vor allem an der Zielsetzung der systemischen Therapien, die beim nicht metastasierten Brustkrebs primär auf die Verhinderung der Bildung eben dieser Metastasen ausgerichtet ist, um die neue Krankheitssituation nicht erst entstehen zu lassen. Deutlich wird dies anhand der geltenden Empfehlungen der St.Gallen-Konferenz (Goldhirsch u. a. 2007), die die Relevanz der befallenen Lymphknoten für die Risikoeinschätzung und damit für die Therapiewahl hervorheben oder an der Erweiterung des TNM-Systems um die Lymph- und Hämangiosis. Die Fernmetastasierung über das Lymph- oder Blutsystem ist hier ursächlich für die veränderte Bedeutung beziehungsweise Neueinführung der Parameter.

Der Grund für die Konzentration auf die Verhinderung der Metastasierung ist, dass die Brust kein primär lebenswichtiges Organ darstellt. Somit resultiert eine auf den Primärtumor beschränkte lokale Erkrankung zwar in operativen Eingriffen und kann vor allem im Falle der Mastektomie zu schwerwiegenden physischen und psychischen Beeinträchtigungen der Patientinnen führen, ist an sich jedoch noch nicht lebensbedrohlich. Erst die Bildung von distanten Metastasen in Organen, die unbedingt lebensnotwendig sind, führt zum Tode und ist hauptsächlich für die Letalität des Mammakarzinoms verantwortlich. Aus diesem Grunde liegt der Fokus der Behandlung und der Risikoklassifikation auf der Verhinderung distanter Metastasen. Können zum Zeitpunkt der Diagnosestellung bereits Metastasen außerhalb der Axilla festgestellt werden, so verändert sich der gesamte Behandlungsansatz. Die Operation zur Entfernung des bereits streuenden Primärtumors verliert an Bedeutung und die systemische Behandlung zur Unterbindung einer weiteren Metastasierung des Karzinoms gewinnt an Gewicht.

> Ja die distante Metastasierung ist eine ganz andere Erkrankungssituation. Das bedeutet ja, dass es eine nicht heilbare Erkrankung ist. Und natürlich komplett anders als eine nicht metastasierte Primärerkrankung, wo ja im Schnitt 70 bis 80 Prozent der Patientinnen heutzutage dauerhaft geheilt werden. (Onkologie 5)

10.3.5. Fazit

Als Fazit bleibt nach Betrachtung der gegenwärtigen Einstufung des Mammakarzinoms und deren Veränderungen in der Vergangenheit festzuhalten, dass die therapeutischen Neuerungen von großem Einfluss auf die Klassifikationssysteme und Prognosemodelle gewesen sind. Dabei war die Entwicklung der systemischen Therapie und die damit einhergehende Veränderung der grundsätzlichen Zielsetzung der Behandlung zur Verhinderung von Fernmetastasen maßgeblich. Durch die konzeptionelle Aufspaltung der Erkrankung Brustkrebs in einen nicht-metastasierten und einen metastasierten Zustand traten Parameter, die in direkter Weise mit der Fernmetastasierung und den entsprechenden systemischen Therapien korrelieren oder in Verbindung stehen, in den Vordergrund und führten so zu einer Abwertung derjenigen Größen, die nur eine lokale Beschreibung des Primärtumors erlauben.

Angesichts der fortlaufenden Weiterentwicklung systemischer Therapien ist eine Fortsetzung dieses Trends wahrscheinlich. Die zunehmende Fokussierung auf zielgerichtete Medikamente lässt die Integration weiterer molekularer Parameter zu Ungunsten etablierter Größen erwarten. Diese Entwicklung kann sich für die Genexpressionsanalyse als Vorteil erweisen, da diese ausschließlich auf die systemische Therapie abzielt und durch gezielte Erweiterungen auch für die Erfassung spezifischer molekularer Marker geeignet ist.

Um jedoch die Erfolgsbedingungen für die Einführung neuer Marker genauer benennen zu können, erfolgt im folgenden Kapitel eine ausführliche

Auseinandersetzung mit der Einführung der HER2/neu-Statusbestimmung und der des ER-Rezeptors.

10.4. Erfolgsfaktoren molekularer Biomarker

Die tiefgreifendsten Veränderungen der Brustkrebsdiagnostik, -klassifikation und -behandlung in den letzten Jahrzehnten wurde durch die Entwicklung, Einführung und flächendeckende Anwendung spezifischer Biomarker ausgelöst. Der Hormonrezeptorstatus und der HER2/neu-Status haben insbesondere die Behandlungsmuster der systemischen Therapie massiv beeinflusst und verändert. Der folgende Abschnitts dient der Herausarbeitung wichtiger Faktoren, die die Einführung der molekularer Biomarker in die klinische Praxis, die Klassifikationssysteme und Prognosemodelle befördert haben.

10.4.1. Eröffnung von Therapieoptionen

Im Unterschied zu den rein prognostischen Parametern in den Prognosemodellen besitzen die in den letzten Jahrzehnten eingeführten neuen Biomarker eine andere qualitative Dimension. Neben der prognostischen Aussage, die im Falle des HER2/neu-Rezeptors zur Aufnahme in die St.Gallen-Kriterien geführt hat, bietet die Aufklärung des Hormonrezeptorstatus und des HER2/neu-Status einen prädiktiven Wert. Unabhängig von Rezidivwahrscheinlichkeit, Mortalitätsrate oder *Relapse free survival* ist eine positive Diagnostik dieser Merkmale mit einer Aussage über die Wirksamkeit spezifischer Medikamente verknüpft. Das konkrete Ansprechen einer Therapie mit Östrogenanaloga oder Aromatasehemmer im Falle des Hormonrezeptorstatus oder Trastuzumab (Herceptin) im Falle einer HER2/neu-Überexpression lassen sich mit weitaus größerer Sicherheit vorhersagen, als dies bei den statistischen prognostischen Aussagen der Fall ist. Die parallel zur Einführung dieser Biomarker verfügbaren spezialisierten Medikamente erlaubten darüber hinaus Therapiestrategien, die eben den durch die Biomarker angezeigten molekularen Zellzustand als Angriffsfläche für eine Wachstumshemmung der Tumorzellen nutzten. Spätestens die Berücksichtigung des endokrinen Status in den

Prognosemodellen markierte also den Beginn von Behandlungsstrategien, die an den herangezogenen Parametern selber ansetzen. Es ist dabei anzunehmen, dass der immense Erfolg beider Verfahren stark zur Schwerpunktsverschiebung von der operativen zur systemischen Therapie des Mammakarzinoms beigetragen hat.

> Auf der anderen Seite ist der Trend - also so lange wie ich jetzt im Geschäft bin seit 20 Jahren - dass also jedes Jahr so sukzessive immer weiter die systemische Therapie aufgewertet wird. (Onkologie 7)

> Das heißt also auch die Frage des Rezeptorstatus - also dass der richtig stimmt und dass ich den habe - das kriegt eine immer größere Bedeutung. Weil sich eben da die ganze weitere Therapie nach ausrichtet. (Onkologie 3)

Gründe für den Erfolg beider Biomarker lassen sich aus der zweiten hier wiedergegebenen Aussage bereits in Ansätzen ableiten. Beiden Untersuchungsmethoden ist es gelungen, maßgebliche Bedeutung für die weitere Ausrichtung der Therapie zu erlangen. Die Verknüpfung mit einer binären Therapieentscheidung sowie der klinische Nutzen der assoziierten Medikamente, waren dabei entscheidend. Dies wurde so auch in den Expertengesprächen formuliert:

> Sobald sie irgendwo eine Entwicklung haben, die eine praktische Konsequenz zum Wohle der Patientinnen nach sich zieht, da gewinnt auf einmal so ein Ding, was also eines von vielen war. Dann steht das heraus wie ein Leuchtturm. Und dann kümmern sich alle darum. Dann ist es auf einmal wichtig. (Onkologie 3)

Der Nutzen für die Patientinnen wird in dieser und anderen Aussagen als zentrales Argument für die Aufnahme in die Untersuchungs- und Behandlungsprotokolle bezeichnet. Insbesondere die Überexpression von HER2/neu und die Entwicklung der assoziierten Therapie mit Trastuzumab (Herceptin) eröffneten nach Aussage der Onkologen einen komplett neuen Therapiepfad.

> Ja ich meine Herceptin ist medizinisch einfach der Durchbruch gewesen. Finde ich. Also der größte Durchbruch, den ich erleben durfte, weil: Die Patientinnen mit Metastasen, die sonst immer nur die Option hatten antihormonelle Therapie. Wenn

> das ausgereizt war [...] dann war immer nur Chemotherapie. Ich habe hier eine Patientin mit Lebermetastasen, die bekommt seit 4 Jahren Herceptin. (Onkologie 1)

Die Antikörpertherapie erlaubt im Vergleich zur systemischen Therapie mit Zytostatika eine nebenwirkungsarme deutliche Verbesserung der individuellen Prognose.

> Also das macht ja praktisch keine Nebenwirkungen, muss man sagen. Also keine relevanten. (Onkologie 9)

Somit hat die Einführung von Trastuzumab (Herceptin) die Onkologie mit einer neuen therapeutischen Handlungsoption ausgestattet. Gepaart mit der eindeutigen prädiktiven Aussagekraft des HER2/neu-Status und der so erzeugten binären Handlungsanweisung, ergab sich eine Situation, in der die Anwendung dieser Technologie zum Nutzen der Patientinnen beinahe zwangsweise erfolgen musste. Wie Hedgecoe in seinem Buch *The Politics of Personalized Medicine* (Hedgecoe 2005) darlegt, führte diese Konstellation in den meisten Ländern zu einer zügigen Etablierung des Biomarkers und der korrespondierenden Therapie. Einzig in Großbritannien verzögerte sich die flächendeckende Anwendung aufgrund politischer, organisatorischer und finanzieller Gründe. Hedgecoe beschreibt das Engagement der Firma Roche auf diesem Markt und die daraus folgenden Implikationen. Unter anderem die Schaffung von qualitativen Standards hat demnach schließlich auch in Großbritannien den Erfolg der Technologie möglich gemacht.

Eine ähnliche Konstellation wie beim HER2/neu findet sich auch beim Hormonrezeptorstatus. Dieser erlaubt ebenfalls eine binäre Entscheidung, ob eine endokrine Therapie durchgeführt wird oder nicht. Die Wahl der geeigneten Medikamente ist in diesem Fall komplexer (siehe Kapitel 6.3.1 ab Seite 125), dennoch ist die Indikation für eine solche Therapie klar definiert. Bei positivem Hormonrezeptorbefund ergibt sich die Möglichkeit einer relativ nebenwirkungsarmen Therapie, die für die Patientinnen eine Verbesserung der individuellen Prognose verspricht.

Sowohl ein positiver Befund an Hormonrezeptoren als auch an HER2/neu-Rezeptoren eröffnet die Option einer allgemein anerkannten und als nützlich empfundenen Therapie. Die Eindeutigkeit, mit der auf Basis definierter Testverfahren die Entscheidung für die entsprechende Therapie getroffen werden kann, trägt zu einer Verminderung der Unsicherheit der entscheidungstreffenden ÄrztInnen bei, da die Wahrscheinlichkeit eines Nichtansprechens durch den Test minimiert wird. Für die Hormonrezeptoren und auch für die HER2/neu-Rezeptoren gilt, dass offenbar die Kombination aus Therapie und Prädiktion entscheidend zur Etablierung in der klinischen Praxis beigetragen hat.

Demnach wäre die Aufnahme der HER2/neu-Überexpression als prognostischer Marker in die Kriterien von St.Gallen als nachrangige Entwicklung zu verstehen. Den ursprünglichen Zugang zur Klinik erlangte der HER2/neu-Status durch die assoziierte Therapie mittels Trastuzumab (Herceptin). Die nachgewiesene negative prognostische Bedeutung einer Überexpression des HER2/neu-Rezeptors wäre somit als Nebenprodukt einer flächendeckenden Erfassung dieses Markers anzusehen.

10.4.2. Molekulare Wirkhypothesen

Ein weiterer Faktor der zur Integration des HER2/neu-Markers in die St.Gallen-Leitlinien geführt hat, ist die kausale Beziehung zwischen der Überexpression des Rezeptors und der weiteren Entwicklung des Tumors. Die zunehmende Bedeutung zell- und molekularbiologischer Erklärungsansätze für die Krankheitsätiologie erzeugt einen Bedarf nach eben solchen Modellen zur Tumorentwicklung. Sowohl die Östrogen- und Progesteronrezeptoren als auch der HER2/neu-Rezeptor bedienen entsprechende Anforderungen und fungieren gleichsam als statistisch validierter wie auch als zell- und molekularbiologisch erklärbarer Tumormarker. Vor allem die Autoaktivierung des HER2/neu-Rezeptors und damit der direkt nachgeschalteten Signalwege über mTor und MAPK bietet eine nachvollziehbare Erklärung für das aggressivere Tumorwachstum und den ungünstigeren Krankheitsverlauf. Daran schließt sich der Wirkmechanismus des monoklonalen Antikörpers Trastuzumab (Herceptin) direkt an, der den Rezeptor bindet und auf diese Weise eine Aktivierung verhindert.

Die Bedeutung einer plausiblen und belastbaren Wirkhypothese für die Akzeptanz der Technologie lässt sich auch anhand der Diskussion um eine erst 2006 artikulierte weitere Wirkhypothese von Trastuzumab (Herceptin) erkennen. Neben der

Deaktivierung des Rezeptors durch Bindung des Antikörpers weisen Studien auf eine Induzierung einer Immunantwort hin. So konnten Arnould und Kollegen zeigen (Arnould u. a. 2006), dass nach Herceptingabe Makrophagen in das betroffene Gewebe einwanderten.

> Also. Es gibt Hinweise. Nein es gibt ein schönes Paper....neoadjuvant haben die serielle Biopsien gemacht - gezeigt wie da Makrophagen einwandern und so und....das spielt sicherlich auch eine Rolle aber...ob das wirklich der Hauptmechanismus ist. Glaube ich nicht. (Onkologie 1)

Die Tatsache, dass diese Wirkhypothese erst mit dem Aufkommen des Konkurrenzproduktes Lapatinib populärer wurde, lässt die befragten Spezialisten jedoch weitere Zweifel an der Bedeutung dieser Hypothese äußern.

> Jahrelang war das kein Thema. Und auf einmal taucht so in den Firmenvorträgen [...] wieder diese zelluläre Immunantwort auf. Die suchen da natürlich nach Alleinstellungsmerkmalen für die Antikörper. (Onkologie 5)

Diese Aussage ist in Zusammenhang mit der Vermarktung der Konkurrenzsubstanz Lapatinib zu verstehen. Dieses Medikament ist seit 2007 in Kombination mit anderen Chemotherapeutika in den USA zugelassen (Higa u. a. 2007) und hemmt die proliferationsstimulierende Wirkung der HER2/neu-Rezeptoren durch Inhibition der intrinsischen Tyrosinkinasedomäne. Dabei bietet es gegenüber dem monoklonalen Antikörper Trastuzumab einige anwendungsspezifische Vorteile wie die geringe Molekülgröße, die auch eine Behandlung von Hirnmetastasen durch die Blut-Hirn-Schranke hindurch ermöglicht, sowie die Verfügbarkeit in Tablettenform, die im Gegensatz zu Trastuzumab eine Infusionstherapie nicht erforderlich macht. Trotz seiner im Vergleich zu Trastuzumab teilweise erheblichen Nebenwirkungen (Burris u. a. 2005), etabliert es sich zunehmend in der Therapie fortgeschrittener Krebserkrankungen (Geyer u. a. 2006). Eine Hervorhebung weiterer Wirkmechanismen von Trastuzumab durch Hersteller und Vermarkter, wie im obigen Zitat angedeutet, zielt daher auf eine Stärkung des kausalen Wirkmodells des Medikaments und damit auf einen Ausbau der Marktposition ab.

Dieses Vorgehen verdeutlicht die Relevanz, die zell- und molekularbiologischen Erklärungsansätzen in der klinischen Praxis zugesprochen werden. Diese dienen dabei nicht nur der Unterstützung neben der klinischen Validierung, sondern sind selbst bereits Teil der Legitimation neuer Technologien. Nur mit entsprechender molekularer Wirkhypothese erlangen neue medizinische Technologien und insbesondere Medikamente einen ausreichenden Legitimationsgrad, um Akzeptanz in der klinischen Praxis zu erreichen. Diese Anforderung führt nach Meinung des befragten Spezialisten in diesem Fall sogar so weit, dass der Vermarktungsfokus auf eine vollkommen neue, zuvor nicht im Mittelpunkt stehende, Wirkhypothese gelegt wird, um ein Alleinstellungsmerkmal für Trastuzumab zu betonen. Verdeutlicht wurde diese Auffassung durch eine weitere Aussage, die die Bedeutung molekularer Wirkhypothesen unterstreicht.

> Die ersten Ideen die dazu geführt haben, diesen Antikörper überhaupt zu humanisieren und Menschen zu geben, waren natürlich einfach Zellkultur-Experimente. Also soweit ich weiß, wenn sie eine HER2/neu überexprimierende Zellinie, die einfach gut wächst mit Herceptin behandeln, haben sie da eine Wachstumsinhibition in der Zellkultur. Jetzt frage ich mich immer, wo da die zelluläre Immunantwort herkommen soll. (Onkologie 5)

10.4.3. Leitbild: individualisierte Medizin

Ein weiteres Leitbild in der Einführung neuer Biomarker ist die individualisierte Therapie (Albrecht 2002; Berndt 2000; Feuerstein u. a. 2003; Kollek u. a. 2004; Kollek u. a. 2006) (siehe auch Kapitel 3.2.2, ab Seite 57). Die zuvor angesprochene prädiktive Qualität des Hormonrezeptor- und HER2/neu-Status erlaubt Therapiestrategien auf die individuellen Tumoreigenschaften abzustimmen und so eine Optimierung des Nutzens und der Nebenwirkungen zu erreichen. Insbesondere in der Tumortherapie ist der Bedarf nach entsprechenden Technologien gegeben, da die Nebenwirkungen zytostatischer Therapien als sehr groß angesehen werden.

Im Gegensatz zu diesem häufig publiziertem Paradigma der Individualisierung bedienen zwar sowohl die Hormonrezeptoren als auch die HER2/neu-Rezeptoren das Leitbild in punkto Therapieoptimierung, Kosteneffizienz und

Nebenwirkungsvermeidung, basieren jedoch nicht auf genetischen Daten, sondern auf zell- und molekularbiologischen Messwerten. Streng genommen handelt es sich bei dieser Form der individualisierten Therapie außerdem nicht um eine Anpassung an die Patientinnen, sondern um eine Anpassung an die Tumore, die sich bereits in den entscheidenden Punkten von den gesunden Körperzellen unterscheiden können. Die gilt insbesondere für die Therapie mit Trastuzumab, da diese häufig als Paradebeispiel individualisierter Therapie herangezogen wird (Mansour u. a. 2008). Dennoch ist die Individualisierung der Therapie unter den gegebenen oben genannten therapiespezifischen Vorteilen ein Faktor, der die Akzeptanz und Verbreitung einer Technologie befördert. Vielmehr noch als in der rückblickenden Betrachtung der Einführung des HER2/neu-Biomarkers werden entsprechende Erwartungen an die Entwicklung zukünftiger Technologien der Krebstherapie geknüpft.

> Was wir brauchen ist ja mehr die Prädiktion der neuen Verfahren. Ansprechen auf neue kleine Moleküle. Wie kann ich am besten eine Prädiktion machen, dass dieses Molekül - Lapatinib ist ja nur ein Beispiel - Havastin, RAD001, wie sie auch alle heißen. Wie ist der Marker, dass dieses Präparat funktioniert ? Und diese Subklassifikation, wenn sie so wollen oder die Prädiktion zur Wirksamkeit der einzelnen neuen kleinen Moleküle, das herauszufinden ist die Schwierigkeit. Wenn man diese kleinen Moleküle nicht einsetzt oder nur ganz grob einsetzt, wirken sie weniger und Schaden vielleicht bei dem einen oder anderen auch. Es wäre also gut, wenn man eine bessere Subklassifikation hätte. (Onkologie 4)

In diesem Zusammenhang wird allerdings auch deutlich, dass es sich bei der angedeuteten Entwicklung nicht um eine Individualisierung, sondern um eine Anpassung von Therapien an abgegrenzte Subgruppierungen also um eine Stratifizierung (Schmedders u. a. 2003) handelt. Angesichts der begrenzten zur Verfügung stehenden Therapieoptionen und dem geringen Auflösungsvermögen diagnostischer Verfahren (die HER2/neu-FISH-Analyse etwa diskriminiert zwischen nur 3 Expressionsstufen) erscheint eine grobe Stratifizierung von Patientenkollektiven als realistisch. Der Bedarf nach ausreichend großen Märkten, die für den ökonomischen Erfolg von medizinischen Produkten notwendig sind, unterstreicht diesen Eindruck. Von diesen Grundannahmen ausgehend lassen sich sowohl die Einführung der Hormonrezeptoren, wie auch der HER2/neu-Rezeptoren als Beginn der Stratifizierung des Mammakarzinoms verstehen. Insbesondere letztere führten zu einer deutlichen und vor allem therapeutisch bedeutsamen Unterscheidung in der Einteilung der Brustkrebs-Patientinnen, die alleine vom Testergebnis der HER2/neu-Analyse abhängig ist. Die hohen Kosten für Herceptin[65] und die nicht nachweisbare Wirkung ohne Überexpression erlauben dabei keinen Übergang zwischen den beiden Gruppen ohne Indikation.

10.4.4. Fazit

Die Einführung der molekularen Biomarker wurde maßgeblich durch drei Faktoren befördert:

- Die Verfügbarkeit assoziierter Therapieoptionen – abhängig von binären Entscheidungsalgorithmen.
- Die Legitimation durch molekulare Wirkhypothesen.
- Das Leitbild individualisierter Medizin.

Mit den molekularen Biomarkern HER2/neu und dem Östrogenrezeptor wurden erstmalig Parameter in die Beschreibung und Klassifikation des Mammakarzinoms eingeführt, die direkt mit therapeutischen Konsequenzen assoziiert sind. Wie anhand der Interviewaussagen deutlich wird, ist dabei die neue therapeutische Option die maßgebliche Triebkraft gewesen, die in der Folge die Integration der Marker in die Prognosemodelle bewirkte. Wie in Kapitel 11.3. (ab Seite 276) noch deutlich werden wird, ist damit eine Anforderung an klinische Innovationen geschaffen worden, die auch an die Genexpressionsanalyse angelegt wird. In diesem Zusammenhang ist außerdem die kausale Verknüpfung der Marker mit einer molekulare Wirkhypothese für die Legitimation der Technologien von entscheidender Bedeutung gewesen. Während dies für die Wirkmodelle älterer Zytostatika ebenfalls gültig ist, stellte es ein Novum für die prognostische und prädiktive Qualität der Biomarker dar. Erstmalig waren Parameter zur Tumorbeschreibung mit konkreten molekularen Proliferationsmechanismen verknüpft.

65 Etwa 800 € je Anwendung (Preise variieren je nach Land teilweise stark). Bei wöchentlicher Gabe ergeben sich so Jahreskosten in Höhe von 41.600 €.

Im Gegensatz zu den beiden etablierten Biomarkern verfügt die Genexpressionsanalyse weder über eine neue assoziierte Therapieoption, noch über eine molekulare Hypothese über die prognostische Leistungsfähigkeit. Dahingegen erfüllt die Genexpressionsanalyse das Leitbild individueller Medizin, indem sie eine Therapieentscheidung ermöglicht, die besser an die individuellen Bedürfnisse der Patientinnen angepasst ist. Wie an der Darstellung der molekularen Biomarker deutlich geworden ist, ist dieser Faktor von Bedeutung für die Einführung neuer Technologien und kann daher die Akzeptanz der Genexpressionsanalyse positiv beeinflussen.

11. Erfolgsbedingungen der Genexpressionsanalyse

Um die Frage nach den Erfolgsbedingungen für die Anwendung der Genexpressionsanalyse in der klinischen Praxis zu klären, wurden in den Expertengesprächen konkrete Problemfelder und Anforderungen an die Methode erfragt. Die dabei gegebenen Antworten lassen sich in fünf Themenkomplexen einordnen:

- die Qualität der Prognose,
- die prädiktive Aussagekraft,
- eine assoziierte Behandlungsoption,
- die technische Praktikabilität,
- Externalisierung der Methodendurchführung.

Im Folgenden werden diese fünf Themenkomplexe aufgearbeitet und anhand von Interviewzitaten diskutiert. Dabei wird zunächst auf die Verbesserung der Prognostik eingegangen, die durch die Genexpressionsanalyse versprochen wird. Dem gegenüber wird der Wunsch nach prädiktiven Verfahren mit assoziierten Behandlungsoptionen gestellt. Der Aspekt der konkreten Handlungsanweisung beziehungsweise binären Entscheidung wird dazu gesondert erörtert, da die Genexpressionsanalyse zwar über keine assoziierte Behandlungsoption verfügt, jedoch durch eine konkrete Handlungsanweisung einen Teilaspekt der geforderten prädiktiven Methoden erfüllt. Die technische Praktikabilität ist besonders im Hinblick auf die Konkurrenz zu etablierten Methoden und die Konkurrenz der Verfahren zur Genexpressionsanalyse untereinander von Interesse. Der Bedarf nach unterschiedlichen Formen der Gewebeaufbereitung wird dazu besonders beleuchtet, da hierin ein für die klinische Praxis maßgebliches Unterscheidungskriterium zwischen OncotypeDX und Mammaprint besteht. Nach einer Analyse der Akzeptanz einer Externalisierung relevanter Diagnoseverfahren erfolgt am Ende des Kapitels eine zusammenfassende Betrachtung der verschiedenen Erwartungen und Akzeptanzfaktoren und eine Bewertung im Hinblick auf die Konkurrenzsituation zwischen OncotypeDX und Mammaprint. Schließlich wird die in Abschnitt zwei geschilderte Validierung beider Verfahren (siehe Kapitel 8.5., ab Seite 202) einer Bewertung unterzogen.

11.1. Prognose

Die Verbesserung der Prognose ist das zentrale Versprechen der Anbieter des Mammaprint und des OncotypeDX. Aus diesem Grund wurden die konkreten Erwartungen und Anforderungen an die prognostische Leistung der Genexpressionsanalyse in den Expertengesprächen ausführlich thematisiert.

Um die konkreten Anforderungen an Diagnose- und Einstufungsverfahren in einen breiteren Kontext zu setzen, wurden zunächst die grundlegenden Anforderungen an neue Technologien zur Tumordiagnose erfragt. Dabei wurde von sämtlichen Experten aus dem medizinischen Bereich ähnlich geantwortet, wie im folgenden Zitat dargestellt:

> Was erwarte ich von so einem Verfahren ? Letztendlich muss es mir eine bessere Möglichkeit erlauben, die Patientinnen adäquat zu behandeln. Das ist die einzige wesentliche Zielvoraussetzung. Und wenn dieses bewiesen ist, dass es besser geht damit PatientInnen zu selektieren, dann muss man das machen. Das ist ja überhaupt gar nicht diskutierbar. (Onkologie 8)

In dieser Antwort wird die zentrale Anforderung deutlich: die Verbesserung der Patientenbehandlung. Unabhängig von der konkreten Verbesserung wird dies durch die behandelnden Ärzte und Ärztinnen in der Onkologie in den Mittelpunkt jeglicher Bewertung neuer Technologien gestellt. Offen gelassen wird dabei nicht nur das Maß der nötigen Verbesserung, etwa in Form von Probabilitäten wie der Überlebens-, Rezedivfreiheits- oder der Mortalitätswahrscheinlichkeit, sondern auch qualitative Aspekte. So bleibt die oben genannte Aussage unbestimmt bezüglich der Ausgestaltung der formulierten Forderung. Die Betonung der „adäquaten“ Behandlung und die nachfolgende Erwähnung der „besseren Selektion“, machen jedoch bereits hier deutlich, dass eine verbesserte Anpassung der individuellen Behandlung an die Bedürfnisse der einzelnen Patientin als wünschenswert angesehen wird.

Unter dieses zentrale Leitmotiv der Erhöhung des Nutzens für die PatientInnen fallen Verbesserungen der diagnostischen Qualität, eine Vergrößerungen der Heilungswahrscheinlichkeit, eine Verkürzung der Genesungszeit aber auch die Reduzierung von unerwünschten Nebenwirkungen. Die gegenwärtig verfügbaren und in der Validierung befindlichen Verfahren zur Genexpressionsanalyse beim Mammakarzinom zielen auf Letzteres ab. Das Versprechen, durch eine genauere Risikostratifizierung, die Kohorte der Patientinnen, die einer Chemotherapie mit Zytostatika bedürfen, sicherer bestimmen zu können, beinhaltet auch eine Verkleinerung dieser Kohorte. Durch eine verbesserte Einstufung und einer damit schärferen Diskriminierung zwischen den Risikogruppen, sollen mehr Patientinnen identifiziert werden, die nach derzeit gültigen Klassifikationsverfahren mittels Chemotherapie behandelt würden, deren Prognose jedoch nach Maßstäben der Genexpressionsanalyse zu gut ist, um die Nebenwirkungen einer Chemotherapie zu rechtfertigen.

Die Aussicht auf eine spürbare Verbesserung der Vorhersagequalität des weiteren Krankheitsverlaufes wurde durch die befragten MedizinerInnen begrüßt. Ursächlich hierfür mag ein leichter Eindruck der Willkür sein, welcher im Zuge der zunehmenden Applikation systemischer Therapien entstanden ist.

> Als ich mal angefangen habe, da war das gerade so der ganz große Renner. [...] „Rezeptorpositiv ? Dann geben wir halt Tamoxifen, wenn die Lymphknoten befallen sind." Das heißt, da hat man grundsätzlich erstmal nur welchen, die nodal-positiv waren [...], eine systemische Therapie gegeben und den anderen überhaupt gar nicht. [...] Und wenn sie heutzutage gucken [sind es] eigentlich auch nach den letzten Leitlinien von St.Gallen also 0,0 Prozent, denen man nicht irgendeine systemische Therapie empfiehlt. (Onkologie 3)

Dies angesprochene Willkür drückt sich noch stärker in der Bezeichnung „Gießkannenprinzip" aus.

> Es ist uns eigentlich - oder sagen wir so: Den etwas selbstkritischen unter uns ist es eigentlich immer bewusst gewesen, aber man hat es nicht beweisen können, dass vieles, was wir machen in der systemischen Therapie, eben doch Gießkannenprinzip ist. (Onkologie 3)

Der Begriff des „Gießkannenprinzips" zeigt auf, dass die Entscheidungspraxis zwar nicht unbedingt als zufällig wahrgenommen wird, jedoch keine ausreichende Abgrenzung zwischen Patientinnen mit und ohne Bedarf einer Chemotherapie bietet. Dies impliziert den Wunsch nach einer besseren Prognostik zur Therapieentscheidung, da die derzeitigen Maßstäbe als nicht ausreichend trennscharf angesehen werden. Auch deutlich wird das Dilemma, dass dieser Umstand zwar durch viele OnkologInnen erkannt wird, jedoch mit den gegenwärtig zur Verfügung stehenden Mitteln keine ausreichende prospektive Risikoabschätzung des Mammakarzinoms möglich ist. Als Folge dieses Umstandes, wird die gegenwärtige Praxis der Chemotherapie als zu umfangreich gesehen, was angesichts der massiven Nebenwirkungen zytostatischer Medikamente schädliche Konsequenzen haben kann.

> Die PatientInnen zu identifizieren, das sind ja - wir therapieren ja unnötig viele, das ist ja unstrittig - die keine Chemotherapie brauchen, klar. (Onkologie 9)

Daraus resultiert der Wunsch nach einer verbesserten Prognose, die entsprechend durch die Anbieter der Genexpressionsanalyse versprochen wird. Somit ist das Bewusstsein um die Fehlerhaftigkeit der etablierten Systeme und die formulierte Hoffnung auf eine Verbesserung durch die Anwendung neuer Methoden ursächlich für eine generelle Aufgeschlossenheit gegenüber dem neuen Prognoseverfahren. Die Anforderungen an eine Methode zur Stratifizierung des Mammakarzinoms, insbesondere die Anforderungen bezüglich einer verbesserten und verminderten zytostatischen Therapie, wurden teilweise jedoch noch viel weiter gefasst und expliziert.

> Denn erstmal fallen 50 Prozent raus, die von vornherein gar keine brauchen, weil die gar nicht metastasieren. Und von denen die metastasieren fallen noch mal wieder welche raus, weil die zwar metastasieren aber wir können eigentlich gar nichts daran ändern. Wenn wir das auch wissen würden ist natürlich grausam für PatientInnen. Aber ehrlich gesagt, das ist dann noch etwas weniger grausam, wenn sie nicht noch die Chemotherapie vorne drauf kriegt, die eh gar nicht wirkt. So dass man unter Umständen diese ganzen dicken adjuvanten Therapien, die wir für Millionen und Milliarden eben zigtausenden von Patientinnen geben, die würde man unter Umständen - und ich meine das wäre eine Revolution - die

> könnte man unter Umständen verengen auf - ich weiß es jetzt nicht - vielleicht 20 -25 Prozent der Patientinnen, die sie erstens wirklich brauchen und die zweitens bei denen wirklich was wirkt. Das heißt, das ist eine Zweifach-Auslese. Und das müssten wir hinkriegen. (Onkologie 3)

Über den Bedarf nach einer besseren Identifikation der Patientinnen mit niedrigem Risiko hinausgehend, wird hier auch der Aspekt des Therapieausschlusses bei Hochrisikopatientinnen explizit geäußert. Damit sind die Brustkrebsfälle gemeint, die trotz ausgereizter therapeutischer Möglichkeiten metastasieren und bei denen somit davon ausgegangen werden kann, dass die Therapie ohne nennenswerte Wirkung geblieben ist. Entsprechende diagnostische Möglichkeiten werden zwar als „grausam" beschrieben, jedoch angesichts der Vermeidung der Nebenwirkungen einer nicht wirksamen Therapie wiederum als „weniger grausam" charakterisiert. Ein weiterer bedeutsamer Punkt hierbei ist die immense finanzielle Ersparnis, die bei Verfügbarkeit entsprechender Methoden erwartet wird. Aufgrund der so möglichen großen Ersparnis von bis zu geschätzten drei Vierteln der gegenwärtig verabreichten Therapien, wäre eine derartige Entwicklung als Revolution anzusehen. Die Anforderungen an Technologien zur Brustkrebsdiagnostik und zur Klassifikation des selben beschränken sich damit nicht nur auf eine Anwendung im Bereich des niedrigen Metastaserisikos, sondern beinhalten beide Enden des Risikospektrums.

Eine grundlegende Voraussetzung für die Einführung der Genexpressionsanalyse in der klinischen Praxis ist somit eine Verbesserung der Prognose. Aus der Unzufriedenheit über die gegenwärtige Praxis erwächst ein genereller Bedarf nach einer differenzierteren Diagnostik, die sich zunächst positiv auf die Akzeptanz der Genexpressionsanalyse auswirkt.

> Ich würde prinzipiell so eine differenzierte Diagnostik sehr begrüßen. Das ist etwas, wo ich eigentlich auch seit Jahren drauf warte, dass so etwas sich mal bessert. (Onkologie 11)

Die Prognoseverbesserung selber wäre nicht als grundlegende Systemveränderung aufzufassen, obwohl die Auswirkungen revolutionären Charakter annehmen könnten, wenn etwa die Gabe der zytostatischen Chemotherapie stark eingeschränkt würde. Da die bestehenden Systeme zur Tumorklassifikation ebenfalls eine Stratifizierung nach prognostiziertem Risiko vornehmen, wäre nur von einer Veränderung der zu Grunde liegenden Technologien und Marker zu sprechen, nicht jedoch von einem generellen Paradigmenwechsel.

Eine konkrete Bewertung der in der Validierung befindlichen Verfahren wurde durch die befragten Experten bei entsprechender Kenntnis der veröffentlichten Studien ebenfalls vorgenommen. Diese erfolgte in der Regel in Relation zu den etablierten Verfahren.

> Es gibt noch keine Chiptechnologie, die den klassischen Verfahren überlegen ist. Das heißt nicht, dass das nicht kommen kann. Aber bisher noch nicht. (Onkologie 12)

Obige Aussage bleibt dabei noch verhältnismäßig vage, da die Chiptechnologien, die in diesem Fall stellvertretend für die Genexpressionsanalyse stehen, allgemein in ein Verhältnis mit den klassischen Verfahren gesetzt werden. Jedoch wird die generelle Erwartung an einen Zugewinn an prognostischer Qualität durch die Methode, deren Potential noch nicht ausgeschöpft sei, deutlich. Der direkte Vergleich mit den etablierten Methoden, der sich auf die durch diese definierten Messgrößen bezieht, entspricht der von Mol beschriebenen Tendenz, derzufolge an neue Technologien die Bewertungsmuster angelegt werden, die durch die etablierten Verfahren vorgeprägt wurden (Mol 2002, 78 ff.). Hierin zeigt sich eine praktische Manifestation des von Star, Bowker und Neumann formulierten Konzepts der Konvergenz von Klassifikationssystemen (Star u. a. 2003) (siehe Kapitel 3.1.3., ab Seite 48). Eine konkreten Einschätzung der prognostischen Leistung der Genexpressionsanalyse scheitert an den bestehenden Klassifikationsgrößen.

> Es geht momentan was die Prognoseabschätzung angeht eigentlich nur um die nodal-negativen Patientinnen. Also da sehe ich noch nicht so ganz, wie der axilläre Lymphknotenstatus so völlig ausgebootet wird. (Onkologie 9)

Die deutliche Einschränkung auf nodal-negative Patientinnen beruht hierbei zunächst auf der starken Position des Lymphknotenstatus in den Prognosemodellen zur Risikostratifizierung. Seine prominente Rolle in den St.Gallen-Kriterien und anderen

Prognosemodellen lässt es als unwahrscheinlich erscheinen, dass dem Lymphknotenstatus entgegen stehende Diagnosen akzeptiert werden würden. Weiterhin zielen die kommerziellen Angebote zur Genexpressionsanalyse derzeit auf eine Klassifikation im Bereich geringen Risikos ab. Die Ausrichtung der Produkte auf eine Verbesserung der Entscheidung bezüglich einer systemischen Chemotherapie mit Zytostatika im Segment der Patientinnen, die nach den etablierten Systemen einem niedrigen Risiko zugeordnet sind, wird durch obige Aussage also noch einmal betont. Interessant ist das Zitat dennoch, da der Mammaprint-Test nachträglich eine Erweiterung seines Anwendungsgebietes auf Brustkrebsfälle mit 1 bis 3 befallenen Lymphknoten erfahren hat (Mook u. a. 2009). Die Motivation hinter diesem Schritt blieb bislang unklar, vor allem da, wie der befragte Onkologe deutlich macht, die Stärke des Nodalstatus als prognostisches Kriterium zu stark sei, um eine konträre Bewertung zuzulassen. Mögliche Probleme in der Rekrutierung zur MINDACT-Studie sowie die Erfolge des Konkurrenzprodukts OncotypeDX stellen aber potentielle Gründe für eine Ausweitung der Indikation dar.

Die große und fachlich derzeit unbestrittene Relevanz des Lymphknotenstatus lässt konkretere Spekulationen über eine mögliche Einordnung der Genexpressionsanalyse in den Systemen zur Brustkrebsklassifikation zu, immer vorausgesetzt, die retrospektiven Studien verlaufen erfolgreich und die Technologie kommt flächendeckend in der Klinik zum Einsatz. Unwahrscheinlich ist etwa eine simple Integration als supplementärer Faktor, da die ermittelten Risikokollektive teilweise den Einstufungen durch die etablierten Verfahren widersprechen. Insbesondere gilt dies für den Vergleich der Genexpressionsanalyse mit der Malignitätbeurteilung durch die histologische Untersuchung in der Pathologie (siehe hierzu Kapitel 8.5., ab Seite 202). Neben der weiteren Verdrängung der Tumorgröße ist eine Konkurrenzsituation dieser beiden Technologien vorstellbar.

Zusammenfassend lässt sich festhalten, dass der Bedarf nach einer verbesserten Prognostik in der klinischen Behandlung des Mammakarzinoms sehr klar artikuliert wird. Die diesbezüglich von den befragten ExpertInnen geäußerten Erwartungen an die Genexpressionsanalyse lassen jedoch große Zweifel erkennen, ob das Verfahren geeignet ist, diesen Bedarf zu erfüllen.

11.2. Prädiktion

Neben einer verbesserten prognostischen Leistungsfähigkeit ist die Fähigkeit zur Prädiktion des Behandlungserfolges eine relevante Bedingung für die Einführung neuer Verfahren zur Tumordiagnose und -klassifikation. Dies wurde anhand der Interviewaussagen mehr als deutlich.

> Also so lange, wie ich im Fach bin - 20 Jahre - finde ich das unbefriedigend, dass eben alle Patientinnen einer bestimmten Gruppe die gleiche Chemotherapie kriegen und man eben genau sieht, dass die ja gar nicht alle genau gleich darauf reagieren. (Onkologie 7)

Der befragte Onkologe spricht die Diskrepanz zwischen Klassifikation und therapeutischem Ansprechen an und kritisiert zum einen die angewandten Klassifikationssysteme, was darüber hinaus auch den Wunsch nach einer verbesserten Prädiktion der Medikamentenwirkung impliziert. Eine Ausrichtung der Stratifizierung des Mammakarzinoms an dem Ansprechen auf spezifische Medikamente wäre demnach bevorzugt. Expliziert wird dies in folgendem Zitat, welches sich konkreter mit den Subgruppen in der Genexpressionsanalyse befasst.

> Es wäre insbesondere spannend, meine ich, wenn man diese zunehmenden Optionen im therapeutischen Repertoire auch da gezielter nutzen könnte. Also alleine die Krankheit einordnen zu können, ohne eine adäquate Konsequenz daraus ziehen zu können, ist schwierig. Also was hilft es einem, wenn man diesen ungünstigen basalen Typ hat und dann aber nicht auch den Patientinnen eine entsprechende Therapie anbieten kann, die denen besonders gut hilft. Das wäre der wirkliche Fortschritt. (Onkologie 1)

Die geforderte gezieltere Nutzung neuer therapeutischer Optionen lässt sich dabei auf zwei unterschiedliche Weisen deuten. Zum einen – analog zum vorigen Zitat – als Forderung nach einer konkreteren Assoziation der verwendeten Brustkrebskategorien mit spezifischen Chemotherapie-Regimen. Zum anderen aber auch im Bezug auf neue, noch zu entwickelnde, systemische Therapien, die in ihren Wirkmechanismen gezielt auf biologische Besonderheiten der jeweiligen Subkategorien abzielen. Letzter Entwicklung läge dabei ein theoretischer Erkenntnisgewinn durch die entsprechenden

Methoden zur Kategorisierung zu Grunde. Im Falle der Genexpressionsanalyse also etwa ein systemisches Verständnis von *Pathways*, die mit der spezifischen biologischen Konstitution der jeweiligen Subgruppe, verknüpft sind.

Deutlich wird der befragte Onkologe in dieser Aussage auch bezüglich der Bedeutung prädiktiver Verfahren für die Tumorbewertung. Ohne entsprechende assoziierte Behandlung hält er die Anwendung solcher Verfahren allerdings für „schwierig", was die große Bedeutung zusätzlicher Therapieoptionen unterstreicht. Unter Berücksichtigung des zentralen Leitbildes der verbesserten Behandlung der Patientinnen stellt die Möglichkeit der Verknüpfung neuer diagnostischer Methoden mit entsprechenden Therapieoptionen eine zentrale Forderung Punkt bei der Einführung der Genexpressionsanalyse in die Praxis dar.

Die konkrete Leistungsfähigkeit aktueller Ansätze zur Genexpressionsanalyse hinsichtlich der Prädiktion des Ansprechens auf eine zytostatische Chemotherapie wurde durch die befragten ExpertInnen jedoch äußerst negativ bewertet.

> Mache ich das Gene-Profiling um sozusagen das Risikokollektiv vorherzusagen oder mache ich ein Gene-Profiling, um das Ansprechen auf spezifische Chemotherapieformen - Anthracycline, Taxane, cis-Platin oder was auch immer - besser vorherzusagen. Und der zweite Teil dessen was ich gesagt habe, ist bis heute in keinster Weise belegt, dass dieses gelingt. (Onkologie 8)

Dabei wird nicht nur die Qualität einer möglichen Prädiktion kritisiert, sondern negiert, dass es überhaupt belegbare Fortschritte in dieser Entwicklung gäbe.

> Die Prädiktion des Ansprechens auf eine Chemotherapie ist bisher nach unserem Kenntnisstand nicht möglich. Es gibt eine Reihe von Überlegungen dazu, das ist ja ganz was anderes. Aber es ist kein einziges Verfahren, was anerkannt ist oder gar in größeren Untersuchungen das bewiesen hat. Es gibt zwei weltweit laufende Studien dazu. Einmal aus Europa und einmal aus Amerika, die dieses überprüfen, ob man durch ein Gene-Profiling so etwas kann. Das ist aber hypothetisch und durch nichts bewiesen bisher. (Onkologie 4)

Bei den in dieser Aussage angesprochenen Studien aus Europa und Amerika handelt es sich um die MINDACT-Studie und die TAILORx-Studie, die – wie in Kapitel 8.5 (ab Seite 202) beschrieben – der Validierung des Mammaprint- und des OncotypeDX-Systems dienen. Sehr deutlich wird in dieser Aussage, dass die Idealanforderung, nämlich die Prädiktion des Ansprechens auf eine Chemotherapie, mit diesen Systemen derzeit aus Sicht des Onkologen nicht möglich erscheint. Zwar ist die grundsätzliche Möglichkeit einer Prädiktion gegeben, die Anwendung entsprechender Systeme bleibt jedoch hypothetisch. Insbesondere im letzten Satz des Zitats zeigt sich außerdem eine deutliche Skepsis bezüglich der Leistungsfähigkeit der neuen Technologie, da in der Negierung bisheriger Beweise durch den befragten Experten auch die Validität der durch die entwickelnden Firmen bereits publizierten Studien in Frage gestellt wird. Erst eine Anerkennung auf Basis größerer erfolgreicher Studien, würde zur Akzeptanz der Leistungsfähigkeit führen, womit die notwendigen Kriterien, die einer klinischen Anwendung vorausgehen müssten, deutlich benannt wurden.

Die Einführung der prädiktiven Biomarker und die Aussagen aus den Interviews machen deutlich, von welcher Bedeutung die Prädiktion als wesentliche Erfolgsbedingung für die Einführung von Verfahren in der Tumordiagnostik und -behandlung ist. Diese Eigenschaft wird der Genexpressionsanalyse jedoch überwiegend abgesprochen, was derzeit auch den Aussagen der Anbieter entspricht. Somit erwächst eine deutliche Skepsis gegenüber der Methode, die aller Voraussicht nach ein erhebliches Hindernis für ihre Akzeptanz und Einführung darstellen wird.

11.2.1. Exkurs: Genpanel

Ursächlich für die generell skeptische Haltung gegenüber der Leistungsfähigkeit der Genexpressionsanalyse, ist neben der bisher als unzureichend empfundenen Validierung auch die mangelnde Transparenz bei der Ermittlung der Gensignaturen und die konkrete Auswahl der analysierten Gene (siehe Kapitel 8., ab Seite 165). So wird eine bloße Erhöhung der Zahl der zur Klassifikation erfassten Marker als nicht ausreichend angesehen, um einen Informationsgewinn zu erzielen.

> Wobei man ja auch sagen muss, also bis auf die drei Faktoren die jetzt wirklich immer bestimmt werden, gibt es eigentlich wenig [...] wofür ein prädiktiver Nutzen demonstriert werden konnte, muss man sagen. Also das ist ja nicht so, dass es jetzt - dass das so einfach sein wird. Ja. Nur weil man mehr Gene hat, die man anschauen kann. (Onkologie 5)

Die drei angesprochenen Marker (Progesteronrezeptor, Östrogenrezeptor, HER2/neu-Status) sind jeweils theoretisch eingebettet in ein relativ gut beschriebenes Signaltransduktionsnetzwerk und lassen dabei auch nur Aussagen bezüglich der Medikamente zu, die konkret am erfassten Rezeptor selber wirken. Grundlage obiger Aussage ist somit die unterschiedliche Qualität der kausalen Begründung der drei etablierten prädiktiven Marker auf der einen und der Genexpressionsanalyse auf der anderen Seite. Bezüglich der viel breiter wirkenden Zytostatika sei demnach ein prädiktiver Mehrwert nicht zu erwarten, indem eine Vielzahl unspezifisch ausgewählter Faktoren parallel bestimmt wird, ohne die entsprechenden Erkenntnisse über die Einbettung der untersuchten Gene und deren Verknüpfung mit den Wirkmechanismen der Zytostatika einfließen zu lassen. Verstärkt betont wurde diese Ansicht in den Gesprächen auch bei der Frage der Zusammensetzung der Gensignaturen und der Redundanz der Genexpressionsanalyse.

Bei nähere Betrachtung der zur Klassifikation verwendeten Gensignaturen ist das geringe Maß an Übereinstimmung in den erfassten Genen zwischen den verschiedenen Verfahren auffällig (siehe Kapitel 8.2., ab Seite 167). Die geringe

Zahl an offensichtlichen Überschneidungen und der prinzipiell gleiche qualitative Anspruch an die Aussagekraft implizierte die Frage nach der generellen Glaubwürdigkeit der Genexpressionsanalyse. Dieser Punkt wurde jedoch im allgemeinen nicht als kritisch bezeichnet. Eine entsprechende Begründung für diese Haltung findet sich in folgendem Zitat:

> Das ist ja einfach, wenn man aus 30.000 Genen eine Statistik macht, dann wird man immer ....dann wird man wohl immer....zu unterschiedlichen [Gensignaturen] kommen. Das scheint wohl völlig normal zu sein. Zumal der biologische Hintergrund ja offenbar tatsächlich auch nicht so verschieden ist, wie ich eingangs gesagt habe. also wenn man sich jetzt mal nicht die Gene selber, sondern die funktionellen Cluster anguckt, die diese Gene repräsentieren und mit denen die verknüpft sind, dann scheint das ja irgendwie nicht so....nicht so verschieden zu sein. (Onkologie 9)

Da sich die unterschiedlichen Gene und Genprodukte innerhalb der verschiedenen Einheiten des molekularbiologischen und biochemischen Netzwerkes der Tumorzellen gegenseitig beeinflussen, wäre es dieser Aussage nach weniger relevant, welche konkreten Transkripte jeweils untersucht würden. Dieser Annahme liegt in einfacher Form ein serielles Modell der Signaltransduktion in der Zelle zu Grunde, nach dem etwa von einem Rezeptor ausgehend eine Signalkette in Gang gesetzt wird, die am Ende eine oder mehrere spezifische Wirkungen induziert. Ein solches Modell erlaubt hierarchische Verzweigungen, Signalmodulation und Modifikationen an der Signalintensität. In einem derartigen Idealmodell, wäre so eine direkte Abhängigkeit der einzelnen Bausteine von der jeweils hierarchisch höher gelegenen Ebene gegeben und prinzipiell eine komplette Erfassung des Systemzustands anhand einer quantitativen Messung möglich.

Dass dieser Ansatz die Prozesse in lebenden Systemen nicht oder nur unvollkommen beschreibt, ist in Medizin, Biochemie und Molekularbiologie generell akzeptiert. Die Netzwerke der Signaltransduktion besitzen zwar teilweise hierarchische Strukturen, verzweigen jedoch sehr stark und bilden durch Rückkopplungen, Quervernetzungen und mehrfache Funktion vieler Bausteine ein bis heute nicht darstellbares Netzwerk, das Gegenstand moderner medizinischer und biochemischer Forschung ist. Die Komplexität des Systems ist jedoch so hoch, dass in Denkmodellen zumeist eine starke Vereinfachung vorgenommen werden muss. Ausgehend von einer derartigen Vereinfachung entsteht ein Legitimationsproblem für die Genexpressionsanalyse, wenn die untersuchten Transkripte Bestandteile der Signaltransduktionsnetzwerke bereits etablierter Marker sind, wie in folgendem Zitat ausgeführt wird:

> Es gibt ja 10, 15 verschiedene Profile, die sagen, ich kann Prognose vorhersagen. In allen sind letztendlich natürlich die bekannten Parameter drin. [...] Das ist ja auch die Schwierigkeit, dass man mit den bekannten eigentlich einfach zu bestimmenden immunhistochemischen Verfahren letztendlich eigentlich noch die Aussagekraft von allen Chiptechnologien erreicht. (Onkologie 12)

Die Konzentration der beiden prominentesten Systeme OncotypeDX und Mammaprint auf Transkripte, die in direkter Beziehung zu Östrogenrezeptor, HER2/neu-Rezeptor oder anderen bekannten proliferationsaktivierenden Signalwegen stehen, führt zu der Frage, ob nicht auch eine genauere Bestimmung der jeweiligen Proteinbiomarker aus diesen funktionalen Einheiten mittels etablierter Methoden eine identische Bewertung und Subklassifikation erwarten ließe (entsprechende kommerzielle Ansätze sind vorhanden, siehe Kapitel 8.2.4. ab Seite 181). Offensichtlich ist an dieser Stelle keine Erwartung an einen Informationszugewinn durch die Analyse der vorgelagerten Transkriptionsebene vorhanden. Dies führt zu Zweifeln und Kritik. Analog zu Mol wird ein Abgleich der neuen Methode mit den etablierten Gold-Standards in der Tumorklassifikation vollzogen (Mol 2002, 78 ff.). Dabei wird nicht nur der praktische Nutzen der aktuellen Neuentwicklungen negiert, sondern auch das generelle Potential durch eine Erweiterung der einbezogenen Betrachtungsebenen in der Tumorklassifikation eine qualitative Verbesserung erzielen zu können. Zu Grunde liegt dieser Vermutung die Annahme einer lineare Beziehung zwischen den verschiedenen Betrachtungsebene.

11.3. Abwesenheit assoziierter Behandlungsoptionen

Die Forderung nach prädiktiver Aussagekraft der Genexpressionsanalyse ist analog zum HER2/neu-Status und den Hormonrezeptoren verknüpft mit dem Wunsch nach einer assoziierten Therapieoption. Die Verfügbarkeit einer solchen stellte insbesondere bei HER2/neu den maßgebliche Faktor für die Akzeptanz und den Erfolg des Biomarkers dar. Entsprechend häufig wurde auf diesen verwiesen:.

> Ja ich meine Herceptin ist medizinisch einfach der Durchbruch gewesen. Finde ich. Also der größte Durchbruch, den ich erleben durfte, weil: Die Patientinnen mit Metastasen, die sonst immer nur die Option hatten antihormonelle Therapie. Wenn das ausgereizt war [...] dann war immer nur Chemotherapie. Ich habe hier eine Patientin mit Lebermetastasen, die bekommt seit 4 Jahren Herceptin. (Onkologie 1)

Vor allem die assoziierte Therapieoption, ist mehrfach als entscheidendes Kriterium bei der Einführung von HER2/neu in die Klassifikationssysteme genannt worden. Entsprechend wurde deren Fehlen bei der Genexpressionsanalyse bemängelt.

> Also ich denke auch, dass das so wegkommen muss eigentlich - von einem reinen prognostischen Test hin zu dem eben, dass man einfach auch biologische Zusammenhänge damit erfassen kann und natürlich die Therapie vielleicht optimieren kann. (Onkologie 1)

Die positive Bewertung des HER2/neu-Rezeptors ist demnach eine Folge der Therapieverbesserung mittels Herceptin. Die deutliche Erhöhung der durchschnittlichen rezidivfreien Überlebensdauer (Baselga 2001; Stebbing u. a. 2000) sowie überhaupt die Möglichkeit einer erfolgversprechenden Therapie bei metastasiertem Mammakarzinom erzeugten einen derartigen Bedarf nach Anwendung dieses Medikaments, dass die Integration des dazugehörigen Markers zwangsläufig erfolgen musste.

Die Anforderungen an die Genexpressionsanalyse gehen in ähnliche Richtung. Vordergründig geht es den behandelnden OnkologInnen um eine Verbesserung der Therapie, durch die Bereitstellung neuer Medikamente. Sind diese verfügbar und im Wirkmechanismus kausal von etwaigen Tumormerkmalen abhängig, so würde der entsprechende Marker wie selbstverständlich zur Tumorstratifizierung herangezogen. Die Forderung bezüglich prädiktiver Diagnostika lässt sich somit zugespitzt als Forderung nach HER2/neu-ähnlichen Markern beziehungsweise Herceptin-ähnlichen Wirkstoffen formulieren. Die im Falle der Genexpressionsanalyse in der gegenwärtigen Form nicht vorhandene Therapiekonsequenz stellt somit ein Manko in der Einführung dieser Technologie dar. Zwar ist auch die genauere Spezifikation vorhandener zytostatischer Chemotherapien mit konkreten Nutzen für die Patientin verknüpft, doch liegt dieser in der Vermeidung von Nebenwirkungen und eventuell auch Kosten. Die Heilungswahrscheinlichkeit oder andere Parameter wie die Zeit rezidivfreien Überlebens hingegen werden durch die Vermeidung von Chemotherapien nicht direkt beeinflusst. Die Genexpressionsanalyse setzt somit nicht an den etablierten Parametern pharmazeutischer Entwicklungen in der Tumorbehandlung an. Diese zielen für gewöhnlich auf eine Verringerung der Rezidiv- oder Mortalitätswahrscheinlichkeit ab und ermöglichen im Erfolgsfall der klinischen Praxis neue Handlungsmöglichkeiten im „Kampf gegen Krebs“. Die Tatsache, dass die Genexpressionsanalyse diesen Standardkonventionen in den derzeit verfügbaren Anwendungen nicht folgt, lässt sie so zunächst weniger attraktiv erscheinen.

Zwar bleiben die Schädigungen einer nicht benötigten Chemotherapie bewusst, doch wurde anhand der Formulierung der Anforderungen an neue diagnostische Methoden sehr deutlich, dass erst eine Erweiterung des Handlungspotentials den primären Ansprüchen der Klinik entspricht. Eine Verbesserung der Prognosequalität wurde in den meisten Gesprächen zwar als wünschenswerte Verbesserung bezeichnet, doch blieb die Anwendungsbereitschaft deutlich hinter den, mit prädiktiven Tests verknüpften, Möglichkeiten zurück.

Darüber hinausgehend wird die durch die Genexpressionsanalyse beeinflusste zytostatische Chemotherapie sogar als alte Technologie in der Tumorforschung angesehen, in der keine weiteren Entwicklungen zu erwarten seien.

> Die Chemotherapie ist ja eine Entwicklung, die ist zu Ende. Genau wie die Hormonbehandlung. Da haben wir keine echten Fortschritte durch neue Chemotherapeutika. Es gibt welche. Aber im wesentlichen sind die großen Schritte dort getan. Und das sind nicht wirklich die teuren Sachen. Teuer sind die kleinen

Moleküle. Das ist es, wo Geld verdient wird. Und da bewegen sich alle. Es entwickelt kaum eine Firma heute neue Zytostatika. Uninteressant. (Onkologie 12)

Somit könnte die eindeutige Bevorzugung von Verfahren zur Prädiktion, analog zu HER2/neu, auch als Wunsch nach neuen Konzepten und Medikamenten zur Therapie des Mammakarzinoms verstanden werden. Zwar würde die Algorithmisierung den Freiheitsgrad der individuellen Entscheidungen eindämmen, doch wäre die Gesamtzahl zur Verfügung stehender Optionen im „Kampf gegen den Krebs“ erhöht.

Aus den Aussagen zu den Anforderungen und Erwartungen an neue Diagnostika lässt sich somit ableiten, dass die befragten OnkologInnen erst die Verfügbarkeit neuer wirksamer Behandlungsoptionen als absolut ausschlaggebendes Argument für die Einführung weiterer Klassifikationsverfahren ansehen. Da ansonsten der „Einführungsdruck“ aufgrund der fehlenden Fortentwicklung der Therapiemöglichkeiten fehlt, bedarf es einer sehr deutlichen Verbesserung der prognostischen Leistung, um die Einführung der Genexpressionsanalyse zu rechtfertigen.

11.3.1. Binäre Entscheidung

Neben dem Wunsch nach Prädiktion und einer Erweiterung der verfügbaren Behandlungsstrategien wird analog zu HER2/neu und Herceptin auch der Bedarf nach eindeutigen Therapieimplikationen der Tumoreinstufung deutlich. Der Analysealgorithmus des HER2/neu-Rezeptors endet immer mit einem eindeutigen Ergebnis bezüglich einer folgenden Herceptingabe. Für den Fall, dass die zunächst durchgeführte immunohistochemische Untersuchung ohne Ergebnis bleibt, erfolgt eine FISH-Analyse, die gemäß Definition der Testparameter (Kreienberg u. a. 2008, 189) nur ein positives oder negatives Ergebnis bezüglich der Genamplifikation ergeben kann. Eine derartig definierte Handlungslogik in der Verknüpfung von Diagnose und Behandlung gibt den verantwortlichen ÄrztInnen ein klares Orientierungsschema vor.

Anhand der Aussagen befragter Experten bezüglich der Anforderungen an neue Diagnostika, die analog zu HER2/neu und Herceptin eine direkte prädiktive Verknüpfung favorisieren, lässt sich ein entsprechender Bedarf nach eindeutigen

Entscheidungswegen ableiten. Dieser Bedarf wird auch in der St. Gallen Konferenz 2009 artikuliert. In der nachfolgend erschienenen Publikation zur Zusammenfassung der Konferenzergebnisse, wird ausdrücklich der mangelnde Nutzen intermediärer Risikoeinstufungen kritisiert (Goldhirsch u. a. 2009). Erst eindeutige Einteilungen in ein hoch- und ein niedrig-Risikokollektiv würden demnach die Entscheidungsfindung in der Klinik erleichtern.

Sowohl anhand den Aussagen zu Herceptin, den formulierten Anforderungen an die prädiktive Leistung von neuen diagnostischen Methoden und die damit verknüpften Therapieformen, als auch an der Publikation zur St.Gallen-Konferenz von Goldhirsch und Kollegen wird deutlich, dass in der klinischen Praxis ein Bedarf nach binären Entscheidungen vorliegt. Im Zuge zunehmender Formalisierung klinischer Abläufe im Rahmen evidenzbasierter Medizin, der damit verknüpften Orientierung an Leitlinien und der Zertifizierung von spezialisierten Brustzentren, wurde die Entscheidungsfreiheit im ärztlichen Beruf in den letzten Jahren zunehmend kleiner (Praetorius 2005). Der im Zusammenhang mit der Forderung nach prädiktiven Verfahren deutlich werdende Wunsch nach weiteren Technologien, die einen konkreten Diagnose- und Behandlungsalgorithmus beinhalten, widerspricht jedoch einer generell negativen Bewertung dieser Entwicklung. Zumindest aus ärztlicher Sicht scheint ein Bedarf nach direkten Verknüpfungen zwischen Tumoreinstufung und Behandlungsstrategie zu bestehen. Nur mutmaßen lässt sich allerdings über die Gründe. Infrage käme eine Entlastung der über die Therapie Entscheidenden. Insbesondere bei einem Nicht-Anschlagen der Therapie würde nicht der Arzt oder die Ärztin für eine Fehleinschätzung in der Verantwortung stehen, sondern könnte sich gegenüber den Patientinnen auf die eindeutigen Handlungsanweisungen berufen. Weiterhin kann eine zunehmende Algorithmisierung der Entscheidungsprozesse zu einer Verringerung des Arbeitsaufwandes führen. Klare Vorgaben bezüglich der anzuwendenden Methoden in Diagnostik und Therapie führen zu einer Verringerung der Freiheitsgrade und gestatten so eine verbesserte Organisation der Abläufe. Diese wiederum erlaubt eine Optimierung der Arbeitsteilung unter den verschiedenen beteiligten Spezialdisziplinen.

Hauptverantwortlich für den Bedarf nach eindeutigen, binären prädiktiven Diagnosemethoden und den damit verknüpften Behandlungsoptionen dürfte jedoch eine damit assoziierte Therapieverbesserung sein. Grundlegende Bedingung für eine

Prädiktion der Wirksamkeit eines spezifischen Medikaments muss immer die genaue Kenntnis der Wirkmechanismen des selben sein. Nur so kann auf Basis biologischer Tumormerkmale eine sichere Aussage über das Anschlagen einer Therapie getroffen werden. Dabei besteht eine kausale Beziehung zwischen der untersuchten Tumoreigenschaft und der beabsichtigten Wirkung. Ohne adäquate Konzepte von Tumorgenese und ihrer Hemmung, ließe sich keine prädiktive Aussage bezüglich des Erfolges der Therapie treffen. Im Umkehrschluss bedeutet dies, dass Verfahren, die eine konkrete Therapieprädiktion leisten können, zwingend gekoppelt sein müssen mit korrespondierenden Medikamenten und Wirkkonzepten. Im Zuge der zunehmenden Präzisierung der Medizin und der Konzentration auf einzelne *Pathways* der zellulären Signaltransduktion werden Fortschritte in der Behandlung maligner Neubildungen hauptsächlich in diesem Bereich der „präziseren" Medizin erwartet. Somit ist die Bedeutung der binären Entscheidung wohlmöglich weniger in der Analysemethode und ihrer Aussagekraft oder der Vereinfachung ärztlicher Praxis zu suchen, sondern vielmehr in der Hoffnung auf eine wirksame assoziierte Therapie.

Die Genexpressionsanalyse bietet eine binäre Handlungsanweisung an, die losgelöst ist von der Prädiktion einer Medikamentenwirkung. Sie bietet eine klare Risikostratifizierung an, die – zumindest im Falle des Mammaprints – eindeutig für die Verabreichung einer zytostatischen Chemotherapie ist. Dies relativiert das Fehlen einer assoziierten Behandlungsoption, da die zytostatische Chemotherapie trotz aller Entwicklungen immernoch zum Standardrepertoire klinischer Brustkrebsbehandlung zählt. Die Einführung der Genexpressionsanalyse könnte also als Erweiterung der etablierten Therapie um einen binären Entscheidungsalgorithmus aufgenommen werden.

11.4. Praktikabilität der Genexpressionsanalyse

Neben den Voraussetzungen an Prognose- und Prädiktionsleistung stellt die technische Implementierung neuer Technologien in der klinischen Praxis einen außerordentlich wichtigen Punkt in der Einführung und für die Akzeptanz dar. Wie Hedgecoe für das Beispiel Herceptin und HER2/neu aufzeigt (Hedgecoe 2005, 113), spielt die institutionelle Anbindung und die technische Durchführbarkeit einer neuen Methode hierbei eine wichtige Rolle. So lässt die Integration einer neuen

Technologie, die die bestehenden Abläufe nur in geringem Maße modifiziert, weniger Widerstand erwarten als die Einführung einer Technologie, die zu weitreichenden Umwälzungen in etablierten Systemen führt. Neben diesem organisatorischen Aspekt ist hier auch der finanzielle Aspekt in Form von Investitionskosten für die Schaffung von notwendigen Bedingungen von Bedeutung. Darüber hinaus konkurriert eine neue Technologie nicht nur mit bestehenden Technologien um finanzielle Ressourcen, sondern auch um materielle Ressourcen, wie begrenzt vorhandene Proben und deren unterschiedliche, sich gegenseitig ausschließende Aufarbeitung.

Aus diesen Gründen wurden in den Gesprächen mit OnkologInnen und PathologInnen Fragen zur Technik, Praktikabilität und Integration der Genexpressionsanalyse gestellt. Insbesondere die unterschiedlichen Ansätze der beiden konkurrierenden Verfahren OncotypeDX und Mammaprint werden thematisiert, da die RT-PCR auf der einen und der Microarray auf der anderen Seite in vielerlei Hinsicht unterschiedliche Anforderungen an klinische Verfahren und technische Voraussetzungen stellt. Die Bewertung dieser Unterschiede ist daher von großer Bedeutung für eine mögliche Einführung der Technologie und eine dann zu erwartende Entscheidung für eines der beiden Systeme. Die Ergebnisse aus diesem Fragekomplex werden im Folgenden dargestellt und eingeordnet:

11.4.1. Technische Realisierung der Genexpressionsanalyse

Zunächst ging es um die generelle Machbarkeit einer Analyse des Transkriptoms mit beiden Verfahren. Bei einer Expressionsanalyse stellt mRNA die Ausgangsbasis der Messung dar. Verglichen mit einer DNA-Analyse erhöht dies die Anforderungen an die Verfahren, da RNA deutlich instabiler ist und daher einer sorgfältigeren Handhabung bedarf. Die generell leichtere Hydrosilierbarkeit aufgrund der im Vergleich zur DNA fehlenden Hydroxylgruppe, sowie das ubiquitäre Vorhandensein von Ribonukleasen im Organismus als Bestandteil der angeborenen Immunantwort, kann leicht zu einer Degradierung der Proben während der Bearbeitung und damit zu einer Behinderung der späteren Messmethoden führen. Da die Instabilität von RNA im naturwissenschaftlichen und medizinischen Umfeld bekannt ist, wurde die Frage nach der generellen technischen Machbarkeit der Genexpressionsanalyse gestellt.

Dabei fiel auf, dass selbst die Fachleute in gewisser Weise darüber erstaunt waren, wie gut die Methode funktioniert:

> Aber trotzdem ist es ja erstaunlich - das könnte man sich auf einem Chip noch vorstellen, wo dann mehrere Oligos noch sind - wie das glaube ich bei dem Agendia-Chip auch ist, aber bei dem Oncotype DX ist es ja einfach eine Multiplex-PCR. Also dass das so funktioniert wundert schon viele Leute. (Onkologie 5)

Im Fokus der Antworten stand dabei in erster Linie das OncotypeDX-Verfahren, da dieses im Gegensatz zum Mammaprint zur Analyse auf paraffiniertes Gewebe und nicht auf Frischgewebe angewiesen ist. Insbesondere kamen Zweifel auf, wie es möglich sei, trotz erwarteter Degradierung der mRNA, eine aussagekräftige Genexpressionsanalyse durchführen zu können. Die Aussage bezieht sich dabei auf den Unterschied der Verfahren bezüglich des Einsatzes mehrerer Sonden für ein Transkript. Auf einem DNA-Chip kann durch den Einsatz von Sonden aus verschiedenen Genbereichen eine partiellen Degradierung ausgeglichen werden. Eine PCR hingegen erlaubt eine stöchiometrische Anwendung derartiger Verfahrens nicht, da in diesem Fall weitere Primer eine parallele Amplifikation von Fragmenten ein und desselben Transkript bewirken würden. Der OncotypeDX bleibt somit ohne schlüssiges Konzept, wie das Problem degradierter mRNA bei der Messung gelöst wird. Dennoch wurde im allgemeinen akzeptiert, dass auch mittels RT-PCR eine Genexpressionsanalyse durchführbar sei.

> Dazu bin ich zu wenig technischer Experte. Da gibt es ja sehr geteilte Meinungen. Es gibt ja Leute, die sagen, dass wenn man das geeignet macht - im Paraffin - hervorragend funktioniert. Und man muss ja auch sagen, das was die Firma, natürlich mit ihrem kommerziellen Interesse dahinter stehend, auch publiziert hat von diesem OncotypeDX-Test ist eine....sieht recht überzeugend aus. Vielleicht haben die es echt hin bekommen, dass die Primer so klein sind und an solchen Stellen liegen, dass die Degradierung der RNA im Paraffin nicht entscheidend ist. [...] Also so ein Test kann nur funktionieren, wenn es auch mal die RNA kaputt sein darf. (Onkologie 1)

Die Aussage verdeutlicht, dass ein entsprechender Nachweis der analytischen Validität auch ohne überzeugendes Konzept zur Lösung des Problems degradierender RNA akzeptiert wird. Hierzu werden auch vage Erklärungen herangezogen, um die kontraintuitiven guten Studienergebnisse zu erklären.

> Es ist ja offenbar dann nur die Frage, wie klein die Fragmente sein dürfen und mit welcher Wahrscheinlichkeit man dann eben gerade da eine Fragmentierung hat. Also so ist mir das immer erklärt worden. (Onkologie 5)

Letztlich ist diese Akzeptanz entscheidend für eine Anwendung der Methode. Deutlich wird hier vor allem, dass der befragte Onkologe bereit ist einer Methode zu vertrauen, die außerhalb seines Kompetenzbereichs angesiedelt ist. Wie genau die Risikostratifizierung technisch abläuft bliebe hierbei in einer „*Blackbox*" verborgen.

Unabhängig hiervon wurden die technischen Probleme durch die Degradierung der RNA jedoch auch an anderer Stelle als dem eigentlichen Testverfahren verortet.

> Das ist, wie gesagt, in den Händen eines qualifizierten Labors, mit den notwendigen Prozessen, die bis zum Labor durchlaufen müssen, ist das kein Problem. Nur die Schwierigkeit ist der Weg davor, der ist bei vielen Institutionen gar nicht vorhanden. Das ist ja das Problem. (Onkologie 12)

Der flächendeckenden Anwendung von RNA-abhängigen Verfahren würden somit vor allem die notwendigen Investitionen in Personal und Technik vor Ort entgegen stehen, die eine adäquate Verarbeitung der Tumorproben gestatten würde. Das hier angesprochene Problem der technischen und personellen Infrastruktur bezieht sich dabei nicht nur auf die RNA-Degradierung in paraffiniertem Tumorgewebe, sondern auch auf die Bereitstellung von Frischgewebe für die Genexpressionsanalyse mittels Microarray.

11.4.2. Frischgewebe

Der Bedarf an unterschiedlichen Formen der Gewebeaufbereitung des Mammaprints und des OncotypeDX stellt das weitaus größere Differenzierungskriterium in der klinischen Praxis dar als das Problem der RNA-Degradierung bei paraffiniertem Gewebe.

Unabhängig von den formulierten Zweifeln bezüglich der technischen Realisierung der RNA-Quantifizierung, wird die Tatsache, dass der OncotypeDX-Test auf paraffiniertem Gewebe beruht, als so relevant angesehen, dass die Praktikabilität des Verfahrens als überlegen bewertet wird.

> Also der meines Erachtens am weitesten entwickelte Test - und auch praktikabelste Test, weil auf Paraffin-Basis - [ist] dieses Oncotype DX. (Onkologie 9)

Die mit Frischgewebe verbundenen technischen Probleme werden dabei als so schwerwiegend eingestuft, dass von vornherein Methoden, die auf paraffiniertem Gewebe basieren als günstiger angesehen werden.

> Ja ich weiß nur, dass man für den Mammaprint braucht man Frischgewebe und für den Oncotype kann man auch am Paraffinschnitt die Analyse sozusagen machen. Und das ist natürlich also......Frischgewebe ist natürlich schon ein Problem. Das stellt ein Problem dar. Insofern ist einer, der auch am Paraffinschnitt möglich ist natürlich günstiger in der Anwendung. (Onkologie 6)

Während das Problem der RNA-Degradierung zwar bei gefrorenem Frischgewebe aufgrund der starken Kühlung nicht gesehen wird, stellt die erschwerte praktische Handhabung von gefrorenem Gewebe sowie seine generelle Verfügbarkeit ein deutlich artikuliertes Problem dar. Dieses Problem beruht offensichtlich auf einer Fehleinschätzung, da das benötigte Frischgewebe für den Mammaprint-Test nicht durch Kühlung frisch gehalten wird, sondern durch die Lagerung in einem entsprechenden Puffer, der die RNase-Aktivität unterbinden soll. Dieses Verfahren wurde auch durch die FDA zertifiziert (U.S. Food and Drug Administration 2009). Dieser häufig geäußerte Irrtum bezüglich der Anforderungen des Mammaprints, ist auf die Entwicklungsphase der Technologie und die Durchführung der MINDACT-Studie zurückzuführen. Sämtliche Untersuchungen zur Validierung des Mammaprint-Tests wurden an Tumorbank-Proben durchgeführt, die als gefrorenes Frischgewebe vorlagen. Weiterhin werden die Proben in der MINDACT-Studie im gefrorenen

Zustand verschickt, da hier zusätzliche erfasste Biomarker dieses Vorgehen notwendig machen. In der klinischen Anwendung des Verfahrens jedoch ist es nicht notwendig, gefrorenes Frischgewebe zu verwenden. Dennoch hat sich die – offensichtlich irrige – Idee durchgesetzt, gefrorenes Frischgewebe wäre notwendig. Dies trägt zur negativen Beurteilung des Verfahrens bei. Häufig wurden zur Erklärung die logistischen Probleme und die apparativen Voraussetzungen, die die Bereitstellung und Bearbeitung von gefrorenem Frischgewebe mit sich bringen würden, angeführt:

> Das eine ist einfach die Logistik von Gefriergewebeasservierung im OP. Es ist nicht mehr vorhanden - es wurde ja früher für die Hormonrezeptoren immer gemacht - jetzt eben nicht mehr so routinemäßig - ließe sich sicherlich wieder etablieren, ist aber viel schwieriger als man sich das eigentlich so vorstellt. (Onkologie 9)

Neben den Voraussetzungen in der Klinik wurde auch die Etablierung einer lückenlosen Kühlkette beim Transport als Schwierigkeit bei der Verwendung von gefrorenem Frischgewebe genannt:

> Na ja, dass möglichst....das quasi über Kühlkette so an das Institut was es dann macht zu bringen, dass das auch wirklich analysiert werden kann. Eigentlich die Kühlkette hauptsächlich. Transport und so. (Onkologie 10)

Dieser Punkt zeigte sich besonders ausgeprägt in Gesprächen mit PathologInnen, die ebenfalls von einem Bedarf an gefrorenem Gewebe ausgingen.

> Abgesehen davon, dass natürlich verpackt versendet werden muss und so weiter und so fort. Aber im Prinzip ist das natürlich auch viel einfacher als bei Frischmaterial. Wo sie immer die Kühlkette nicht unterbrechen dürfen und so weiter. Deswegen ist das Paraffin auch mit ein Grund, warum es unschlagbar ist. (Pathologie 1)

Auch hier ist die eigentliche Durchführung der Methode – mittels RNase-inhibierender Puffer – nicht in die Bewertung der Technologie mit eingeflossen, was die letztliche Bevorzugung des OncotypeDX durch die befragten Spezialisten beeinflusst. Unabhängig von der tatsächlichen Praxis des ungekühlten Transports, wirkt ein derartiger Eindruck negativ auf die Bewertung der Technologie und führte zu klaren Aussagen bezüglich der Bevorzugung des RT-PCR-Verfahrens des OncotypeDX-Systems. In diesem Bereich sind seitens Agendia entsprechende Informationskampagnen notwendig, um eine Korrektur der Wahrnehmung des Mammaprint-Tests zu erreichen.

Unabhängig von den Einschätzung zur Kühlung wird paraffiniertes Gewebe auch als allgemein besser handhabbar angesehen.

> Insgesamt muss man sagen, dass eine Methode die am Paraffinschnitt gemacht werden kann - angewendet werden kann - ist schon wesentlich besser handlebar. (Onkologie 2)

Als Grund hierfür wird vor allem die flächendeckende Verwendung in der klinischen Praxis genannt. Die Einführung von Verfahren, die auf paraffiniertem Gewebe beruhen, würde demnach keine Neuerungen in den klinischen Abläufen erfordern und ließe sich so auch leichter in die bestehenden Verfahren integrieren.

> Frischgewebe ist immer problematisch. Aus den Gründen die ich schon sagte. (Pathologie 2)

> Deswegen ist meines Erachtens Frischmaterial in dieser Frage schon tot. (Pathologie 4)

Die Deutlichkeit vor allem der zweiten Aussage übertrifft sämtliche Aussagen der OnkologInnen und bezeichnet die Verwendung von frischem Gewebe nicht nur als Problem oder Hindernis, sondern sogar als unmögliche Option. Als Grund hierfür lässt sich vermuten, dass es nicht nur technische Probleme sind, die relevant sind. Paraffiniertes Gewebe, welches als Basisobjekt pathologischer Untersuchungen fungiert, ist als zentrales professionsassoziiertes Objekt ansehbar, welches eng mit der beruflichen Praxis der PathologInnen verbunden ist. Die Ausrichtung vieler Methoden histopathologischer Untersuchung auf paraffinierte Gewebeproben, führt so zu einer Projektion eigener beruflicher Praxis auf die Methode der

Gewebeaufbereitung und somit sogar zu einer Form der Identifikation mit dem Verfahren. Die starke Ausrichtung sämtlicher Alltagspraxis auf diese spezifische Form der Gewebeaufbereitung und Lagerung führt dazu, dass alternative Verfahren entsprechend abgewertet werden. Dies geschieht analog zu kardiovaskulären Untersuchungen, bei denen ebenfalls unterschiedliche Bewertungsmaßstäbe abhängig von der eigenen beruflichen Praxis in den verschiedenen klinischen Professionen angelegt werden (Mol 2002, 107, 110 ff.). Werden diese Anforderung, die aus der Arbeit mit paraffiniertem Gewebe hervorgehen, an Frischgewebe angelegt, so muss dieses zwangsläufig scheitern. Da diese Bewertungsmaßstäbe weiterhin einen elementaren Bestandteil pathologischer Arbeit ausmachen, kollidiert die alternative Verwendung von Frischgewebe nicht nur mit den Maßgaben guter pathologischer Laborpraxis, sondern sogar mit grundlegenden professionsdefinierenden Qualitätsansprüchen, die eine Akzeptanz weiter erschweren.

Deutlich wurde dieser Umstand vor allem dann, wenn eine Verortung und Abgrenzung der Genexpressionsanalyse gegenüber etablierten Verfahren vorgenommen wurde.

> Wo ist der Tumor? Wo ist vielleicht zum Beispiel ein unterschiedlich differenzierter Tumoranteil? Das gibt es ja auch. Was muss ich denn untersuchen? Den am schlechtesten differenzierten? Der hat ja möglicherweise noch mehr Mutationen. Oder den am besten differenzierten Anteil. Und das können sie alles nur am Paraffinmaterial machen, wenn sie die HE-Histologie dazu haben. (Pathologie 1)

Diese Aussage verdeutlicht erneut die Bewertung und Verortung neuer Technologien anhand etablierter Qualitätskriterien, entsprechend Star, Bowker und Neumann (Star u. a. 2003). Dabei ist es jedoch nicht zwangsläufig gegeben, dass zwischen dem histologisch ermittelten Differenzierungsgrad und der Stratifizierung auf Basis von Genexpressionsprofilen eine direkte Korrelation besteht. Zwar ist zu einem gewissen Grad zu vermuten, dass die Information der Zelldifferenzierung als integrierende Funktion die Information der vorgelagerten Ebene repräsentiert. Es bleibt jedoch ebenfalls die Möglichkeit von Transkriptionsvariationen, die ohne Manifestation auf zellulärer Ebene das Risiko einer Metastasierung erhöhen. Diese würden unabhängig vom beobachtbaren Differenzierungsgrad auftreten und demnach wäre eine zwingende histologische Untersuchung des Paraffinmaterials nicht notwendig.

11.4.3. Frischgewebe – Tumorgröße

Ein weiteres Problem bei der Verwendung von Frischgewebe durch den Mammaprint-Test wird in der Konkurrenz zu etablierten Methoden und deren Bedarf an paraffinierten Tumorproben gesehen. Zur Durchführung einer Genexpressionsanalyse mittels Microarray werden laut Angaben von Agendia Tumorproben mit einer Mindestgröße von 3 mm benötigt (Agendia 2009a). Angesichts der Tatsache, dass manche Tumore diese Größe nur knapp oder sogar gar nicht überschreiten, wird deutlich, dass es hier zu Konflikten mit den etablierten Klassifikationsverfahren, die ebenfalls auf eine ausreichende Menge Tumormaterial angewiesen sind, kommen wird. Die zu erwartende weitere Verringerung der Tumorgröße bei Diagnose, durch verbesserte Untersuchungstechniken und die Einführung flächendeckender Mammagraphie-Screening-Programme, verschärft diese Konflikte weiter.

> Aber das viel größere Problem meines Erachtens ist diese abnehmende Größe der Tumoren. Das heißt sie müssen ja einmal wirklich dem Pathologen Gewebe geben, damit der auch sagen kann der Tumor ist in sano und dann soll der Pathologe von diesem gekühlten Gewebe ja bevor er das in Paraffin einbettet noch 50 Milligramm oder 100 Milligramm abschneiden. Das macht bei den Tumoren, wie man sie in der Regel heute sieht....oder häufiger heute sieht bei diesen sehr kleinen Tumoren geht das eigentlich gar nicht mehr. (Onkologie 5)

In den weiteren Gesprächen mit OnkologInnen erwies sich diese Einschätzung als Konsens. Ein weiteres Beispiel für die zunehmend kleiner werdenden Tumore, bezieht sich auf das konkrete Problem der Operabilität eines kleinen Tumors von 3 Millimeter Größe.

> Und wir kommen immer häufiger in die Situation, dass dann winzig kleine Tumore da zwar wunderschön getroffen worden sind und gestanzt worden sind und dann finden wir die nicht richtig. Weil die so klein waren. Ich hatte gerade den Fall vom 3 mm - Karzinom, was draußen gestanzt worden war, dann war ein riesiges Hämatom da drum herum entstanden. Und das war extrem schwierig diesen kleinen Tumor da zu finden. Und so einer ist natürlich....von dem kann ich kein Frischgewebe nehmen. (Onkologie 2)

Das RT-PCR-Verfahren des OncotpyeDX-Tests hingegen benötigt eine sehr viel geringere Menge Gewebe. Laut Herstellerangaben genügen Tumorblöcke mit einer Größe zwischen 35 bis 65 Mikrometern, um die Analyse durchzuführen (GenomicHealth 2009a). Darüber hinaus besteht auch die Möglichkeit Gewebeschnitte, wie sie typischerweise zur histopathologischen Untersuchung angefertigt werden, zur Untersuchung einzuschicken. Somit unterscheiden sich die beiden Verfahren nicht nur in der Art des benötigten Gewebes, sondern auch signifikant in der Größe der benötigten Probe. Aus diesen unterschiedlichen Grundvoraussetzungen der Verfahren erwachsen zwei verschiedene Konkurrenzsituationen mit den etablierten Methoden und Abläufen.

Die weitaus unproblematischere betrifft dabei den OncotypeDX-Test. Die Möglichkeit zur Verwendung von Gewebeschnitten, die per Mikrotom angefertigt wurden, macht die Integration in die pathologische Praxis deutlich einfacher. Nach Fixierung und Paraffinierung der Tumorprobe erfolgt die Anfertigung der Schnitte im Routineverfahren, um im Anschluss verschiedene Färbe- und Nachweistechniken daran anzuwenden. Es bedarf demnach nicht der Einführung neuer Verfahren oder der Veränderung bestehender Verarbeitungsabläufe. Somit besteht die einzige mögliche Konkurrenz in der Allokation der geeigneten Tumorbereiche auf die unterschiedlichen Testverfahren. Bei sehr kleinen Tumoren ist vorstellbar, dass die Kernbereiche der malignen Neubildung, die für verschiedene Untersuchungsmethoden bevorzugt werden (GenomicHealth 2008), in nicht ausreichender Menge vorhanden sind. Aufgrund des sehr geringen zur Analyse benötigten Tumorvolumens ist die Wahrscheinlichkeit hierfür jedoch gering.

Da für den Mammaprint-Test ein größeres Probenvolumen benötigt wird, setzt er sich einer sehr viel größeren Konkurrenzsituation aus. Angesichts der teilweise sehr kleinen diagnostizierten und operativ entfernten Tumore der TNM-Größenklassifikation Tis (Tumor-in -situ), T1a (0,1 cm bis 0,5 cm) und T1b (0,5 cm bis 1,0 cm), die einen nicht unbeträchtlichen Teil der Brustkrebsfälle in Deutschland von bis zu 20 Prozent ausmachen (Engel u. a. 2002; Giersiepen u. a. 2004), ist hier ein schwerwiegendes Problem in der Applikation des Verfahrens zu erwarten. Dies betrifft zum einen die direkte Probenentnahme vor der Paraffinierung. Vor der Untersuchung des Tumors mittels entsprechender Färbetechniken ist noch keine histopathologische Beurteilung des Tumors erfolgt. Somit ist es nicht möglich zu beurteilen, ob der Tumor eine heterogene oder homogene Malignität aufweist und wie diese gegebenenfalls verteilt ist. Eine geleitete Auswahl der Bereiche, die einer Genexpressionsanalyse unterzogen werden sollen, kann demnach nicht erfolgen. Somit lässt sich nach Entnahme einer Probe von 3 mm Größe bei entsprechend kleinen Tumoren nicht mehr mit Sicherheit der Grad der Malignität des Tumors feststellen, da in der entnommenen Probe Zellen höherer Malignität vorhanden sein könnten als im restlichen Tumorgewebe. Je größer der Anteil der vor der Fixierung entnommenen Probe ist, desto größer ist dabei die Wahrscheinlichkeit, dass es zu einer relevanten Informationsverminderung für die Untersuchung auf zellulärer Ebene kommt. Da außer der Bestimmung der Malignität im *Grading* auch die Analyse der Biomarker auf ähnliche Weise beeinflusst sein könnte, besteht somit die Gefahr einer fehlerhaften Diagnostik auf zellulärer Ebene, falls die relevanten Tumorbereiche nicht zugänglich sind.

Darüber hinaus besteht im Falle besonders kleiner Tumore die Möglichkeit, dass – unabhängig von der Lokalisation – nicht ausreichend Gewebe für alle angezeigten Diagnoseverfahren zur Verfügung steht. In diesem Fall wäre eine Konkurrenzsituation gegeben, die die grundsätzliche Anwendbarkeit der Techniken betrifft. Es ist anzunehmen, dass die Genexpressionsanalyse in diesem Fall als „Neuerung" gegenüber den Standardverfahren benachteiligt werden würde, da die gegenwärtigen Klassifikationssysteme eine histopathologische Untersuchung sowie eine Analyse der Biomarker vorsehen. Die Bevorzugung der „Gold-Standards" in einem klinischen Fachbereich (Mol 2002, 78 ff.) sowie die Bindung dieser an die lokale Pathologie, sind weitere Faktoren, die dieses erwarten lassen. Dies gilt insbesondere für die Bindung an die Pathologie, da es überaus unwahrscheinlich ist, dass die an der Entscheidung beteiligten PathologInnen einer Externalisierung zu Lasten der eigenen Praxis zustimmen würden.

> Wie viel nimmt man da raus und das betrifft ja auch andere Verfahren so wie Tumorbank oder solche Geschichten. Das muss man sich ja immer Fragen. Darf man das eigentlich so machen und was sagen die Pathologen dazu ? (Onkologie 6)

Erst bei ausreichend großen Tumoren kann die Entnahme einer Probe von 3 mm Durchmesser ohne Beeinflussung der pathologischen Praxis erfolgen. Somit ist davon auszugehen, dass von Seiten der Pathologie massiver Widerstand gegen die Anwendung des Mammaprint-Tests bei sehr kleinen Tumoren geleistet werden wird.

> Und wir reden hier, im Screenshot ist das zunehmend so, von Tumoren die 5 Milimeter Durchmesser haben. Da haben sie kein Frischgewebe übrig, damit müssen sie die Diagnose machen. Und das ist ein Riesenproblem. Da werden sie eher ans Paraffinmaterial gehen und ihr Gewebe da Ausschneiden. (Pathologie 2)

Dieser Aspekt gewinnt insbesondere durch die flächendeckende Einführung des Mammographiescreenings an Relevanz. Eines der erklärten Ziele dieses Programms ist die Diagnose von Mammakarzinomen in der frühen Entwicklungsphase und daraus folgend die Behandlung von kleineren Tumoren (Kooperationsgemeinschaft Mammographie in der ambulanten vertragsärztlichen Versorgung GbR 2009a). Somit ist in der Zukunft mit einer weiteren statistischen Zunahme des Anteils sehr kleiner Tumore in der Klinik zu rechnen, was der speziellen Problemlage bezüglich des Mammaprint-Systems und der Verfügbarkeit von ausreichend Frischgewebe zusätzliche Bedeutung verleiht. Insbesondere in Konkurrenz zum OncotypeDX-System kann sich diese Entwicklung als entscheidender Nachteil für die Chip-Technologie herausstellen.

> Ja...also das ist ein eindeutiger Trend, dass ist so das die Tumoren immer kleiner werden. Wenn sie jetzt die Mammographie dieses Screening noch flächendeckend kommt wird ja allgemein erwartet, dass das noch mehr so wird. Das heißt, das ist ja ein Problem nicht nur für unsere UPA-Pai1-Bestimmung, das ist auch ein Problem für Mammaprint. Man kann ja auch ungefähr sehen an der Rekrutierung der europäischen Studie, die eben diesen Agendia 70-Gen-Signatur benutzt. Wenn man sich die Rekrutierungszahlen anguckt, die sind noch unter 1000 von 7000 glaub ich geplanten. Und wenn man sich dagegen mal die MINDACT-Studie anguckt, die ....äh die TAILORx-Studie...entschuldigung...die amerikanische Studie, dann sind da 3000 oder 4000 Patientinnen drin mit Paraffingewebe. Das geht eben einfach flächendeckend besser. (Onkologie 1)

Die Bindung des klinischen Systems an paraffinierte Proben sei demnach so stark, dass eine parallele Verfügbarkeit von Frischgewebeproben eine nur schwer zu etablierende Bedingung wäre. Die Frage der Tumorprobenverteilung wird dabei nicht nur durch die zu erwartende weitere Verringerung der Tumorgröße relevant, sondern auch durch die bislang definierten klinischen Ziele der Genexpressionsanalyse. Die Konzentration auf Patientinnen mit Brustkrebs geringen Risikos und die in diesem Fall erhoffte verbesserte Stratifizierung des Bedarfes an systemischer Chemotherapie erzeugt aufgrund der Verknüpfung mit den gültigen Prognosemodellen und deren paralleler Anwendung eine Einschränkung des zugänglichen Marktsegmentes. Da große Tumore nach sämtlichen gültigen Klassifikationen immer in eine erhöhte Risikokategorie eingestuft werden, muss sich die Genexpressionsanalyse zwangsweise zunächst auf kleinere Tumore konzentrieren.

> Wenn sie einen 3 cm Mammatumor haben, ist das schon so. Aber da ist es meistens so, dass es gar keine Frage ist, dass die Patientin eine Chemotherapie braucht. (Pathologie 4)

Somit ergibt sich aus den methodischen Entwicklungen der Tumorfrüherkennung wie verbesserten Geräten zur Mammographie, den flächendeckenden Programmen zur Anwendung selbiger und den bestehenden Klassifikationssystemen eine Situation, die die Verfügbarkeit von Frischgewebe deutlich einschränken kann. Eine derartige Knappheit würde einen deutlichen Vorteil für Methoden bedeuten, die auf paraffiniertem Gewebe basieren und damit für das OncotypeDX-System sprechen. Dessen Einführung wäre durch weitaus weniger technische und organisatorische Hindernisse beeinflusst als die des Mammaprint-Tests.

11.5. Externalisierung von Diagnoseverfahren

Sowohl das Mammaprint- als auch das OncotypeDX-Verfahren basieren auf einer externen Analyse eingesandter Tumorproben. Hier stellt sich die Frage in wie weit die Auslagerung von therapeutisch relevanten Schritten erfolgen kann, ohne auf Widerstände durch die behandelnden OnkologInnen zu treffen. Durch die externe Durchführung einer diagnostischen Untersuchungen können sich verschiedene Problemlagen für ihre Einführung ergeben. Dazu gehört die Qualitätssicherung und vor allem das Vertrauen der OnkologInnen in die Qualität der externen Laboreinrichtung. Durch die große Distanz und den fehlenden direkten Kontakt zu den Durchführenden fehlt es an persönlichen Eindrücken, die durch entsprechende Zertifizierungen und andere vertrauensbildende Maßnahmen ausgeglichen werden müssen. Dieser Effekt zeigte sich in einem der Interviews deutlich an der Kritik des befragten Onkologen an der institutionell angebundenen Pathologie.

> Ich meine man überlegt Ringversuche zu machen - es gibt Bestrebungen - es ist aber nicht mal verpflichtend für die Pathologen. (Onkologie 1)

> Ich weiß jetzt nicht, ob es im Rahmen des Brustzentrums oder überhaupt jetzt als Qualitätssicherung in der Pathologie so ist, dass die Teilnahme an Ringversuchen vorgeschrieben ist. (Onkologie 1)

Bei größerer Distanz zur durchführenden Einrichtung ist eine gesteigerte Skepsis zu erwarten. Eine größere Nähe zu den durchführenden Einheiten erleichtert es hingegen, die Ergebnisse der Diagnose zu hinterfragen und abweichend vom Protokoll weitere Informationsebenen zur Therapieentscheidung heran zu ziehen. So ist beispielsweise denkbar, dass der zu beurteilende Tumor zwar im *Grading* in eine definierte Kategorie fällt, in dieser jedoch nur gerade eben die definierenden Bedingungen erfüllt. Eine derartige Information, die auf informellem Wege zwischen Pathologie und Onkologie ausgetauscht wird, kann in der Abwägung mit anderen unbestimmten oder äußerst knappen Klassifikationsmerkmalen zu einer Beeinflussung der Therapieentscheidung führen. Eine vollständigen Externalisierung einer diagnostischen Einheit, wie es im Falle der Genexpressionsanalyse vorgesehen ist, würde diesen informellen Austausch nahezu unmöglich machen und den Informationsgehalt der Methode auf die definierten Kategorien beschränken. Aufgrund der großen Probenzahl, die in einem zentralen Labor bearbeitet wird, ist auch nicht davon auszugehen, dass die Kapazitäten für persönlichen telefonischen Kontakt vorhanden wären. Die OnkologInnen würden nach Einsendung der Tumorprobe – beispielsweise im Falle des OncotypeDX-Systems – einzig einen Punktwert zurück erhalten, welcher eine Aussage über das Rückfallrisiko trifft. Darüber hinaus wird dieser Wert noch aufgeschlüsselt nach Östrogen-, Progesteron- und HER2/neu-Rezeptor-assoziierten Genen, um so eine Aussage bezüglich der spezialisierten Therapien zu treffen. Diese Formalisierung der Diagnoseergebnisse bietet auf der einen Seite eine erhöhte Vergleichbarkeit und erleichtert die

Informationsübermittlung, kann auf der anderen Seite jedoch auch zu einem Informationsverlust führen. Aus diesem Grunde ist die Frage der Akzeptanz weiterer Externalisierung ein relevantes Thema bezüglich der flächendeckenden Einführung der Genexpressionsanalyse in der klinischen Praxis.

11.5.1. Kompetenzdiffusion

Die weiteren pathologischen Untersuchungen zur Bestimmung der Malignität nach der Biopsie und zur Klassifikation nach der operativen Entfernung des Primärtumors erfolgen in organisatorisch eng angebundenen Laboreinheiten. Dabei ist eine ständige Kooperation vorgeschrieben, die sich in der Einbindung der PathologInnen in der Tumorkonferenz gemäß der Zertifizierungsrichtlinien für Brustzentren niederschlägt (DKG u. a. 2003; EUSOMA Secretariat 2000). Somit ist aufgrund der dauerhaften Möglichkeit der persönlichen Kommunikation zwischen OnkologInnen und PathologInnen in diesem Fall nicht von einer praktischen Auslagerung von Arbeitsschritten zu sprechen, selbst wenn die Pathologielabore nicht direkt am Brustzentrum angesiedelt sind. Sowohl in der Diskussion der Ergebnisse als auch in der individuellen Interpretation ist der interdisziplinäre Austausch nicht nur ermöglicht, sondern gemäß Richtlinien sogar explizit erwünscht und in der Tumorkonferenz verpflichtend. Alle Beteiligten sollten Kenntnisse über die Abläufe in den unterschiedlichen spezialisierten Einheiten haben und in unklaren Fällen Rücksprache halten oder Einfluss auf die konkreten Maßnahmen ausüben können. Wie in den Interviews in deutschen Großstädten jedoch deutlich wurde, ist eine zunehmende institutionelle Auslagerung der Pathologien der Fall.

Von den geschilderten (siehe Kapitel 10.2.2., ab Seite 236) drei vorgekommenen Organisationsformen der Pathologie, war nur an Universitätskliniken und an kleinen städtischen Kliniken die direkte Zugehörigkeit zur Klinik zu beobachten. Bei privatisierten Kliniken wurden ausnahmslos externe Pathologiepraxen beauftragt, die darüber hinaus häufig für einen Verbund aus mehreren Krankenhäusern die Tumorbewertung durchführten. Diese Entwicklung reduziert die Kommunikationsmöglichkeiten, da das erhöhte Maß an Spezialisierung dieser reinen Klinikdienstleister eine zunehmend formalisierte Übermittlung der Proben und der Ergebnisse erfordert. Dieser Effekt wird durch die Teilnahme der PathologInnen an den interdisziplinären Tumorkonferenzen teilweise aufgefangen; dennoch verlagert sich durch die zunehmende Externalisierung wichtiger diagnostischer Funktionen ein Teil der Entscheidungskompetenz.

Die im Falle der Genexpressionsanalyse vorgesehene komplette Auslagerung der Untersuchung und Ergebnisanalyse ist in der Sache noch viel weitreichender. Die durchführenden Labore wären nicht mehr im lokalen Umfeld der Kliniken angesiedelt und somit ein persönlicher Kontakt zwischen den Durchführenden und den behandelnden OnkologInnen beinahe gänzlich ausgeschlossen. Zu Fragen der Interpretation von Resultaten oder der Einordnung von Ergebnissen in den medizinischen Gesamtkontext wäre demnach eine Konsultation kaum durchführbar. Weiterhin bleibt die konkrete Durchführung der Methode den verantwortlichen ÄrztInnen unzugänglich. Sie senden die Gewebeprobe ein, erhalten einige Tage später das Ergebnis und beziehen dieses in die Therapieentscheidung mit ein. Die genauen Vorgänge der Entstehung dieses Ergebnis bleiben jenseits der publizierten Verfahrensbeschreibungen unbestimmt. Die Methode wird somit für die OnkologInnen zu einer Art *„BlackBox"*. Sollte die Genexpressionsanalyse in Zukunft die angestrebte Relevanz in der Chemotherapiezuweisung oder der Stratifizierung von Risikogruppen erlangen, wäre eine starke Auslagerung von Kompetenzen zu erwarten. Bei entsprechender Wirkung auf die Therapie könnte die Entscheidungskompetenz der behandelnden ÄrztInnen signifikant herabgesetzt werden, bei gleichzeitiger Kompetenzdiffusion im diagnostischen Bereich. Hierbei stellt sich die Frage unter welchen Bedingungen eine entsprechende Externalisierung in der klinischen Praxis Akzeptanz findet und wann selbige abgelehnt wird.

11.5.2. Formalisierung gestattet Externalisierung

In den Gesprächen wurde stellenweise deutlich, dass eine generelle Ablehnung gegenüber extern durchgeführten Verfahren besteht. Insbesondere die Belastung durch den Transport wurde dabei angeführt:

> Wenn sie eine Brustkrebsoperation durchführen und einen Schnellschnitt brauchen und der wird nicht bei ihnen im Haus gemacht. Da muss dieses Gewebe entnommen werden, dass wird dann einem Taxifahrer übergeben, der Taxifahrer

> fährt dann irgendwo hin. An der Stelle wo der dann beim Pathologen ist, ist es dann irgendwann angekommen. [...] Diese gesamten Prozesse belasten dann den Weg bis zu der untersuchenden Stelle. (Onkologie 4)

Es wurden jedoch auch gegenteilige Äußerungen getätigt, in denen die qualitativen Vorteile einer zentralen Durchführung insbesondere im Kontext der Validierung hervorgehoben werden.

> Also ich weiß nicht, ob man wirklich eine institutionelle Anbindung braucht für solche Tests ? [...] Die haben glaube ich nur 2 oder 3 Labore in den USA, die das machen. Mir erscheint das doch sinnvoller, dass das wirklich zentralisiert getestet wird. Das ist natürlich ein Politikum in Deutschland und das wird übrigens auch die - natürlich die Einführung eines solchen Testes massiv behindern, weil natürlich die Interessen der Pathologen [...] dagegen stehen. Aber ich glaube einfach, dass also, dass so eine Methode, wenn sie denn über so ein zentrales Testing auch validiert ist, dann sollte sie auch weiter so durchgeführt werden, wenn sie in der Klinik eingeführt wird. (Onkologie 1)

Das Verhältnis zur Auslagerung von diagnostischen Methoden ist demnach als ambivalent zu bezeichnen. Nachteile die im Transport und den mangelnden Kommunikationsmöglichkeiten gesehen werden, stehen Vorteile in der Qualitätssicherung und Reproduzierbarkeit gegenüber. Dies korrespondiert mit den Ergebnissen Hedgecoes in der Analyse der Einführung des HER2/neu-Markers in Großbritannien (Hedgecoe 2005, 113). So konnte Hedgecoe die Bereitstellung qualitätsgesicherter Untersuchungen in zentralen Laboren als ein wichtiger Faktor im Akzeptanzprozess der neuen Technologie identifizieren. Daraus lässt sich folgern, dass bei entsprechender Lösung technischer Probleme des Transports Vorteile mit der Auslagerung der Untersuchung assoziiert werden. Dem widerspricht jedoch der Aussage Mols, derzufolge zwischen Vertretern unterschiedlicher Disziplinen und auch unterschiedlicher Institute Kommunikationsschwierigkeiten bestehen, die in Misstrauen gegenüber der jeweils anderen beruflichen Praxis gipfeln (Mol 2002, 110 ff.). Dies zeigte sich so auch in der bereits erwähnten Wiederholung der bildgebenden Diagnostik bei Fallübernahme durch die Brustzentren. Zumindest die Bewertung der bereits angefertigten Röntgenbilder wurde nach Aussage der OnkologInnen erneut durchgeführt und nicht den externen ÄrztInnen überlassen.

> Und dann bestellen wir die ein. Tasten die auch nochmal selber, hängen nochmal selber die Mammographieaufnahmen auf, machen nochmal selber den Ultraschall und führen dann häufig eben Punktionen durch bei diesen Patientinnen. (Onkologie 3)

Im von Mol untersuchte Feld der Arteriosklerose wurden die kommunikativen Spannungsfelder zwischen Forschern im Grundlagenbereich und klinischen Praktikern beschrieben. Die unterschiedlichen Ansatzpunkte zur Bekämpfung der Erkrankung – medikamentöse Therapie auf der einen und operative Therapie auf der anderen Seite – führten dabei zu unterschiedlichen Repräsentationen der beobachteten Zustände und differierenden Interpretationen. Die externen Durchführung der Genexpressionsanalyse lässt für derartige Interpretationen kein Raum. Analog zur Bestimmung des HER2/neu-Status erlauben die Protokolle von Mammaprint und OncotypeDX nur eine sehr stark formalisierte Auswertung zuvor definierter Gentranskripte. Die Externalisierung beschränkt sich somit ausschließlich auf die Durchführung der technischen Analyse und die Berechnung der zuvor definierten Risikoindizes. In einem derartigen System gibt es keine individuellen Deutungen der Messergebnisse, wie es im Falle der Mammographie möglich ist. Gleiches gilt für die durch Hedgecoe beschriebene externe Bestimmung des HER2/neu-Status, die ebenfalls stark formalisiert nach einem festen Algorithmus abläuft. Anhand der unterschiedlichen Einstellungen zu bildgebenden Verfahren und biochemischen sowie molekularbiologischen Methoden lässt sich folgern, dass es nicht die Durchführung der Diagnostik ist, die für die behandelnden ÄrztInnen im klinischen Kontext stattfinden muss. Vielmehr ist es die interpretative Leistung, deren Auslagerung nicht akzeptiert wird. Diese unterscheidet sich bei den hier verglichenen Techniken sehr stark. Während die Interpretation einer Röntgenaufnahme der Mamma ein großes Erfahrungswissen erfordert, basiert die Auswertung einer FISH-Analyse zur Feststellung einer HER2/neu-Amplifikation auf klar definierten quantitativen Größen. Je stärker eine Methode demnach formalisiert ist, desto eher besteht die Bereitschaft zur Externalisierung, da selbige nicht mit einer Kompetenzdiffusion assoziiert ist.

Die Genexpressionsanalyse würde demnach unter diesem Aspekt keine negative Bewertung zu erwarten haben, da auch hier ein hohes Maß an Formalisierung vorliegt. Die in der Klinik zurückerhaltene Risikostratifizierung ist vielmehr ein unter qualitätsgesicherten Bedingungen generierter Parameter zur Tumorbeschreibung, dessen Interpretation im Kontext anderer erhobener Parameter weiterhin den beteiligten MedizinerInnen der Klinik obliegt.

11.5.3. Konflikt mit der Pathologie

Unabhängig von der Frage, ob die neuen Methoden lokal oder extern durchgeführt werden, ergibt sich durch die Überschneidungen mit den etablierten Kategorien der Tumoreinstufung und die teilweise konträren Risikoeinstufungen auch ein genereller Konflikt mit der Pathologie. Laut folgender Aussage fußt dieser auf der teilweise zu erwartenden Redundanz neuer und alter Methoden.

> Wenn zum Beispiel - das sagt auch unser Pathologe ganz klar - wenn sich das bestätigen sollte, [...], dann ist es natürlich schon so, dass es zum Teil den Pathologen ja fast überflüssig macht. Und ich glaube trotzdem, es wird immer noch einiges geben, was der Pathologe trotzdem noch zu tun hat. Und es ist ja auch die Frage ob er sich jetzt zum Teil eben auch auf solche Untersuchungen einlässt und [...] wir seine Einschätzung trotzdem noch brauchen. (Onkologie 6)

Diese Aussage bezieht sich auf die potentielle Möglichkeit, durch Analyse des Expressionsstatus den Hormonrezeptorstatus, den HER2/neu-Status sowie die Malignität zu bestimmen. Diese konkreten Anwendungen werden zwar nicht durch die Hersteller beworben, doch liegt es nahe, bei einer konsequenten Weiterentwicklung der Technologie die Methoden entsprechend zu erweitern. Da Malignität und Biomarker gemäß der aktuellen Modelle der Biochemie und Molekularbiologie Manifestationen der zu Grunde liegenden Genexpression sind, ist zu erwarten, dass auch die etablierten Proteinbiomarker sich auf der Ebene des Transkriptoms bestimmen lassen, was teilweise auch bereits gezeigt werden konnte (Gong u. a. 2007). Bei gleichzeitiger externer Durchführung der Versuche würde so tatsächlich die Relevanz der praktischen Arbeit der Pathologie in der Tumorbehandlung schwinden. Zwar blieben zeitkritische Untersuchungen hiervon unberührt, da sie nicht ausgelagert werden könnten. Jedoch wären diese in erster Linie für die lokale Therapie von Relevanz, wie etwa Schnellschnittuntersuchungen zur akuten Feststellung der Malignität oder die Beurteilung von Biopsien zur

Entscheidung bezüglich einer Operation. Die Beurteilung der Rezidivwahrscheinlichkeit und die Feststellung der Kriterien für spezifische Medikamente wie Tamoxifen oder Herceptin ließen sich tatsächlich in Zukunft unabhängig von einer lokal angesiedelten Pathologie bestimmen. Ein derartiger Kompetenzverlust einer ganzen Profession lässt einen Konflikt erwarten, der sich zu einem großen Hindernis in der Einführung neuer diagnostischer Systeme entwickeln kann.

Kritik in pathologischen Journalen (Edén u. a. 2004) und auch die Interviewpartner aus der Pathologie bestätigen das:

> Aber der Gold-Standard ist ja immer noch die Histologie. Den werden sie auch weiterhin behalten. Ich sehe noch nicht den Vorteil. (Pathologie 2)

Ähnlich gelagert ist auch folgende Aussage aus einem Gespräch in der Pathologie:

> Also man muss natürlich schon ganz klar sagen, dass da irgendwann sich auch ein Verteilungskampf entwickeln wird. Das ist ganz klar. Aber ich persönlich glaube, dass ein Print das nicht ersetzen kann, was wir machen. (Pathologie 3)

Hier wird der Konflikt zwischen der Pathologie und den diagnostischen Neuerungen sogar explizit angedeutet. Allerdings wird auch hier die Erwartung geäußert, dass ein „Print" (gemeint ist ein Microarray) nicht in der Lage sei, die klassische Histologie zu ersetzen. Beide Aussagen führen jedoch keinen fachlichen Beleg für die Einschätzung an.

Der hier befürchtete Bedeutungsverlust der eigenen Methodik, verknüpft mit einer möglichen Externalisierung relevanter Diagnostik, lässt auch in Zukunft Widerstand von Seiten der Pathologie erwarten. Nicht vorherzusehen ist dabei der Einfluss dieses Widerstands auf die Einführung von Mammaprint oder OncotypeDX, da dieser von der lokalen Situation in den Kliniken abhängig ist. Im Falle ausgelagerter Pathologien kann jedoch von einer sehr geringen Auswirkung ausgegangen werden, wie sich bereits in der geäußerten Kritik der OnkologInnen an der pathologischen Praxis zeigte (siehe Seite 241), da diese den größten Einfluss auf die Auswahl der Methodik ausüben.

11.6. Bedeutung für die Genexpressionsanalyse

Zusammenfassend lässt sich die Erwartungshaltung der befragten OnkologInnen zur Genexpressionsanalyse als ambivalent bezeichnen. Die fehlende prädiktive Aussagekraft, insbesondere die fehlenden assoziierten Therapieoptionen, lassen die Anwendung der Methode zunächst weniger reizvoll gegenüber anderen Neuerungen erscheinen, die entsprechende Ansatzpunkte zur Behandlung bieten. Dies ist insbesondere den vergangenen Entwicklungen der Tumorklassifikation geschuldet, welche in Form des Hormonrezeptorstatus und des HER2/neu-Status jeweils mit entsprechenden Medikamenteneinführungen einher gingen. Dennoch wird eine Verbesserung der Prognose einhellig als notwendig charakterisiert und der Genexpressionsanalyse das Potential, diese zu erreichen, grundsätzlich zugesprochen. Die Schwelle, welche die neue prognostische Technologie in punkto Validierung und Leistungsfähigkeit jedoch überschreiten muss, ist eindeutig höher als bei einer vergleichbaren Methode mit assoziierter Therapie. Dabei werden die bislang verfügbaren Daten zur Validierung der Genexpressionsanalyse als nicht ausreichend aussagekräftig angesehen, um den klinischen Nutzen und vor allem die eindeutige Verbesserung der Risikostratifizierung nachzuweisen. Unter der Voraussetzung das dieses in den großen prospektiven Studien gelingt, ist die Bereitschaft zur Anwendung jedoch gegeben. Das Bewusstsein um die verbesserungswürdige Risikoabschätzung und die daraus resultierende Entscheidung, ob eine Behandlung mittels zytostatischer Chemotherapie erfolgen soll oder nicht, lässt auch ohne neue Medikamente ausreichend Akzeptanz in der klinischen Praxis erwarten.

Die damit einhergehende erhoffte Verringerung der Unsicherheit in der Entscheidungsfindung trägt ebenfalls zur grundsätzlichen Akzeptanz der Genexpressionsanalyse bei. Die explizite Erwähnung in der Publikation zur St. Gallen-Konferenz 2009 von Goldhirsch und Kollegen (Goldhirsch u. a. 2009) verdeutlicht dies vor allem durch die Kritik an intermediären Risikoeinstufungen. Der bestehende Bedarf an Klassifikationssystemen zur Risikoeinschätzung muss demnach nicht zwingend mit der Einführung neuer Medikamente verbunden sein, um eine Erhöhung der Handlungssicherheit zu gewährleisten. In diesem speziellen Punkt liegt der Vorteil in der Konkurrenz des OncotypeDX- und des Mammaprint-Tests eindeutig auf Seiten des letzteren. Der R*ecurrence Score* des OncotypeDX vollzieht eine Klassifikation in die drei Risikobereiche hoch, intermediär und niedrig

(GenomicHealth 2009b). Das Mammaprint-Modell hingegen sieht ausschließlich ein hohes und ein niedriges Risiko vor (Agendia 2009b). Die Kritik der Konsensus-Konferenz kann also als Empfehlung für das Microarray-System verstanden werden. Auch ohne assoziierte Therapieoption wird durch die Eindeutigkeit der Klassifikation ein großes Maß an Handlungssicherheit erzeugt und die häufig kritisierte Unsicherheit in der Chemotherapieallokation verringert. Da diese Problematik insbesondere bei Tumoren mittleren Risikos vorliegt, wäre durch die Einrichtung eines neuen intermediären Risikokollektivs nur eine Verlagerung der Unsicherheit erreicht. Der große Erfolg der Biomarker in den letzten Jahrzehnten hat jedoch dazu beigetragen, dass ein erhöhter Bedarf nach binären Entscheidungen besteht, der nur durch eindeutige Klassifikationen zu bedienen ist. In dieser Frage ist somit ein deutlicher Vorteil des Mammaprint-Systems in Form einer klareren Einstufung und einer eindeutigen Handlungsempfehlung auszumachen.

Ein umgekehrtes Bild zeichnet sich bei der technischen Realisierung ab. Hier werden eindeutige Vorteile in der Verwendung von paraffiniertem Gewebe gegenüber Frischgewebe gesehen. Die aufgezählten Punkte der technischen Machbarkeit, der Konkurrenz mit anderen Verfahren und der Probleme bei kleinen Tumoren machen deutlich, dass in diesem Punkt eine eindeutige Präferenz für den OncotypeDX besteht. Erschwerend kam hierbei jedoch die Fehlinterpretation der Anforderungen des Mammaprint-Systems zum tragen, da in den Interviews regelmäßig auf das Problem des „gefrorenen Frischgewebes" hingewiesen wurde. Es ist anzunehmen, dass der Wegfall dieser Bedingung, zumindest die technischen Kritikpunkte stark abschwächen wird. Somit bleiben jedoch die stark unterschiedlichen benötigten Mengen an Probengewebe, die die Verwendung des Mammaprint-Tests im Falle kleiner Tumore beinahe unmöglich machen. Der Bedarf der Pathologie an Gewebe für die Durchführung der etablierten Methoden würde in diesem Falle mit Sicherheit bevorzugt behandelt werden. Die Frage nach dem Einfluss dieses Nachteils auf eine Entscheidung zwischen beiden Systemen lässt sich abschließend nur sehr schwer beantworten. Dies liegt in der Hauptsache daran, dass nicht klar ist, wie weit sich die Klassifikationsmuster in Zukunft verändern werden. Ausgehend von den heute gültigen Mustern der Risikobestimmung dürfte der Nachteil nicht sehr stark ins Gewicht fallen, da bei sehr kleinen Tumoren in der Regel nach etablierten Systemen eine Einstufung in die Kategorie niedrigen Risikos erfolgt. Somit stellt sich für die

Entscheidungsträger die Frage nach einer Chemotherapie nicht. Dies gilt insbesondere, da die Zahl der befallenen Lymphknoten für den OncotypeDX auf Null und für den Mammaprint auf drei begrenzt sind. Der Fall eines kleinen Tumors mit vielen befallenen Lymphknoten, kommt demnach derzeit nicht für eine Genexpressionsanalyse in Frage. Sollte es in Zukunft jedoch zu einer Verschiebung der Klassifikationsmuster kommen, kann die Tumorgröße als Kriterium der Risikostratifizierung weiter an Bedeutung verlieren. In dem Falle wäre auch bei sehr kleinen Tumoren häufiger eine Erweiterung der Diagnose durch die Genexpressionsanalyse zu erwarten. In diesem Falle würde die im Zuge der Einführung des flächendeckenden Mammographiescreening zu erwartende weitere Verkleinerung der Tumore bei Entdeckung zu einem gravierenden Nachteil des Mammaprint-Systems führen, wenn die Protokolle des Verfahrens keine Verringerung des Probenbedarfs zulassen. Dieser Punkt und die darüber hinaus sehr starke Verankerung des paraffinierten Gewebes in der klinischen Diagnostik lassen einen deutlichen Vorteil der RT-PCR im technischen Bereich erkennen.

Die bei beiden Methoden vorgesehene Externalisierung der Untersuchung hingegen wird nicht als Nachteil wahrgenommen. Der hohe Grad an Formalisierung der Methode, sowie der geringe Interpretationsspielraum in der Ergebnisgenerierung führen dazu, dass keine nennenswerten Widerstände durch die Onkologie zu erwarten sind. Die Entscheidungsgewalt läge bei beiden Verfahren weiterhin einzig und alleine in der Klinik. Die Genexpressionsanalyse liefert hierzu nur weitere Informationen. Anders gestaltet sich dies mit Blick auf die PathologInnen. Eine Verbesserung der Risikoeinstufung ist nicht zu realisieren ohne in Teilen den etablierten Methoden zu widersprechen. Dazu kommt, dass eine Externalisierung der Untersuchung als Schwächung der Position der Pathologie zu bewerten ist, in der derzeit sämtliche Untersuchungen zur Einstufung von Tumoren durchgeführt werden. Somit ist zu erwarten, dass entsprechende Widerstände gegen die Anwendung der Genexpressionsanalyse zu Gunsten der klassischen Verfahren vorhanden sein werden. Bemerkenswert ist hierzu eine Aussage der Leiterin der MINDACT-Studie:

> We're using a central lab because the quality of the genomic test needed to be very high. This would have to change if the test were to be applied in clinical practice (Cardoso 2009).

Obiger Satz macht deutlich, dass für die Zukunft durchaus eine Verlagerung der Genexpressionsanalyse in die Kliniken vorstellbar ist. Die entsprechenden Investitionen in die benötigte Infrastruktur vorausgesetzt, könnte ein derartiger Schritt die zu befürchtenden Widerstände schmälern. Die Durchführung und Bewertung der Verfahren könnte dann im Klinikkontext weiter durch die Pathologie erfolgen.

Letztlich bleibt festzuhalten, dass die Einführung der Genexpressionsanalyse nach entsprechender Bestätigung der prognostischen Leistungsfähigkeit in der Onkologie durchaus positiv bewertet würde. Die technischen Limitierungen durch Frischgewebe auf der einen und die intermediäre Klassifikation auf der anderen Seite lassen keinen eindeutigen Schluss der Präferenz bezüglich der Systeme zu. Widerstände sind in erster Linie durch die Pathologie zu erwarten, die aufgrund der Externalisierung der Methode an Bedeutung verlieren könnte.

11.7. Evaluierung – Mammaprint oder OncotypeDX ?

Unabhängig von den theoretischen Überlegungen über die Möglichkeiten der Genexpressionsanalyse ist für die kurzfristige Integration entsprechender Technologien in die klinischen Standardprozeduren zunächst die reine prognostische Leistungsfähigkeit und deren Beweis in entsprechend validen Studien notwendig. Durch viele der Befragten wurde dabei zunächst der gegenwärtige Validierungsstand der Methoden als unzureichend bezeichnet. Bedingung für die endgültige erfolgreiche Einführung der Genexpressionsanalyse in der klinischen Praxis des Mammakarzinoms ist die erfolgreiche Validierung der Funktionalität in den großen prospektiven Studien TAILORx und MINDACT. Erst überzeugende Daten aus diesen Studien würden den notwendigen qualitativen Standards evidenzbasierter Medizin genügen und eine flächendeckende Anwendung der Technologie rechtfertigen:

> Es ist ja bisher in sehr unterschiedlichen Entwicklungsstufen eine retrospektive Analyse erfolgt. Aber die prospektiven Studien - wenn sie denn überhaupt durchgeführt werden, das machen ja nichtmal alle Firmen mit ihren Tests - noch schändlicher - die prospektiven Studien laufen ja erst. (Onkologie 5)

Neben der reinen klinischen Bedeutung gilt es dabei auch Eigenschaften wie die Reproduzierbarkeit und die Fehleranfälligkeit zu überprüfen. Überdies ist die Frage der Finanzierung der Testverfahren von großer Bedeutung für die Akzeptanz. Die Kosten von 4200 $ (laut Ray 2008 in den USA) beim Mammaprint-Test und 3460 $ beim OncotypeDX-Test (laut Ross u. a. 2008 teilweise existieren unterschiedliche Angaben, die vermutlich auf eine Preisdifferenzierung zurück zu führen sind) erlauben keine Querfinanzierung aus den Etats der Kliniken heraus und erfordern daher eine Kostenübernahme durch Krankenkassen oder Versicherungen. Dabei ist insbesondere der Punkt der möglichen Kostenersparnis durch eine verringerte Gabe der Chemotherapie zu berücksichtigen. Für staatliche oder halbstaatliche Organisationen ist dabei die Zulassung der Verfahren durch offizielle Stellen von Relevanz.

Ein weiterer wichtiger Punkt für die Akzeptanz der Technologien ist die Aufnahme in die relevanten Empfehlungen und Leitlinien zur Behandlung des Mammakarzinoms. Erst wenn dieses erfolgt, verlässt die Technologie das experimentelle Stadium endgültig und erlangt Akzeptanz in der klinischen Praxis.

Die bislang erschienenen Studien zur klinischen Validität, dem praktischen Nutzen in der Therapieentscheidung und den ökonomischen Konsequenzen einer breiten Anwendung der Verfahren erlauben nur ein sehr ungenaues Bild der tatsächlichen Leistungsfähigkeit beider Verfahren. Diese Einschätzung wird in ähnlicher Form auch durch die *Evaluation of Genomic Applications in Practice and Prevention Working Group* (EGAPP) vertreten (Evaluation of Genomic Applications in Practice and Prevention (EGAPP) Working Group 2009). Zwar zeigten sich insbesondere in den Arbeiten zur klinischen Validierung und zur Korrelation mit dem Ansprechen auf zytostatische Chemotherapie teils beeindruckende Ergebnisse, die eine Überlegenheit der Genexpressionsanalyse gegenüber konventionellen Verfahren vermuten lassen. Auf der anderen Seite werden diese Untersuchungen aus verschiedenen Gründen bezweifelt. Zunächst ist hier die Verbundenheit der beteiligten Wissenschaftler mit den Unternehmen GenomicHealth und Agendia zu nennen (siehe Kapitel 8.5., ab Seite 202). Auch wenn an dieser Stelle niemandem etwas vorgeworfen werden soll, so ist alleine die Tatsache Grund für eine gewisse Skepsis. Viel schwerwiegender jedoch ist die Uneinheitlichkeit der Studien. Die Einschlusskriterien variierten teilweise stark. Dies betraf zum Beispiel den Anteil der Hormonrezeptor-positiven

Patientinnen oder auch die verabreichten Therapien. Aufgrund des Einflusses dieser Größen auf den weiteren Krankheitsverlauf wird eine Vergleichbarkeit der klinischen Validierungen erheblich eingeschränkt. Vor allem die unterschiedlichen Behandlungen, sind hier zu nennen. Da die Allokation der Chemotherapie in Abhängigkeit von den etablierten Einstufungssystemen erfolgte und diese Systeme zumindest in Teilen mit der Einstufung durch die Verfahren zur Genexpressionsanalyse korreliert, ist davon auszugehen, dass eine Beeinflussung dieses relevanter Vergleichsparameter wie der Rezidivhäufigkeit stattgefunden hat. Studien, welche in den untersuchten Kohorten daher Patientinnen einschlossen, die eine Chemotherapie erhalten haben, sind somit nicht mit Studien zu vergleichen, in denen keine Chemotherapien verabreicht wurden.

Ungeachtet dieser Kritikpunkte führten die veröffentlichten Studien zu einer zunehmenden Akzeptanz der Genexpressionsanalyse in medizinischen Fachkreisen. Dies wird vor allem in der Berücksichtigung der Verfahren durch die relevanten Fachgesellschaften deutlich. So empfiehlt das *National Comprehensive Cancer Network* (NCCN) in der aktuellsten Fassung seiner Richtlinien zur Behandlung des Mammakarzinoms die Verwendung des OncotypeDX (Carlson u. a. 2009). Diese Empfehlung gilt nur für Hormonrezeptor-positive und HER2/neu-negative Tumore und auch in dieser Gruppe nur bei negativem Lymphknotenstatus. Dennoch zeigt sich in der Empfehlung ein erster Schritt zur Durchsetzung des Verfahrens. Die Aufnahme in die Richtlinie verdeutlicht sowohl den Bedarf nach zusätzlicher prognostischer Schärfe zur Vermeidung der Unsicherheit in der Therapieentscheidung, als auch das Vertrauen in die Genexpressionsanalyse, eben diese erbringen zu können. In dem konkreten Fall vermindert die Anwendung des OncotypeDX den Bereich der nicht genau definierten Handlungsanweisung um die Gruppen niedrigen und hohen *recurrence Scores* (RS). Nur die Tumore mit mittlerem RS-Wert bleiben, bei Anwendung der Richtlinien, der Einzellfallentscheidung vorbehalten.

Die American Society of Clinical Oncology (ASCO) berücksichtigte den OncotypeDX-Test ebenfalls in ihren Leitlinien zum Gebrauch von Tumormarkern in der Brustkrebsbehandlung aus dem Jahr 2007 (Harris u. a. 2007). Aufgrund der verfügbaren Validierungsstudien wird ein Gebrauch des Verfahrens zur Identifikation der Patientinnen, die keine Chemotherapie benötigen beziehungsweise von einer solchen mit größerer Wahrscheinlichkeit profitieren, als sinnvoll erachtet.

Bemerkenswert ist an dieser Empfehlung, dass der Mammaprint-Test ebenfalls als Verfahren zur Patientinnenstratifizierung diskutiert wurde, jedoch keine Anwendungsempfehlung erhielt. Die genauen Gründe für diese Entscheidung werden in der Publikation nicht erläutert, doch ist wahrscheinlich die fehlende Untersuchung der prädiktiven Aussagekraft des Mammaprint-Tests im Bezug auf die Chemotherapie ein ausschlaggebender Faktor. Dieser Punkt wurde auch durch einen befragten Onkologen in den Expertengesprächen aufgegriffen.

> Mein Favorit wäre der OncotypeDX. Ganz klar, weil die meisten PatientInnen. Relevante Studiensettings in dem was untersucht worden ist. Endokrine Therapie versus endokriner Therapie plus einigermaßen aktueller Chemotherapie. (Onkologie 1)

Hier zeigt sich erneut die übergeordnete Bedeutung prädiktiver Analytik, da Studien, die an konkreten Behandlungsschemata orientiert sind, ein größeres Gewicht beigemessen wird. Dass eine erste Untersuchung dieser unter Einbeziehung konkreter Behandlungsschemata für den Mammaprint-Test erst 2009 publiziert wurde (Straver u. a. 2009), legt die Vermutung einer Reaktion auf die Empfehlungen der ASCO nahe. Die Veröffentlichung der nächsten Revision dieser Empfehlungen ist daher abzuwarten. Dennoch macht die wiederholte Berücksichtigung der Genexpressionsanalyse in Leitlinien in den USA deutlich, dass die Akzeptanz der Technologie im medizinischen Fachdiskurs weit gediegen ist. Mit der Empfehlung durch die relevanten Fachgesellschaften ist zumindest der OncotypeDX-Test in den USA als Teil „guter klinischer Praxis" akzeptiert und somit seine Anwendung legitimiert. Das Mammaprint-Verfahren ist hier derzeit eindeutig im Hintertreffen.

Von ebensolcher Relevanz für den flächendeckenden Erfolg der Technologie wie die klinische Validierung und die Akzeptanz durch die medizinische Gemeinschaft ist die Finanzierung durch Krankenversicherungen oder das öffentliche Gesundheitssystem. In diesem Punkt verweist GenomicHealth auf die Kostenübernahme durch eine Reihe privater Krankenversicherungen in den USA (United Healthcare, CIGNA, Aetna, Kaiser Permanente, Health Net, Humana, Anthem/WellPoint) und durch Medicare (öffentliche Krankenversicherung für ältere und behinderte Menschen in den USA) (GenomicHealth 2009d). Agendia als Hersteller des Mammaprint-Tests hingegen verweist in diesem Punkt auf den persönlichen Kontakt zur jeweiligen Krankenkasse und betont, dass die Finanzierung durch diese nicht zuzusichern sei (Agendia 2009c). Dieser Unterschied in der aktuellen Praxis der Finanzierung der Testverfahren mag mit der Struktur der Gesundheitssysteme in Europa und den USA zusammen hängen. Gleichwohl ist es ein entscheidender Nachteil für Agendia und Mammaprint. Die Tatsache, dass GenomicHealth bereits von über 90.000 Anwendungen des OncotypeDX berichtet (GenomicHealth 2009c), verdeutlicht dies. In Anlehnung an Mols These, dass die Akzeptanz einer neuen Technologie nur graduell mit wachsender Erfahrung der Protagonisten über einen längeren Zeitraum erfolgen kann (Mol 2002, 82 f.), scheint der OncotypeDX-Test durch seine größere Verbreitung, zum neuen Gold-Standard im Bereich der Genexpressionsanalyse des Mammakarzinoms zu werden.

Das von Agendia gegenübergestellte Argument ist die Akzeptanz durch die *Food and Drug Administration* (FDA) (Klasse 2, 510(k)) im Februar 2007, welche als positives Signal die Refinanzierung des Tests durch die Krankenversicherung befördert haben soll. Die weltweite Relevanz dieser formalen Anerkennung der Qualitätssicherung und der unabhängigen Kontrolle durch die US-Behörde soll nach Aussage Agendias zu einer positiven Entwicklung der Erstattungspraxis in vielen Ländern beigetragen haben. Erwähnung findet dieser Punkt auch in der Beurteilung durch die ASCO, die jedoch darauf hinweist, dass die Akzeptanz durch die FDA keine Aussage über den klinischen Nutzen beinhaltet (Harris u. a. 2007, 5299). Zumindest in den USA erscheint die formale Anerkennung der methodischen Qualität des Verfahrens durch die FDA demnach ohne wirkliche Relevanz für den Akzeptanzprozess der Technologie zu sein, da sich der OncotypeDX hier einen großen Vorsprung in den Leit- und Richtlinien und in der praktischen Anwendung erarbeitet hat, was sich in dieser Form auch in der Literatur wiederfindet (Ross u. a. 2008, 486). Wie weiter oben bereits erwähnt, erfolgte jedoch 2009 ein Nachweis des klinischen Nutzens des Mammaprints (Straver u. a. 2009), was zu einem Aufholen gegenüber dem OncotypeDX geführt hat.

Sichtbar wurde dies im Sommer 2009 auf der St. Gallen – Konsensuskonferenz. Auf dieser wurde – wie bereits im vorigen Kapitel kurz erwähnt – der Nutzen der Genexpressionsanalyse zur Entscheidungsfindung in unklaren Fällen bejaht und in der zusammenfassenden Publikation festgehalten (Goldhirsch u. a. 2009). Diese grundsätzliche Akzeptanz durch eine der relevanten Fachkonferenz der internationalen Gemeinschaft der BrustkrebsspezialistInnen ist insbesondere deshalb von so großer Relevanz für den Prozess der Anerkennung, da die Ergebnisse dieser Konferenz als grundlegend für die weitere Entwicklung der Leitlinien anzusehen sind, wie etwa auch an der direkten Bezugnahme dieser auf die St. Gallen-Konferenz erkennbar ist (Kreienberg u. a. 2008, 86). Hiermit beginnt ein Prozess der Legitimation durch maßgebliche Autoritäten des medizinischen Systems, der eine Verwendung des Verfahrens in der Praxis rechtfertigt. Einzelne Onkologinnen oder Onkologen können sich durch Berufung auf diese Konferenz für die Anwendung der Genexpressionsanalyse zur Risikoabschätzung rechtfertigen, da diese Methode durch die Gemeinschaft der BrustkrebsmedizinerInnen zum Bestandteil guter klinischer Praxis erhoben wurde.

Dass diese Anerkennung durch die St. Gallen – Konferenz bereits vor der Veröffentlichung der Ergebnisse der prospektiven klinischen Studien erfolgte, weist auf die großen Erwartungen hin, die an das Verfahren gerichtet werden. Die Aussage der Konferenz gewinnt dabei noch weiter an Gewicht, da im Kontext der gleichen Fragestellung der Bestimmung der Krankheitscharakterisitika, die Proteinbiomarker Ki-67 für die spezifische Entscheidung über die Gabe von Aromatasehemmern und uPA/PAI-1 als prognostischer Faktor keine Akzeptanz fanden. Zwar bleiben die genauen Motivationen dieser Entscheidungen unbekannt, dennoch lässt sich auch eine Verschiebung von der Ebene der Proteinanalyse zur molekularen Ebene des Transkriptoms interpretieren (was zu beweisen wäre).

Interessant für die Beurteilung der Konkurrenzsituation zwischen Mammaprint und OncotypeDX ist die explizite Erwähnung der nicht-Nutzbarkeit intermediärer Klassifikation, vor allem da sich die Konferenz dabei wörtlich auf die Genexpressionsanalyse bezieht:

> In particular, histological grade 2, intermediate scores on multigene assays, tumour size between 2 and 5 cm, and low numbers of involved lymph nodes (one to three) do not provide definitive indications to either give or withhold chemotherapy. (Goldhirsch u. a. 2009)

Hierin ist eine klare Bevorzugung des Mammaprint-Systems zu erkennen, da dieses im Gegensatz zum OncotypeDX eine solche nicht vornimmt. Auch die Erwähnung von „überzeugenden Daten“ die auf der Konferenz präsentiert, jedoch noch nicht publiziert worden sind, ist von sehr großem Interesse. Ohne nähere Informationen bleiben hier nur Spekulationen. Diese Aussage gibt jedoch Hinweise auf die Vermarktungsstrategie der Anbieter der Genexpressionsanalyse, die wahrscheinlich vorläufige Ergebnissen der großen prospektiven Studien auf der St. Gallen-Konferenz präsentierten, um auf diesem relevanten Treffen der Fachgemeinschaft für ihre Produkte zu werben, was den entsprechenden Erfolg in der Aufnahme in das Abschlusspapier fand.

Ausgehend von dieser Entwicklung ist eine weitere formale Akzeptanz der Verfahren in naher Zukunft, spätestens jedoch mit der entsprechenden Validierung in den prospektiven Studien, möglich. Die St. Gallen-Konferenz setzte einen entscheidenden Impuls, der aller Wahrscheinlichkeit nach eine weitere Entwicklung auf formaler Ebene in Gang setzen wird. Eine Übernahme in die S3-Leitlinien zur Versorgung des Mammakarzinoms als letzter formaler Schritt der Integration in die fachliche Gemeinschaft und die Kostenübernahme auch durch die staatlichen Gesundheitssysteme erscheinen so in Zukunft sehr wahrscheinlich. Damit jedoch wäre die Technologie der Genexpressionsanalyse für die Verwendung in der klinischen Praxis verfügbar und würde, da die generelle Bereitschaft zur Nutzung aus den Interviews klar hervorgingen, zur Anwendung in der Diagnose unklarer Fälle des Mammakarzinoms kommen. Des weiteren scheint das bereits zu Gunsten des OncotypeDX entschieden geglaubte Rennen zwischen den beiden Konkurrenzprodukten erneut offen. Die explizite Erwähnung der intermediären Klassifikation zielt offensichtlich auf den *recurrence Score* ab, wie sich an der Verwendung des Wortes *„scores“* erkennen lässt. Bis zum Ende der beiden prospektiven Studien TAILORx und MINDACT dürfte sich daher der Wettkampf um Aufnahme in die verschiedenen Empfehlungen, Richt-- und Leitlinien fortsetzen.

Im Hinblick auf diese beiden großen klinischen Studien ist mangels veröffentlichter Daten nicht über die Ergebnisse zu spekulieren. Vorteile sollten sich jedoch für das Verfahren ergeben, welches zuerst eine positive Validierung dieses Maßstabs vorweisen kann. Zum 30.6.2009 konnten in der MINDACT-Studie 1749 von den benötigten 6000 Patientinnen rekrutiert werden (Breast International Group 2009). Zu TAILORx fanden sich diesbezüglich keine Zahlen, jedoch wird das Studienende für 2014 avisiert (ClinicalTrials.gov 2009). Anhand der positiven Resonanz der Fachgesellschaften lässt sich erkennen, dass eine Bestätigung der bisherigen

Ergebnisse in diesen Studien die flächendeckene Akzeptanz und Einführung der Genexpressionsanalyse nach sich ziehen würde.

12. Einflüsse auf die Klassifikation von Brustkrebs

Die Definition der Krankheitsentität Brustkrebs beruht auf der ICD-Klassifikation der WHO (World Health Organization 2004). In dieser wird zwischen den verschiedenen Neoplasien anhand deren Lokalisation unterschieden (siehe Kapitel 6.4.1., ab Seite 131). Die Abgrenzung des Mammakarzinoms von anderen primären Tumorerkrankungen mit Ausnahme von Neubildungen des lymphoiden und des hämatopoetischen Gewebes erfolgt demnach nach dem befallenen Organ. Diese Klassifikation der ICD basiert somit auf rein anatomisch-morphologischen Kategorien, die sich in der Subklassifikation des Mammakarzinoms fortsetzen. So erfolgt die weitere Unterteilung des Brustkrebs anhand der betroffenen Quadranten der Brust.

Die hierbei maßgebliche Kategorie zur Definition und Abgrenzung des Mammakarzinoms – die anatomische Verortung der primären Neoplasie – entspricht der makroskopischen Betrachtungs- und Definitionsebene der Tumore. Diese Ebene stellte zum Entstehungszeitpunkt der grundlegenden ICD-Klassifikationen das wichtigste Kriterium für die anzuwendende Therapie dar, deren Hauptbestandteil die lokale Entfernung der primären malignen Neubildung war. Die später etablierten Beschreibungsebenen in der klinischen Tumorbehandlung, die insbesondere bei der Risikostratifizierung und der Applikation spezifischer Medikamente von Bedeutung sind, kommen in der Klassifikation der Entität Brustkrebs nicht zur Anwendung. Ergebnisse aus tumorübergreifenden Studien weisen jedoch darauf hin, dass auf molekularer Ebene starke Gemeinsamkeiten zwischen Krebserkrankungen bestehen können, die als distinkte Tumorarten wahrgenommen werden. Hierzu sei insbesondere auf den HER2-Rezeptor und dessen angenommene Rolle in anderen Tumorarten hingewiesen (McNeil 1998; Vecchione u. a. 2009; Santin u. a. 2008; Giannopoulou u. a. 2009). Derartige Ergebnisse lassen die Frage zu, ob aufgrund der zunehmend gewachsenen Bedeutung der systemischen Therapie, die nur unwesentlich von der anatomischen Verortung beeinflusst wird, eine Veränderung der entitätsbestimmenden Kategorien stattfindet oder in Zukunft zu erwarten ist. Letztlich könnte eine derartige Entwicklung sogar zu einer Abkehr von der reinen anatomischen Kategorisierung führen.

Da die Genexpressionsanalyse ebenfalls auf eine Verschiebung der relevanten Beschreibungsgrößen für Tumorerkrankungen hinwirkt und in den postulierten Subgruppen sogar eine alternative Form der Tumorklassifikation vorgeschlagen wird, stellt sich die Frage nach der Stabilität der Krankheitsentität Brustkrebs. Aus diesem Grund wird im folgenden konkret auf

- die Heterogenität des Mammakarzinoms,
- die Einflüsse der Genexpressionsanalyse auf die Klassifikation,
- und mögliche konzeptionelle Änderungen der Klassifikationssysteme eingegangen.

12.1. Das Mammakarzinom als heterogenes Krankheitsbild

Das aus der Außenperspektive stabil wirkende Krankheitsbild „Brustkrebs", wird innerhalb der klinischen Praxis differenzierter beschrieben:

> Ja die distante Metastasierung ist eine ganz andere Erkrankungssituation. Das bedeutet ja, dass es eine nicht heilbare Erkrankung ist. Und natürlich komplett anders als eine nicht metastasierte Primärerkrankung, wo ja im Schnitt 70 - 80 Prozent der Patientinnen heutzutage dauerhaft geheilt werden. (Onkologie 5)

Besonders betont wird hierbei der Aspekt der „Heilbarkeit". Bei Mammakarzinomen, die zum Diagnosezeitpunkt keine distanten Metastasen gebildet haben, ist deren Verhinderung ein Hauptziel der Therapie. Die Aussage des Onkologen verdeutlicht, dass die Klassifikation des Mammakarzinoms im Sinne der ICD eine in der Praxis äußerst relevante Kategorie vermissen lässt. Die beschriebene „ganz andere Erkrankungssituation" weist weiterhin darauf hin, dass die Differenzierung in der Klinik dabei nicht nur therapeutischen Konsequenzen hat, sondern auch auf die Wahrnehmung der Krankheitsentität Brustkrebs. Abweichend von der Beobachtung aus der Laienperspektive und der Klassifikation der WHO erfolgt hier bereits eine eindeutig getrennte Wahrnehmung zweier unterschiedlicher Krankheiten, die sich zwar einseitig bedingen können, aber nicht einheitlich rezipiert und behandelt werden. Gestützt wird diese These auch durch die Bedeutung der Fernmetastasen in maßgeblichen Systemen zur Risikostratifizierung und Klassifikation, dem TNM-System und den St.Gallen-Kriterien (siehe Tabelle 1, Seite 136 und Tabelle 4, Seite 140). Während im TNM-System eine Streuung des Tumors außerhalb des Axillarraums immer zur Einstufung in die höchste Risikogruppe führt, berücksichtigen die St.Gallen-Kriterien diesen Faktor nicht für die Risikobewertung selber, sondern stellen ihn als schlimmste anzunehmende Konsequenz in den Mittelpunkt jeglicher Prognostik.

Eine Unterteilung des Krankheitsbildes erfolgt somit auf Basis eines relevanten klinischen Merkmals. Dieser Sachverhalt wurde in den Interviews durch mehrere OnkologInnen sogar noch deutlich erweitert:

> Das haben wir aber auch schon vor 15 Jahren gewusst. Also alleine aus der Klinik heraus. Das Krankheitsbild ist eben ein vielfältiges und es gibt die Karzinome [...], die wir durch keine Therapie beeinflussen können und es gibt die Patientinnen die mit Metastasen 20 Jahre leben, weil man sie immer wieder [...] mit neuen Therapien auch in den Griff kriegen kann. Also, dass das ein ganz heterogenes Erkrankungsbild ist, das weiß man schon lange. Und irgendwo - das wird sich durch diese molekularen Subtypen sicherlich einfach - das reflektiert es sicherlich. Das ist eben eine klinische Ordnung dieses Erkrankungsbildes. (Onkologie 5)

Hervorgehoben wird also die klinische Variabilität des Mammakarzinoms. Die gegebenen Beispiele der Patientinnen mit unbeeinflussbaren Tumoren und der Patientinnen mit Metastasen, die dennoch lange überleben, verdeutlichen zum einen die Heterogenität des Krankheitsbildes. Darüber hinaus wird allerdings auch klar, dass neben der Unterteilung in Mammakarzinome mit und ohne distante Metastasierung eine weitere klinische Unterteilung existiert. In dieser Aussage findet einerseits die Diversifizierung des Mammakarzinoms anhand der Klassifikationsmuster Ausdruck, andererseits wird auch angedeutet, dass diese Klassifikation die klinische Ordnung der Erkrankung nicht ausreichend gut repräsentieren können.

Deutlich wird an beiden vorhergehenden Interviewaussagen, dass die Entität Brustkrebs in der klinischen Wahrnehmung nur einen Oberbegriff für eine heterogene Krankheit darstellt. Die Einrichtung von Brustzentren, die damit verbundene zunehmende Spezialisierung der behandelnden OnkologInnen und die Einbindung von Spezialisten anderer Fachrichtungen, spiegelt diese Komplexität wieder. Die Stabilität der übergeordneten Krankheitsentität Brustkrebs wird darin zwar institutionell gestärkt. Durch die zwingende Einbeziehung einer Reihe von Spezialdisziplinen werden jedoch die jeweiligen Repräsentationsformen der Krankheit durch diese Disziplinen institutionell verankert. Auf diese Weise stabilisiert die Einführung von Brustzentren etwa die histologische Klassifikation der Malignität oder die makroskopische Einordnung nach Größe und Lage in der radiologischen Untersuchung. Eben jene gültige Klassifikation des Mammakarzinoms wurde in den Aussagen der befragten OnkologInnen häufig in Frage gestellt und als verbesserungswürdig bezeichnet:

> Aber letztendlich mangelt es an richtig guten neuen Ideen, die mal reinkommen müssen. Dass man mal grundsätzlich was anderes sich überlegt. Man muss den Brustkrebs glaube ich grundsätzlich anders klassifizieren. Gut es ist jetzt nicht verkehrt das heutige. Aber das ist zu grob. (Onkologie 11)

Insbesondere die zuvor geäußerte häufig angesprochene Inkongruenz zwischen Risikoeinstufung und tatsächlichem Krankheitsverlauf, führt zu einem Bedarf nach neuen Systemen der Klassifikation. In dieser Kritik spiegelt sich die Unzufriedenheit über das „Gießkannenprinzip" (siehe Seite 265) in der systemischen Therapie wieder. Weitere Aussage mit der gleichen Intention wurden durch andere Experten getätigt:

> Also meine Einschätzung ist, dass wir einerseits zwar in den letzten Jahrzehnten riesige Fortschritte gemacht haben in der Einschätzung des Brustkrebses und auch in der Verbesserung der systemischen Therapie, die viel genauer geworden ist. Aber wenn sie mich so ganz ehrlich fragen [...] ich glaube nicht, dass die heutige Einteilung die allerletzte sein wird, die die Menschheit raus findet. Ich glaube, da stehen noch andere Einteilungen hinter. Und am Ende geht es ja doch immer wieder um die berühmte Frage [...] welcher Tumor metastasiert und welcher lässt es bleiben ? Diese Frage wissen wir eigentlich nicht. Wir wissen nicht, welcher Tumor metastasiert und welcher es nicht tut. Wir haben da nur gewisse Wahrscheinlichkeiten mit denen wir arbeiten. Und es ist immer wieder so, dass die Realität uns Lügen straft. Dass man eben sagt: Die hatte aber doch

einen G1 Tumor, der war rezeptorpositiv, der haben wir Tamoxifen gegeben, dass heißt, die hat das volle Programm gekriegt. Und trotzdem kommt sie aber nach 2 Jahren und hat eine Lungenmetastase. Wie kann das sein ? (Onkologie 7)

Hier begründet sich die Annahme anderer möglicher Einteilungen des Mammakarzinoms auch explizit in der Inkongruenz der etablierten Systeme und der klinischen Verläufe. Besonders interessant ist die zentrale Forderung nach einer Vorhersage der Fernmetastasierung in Verknüpfung mit der Einschätzung, dass eine Systematik „hinter“ den angewandten Einteilungen der Erkrankung vermutet wird. Dieses Bild gibt die Ebenenstruktur der verschiedenen Betrachtungs- und Beschreibungsgrößen sehr gut wieder. Demnach wären die derzeit zur Klassifikation herangezogenen Repräsentationsformen integrierende Abbildungen der zu Grunde liegenden Ebenen. Diese wiederum würden einen höheren Detailreichtum und Gehalt an nutzbaren Informationen beinhalten. Aus obiger Aussage lässt sich somit folgern, dass durch den befragten Experten eine Erweiterung der zu Grunde liegenden Informationsbasis, durch ein Heranziehen weiterer Ebenen der Krebsdiagnostik, mit einer Verbesserung der Vorhersagequalität der Tumorentwicklung assoziiert wird.

Über die Anforderungen an neue Diagnostika nach einer verbesserten Prädiktion oder Prognose (siehe Kapitel 11, ab Seite 263) hinaus offenbaren sich hier zusätzliche theoretisch begründete Erwartungen an die zukünftige Klassifikation von Tumoren. Zum einen die Möglichkeit der Erfassung und Berücksichtigung von Ebenen mit erhöhtem nutzbaren Informationsgehalt. Und als Folge davon eine „feinere“ Einstufung der Tumore mit eventuell assoziierter Prognose.

12.2. Einflüsse der Genexpressionsanalyse auf die Klassifikation

12.2.1. Eine neue Detailebene

Eine Konsequenz der Genexpressionsanalyse ist zunächst die Erhöhung der Präzision der Diagnose. Durch die gleichzeitige Analyse und Auswertung mehrerer Parameter gleichzeitig verspricht die Technologie eine genauerer Risikostratifizierung und im Falle des Mammaprint-Tests sogar eine Subklassifizierung des Mammakarzinoms.

Die Erhöhung der Präzision gelingt diesen Verfahren nicht nur durch die simultane Untersuchung verschiedener Marker, sondern vor allem durch die detailliertere Analyse der molekularen Ebene der Transkriptoms. Ausgehend vom zentralen Dogma der Molekularbiologie ist die hier vorhandene Information maßgeblich für die nachfolgende Wirkebene der Proteine (Crick 1958; Crick 1970). Die Transkription selber ist dabei eine Wirkung der vorgeschalteten Informationsebene des Genoms und dessen regulierender Faktoren. Während die Wirkmöglichkeiten auf den makroskopischen Ebenen zunehmen, verringert sich jedoch die Menge der zugänglichen nutzbaren Information, da durch die Integration vieler Informationen diese einer Analyse nicht mehr zugänglich sind. Als Beispiel sei hier die Vielfalt des Proteoms angeführt, welche die Zahl der bekannten Gene deutlich übersteigt (Schätzungen um den Faktor 10 oder höher: Hicks 2003). Die nutzbare Information der Proteinebene bezüglich des Transkriptoms oder des Genoms ist jedoch geringer als die der mikroskopischen Ebenen, da es bei der Aktivierung der Wirkungen zu einer Integration vieler unterschiedlicher Informationsquellen kommt. Aus dem Vorhandensein eines spezifischen Proteins ist demnach nicht die Information über alle der Expression, der Translation und der Modifikation zu Grunde liegenden Faktoren zu entnehmen. Ebenso wenig lässt das Vorhandensein eines spezifischen Proteins Rückschlüsse auf weitere Einflussbereiche dieser Informationen zu. Dieses ist vor allem der multiplen Quervernetzung der Informationen und deren Wirkungen geschuldet. Um eine umfassende Zustandsbeschreibung des Systems Zelle zu erlangen, ist es demnach notwendig, auf der Informationsebene eine systemische Analyse möglichst vieler Faktoren durchzuführen. Dabei gilt, dass nur bei Berücksichtigung der gegenseitigen netzwerkartigen Beeinflussung die resultierende Wirkung abgeschätzt werden kann. Als Beispiel sei hier auf Regulationsfaktoren in der Transkription hingewiesen. Ohne systemische Analyse aller betreffenden Faktoren, lässt sich keine sichere Aussage über die Wirkung einer spezifischen Mutation in einem Onkogen treffen. Da die Analyse aller Regulationsfaktoren derzeit nicht möglich ist, bleiben nur statistische Aussagen über die Wahrscheinlichkeit spezifischer Wirkungen.

Die Genexpressionsanalyse zielt darauf ab, auf der Ebene der Transkription die Menge der nutzbaren Informationen zu erhöhen und so eine verbesserte statistische Aussage über die zu erwartenden Wirkungen treffen zu können. Dies wird besonders deutlich an der Fokussierung aller Verfahren auf die bekannten Biomarker wie den HER2/neu-Rezeptor oder die Hormonrezeptoren. Einwände, dass eine derartige Untersuchung auch mit konventionellen Verfahren der Immunohistochemie durchführbar wären, scheinen auf den ersten Blick plausibel. Jedoch bezieht sich die Genexpressionsanalyse dieser Faktoren auf eine sehr viel breitere Informationsbasis. So sind alle genannten Rezeptoren Bestandteil komplexer Netzwerke der Signaltransduktion und der Genregulation. Erst die Betrachtung mehrerer Komponenten der jeweiligen Subsysteme erlaubt perspektivisch eine Verbesserung der statistischen Aussage über die letztendlich klinisch zu erwartende Wirkung dieser Systeme. Dazu gehören neben der Prädiktion der Wirksamkeit spezifischer Medikamente auch Aussagen zur Prognose des weiteren Krankheitsverlaufes. So ist es denkbar, dass etwa eine proliferationsstimulierende Wirkung über den mTOR oder den MAPK-Weg induziert wird, ohne dass der HER2/neu-Rezeptor überexprimiert ist, wenn auf nachfolgender Signalebene relevante Veränderungen – wie die Überexpression stimulierender Faktoren – eingetreten sind. Derartige Informationen sind in der Bestimmung der reinen HER2/neu-Rezeptor-Expression nicht enthalten und können auch in einer FISH-Analyse der Amplifikation nicht ermittelt werden. Für die Prädiktion der Wirkung des Herceptins wäre diese Analyse hinreichend, jedoch würde die Prognose eines HER2/neu-negativen Status in die Prognosemodelle eingehen, obwohl die proliferationsstimulierende Wirkung des mTOR und des MAPK-Weges identisch mit HER2/neu-positiven Tumoren wäre.

In obigem Beispiel beinhaltet der HER2/neu-Rezeptorstatus die integrierten Informationen der vorgeschalteten mikroskopischen Ebenen. Die Informationen sind somit immer noch im Rezeptor enthalten, jedoch einer Analyse nicht mehr vollständig zugänglich. Der Rezeptor als Marker und Angriffspunkt der assoziierten Therapie gibt keine direkte Auskunft über die nachgeschalteten Signaltransduktionswege und ist in seiner Aussagekraft beschränkt. Somit ist das Argument, dass vergleichbare Untersuchungen auf Proteinebene den selben Informationsgehalt bieten, nicht zu halten, da durch die Genexpressionsanalyse zusätzliche Informationsquellen erschlossen werden, die nicht zwingend mit dem Rezeptorstatus korrelieren müssen.

12.2.2. Konkurrenz zu etablierten Klassifikationskategorien

Konfliktpotential entsteht immer dann, wenn Kongruenz zwischen den etablierten und den neuen Methoden nicht gegeben ist. Dies wird an den verschiedenen Studien zur Genexpressionsanalyse deutlich, in denen die unterschiedliche Risikoklassifikation im Gegensatz zu den etablierten Systemen herausgearbeitet ist (Bueno-de-Mesquita u. a. 2007; Buyse u. a. 2006; van de Vijver u. a. 2002; van 't Veer u. a. 2002; Wang u. a. 2005). Die Verfeinerung der Diagnose beschränkt sich demnach nicht auf eine verbesserte Subkategorisierung der bestehenden Risikogruppen, sondern in erster Linie auf eine Neueinteilung des Mammakarzinoms. Eine abschließende Validierung der Methode hätte demnach nicht nur Auswirkungen auf die Akzeptanz der Genexpressionsanalyse, sondern auch auf die Relevanz der klassischen Verfahren. Auch hier sind keine abrupten Veränderungen zu erwarten, dennoch könnte ein zunehmender Bedeutungsverlust der anatomischen oder histopathologischen Beschreibungsgrößen in der Tumordiagnostik die Folge sein.

Dabei müssen sich die Kategorien verschiedener Ebenen nicht gegenseitig in ihren Aussagen widersprechen. Ausgehend von dem Ansatz, dass morphologische Merkmale Manifestationen der darunter liegenden Ebenen darstellen, sollte davon auszugehen sein, dass bei ausreichender Kenntnis der biologischen Vorgänge die Informationen deckungsgleich würden.

> Sie müssen ja mal gucken, was passiert in der Hämatologie und in der Hämatoonkologie. Die Klassifikation der Lymphknoten [...] geschieht nach einer klassischen Klassifikation, die aufgrund der Zelltypen erfolgt. Sie nehmen also einen Blutausstrich und gucken sich das an und sagen, das ist der Typ, der Typ, der Typ, der Typ. Da gibt es unterschiedlichste Formen aus denen auch Therapiekonsequenzen gezogen werden. Diese Klassifikation ist eine rein morphologische. Sie erfolgt heute zunehmend durch molekulargenetische Untersuchungen, die aber letztendlich das Gleiche wiedergeben, was die früher unter dem Mikroskop gesehen haben. Das kann man zunehmend auch molekulargenetisch beweisen. Und so ähnlich ist das auch beim Brustkrebs. Der Weg wird auch so gehen. (Onkologie 12)

Bemerkenswert ist der Zusatz, dass diese Kongruenz der Betrachtungsebenen zunehmend beweisbar sei. Diese Aussage verdeutlicht das gesteigerte Verständnis auf molekularer Ebene und die Fähigkeit, kausale Modelle der Entstehung morphologischer Formen zu bilden. Ein Verständnis des Prozesses der Informationsintegration von Ebene zu Ebene wäre demnach im Entstehen begriffen.

Dennoch fand der Prozess der Relevanzverschiebung in der Tumorbeschreibung in der Vergangenheit bereits statt. Seit der Einführung der Rezeptoranalysen ist ein Bedeutungsverlust der Tumorgröße für die Auswahl der systemischen Therapie zu beobachten (siehe Kapitel 10.4., ab Seite 254). Eine verbesserte Prognose und vor allem eine starke Korrelation der Klassifizierung mittels Genexpressionsanalyse und dem Erfolg der Chemotherapie kann zu einer weiteren Verminderung der Bedeutung der Tumorgröße führen, aber auch die histologische Malignitätsbestimmung berühren. In diesem Punkt ist insbesondere die Position der Pathologie eine ablehnende.

12.3. Konzeptionelle Änderungen in Klassifikation und Forschung

Neben Einflüssen auf die Genauigkeit der Prognosemodelle verspricht die Genexpressionsanalyse darüber hinaus einen weiteren Anstoß zum Wandel in den zu Grunde liegenden Erklärungsmustern der Tumorsystematik. Eine zunehmende Bedeutung molekularer intrinsischer Tumorparameter zu Lasten anatomischer und zellulärer Größen würde eine grundlegende konzeptionelle Änderung der Tumorklassifikation bedeuten und würde die Rezeption der Erkrankung über die Grenzen des medizinischen Feldes hinaus beeinflussen.

> Glauben sie denn, dass es so weit gehen kann, dass sogar die Entität Brustkrebs instabil wird ? (Interviewer)

> Absolut sicher. Das tut sie ja heute schon. Das hat sie immer schon getan, weil sie natürlich verschiedene morphologische Subtypen hatten. Und jetzt kriegen wir eben zunehmend Klassifikationen, die aufgrund von Definitionen von Pathways da sind. Also RAD001, Tor-Inhibitoren...RAD001 ist am wichtigsten davon. Oder es gibt ja andere...Tyrosinkinaseinhibitoren. Die Blockade dieser verschiedenen Wege klassifiziert...oder die Darstellung dieser verschiedenen Proliferationswege

klassifiziert natürlich das Ganze nun unterschiedlich. Wir werden eine Klassifikation irgendwann haben, die über die morphologische Klassifikation, die klinische - Tumorgröße und so weiter - Klassifikation weit hinausgeht. Darüber besteht kein Zweifel. (Onkologie 4)

Die beschriebene zunehmende Fokussierung auf biochemische *Pathways* stellt einen Schritt in Richtung eines systemischen Verständnisses der Tumorgenese dar. Die „zunehmend(e) Klassifikation" anhand dieser *Pathways* orientiert sich an bekannten Mechanismen der Entstehung und Verbreitung von Neoplasien und ordnet diese in einen breiteren Kontext zell- und molekularbiologischer Modelle ein. Die hier deutlich werdende Veränderung in den Wirkhypothesen besteht dabei in erster Linie aus einer Konzentration auf die molekulare Ebene und aus einer stärkeren Berücksichtigung des hohen Vernetzungsgrad der einzelnen Marker im System Zelle. Die genannten Substanzen RAD001 und Tyrosinkinaseinhibitoren wirken an zentralen Punkten der Signaltransduktion und sind so in der Lage spezifisch etwa proliferationsfördernde Pfade zu hemmen. Entwicklungen in diesem Bereich verfolgen demnach einen ähnlichen Ansatz, wie er mit Herceptin bereits erfolgreich in der Tumortherapie umgesetzt werden konnte. Im Unterschied zu der Hemmung des HER2/neu-Rezeptors, setzt die Inhibition von mTor dabei „später" in der logischen Abfolge von Zelloberfläche zu Zellkern ein.

Diese im Zitat als Beispiel erwähnte Entwicklung wäre demnach maßgeblich an einer Veränderung der relevanten Kategorien der Tumorklassifikation beteiligt. Die Bezeichnung jener neuen Klassifikationen als „weitergehend" verdeutlicht überdies die Erwartungen an den nutzbaren Informationsgehalt der molekulargenetischen Betrachtungs- und Beschreibungsebene.

Der Bedarf nach einer solchen Veränderung in den Erklärungs- und Beschreibungsmustern macht sich vor allem an Überlegungen zur Entwicklung neuer Therapieoptionen bemerkbar. Weiterhin deutete sich in mehreren Gesprächen eine generelle Unzufriedenheit mit den gängigen Denkmodellen in der Klassifikationsgenerierung an, weshalb Forderungen und Erwartungen an eine neue konzeptionelle Ausrichtung der Stratifizierung von Krebserkrankungen formuliert wurden:

Das heißt wir gucken, was für Medikamente haben wir. Und danach teilen wir uns den Brustkrebs ein. Ist aber eigentlich die falsche Denkrichtung. Wir müssen eigentlich aus der Sicht des Brustkrebses den Brustkrebs richtig einteilen und dann eben gucken, haben wir jetzt also für die verschiedenen Arten von Brustkrebs ein Medikament. Und wenn nicht, dann müssen vielleicht für das eine oder andere nochmal was entwickeln. Aber die Betrachtungsweise ist seit Jahrzehnten so, dass wir sagen, wir haben das Tamoxifen, also teilen wir jetzt den Brustkrebs ein, ob er auf das Tamoxifen passt oder nicht. (Onkologie 7)

Der hier geschilderte Ansatz der Einordnung des Mammakarzinoms in Abhängigkeit von verfügbaren Medikamenten ist anhand der etablierten Biomarker-Systeme Östrogenrezeptor, Progesteronzezeptor und HER2/neu-Rezeptor gut dokumentierbar. Die jeweiligen Marker gelangten aufgrund der Verfügbarkeit wirksamer Medikamente zu klinischer Relevanz. Erst als Folge dieser Entwicklung wurden sie Bestandteil der gängigen Einstufungsmodelle in der postoperativen Diagnostik. Eben diese Entwicklungsreihenfolge kritisiert der hier zitierte Onkologe und fordert vielmehr ein umgekehrtes Vorgehen. Eine Bewertung des Tumors sollte seiner Meinung nach anhand von bekannten oder noch zu erforschenden Merkmalen der Tumorgenese, der Proliferation, der Zellmigration, der Zellzykluskontrolle oder weiterer, mit der Tumorentstehung mittelbar oder unmittelbar assoziierter, biochemischer und molekularbiologischer Mechanismen erfolgen. Wichtig sei hierbei die Unabhängigkeit von den derzeit zur Verfügung stehenden Therapeutika. Vielmehr müsse auf Basis einer noch zu findenden Systematik eine Entwicklung neuer Substanzen zur Behandlung einsetzen.

Diese Überlegung beschreibt den derzeitigen Ansatz der Risikobestimmung als in sich nicht schlüssig. Eine plausible Erklärung hierfür lässt sich in der Tatsache finden, dass die unterschiedlichen herangezogenen Elemente nicht in einen kausalen Zusammenhang gebracht werden. Die Bewertung erfolgt ausschließlich anhand statistischer Erkenntnisse und Korrelationen. Hierbei bleibt jedoch unklar, ob es sich tatsächlich um Kausalitäten oder nur zufällige Koinzidenzen handelt. Weiterhin ist die Auswahl der relevanten Größen und Merkmale abhängig vom pharmazeutischen Forschungserfolg. Aufgrund einer Vielzahl konkurrierender Ansätze in diesem Bereich, und der Unvorhersagbarkeit des Erfolges Einzelner, ergibt sich hier ein gewisses Maß an Zufälligkeit in der Zusammensetzung der relevanten Marker. Erst eine systemische Bewertung der zur Verfügung stehenden Merkmale, eine breite Erfassung und eine Analyse der Wechselwirkungen im Netzwerk, kann zu einem besseren Verständnis der der Krankheit zu Grunde liegenden Mechanismen und somit zu einer besseren Systematik der Mammakarzinome führen und ein in sich kongruentes System zur Klassifikation schaffen.

Obwohl derartige kausale Analyseansätze kein Bestandteil der aktuellen Verfahren sind, besitzt die Genexpressionsanalyse das Potential in nachfolgenden Technologiegenerationen eine derartige Entwicklungen zu befördern. Die simultane systemische Analyse mehrerer Marker kann zur Weiterentwicklung des Verständnisses der biologischen Zusammenhänge der Tumorentstehung entscheidend beitragen. Die Konzentration auf einzelne Faktoren, die die Tumorforschung in den letzten Jahrzehnten dominierte (vergleiche hierzu folgende exepmplarisch ausgewählte Arbeiten: Fischgrabe u. a. 2008; Frasca u. a. 2008; Hershko 2008; Hewish u. a. 2009; Macarulla u. a. 2008; Pytel u. a. 2009; Subramanian u. a. 2008), ist aufgrund des hohen Vernetzungsgrades der zellulären Subsysteme kaum geeignet, die grundlegenden Prozesse, die die Basis der unkontrollierten Proliferation bilden, in letzter Konsequenz zu ergründen und eine Prognose über den weiteren Krankheitsverlauf zu ermöglichen. Erst ein systembiologischer Ansatz, der eine Vielzahl von Variablen berücksichtigt, kann derartiges leisten, wie in verschiedenen Arbeiten im Ansatz gezeigt werden konnte (vergleiche hierzu folgende Arbeiten: Ali u. a. 2009; Chautard u. a. 2009; Critchley-Thorne u. a. 2009; Laubenbacher u. a. 2009; Qutub u. a. 2009). Die Einführung der Genexpressionsanalyse zur Risikoabschätzung beim Mammakarzinom stellt einen ersten Schritt in diese systemische Erfassung der zellulären Vorgänge in Tumoren dar und bietet somit die Möglichkeit, ein tiefergehendes Verständnis der biologischen Zusammenhänge zu erreichen.

Die zunehmend detaillierte Charakterisierung der Tumorzellen anhand des Expressionsprofils lässt die Eröffnung neuer Ansatzpunkte zur Therapie sehr wahrscheinlich erscheinen. Durch die Identifikation spezifischer Genprodukte und ganzer Signalwege, die für die Tumorgenese von Relevanz sind, wird ein verbessertes Verständnis der intrazellulären Abläufe erlangt werden können. Genau in diesem Erkenntnisgewinn liegt die Möglichkeit, auch neue Ansatzpunkte für Therapeutika zu finden, die sehr viel spezifischer wirken als etwa Zytostatika. In den mehrfach bestätigten Untergruppen (Bertucci u. a. 2005; Perou u. a. 2000; Sorlie u. a. 2001; Sorlie u. a. 2003; Sorlie u. a. 2006; Sotiriou u. a. 2003) des Mammakarzinoms wird dieses zunehmende Verständnis der biologischen Zusammenhänge bereits deutlich. Die klare Abgrenzung der unterschiedlichen Gruppen zueinander und die deutliche Begrenzung der gefundenen Typen weisen auf unterschiedliche genetische Grundkonfigurationen hin. Unter anderem unterscheiden sich die in den jeweiligen Gruppen gestörten Kontrollmechanismen der Zellteilung deutlich (Sorlie u. a. 2006). Hierin liegt die Chance eventuell vorhandene differierende Mechanismen der Tumorbildung mit spezifischen Behandlungsansätzen zu therapieren. Der Einsatz der Genexpressionsanalyse zur Risikoabklärung eröffnet somit nicht nur eine weitere diagnostische Option in der klinischen Praxis, sondern etabliert darüber hinaus eine Technologie, die zur Vermehrung biologischer Erkenntnisse über die Tumorgenese prädestiniert scheint. Die Assoziation der einzelnen Untergruppen mit spezifischen fehlregulierten Genen oder ganzen Kontrollsystemen eröffnet dabei nicht nur Ansatzpunkte für die Entwicklung neuer Therapieansätze, sondern aufgrund der angenommenen größeren Einheitlichkeit der Tumore untereinander eine verbesserte Wirkungsquote noch zu entwickelnder Medikamente.

13. Folgen der Veränderungen der Klassifikation

Die durch systemische Ansätze wie die Genexpressionsanalyse induzierten Veränderungen in der Klassifikation onkologischer Erkrankungen und die konzeptionellen Änderungen in der Klassifikationsbildung und in der Forschung, können nicht ohne Folgen für die Bereiche bleiben, in denen die Technologie eingesetzt wird. Im folgenden sollen deshalb einige Konsequenzen für Forschung, Entwicklung und Behandlung diskutiert werden. Darüber hinaus ist die generelle Stabilität der übergeordneten Krankheitsentität Brustkrebs Thema dieses Abschnitts, da davon auszugehen ist, dass der Trend zu mehr Individualisierung in der Medizin und zu systemischer Analyse molekularer Marker sich auch in Zukunft fortsetzen wird.

13.1. Einfluss auf Forschung und Entwicklung von Medikamenten

Aufgrund der diskutierten konzeptionellen Veränderungen in der Klassifikation und Erforschung von Tumoren sind Auswirkungen auf einige zukünftige pharmazeutische Entwicklungen wahrscheinlich. Vor allem die postulierte Subgruppierung des Brustkrebs lässt Änderungen erwarten, da eventuelle subgruppenspezifische Therapien jeweils nur für einen Teil der derzeitigen Patientenpopulation relevant wären.

In dieser prognostizierten Entwicklung wurde in den Gesprächen auch ein möglicher Grund für die derzeitige relative Zurückhaltung der großen Pharmaunternehmen bezüglich der Genexpressionsanalyse gesehen:

> Der eine ist natürlich, die sind wild darauf Indikationen für ihre Präparate auszuweiten. Die zweite Hypothese ist natürlich, sie haben Angst davor, dass die Indikationen für ihr Präparat durch bestimmte Tests eingeschränkt wird. Beispielsweise mit der Therapie gegen HER2/neu mit dem Herceptin - dass man dann eben auch sagt, wenn man jetzt genauer identifizieren kann, wer davon profitiert, dass man natürlich weniger PatientInnen behandelt. Die Gefahr besteht ja auch. Und auf einmal haben sie dann eben nicht 25 Prozent positive

Patientinnen sondern nur 15 Prozent. Das wäre nicht im Interesse der Firma. (Onkologie 1)

Die angesprochene Verkleinerung der Zielgruppen für bestimmte Medikamente bezieht sich auf die genauere Prädiktion der Wirkung von Chemotherapeutika. Die dann zu erwartenden Umsatzeinbußen werden als möglicher Grund für die nach außen hin abwartende Haltung der großen Pharmaunternehmen genannt. Jedoch ist unter der angesprochenen Indikationserweiterung die mögliche Neuvalidierung bereits existierender Medikamente an einzelnen Subgruppen zu verstehen. So könnten Substanzen, die bisher aufgrund einer zu unspezifischen Wirkung, zu starker unerwünschter Nebenwirkungen oder zu geringer Therapieeffizienz nicht oder nur in späten Therapiephasen zum Einsatz kommen, bei distinkten Untergruppen durchaus bessere Ergebnisse zeigen und so zu einer vermehrten Anwendung gelangen. Beispielsweise ist denkbar, dass Medikamente, die aufgrund zu starker Nebenwirkungen bis dato nicht zugelassen wurden, bei Patientinnen aus Hochrisikogruppen in einer Abwägung aus Risiko und Nutzen zu einer deutlich verbesserten Beurteilung gelangen. Eine zunehmende Stratifizierung des Mammakarzinoms würde demnach im Sinne der pharmazeutischen Industrie eine stärkere Marktdiversifizierung bewirken und somit die Entwicklung, Validierung und Vermarktung zielgruppengerichteter Substanzen erlauben. Die zu erwartende höhere *Compliance*[66] der Patientinnen etwa oder auch die stärkere Durchdringung der einzelnen Marktsegmente, die jeweils mit einer Subgruppe korrelieren würden, lassen einen solchen Ansatz im Sinne der Wirtschaftlichkeit für die Anbieter sinnvoll erscheinen. Lindpainter geht davon aus, dass eine höhere Wahrscheinlichkeit für ein Anschlagen der Therapie die Akzeptanz für diese bei den Patientinnen deutlich erhöhen würde. Dies wiederum erhöht den Absatz eines Medikaments innerhalb dieser Gruppe, weswegen eine Verkleinerung des Marktsegments durch eine stärkere Durchdringung des Selben wieder kompensiert würde (Lindpaintner 2009).

Neben den Veränderungen im Absatzmarkt, lässt eine differenziertere Klassifikation des Mammakarzinoms auch Veränderungen in der Entwicklungsarbeit, insbesondere in der Durchführung von Studien zur Medikamentenvalidierung erwarten. Durch die zielgerichtete Entwicklung von Substanzen, die auf die Behandlung von Tumoren mit

66 Therapietreue – Kooperationsbereitschaft der PatientInnen. In diesem Fall die regelmäßige Medikamenteneinnahme betreffend.

spezifischen biologischen Eigenschaften ausgerichtet sind, verändern sich die Bedingungen, unter denen eine Validierung nach den Maßstäben evidenzbasierter Medizin durchzuführen ist.

> Beispiel die Wirksamkeit des Herceptins, um die zu beweisen in der Nach-Operation - also Reduktion der Rezidiv[häufigkeit] - hätte man, wenn das alle Frauen ohne Selektion bekommen hätten, hätte man etwa 25.000 Frauen behandeln müssen, um herauszufinden, ob Herceptin wirksam ist oder nicht. Dadurch, dass man den Tumor klassifiziert hat nach HER2/neu-Überexpression oder nicht und nur die HER2/neu-überexprimierten benutzt hat, konnte man dieses Ziel - den Beweis der Wirksamkeit - schon nach einigen 1000 Patientinnen haben. Sprich weniger PatientInnen erhalten das Medikament, weil man von vornherein weiß, eine bestimmte Eigenschaft muss vorhanden sein, damit die Wirksamkeit überhaupt gegeben ist. (Onkologie 8)

Eine präzisere Stratifizierung würde demnach zu einer Verringerung der benötigten Patientinnenzahl führen, da von vornherein eine Auswahl gemäß definierter wirkungsrelevanter Kategorien erfolgen müsste. Durch die verbesserte Prädiktion und die damit einhergehende potentiell verbesserte Therapieeffizienz könnte auch in kleineren Kohorten ausreichende statistische Signifikanz erreicht werden, um die Anforderungen an eine Phase 3-Studie zu erfüllen. Die Verknüpfung von biologischem *Pathway* und zielgerichteter Behandlung würde, so ein häufiges Argument in der Diskussion um die Pharmakogenetik, zu Kosteneinsparungen in der Medikamentenentwicklung führen (Hüsing u. a. 2008, 264 f.). Die Notwendigkeit eine ebenso große Zahl an Patientinnen wie zuvor auf die entsprechenden speziellen Tumoreigenschaften hin zu untersuchen, steht dem jedoch entgegen. Unabhängig hiervon macht das obige Zitat die erwartete Ausrichtung pharmakologischer Forschung in der Zukunft deutlich: Eine Abkehr vom Prinzip des *„one fits all"* hin zu einer spezifischeren, an pathologisch relevanten *Pathways* orientierten Therapie.

Die hierfür notwendige Prädiktion die analog zum System HER2/neu-Herceptin für eine entsprechende Zuordnung der Substanzen unabdingbar wäre, wird auch von anderen Onkologen betont:

> Was wir brauchen ist ja mehr die Prädiktion der neuen Verfahren. Ansprechen auf neue kleine Moleküle. Wie kann ich am besten eine Prädiktion machen, dass dieses Molekül - Lapatinib ist ja nur ein Beispiel - Havastin, RAD001....wie sie auch alle heißen. Wie ist der Marker, dass dieses Präparat funktioniert. Und diese Subklassifikation wenn sie so wollen oder die Prädiktion zur Wirksamkeit der einzelnen neuen kleinen Moleküle, das herauszufinden ist die Schwierigkeit. Wenn man diese kleinen Moleküle nicht einsetzt oder nur ganz grob einsetzt, wirken sie weniger und Schaden vielleicht bei dem einen oder anderen auch. Es wäre also gut, wenn man eine bessere Subklassifikation hätte. (Onkologie 4)

Die in diesem Fall hergestellte Verknüpfung zwischen den *small molecules* und der notwendigen Prädiktion, um selbige einsetzen zu können, verdeutlicht zwei relevante Erwartungen an die zukünftige Entwicklung der Tumortherapie. Zum einen die zunehmende Fokussierung auf zielgerichtete Substanzen, die in obigem Zitat unter dem Begriff der *small molecules* zusammengefasst werden und zum anderen die Prädiktion der Wirksamkeit dieser *small molecules*. Diese Substanzklasse beinhaltet alle niedermolekularen synthetischen Moleküle, die keine Polymere sind. Somit gehören Peptide, Polysaccharide oder Nukleinsäuren nicht zu diesen Substanzen. Diese Gruppe ist in der Vergangenheit vermehrt in den Fokus der Tumortherapie gerückt und wirkt meist spezifisch an einzelnen Punkten in der zellulären Signaltransduktion. Vor allem die Möglichkeit der Beeinflussung einzelner Rezeptoren stellt ein Hauptmotiv für ihre Entwicklung dar (Hohenberger 2004). *Small molecules* können jedoch nur bei entsprechender Prädiktion der Wirksamkeit eingesetzt werden, wie auch folgendes Zitat belegt:

> Jede Firma versucht heute kleine Moleküle auf den Markt zu bringen. Keine Frage. Antikörper klar. Versucht jede Firma. Aber jede Firma versucht natürlich auch, um die Wirksamkeit dieser Medikamente zu beweisen, entsprechende Profile zu definieren. Sei es über den HER2-Status, da ist es ja noch einfach. Aber sei es auch über weitere Parameter, die messbar sind. Und die Firma, die als nächstes neben Herceptin - HER2/neu über Expression - nicht nur ein kleines Molekül hat, sondern gleichzeitig auch noch den Marker zeigt, bei welcher Patientin das denn funktioniert. Die Patientin, das Medikament und die Firma wird gewinnen. (Onkologie 8)

Analog zur endokrinen Therapie oder der Therapie mit Herceptin sind Methoden notwendig, die die behandelnden Ärzte in die Lage versetzen, eine eindeutige Information zur Wirksamkeit der Therapie zu generieren. Obiges Zitat verdeutlicht, dass die Kliniker offen für entsprechende Entwicklungen sind.

Die Fokussierung auf die Stoffklasse der *„small molecules"* ist dabei inhaltlich nicht absolut korrekt, da auch zytostatische Chemotherapeutika, die sehr unspezifisch wirken, gemäß Definition darunter fallen würden. Der Begriff ist im fachlichen Sprachgebrauch daher auch mit einer Spezifität der Wirkung verbunden. Ebenso gilt die Bedingung einer eindeutigen Prädiktion der Wirkung auch für andere Substanzen, die nicht unter den Begriff der niedermolekularen synthetischen Moleküle fallen. Antikörper wie Herceptin stellen hier ein prominentes Beispiel dar.

Im Gegensatz zu der Entwicklung von *„small molecules"* wurde die klassische zytostatische Chemotherapie als Technologie ohne weiteren Entwicklungsspielraum angesehen:

> Die Chemotherapie ist ja eine Entwicklung, die ist zu Ende. Genau wie die Hormonbehandlung. Da haben wir keine echten Fortschritte durch neue Chemotherapeutika. Es gibt welche. Aber im wesentlichen sind die großen Schritte dort getan. Und das sind nicht wirklich die teuren Sachen. Teuer sind die kleinen Moleküle. Das ist es, wo Geld verdient wird. Und da bewegen sich alle. Es entwickelt kaum eine Firma heute neue Zytostatika. Uninteressant. (Onkologie 12)

Demnach wären neben Motiven wie der Verbesserung der Therapieeffizienz auch unternehmerische Gründe für die Verlagerung der Entwicklungsschwerpunkte in der Krebsbehandlung anzunehmen. Die Tatsache, dass in den etablierten Bereichen der zytostatischen und endokrinen Therapie die Entwicklung als beendet angesehen wird, lässt weitreichende Umsatzsteigerungen in diesem Bereich nicht mehr zu. Die Konzentration auf *„small molecules"* als neuem Geschäftsfeld erscheint demnach folgerichtig. Die Abkehr vom Prinzip des *„one fits all"* gestattet dabei nicht nur die Erschließung neuer Wirkungskonzepte, sondern erfordert darüber hinaus auch die Bereitstellung entsprechender diagnostischer Infrastruktur in Form von technischen Methoden und Dienstleistungen. Das Portfolio der Anbieter von Pharmazeutika lässt sich deshalb – analog zu Herceptin und HER2/neu – durch umfassende Produktpaletten für Diagnose und Therapie noch erweitern.

Diese simultane Entwicklung von Diagnose und Therapie scheint vor allem unter dem Gesichtspunkt der Technologieeinführung von großer Relevanz zu sein. Problematisch ist nach Aussage der Befragten ExpertInnen dabei insbesondere der Konflikt von neuen Technologien und Klassifikation mit den bestehenden Leitlinien. Sehen diese eine medikamentöse Behandlung vor, so wäre eine konträre Einstufung durch eine neue Methode wie die Genexpressionsanalyse äußerst problematisch.

> Aber im Moment ist es doch so, wird es keinen Onkologen geben, der aufgrund eines Mammaprint-Ergebnisses eine Chemotherapie nicht durchführt, wenn sie anhand der Leitlinien indiziert wäre. (Pathologie 2)

Eine assoziierte Therapieoption, wie sie in einigen vorangegangenen Zitaten bereits mehrfach Erwähnung gefunden hat, könnte dieses Spannungsfeld auflösen, da das ethische Problem des „Weglassens“ einer nach Richtlinien indizierten Therapie abgeschwächt wäre. Die Bedeutung einer zeitgleichen Bereitstellung von Diagnose und Therapie wäre demnach nicht nur auf den Umsatz und die Besetzung aller wesentlichen Glieder in einer Diagnose- und Therapiekette beschränkt. Vielmehr wäre die Bereitstellung assoziierter Therapieoptionen eine unabdingbare Bedingung für die Akzeptanz neuer diagnostischer Methoden und die Bereitschaft zur Modifikation bestehender Kategorien zur Krebsklassifikation.

13.2. Diversifikation in Subgruppen

Die zu erwartende Verschiebung der relevanten Kategorien zur Beschreibung des Mammakarzinoms lassen auch weitergehende Veränderungen der Klassifikation des Mammakarzinoms wahrscheinlich werden. Damit gemeint sind grundlegende Umstrukturierungen des Krankheitsbildes Brustkrebs, die über eine Variation der relevanten klinischen Risikoklassifikationen hinausgehen. Eine solche Entwicklung, die auf der Veränderung der maßgeblichen Beschreibungsparameter beruht, kann zu einer Unterteilung des Mammakarzinoms in distinkte Subgruppen führen. Die

Veränderung eben dieser Parameter wurde in den Interviews mehrfach konkret bestätigt:

> Also generell halten sie auch eine Verschiebung der Beschreibungsmuster für Krebs von diesen alten lokoregionalen Merkmalen, zu morphologischen Merkmalen zu intrinsischen zellulären, molekularen Merkmalen für denkbar ? (Interviewer)

> Ja mit Sicherheit. Gar nicht diskutierbar. (Onkologie 12)

Die eindeutige Aussage des hier zitierten Onkologen macht zusammen mit den vorhergehenden Aussagen deutlich, dass sich in der Erwartung über die zukünftige Entwicklung der Brustkrebsklassifikation nicht die Frage nach einer grundlegenden Modifikation stellt. Die Akzeptanz ständiger Veränderungen ist gemessen an den Aussagen der befragten OnkologInnen sehr hoch. Einzig über das Maß der zukünftigen Variationen bleiben die Aussagen widersprüchlich und vage, was angesichts der Vielzahl an möglichen Entwicklungswegen nicht überrascht. Im folgenden wird daher die mögliche Unterteilung des Mammakarzinoms in Subgruppen mit ihren möglichen Folgen diskutiert.

Diese Entwicklung lässt sich dabei nicht losgelöst vom Trend der Individualisierung betrachten:

> Ich denke die Tendenz geht ja eh zu einer Individualisierung der Therapie. Aber dass man jetzt sagt, das eine ist ein Brustkrebs und das andere nicht, das glaube ich eher nicht. Also es wird ....natürlich, wie es auch jetzt schon so ist.... prognostisch ganz unterschiedlich einzuschätzende Brustkrebse geben. Aber das gibt es ja auch bei anderen Tumorentitäten. (Onkologie 2)

Der hier verwendete Ausdruck der „Individualisierung“ zielt auf das Leitbild der „individualisierten Medizin“ ab (Albrecht 2002; Berndt 2000; Feuerstein u. a. 2003; Kollek u. a. 2006; Schmedders u. a. 2003; van Aken u. a. 2003). Dieses oft bemühte Leitbild wird häufig im Zusammenhang mit der Verfeinerung und Stratifizierung der Tumordiagnose gebraucht. Eine wirklich individuelle Medizin müsste den einzelnen Tumor jedoch ganzheitlich erfassen und auf Basis dieser Analyse eine optimale persönliche Therapie bereitstellen. Die zu erwartende vergrößerte Genauigkeit der

Genexpressionsanalyse ist eine Entwicklung in diese Richtung, jedoch bei weitem nicht von solcher Tragweite, dass das Leitbild individueller Medizin erfüllt werden könnte. Vielmehr handelt es sich um eine Präzisierung der Diagnostik, weshalb der Ausdruck „präzisere Medizin“ die Entwicklung sehr viel treffender charakterisiert. Die weitere Verfeinerung der Tumorbeschreibung durch Heranziehen zusätzlicher Informationsebenen ist die logische Folge der bisherigen historischen Entwicklung und daher eher eine Evolution denn eine Revolution. Eine Verbesserung der Risikoprognose ist in der Auswirkung auf die Patientenstratifizierung vergleichbar mit der Einführung des HER2/neu-Biomarkers und damit noch weit entfernt von einer Individualisierung der Diagnose und Therapie.

Vielmehr ist im Rahmen einer „präziseren Medizin“ von einer zunehmenden Stratifizierung der Patientinnen auszugehen. Diese wiederum bliebe nicht ohne Folgen für die Stabilität der Entität Brustkrebs.

> Frage: Glauben sie denn, dass es so weit gehen könnte, dass sogar die Entität Brustkrebs langsam auseinander bricht ?
>
> Antwort: Absolut sicher. Das tut sie ja heute schon. Das hat sie schon immer getan, weil sie natürlich verschiedene morphologische Subtypen hatten. Und jetzt kriegen wir eben zunehmend Klassifikationen, die aufgrund von Definitionen von Pathways da sind. Also RAD001, Tor-Inhibitoren,[...]. Wir werden eine Klassifikation irgendwann haben, die über die morphologische Klassifikation weit hinaus geht. Darüber besteht kein Zweifel. (Onkologie 4)

Eine Möglichkeit der weiteren Stratifizierung des Mammakarzinoms liefert die Genexpressionsanalyse in den ermittelten Subgruppen der Tumore. Diese wurden in den Studien zur Entwicklung der Genexpressionsanalyse mittels Microarray als Gruppen ähnlicher Expressionsmuster unter den analysierten Mammakarzinomen identifiziert. Die in mehrfachen Analysen bestätigte Subklassifikation der Tumore (Bertucci u. a. 2005; Perou u. a. 2000; Sorlie u. a. 2001; Sorlie u. a. 2003; Sorlie u. a. 2006; Sotiriou u. a. 2003), welche über die bloße Ähnlichkeit der Expressionsmuster in den einzelnen Gruppen hinausgehend auch eine Korrelation mit Prognose und Krankheitsverlauf zeigt, stellt eine alternative Untereinteilung der Krankheitsentität Brustkrebs dar. Die in den Interviews mehrfach durch Onkologinnen und Onkologen geäußerte Unzufriedenheit mit den gängigen Systemen zur Einteilung des Mammakarzinoms und der ebenfalls mehrfach deutlich gemachte Bedarf nach Verbesserungen der biologischen Erklärungsmodelle, weisen die Bereitschaft zu einer weitergehenden Diversifikation des Krankheitsfeldes Brustkrebs aus. Ähnlich wie im Falle der Diagnostik und der Therapie ist also auch hier eine, im Kontext der historischen Entwicklung der Krankheitsentität Brutkrebs stehende, Analogie zwischen der Einführung neuer Betrachtungs- und Beschreibungsebenen und der Erweiterung der theoretischen Tumorklassifikation zu erwarten. Wie auch etwa die Einführung der Rezeptor-Biomarker eine bedeutsame Kategorie zur Tumorcharakterisierung einführte, die zu einer Diversifikation des Mammakarzinoms führte, kann auch die Genexpressionsanalyse, insbesondere durch die Identifikation der distinkten Subklassifikation, eine interne Auffächerung der Entität Brustkrebs zur Folge haben. Ein derartiger Prozess hätte nicht nur die bereits geschilderten Wirkungen auf die klinische Praxis, sondern würde darüber hinaus auch die Wahrnehmungs- und Repräsentationsebene des Mammakarzinoms berühren.

Eine starke Stratifizierung wirkt dabei auf vielfältigen Ebenen. Aufgrund der unterschiedlichen Prognose der Subtypen, ist von einer Anpassung therapeutischer Konzepte an die einzelnen Typen auszugehen. Dies betrifft grundsätzliche Fragen der Therapie, wie etwa die ausführlich diskutierte Entscheidung bezüglich einer zytostatischen Chemotherapie und die Vor- und Nachsorge. Dazu gehören neben unterschiedlichen Kontrollzyklen für die verschiedenen Risikogruppen auch mögliche präventive Maßnahmen, um Rückfälle bei Hochrisikopatientinnen zu vermeiden. Dies kann etwa die Frage einer Mastektomie auch bei kleinen Hochrisikotumoren berühren.

Ebenso betrifft eine stärkere Subklassifikation des Mammakarzinoms die Wahrnehmung der Erkrankung durch die betroffenen Patientinnen und ihrer Angehörigen. Werden die unterschiedlichen Tumortypen mit differierenden Krankheitsverläufen assoziiert und derart auch durch Mediziner und Medien – insbesondere Medien die primär dem Zweck der Patienteninformation dienen – dargestellt, so folgt daraus eine getrennte Wahrnehmung distinkter Krankheitssituationen, die zu einer jeweils angepassten Form des Umgangs führen. Die Abgrenzung des Feldes unter dem Begriff Brustkrebs bleibt dabei so lange erhalten, wie die praktischen und theoretischen Übereinstimmungen in Diagnose,

Therapie und Theorie in Verknüpfung mit institutionellen Prägungen (etwa in Form von Brustzentren) die Separationseffekte durch die Subtypisierung übersteigen. In Abhängigkeit stärkere Konsequenzen durch die Unterteilung würde jedoch der gemeinsame theoretische Überbau – explizit die Krankheitsentität Brustkrebs – in seiner Konsistenz geschwächt. Dabei ist nicht nur die Verschiebung und Differenzierung der angewandten Methoden und zu Grunde liegenden Theorien von Belang, sondern auch die Bewertung und Gewichtung dieser. Kommt es zu einer weiteren Abwertung der theoretischen Bedeutung der Tumorlokalisation, wird der Einfluss der Subtypisierung auf die Krankheitswahrnehmung gestärkt, da sich die Repräsentation der Erkrankung vom identitätsstiftenden Objekt – der Mamma – entfernt.

Eine derart zunehmende stratifizierte Wahrnehmung des Mammakarzinoms würde neben Veränderungen in der klinischen Praxis auch Veränderungen in der wissenschaftlichen Praxis vermitteln. Die Ausrichtung von Grundlagenforschung an die einzelnen Subtypen und die im jeweiligen Fall identifizierten Hauptmechanismen der Malignität läge nahe. Eine Entwicklung die jedoch den Fokus zu stark auf die prominenten Klassen legt, könnte auch sehr leicht zu einer Vernachlässigung quantitativ seltener Fälle oder aber auch prognostisch günstiger Typen führen. Neben der reinen Forschungsebene ist eine derartige Entwicklung auch auf der Ebene der Wissenschaftsfinanzierung nicht unwahrscheinlich.

Ähnliche Überlegungen wie für die Grundlagenforschung, die meist im öffentlichen Sektor stattfindet, gelten selbstverständlich auch für den anwendungsorientierten pharmazeutischen Bereich. Die hier noch viel stärkere Ausrichtung an möglichen Märkten machen jedoch ein unterschiedliches Engagement in den jeweiligen Subtypen noch wahrscheinlicher. Geringe Fallzahlen würden so etwa die Erforschung eines spezialisierten Medikaments für eine distinkte Subgruppe zu einem ökonomischen Wagnis machen, da nur mit sehr hohen Preisen die Entwicklungskosten gedeckt werden könnten. Gleichwohl lässt die größere molekulare Ähnlichkeit der Tumore in den Subgruppen ein verbessertes Ansprechen auf die Wirksubstanzen erwarten, wenn diese an den jeweils spezifischen Merkmalen ansetzen. Die gleichzeitig zu erwartende höhere *Compliance* der Patientinnen, die der Leiter von Roche Molecular Medicine Laboratories (Basel) Lindpaintner in der verbesserten Wirkhypothese und der erhöhten Wahrscheinlichkeit des Anschlagens begründet sieht, ist so in der Lage zu einer Kompensierung des Effekts des verkleinerten Marksegments beizutragen (Lindpaintner 2009).

Neben diesen beeinflussten Bereichen ist weiterhin eine Veränderung der Behandlungsfinanzierung durch das Gesundheitssystem wahrscheinlich. Insbesondere die Budgetierung in den *Diagnosis related Groups* (DRG) wäre hiervon betroffen. Unterschiede in den Behandlungsstrategien der Untergruppen des Brustkrebs hätten bei einer eindeutigen Separierung eine Anpassung dieser Größe zur Folge. Spätestens die Berücksichtigung molekularer Subtypen in der ICD würde eine Bewertung als distinkte Krankheitssituation zur Folge haben und so entsprechende Anpassungen in der Gesundheitsfinanzierung bewirken. Eine daraus folgende Konsequenz wäre die geringere Flexibilität der klinischen Finanzierung, in der zusätzliche Maßnahmen nicht mehr durch Verschiebungen nicht ausgeschöpfter Mittel gedeckt werden könnten. Dass dieses derzeit etwa im Falle zusätzlicher nicht-indizierte Untersuchungen per Kernspin-Tomographie gelebte Praxis ist, konnte aus verschiedenen Äußerungen der ExpertInnen entnommen werden. Nur eine den tatsächlichen Anforderungen entsprechende Ausstattung der DRGs mit finanziellen Mitteln könnte diesem Missstand entgegen wirken. Angesichts knapper Kassen erscheint diese Hoffnung jedoch nicht realistisch.

13.3. „In 10 Jahren kein Brustkrebs mehr“

Über die Diversifikation des Mammakarzinoms in unterschiedliche Subgruppen hinausgehend ist auch eine Veschiebung der generellen Kategorien der Klassifikation maligner Neoplasien vorstellbar. Die aktuelle Abgrenzung der verschiedenen Krebsarten zueinander basiert in erster Linie auf der anatomischen Beschreibung und Lokalität der primären Erkrankung. Diese Einteilung fußt auf der Klassifikation durch die ICD. Unter Berücksichtigung des Entstehungszeitpunktes dieser Nomenklatur der Tumore, wird deutlich, dass dabei der einzig relevanten klinischen Kategorie Rechnung getragen wurde. Da in der Zeit nach dem zweiten Weltkrieg die lokale operative Therapie die einzige Behandlungsmöglichkeit von Krebserkrankungen darstellte und diese in ihrer Ausführung nur durch die Lokalität und die Ausdehnung der Neoplasien beeinflusst wird, ist die Einteilung durch die ICD nur folgerichtig. Spätestens jedoch die Einführung der zellulären Biomarker macht deutlich, dass es sich hierbei um eine willkürliche Grenzsetzung handelt, die in Abhängigkeit der Repräsentation der Erkrankungen erfolgte. Das Vorkommen von HER2/neu-Rezeptor-Überexpression in Tumoren außerhalb der Mamma (vergleiche hierzu: Santin u. a. 2008; Giannopoulou u. a. 2009; McNeil 1998; Fadare u. a. 2009; Kaufman u. a. 2008; Nofech-Mozes u. a. 2008; Cangiano u. a. 2008) weist deutlich auf die grenzüberschreitenden Eigenschaften von Krebserkrankungen hin. In gleicher Weise ist auch die stark ausgeprägte Heterogenität der einzelnen Tumorerkrankungen in punkto Überlebenswahrscheinlichkeit, Ansprechen auf Medikamente oder klinischem Verlauf ein starker Hinweis auf die Willkürlichkeit der gegenwärtigen Grenzziehung.

Dies schlägt sich in folgender Aussage über die genetische Verwandtschaft von manchen Mammakarzinomen und Ovarialkarzinomen nieder:

> Was wir jetzt schon auch wissen....so genetisch...., dass also beispielsweise eben manche Brustkrebserkrankungen eine sehr nahe Verwandschaft zu Eierstockkrebserkrankungen haben. (Onkologie 11)

Die hier angedeutete „sehr nahe“ Verwandtschaft bezieht sich auf die genetische Konfiguration der Tumorzellen und auch auf den Expressionsstatus verschiedener exponierter Gene der Proliferationskontrolle. Ähnlichkeiten in diesem Bereich legen nahe, dass die Tumorgenese über ähnliche Mechanismen verlaufe und demnach auch eine effektive systemische Behandlung keine grundsätzlichen Unterschiede aufweisen werde. Übereinstimmungen in der Therapie und damit in der praktischen Handhabung der Erkrankung geben nun Anlass zu der Überlegung, dass auf Basis derartiger deckungsgleicher Beschreibungen von Tumoren auf molekularbiologischer Ebene, eine alternative Klassifikation von Krebserkrankungen denkbar sei.

Eine zunehmende Variation der relevanten Repräsentationsebenen in der Tumorbehandlung kann demnach in der Zukunft zu einer Verschiebung der maßgeblichen Kategorien zur Entitätsdefinition führen. Die Veränderung der wichtigen Beschreibungs- und Betrachtungsebenen rührt dabei nicht nur durch die veränderten Methoden der Risikostratifizierung her, sondern vor allem auch durch die Entwicklungen der Therapie. Wie in den Interviews deutlich wurde (siehe Seite 251), gewann die medikamentöse Therapie hier in der Vergangenheit zusehends an Relevanz. Die lokale Therapie erfährt dadurch keine Abwertung, da sie nach wie vor zum Standardrepertoire der Tumorbehandlung gehört (Kreienberg u. a. 2008), doch fokussiert sich vor allem die Entwicklungsarbeit in der Grundlagen- und Anwendungsforschung beinahe ausschließlich auf systemische Behandlungsmöglichkeiten. Zugespitzt ausgedrückt ist in der lokalen Therapie nur wenig Raum für Verbesserungen. Diese betreffen in erster Linie apparative Maßnahmen, sowie Verfahren der Diagnostik wie die Bildgebung. Das weitaus größere Potential wird der Therapie mit Medikamenten zugesprochen, wobei insbesondere spezifisch wirkende Substanzen wie beispielsweise das Herceptin im Fokus der Aufmerksamkeit stehen.

Die Akkumulierung neuen Wissens über die Effizienz der Therapien und die unterschiedlichen Ausprägungen der Erkrankung machen jedoch eine Revision der Krankheitsklassifikationen notwendig (Parkinson u. a. 2009). Dies gilt sowohl für die Unterteilung der Erkrankungen als auch für die Abgrenzung zu anderen Krankheiten. Ausgehend von der Entwicklung der systemischen Therapie verringert sich die Notwendigkeit einer Abgrenzung der Tumorarten aufgrund ihrer Lokalität. Eine stärkere Konzentration auf medikamentöse Therapien macht es hingegen sehr viel wahrscheinlicher, dass intrinsische Merkmale, die in direkter kausaler Beziehung zu den Behandlungsmöglichkeiten stehen, an Relevanz gewinnen. Die gefundenen Subgruppen des Mammakarzinoms und die Erkenntnisse über ähnliche Mechanismen der Tumorbildung in verschiedenen Organen, lassen dabei den Schluss zu, dass auf Basis intrinsischer Tumormerkmale eine andere Ordnung maligner Neubildungen denkbar und sinnvoll ist. Ein solches System, basierend auf unterschiedlichen Tumorzelltypen, die sich beispielsweise in der Aktivierung verschiedener Proliferationswege unterscheiden, könnte in einem stärkeren Bezug zu neuen zielgerichteten Therapieansätzen stehen.

Angesichts der mit großem Aufwand betriebenen Forschung in dem Bereich der zielgerichteten Therapie, ist davon auszugehen, dass deren Relevanz auch weiterhin zunehmen wird. Die damit einhergehenden wachsenden Erkenntnisse über die grundlegenden Mechanismen der Tumorbildung lassen den Schluss zu, dass die Kategorie der Lokalität in Zukunft eine weitaus weniger wichtige Rolle in der Abgrenzung der Tumorentitäten einnehmen wird als derzeit der Fall. Die Ausrichtung der Klassifikationen an der wirksamsten Therapie wird somit in Zukunft zu einer Neueinteilung der Krebsarten und einer ortsunabhängigen Einteilung maligner

Neubildungen führen. Kommt es zu einer weitestgehend identischen systemischen Behandlung eines Tumors gleichen Typs in etwa Brust und Ovar, so ist eine Trennung der Krankheitsentitäten nicht mehr dauerhaft haltbar. Dabei ist nicht abzusehen, ob sich diese Entwicklung zunächst nur auf den wissenschaftlichen und den klinisch-praktischen Sektor beschränken wird oder darüber hinaus auch die Organisation und Verwaltung des Gesundheitswesens betreffen wird. Angesichts der in der Struktur der Gesundheitsversorgung manifestierten lokalen Krebsdefinitionen, wäre diese Entwicklung starken institutionellen Widerständen nach dem Prinzip der Konvergenz von Star, Bowker und Neumann (Star u. a. 2003) ausgesetzt. Dennoch lässt sich zuspitzend mit der Vermutung schließen, dass, getragen von systemischen Analysen onkologischer Erkrankungen und korrespondierender Therapieentwicklung, in 10 oder 20 Jahren nicht mehr zwischen Brust- und Eierstockkrebs unterschieden wird, sondern beispielsweise zwischen einem luminalen Tumor in Brust oder Ovar und einem basalen Tumor an gleicher Stelle.

14. Zusammenfassung

Die hier vorgelegte Arbeit untersucht, wie die Einführung der Genexpressionsanalyse die Klassifikation des Mammakarzinoms und seiner Subklassifikationen verändert. Diese Entwicklung und ihre Konsequenzen wurden anhand von erkenntnisleitenden Fragen untersucht. Die dabei gewonnenen Erkenntnisse und Schlussfolgerungen stellen das Ergebnis dieser Untersuchung dar, welches im Folgenden anhand der formulierten Leitfragen zusammengefasst dargestellt wird.

- *Wie verändert sich durch die Genexpressionsanalyse als Vertreter systemischer Diagnostika die Repräsentation des Mammakarzinoms ?*

Die Genexpressionsanalyse ergänzt die bereits auf makroskopischer Ebene (bildgebende Verfahren), zellulärer Ebene (Histologie) und Proteinebene (Hormonrezeptoren und HER2/neu-Rezeptor) etablierten Formen der Tumorrepräsentation um die Ebene des Transkriptoms. Die Erschließung dieser neuen Repräsentationsebene geht nicht nur mit neuen Erkenntnismöglichkeiten, sondern auch mit einer Vermehrung der für die Zustandsbeschreibung des Gewebes nutzbaren Informationen einher, die eine verfeinerte Stratifizierung der Erkrankung ermöglichen können. Während die histologische Malignitätsbeurteilung keine Rückschlüsse auf die intrinsischen Ursachen der Malignität erlaubt, können mittels der Proteinbiomarker konkrete kausale Mechanismen der Proliferationsstimulation identifiziert werden. Offen bleibt dabei jedoch die Ursache für die auf der Proteinebene beobachtete Veränderung der Expression. Aufgrund der Komplexität der vorgeschalteten Signalwege in der Zelle sagt die Überexpression selber nichts darüber aus, welche spezifischen Gene die Expression beeinflussen. Durch die Erschließung der Ebene des Transkriptoms wird diese Information potentiell zugänglich. Die Quantifizierung einer Vielzahl von Transkripten ermöglicht es, zelluläre Signalwege annähernd vollständig zu erfassen. Darüber hinaus können auch Transkriptionsfaktoren einbezogen werden. Zwar basieren die derzeit auf dem Markt befindlichen Verfahren zur Erfassung der Genexpressionsniveaus noch auf rein empirisch-statistisch ermittelten Genpanel, doch eröffnen sie bereits einen Ausblick auf zukünftige Technologiegenerationen, die eine noch zielgerichtetere Analyse relevanter Signalwege wahrscheinlich erscheinen lässt. Im Gegensatz zu den makroskopischen Ebenen werden somit die für die Zustandsbeschreibung des Gewebes zugänglichen und nutzbaren Informationen vermehrt.

Die Genexpressionsanalyse ermöglicht des Weiteren die Identifikation von spezifischen Angriffspunkten für Therapien. Sie kann kausale Wirkhypothesen für erfasste Expressionszustände und Malignitätsmechanismen unterstützen, woraus sich Ansatzpunkte für neue Medikamente ergeben können. Basierend auf einer feineren Stratifizierung unterschiedlicher zellulärer Zustände ist überdies eine verbesserte Individualisierung der Therapiewahl vorstellbar.

Die Repräsentation des Zustands eines Tumors auf der RNA-Ebene geht weiterhin einher mit einem höheren Maß an Abstraktheit im Vergleich zu etablierten Darstellungsformen. Während auf makroskopischer Ebene die Anatomie und damit der Bezug zum Menschen erkennbar ist, verbleibt auf der histologischen Ebene nurmehr der Bezug zu organischen Strukturen. Unterhalb der Proteinebene geht auch dieser Bezug auf der Ebene des Transkriptoms verloren. Die Darstellung von Ergebnissen der Genexpressionsanalyse lässt ohne entsprechende Übersetzung keinen Bezug zum Menschen mehr zu. Die Repräsentation der Krankheit verliert somit an direkten Verknüpfungspunkten zu makroskopisch wahrnehmbaren Strukturen und erfordert einen vergrößerten Übersetzungsaufwand, um in den Kontext der visuell wahrnehmbaren Welt eingebettet zu werden. In wie fern dies die Rezeption der Erkrankung durch die Patientinnen, ExpertInnen und Laien beeinflusst, ist noch unklar und erfordert weitere Untersuchungen.

- *Was sind die Voraussetzungen für die flächendeckende Einführung und den Erfolg der Genexpressionsanalyse in der klinischen Praxis ?*

Aus den Aussagen der befragten ExpertInnen zur Einführung des Hormonrezeptor-Status und des HER2/neu-Rezeptor-Status als therapierelevante Parameter und den Aussagen zur Einführung und Anwendung der Genexpressionsanalyse lassen sich eine Reihe an Voraussetzungen für die Einführung einer neuen diagnostischen Methode zur Tumorstratifizierung extrahieren, die sich in medizinische, theoretische und technische Bedingungen untergliedern lassen.

Die allgemeine medizinische Voraussetzung ist eine Verbesserung der Behandlung, und zwar unabhängig von der Art dieser Verbesserung. Diese Bedingung spaltet sich für neue Einstufungsverfahren beim Mammakarzinom in zwei verschiedene Anforderungen auf.

Zunächst ist die prädiktive Aussagekraft neuer Diagnoseverfahren in Bezug auf eine assoziierte Therapieoption zu nennen. Insbesondere im Zusammenhang mit der früheren Einführung heute etablierter Biomarker wird häufig auf diese assoziierte Therapieoption als Hauptgrund für den Erfolg der Verfahren hingewiesen. Dies stimmt mit Hedgecoes Beobachtung zur Durchsetzung von Herceptin in Großbritannien überein (Hedgecoe 2005). Demnach wäre die prädiktive Qualität eines Biomarkers in Kombination mit einer wirksamen Therapie das wichtigste Argument für die Etablierung in der klinischen Praxis. Treibende Kraft ist dabei eine neu gewonnene Therapieoption, die das „Arsenal" im „Kampf" gegen den Krebs verstärkt, mit der Wirksamkeit der assoziierten Behandlungsstrategie bzw. eines solchen Medikaments als ausschlaggebendem Faktor. Um eine Prädiktion der Wirksamkeit zu erreichen, ist überdies eine (möglichst molekulare) Wirkhypothese notwendig, die eine Kausalbeziehung zwischen untersuchtem Marker und Medikamentenwirkung etabliert.

Neben der prädiktiven Aussagekraft ist für die Einführung neuer Verfahren zur Diagnose eine optimierte Prognose der Krankheitsentwicklung von Bedeutung. Im Falle einer nebenwirkungsreichen Therapie wie der zytostatischen Chemotherapie ist eine genauere Risikoabschätzung der Behandlung zwar nicht mit einer geringeren Rezidiv- oder Mortalitätswahrscheinlichkeit verbunden. Eine genauere Prognose anhand molekularer Marker ermöglicht jedoch eine bessere individuelle Behandlung und erhöht damit voraussichtlich die Lebensqualität der Patientinnen. Dies entspricht dem Leitbild individualisierter Medizin. Eine verbesserte Stratifizierung von PatientInnen, verknüpft mit einer optimierten Behandlungsstrategie, wird als wünschenswerter Fortschritt und plausible Strategie zur Behandlungsverbesserung anerkannt und führt aller Wahrscheinlichkeit nach zu einer gesteigerten Akzeptanz neuer Verfahren.

Während die Genexpressionsanalyse zur Individualisierung beiträgt, indem sie eine verbesserte Zuweisung der zytostatischen Chemotherapie gestattet und so die Bedingung einer verbesserten Prognostik erfüllt, kann sie nicht mit einer assoziierten

Therapieoption, deren Wirkprädiktion oder einer kausalen molekularen Wirkhypothese aufwarten. Dieses Fehlen einer neuen Behandlungsoption wird teilweise auch offen kritisiert. Dem gegenüber tritt jedoch das Fehlen einer Wirkhypothese in den Hintergrund oder wird sogar umgekehrt gedeutet. Die größere Zahl analysierter Marker und deren Verknüpfung mit proliferationsassoziierten Signalwegen suggeriert eine „implizite" Kausalität, ohne dass tatsächlich die molekularen Mechanismen aufgezeigt werden. Dies ist besonders im Vergleich zu den etablierten Verfahren zur Malignitätsbestimmung nachvollziehbar, da diese auf der Zellebene noch weitaus weniger Verknüpfungen zu intrinsisch ablaufenden Prozessen zulassen. Somit führt bereits die grobe Assoziation der analysierten Gentranskripte mit bekannten Signalwegen zur Annahme einer erhöhten Kausalität, die allein aus dem Expressionsmuster jedoch nicht abgeleitet werden kann.

Für die Akzeptanz der Genexpressionsanalyse sind neben den medizinischen Voraussetzungen theoretische und technische Bedingungen von großer Bedeutung. Wie auch schon für andere Techniken gezeigt wurde, muss die Genexpressionsanalyse weitestgehend in die bestehenden Klassifikationssysteme und Handlungsabläufe integrierbar sein, da ein Aufbrechen oder Verdrängen etablierter Strukturen mit massiven Widerständen verbunden ist. Entsprechend dem Konzept der Konvergenz von Infrastrukturen (Star u. a. 2003) (siehe Kapitel 3.1.3, ab Seite 48) und der Bevorzugung des Gold-Standards nach Mol (Mol 2002, 78 ff.) (siehe Kapitel 3.1.4, ab Seite 49), wäre ein Ansatz, der mit den etablierten Klassifikationen konfligieren würde, zum Scheitern verurteilt. Im Falle der Genexpressionsanalyse äußert sich dieser Sachverhalt beispielsweise an der ursprünglichen Beschränkung der Anwendung der Methode auf Patientinnen ohne befallene Lymphknoten. Der Befall der Lymphknoten selber wird bereits als Manifestation eines aggressiven Krankheitsverlaufes angesehen und wird in seiner Aussagekraft so hoch bewertet, dass er in jedem Fall eine Chemotherapie bedingt. Ob ein durch die Genexpressionsanalyse angezeigtes, niedriges Risiko tatsächlich eine Therapie unnötig macht, dürfte deshalb schwer zu beweisen sein. Die Erweiterung der MINDACT-Studie – und damit verbunde-n der Einsatz der Genexpressionsanalyse – auf nodal-positive Patientinnen mit bis zu 3 befallenen Lymphknoten stellt somit ein sehr großes Risiko für die Akzeptanz des Mammaprints dar, da die Rekrutierungsziele am Widerstand der beteiligten OnkologInnen scheitern könnten.

Ganz entscheidend ist, dass die bestehenden Einstufungsverfahren in den klinischen Handlungsabläufen verankert sind. Es muss somit neben der theoretischen Integrierbarkeit auch die technische Integrierbarkeit neuer Verfahren gewährleistet sein. Dies ist zumindest für den Mammaprint-Test nur unzureichend gegeben. Die Bedeutung dieses Aspektes wird bei der Frage nach möglichen Widerständen näher beleuchtet.

Als weitere technische Akzeptanzvoraussetzung der Genexpressionsanalyse ist ihre Formalisierung bei gleichzeitiger Externalisierung zu nennen. Hedgecoe konnte anhand der HER2/neu-Tests in Großbritannien zeigen, dass die externe Durchführung einer Methode Vertrauen in die Qualität des Verfahrens und der Bewertung der Ergebnisse erfordert (Hedgecoe 2005). Von daher erleichtert ein hoher Formalisierungsgrad die Akzeptanz einer Methode. Durch die Verringerung von Freiheitsgraden in der Ergebnisbewertung wird der Einfluss menschlicher Interpretation minimiert. Die OnkologInnen der Klinik müssen somit kein Vertrauen in die Qualifikation oder die Erfahrung unbekannter Akteure aufbauen, da die Bewertung auf streng algorithmisierten Verfahren beruht. Die hohe Formalisierung der Genexpressionsanalyse verringert demnach Widerstand gegenüber dem Verfahren und erleichtert seine Akzeptanz.

Insgesamt wurden also die medizinische Leistungsfähigkeit in Form einer Prädiktion oder verbesserten Prognose, die theoretische und technische Integrierbarkeit und die Formalisierung als entscheidende Voraussetzungen für die flächendeckende Einführung der Genexpressionsanalyse identifiziert. Während mangels einer assoziierten Behandlungsoption keine prädiktive Aussage möglich ist, sind die weiteren Bedingungen für den OncotypeDX, nicht jedoch für den Mammaprint erfüllbar.

- *Welcher Art und wie stark sind die Widerstände gegen eine Einführung der Genexpressionsanalyse in die klinische Praxis?*

Als Widerstände gegen die Einführung der Genexpressionsanalyse sind in erster Linie theoretische und technische Faktoren zu nennen. Ein Widerstand auf theoretischer Ebene ist dabei der Konflikt mit etablierten Klassifikationssystemen und -kategorien.

Die Auswertung der Literatur und der Interviews zeigt, dass die Integration der neuen Verfahren in die bestehenden Klassifikationssysteme nicht reibungslos verlaufen kann, wenn eine Verbesserung der Risikostratifizierung erreicht werden soll. Widerstandsfrei wäre dies nur dann möglich, wenn eine bestehende Subkategorie durch die Genexpressionsanalyse eine weitere Aufspaltung erfahren würde. Da jedoch das Ziel einer verringerten Verabreichung der Chemotherapie zwangsweise eine Umdeutung spezifischer Risikokategorien nach sich zieht, kommt es zu Konflikten mit etablierten Parametern. Der Lymphknotenstatus als entscheidender Risikoparameter stellt derzeit eine zu große Hürde für neue Verfahren dar, wenn er auch auf der St.Gallen-Konferenz 2009 eine Abschwächung für 1-3 befallene Lymphknoten erfahren hat (Goldhirsch u. a. 2009). Einer mittleren Tumorgröße (2 - 5 cm) und einer histologischen Einstufung der zweiten Stufe hingegen, die je nach Prognosemodell zu einer Chemotherapie führen (siehe Kapitel 6.4.4, ab Seite 139), wird durch die Genexpressionsanalyse teilweise widersprochen. Während die Relevanz der Tumorgröße für die systemische Therapie bereits stark abgenommen hat, sind hinsichtlich der Bedeutung histologischer Einstufungen Konflikte mit der Genexpressionsanalyse zu erwarten.

Die Histologie stellt den Gold-Standard der Malignitätsbeurteilung und somit die entscheidende Referenz dar. Die Ergebnisse der Genexpressionsanalyse sind damit nicht immer deckungsgleich. Eine Übersetzung der neuen Methode auf den Gold-Standard ist analog zu Mol (Mol 2002, 78 ff.) somit nicht vollständig möglich. Die langjährige Ausrichtung der Therapieentscheidung an der Malignitätsbewertung und die Verankerung dieser Methode in der Organisation und den Institutionen der Brustkrebsbehandlung lassen demnach Konflikte bei konträren Interpretationen und soziale Widerstände durch die betroffenen PathologInnen erwarten. Der mit einer Abwertung der Histologie verbundene Bedeutungsverlust der Pathologie und die

Kompetenzdiffusion zu externen Testzentren wird sich dabei aller Wahrscheinlichkeit nach als Hindernis für die Genexpressionsanalyse erweisen, da die Pathologie über die interdisziplinäre Tumorkonferenz in die Therapieentscheidung eingebunden ist. Zusätzlich zur theoretischen Bedeutung der Histologie gilt es somit auch ihre organisatorische Verankerung abzuschwächen, wenn die Genexpressionsanalyse erfolgreich etabliert werden soll. Voraussetzung dafür ist die überzeugende klinische Validierung der Genexpressionsanalyse in prospektiven Studien, da nur so die OnkologInnen als Verbündete der neuen Technik gewonnen werden könnten, um diesen Widerstand zu überwinden (vgl. Callon 1986) (siehe Kapitel 3.1.2, ab Seite 40).

Der Widerstand durch technische Faktoren betrifft hauptsächlich den Mammaprint-Test. Analog zur Akzeptanzbedingung der technischen Integrierbarkeit stellen die relativ große Menge Tumorgewebes und die Aufbereitung von Frischgewebe, die für diesen Test notwendig sind, ein deutliches Hindernis für seine Akzeptanz in der klinischen Praxis dar. Während die Etablierung entsprechender Arbeitsabläufe und die Anschaffung neuer Geräte zur Frischgewebegewinnung in erster Linie ein finanzielles und organisatorisches Problem sind, besteht in der Konkurrenz um knappes Tumorgewebe ein sehr viel größeres Hindernis für die Akzeptanz. Die im Zuge der Entwicklung neuer Diagnoseverfahren und der Einführung des Mammographiescreening immer kleiner werdenden Tumore führen zu einer Verschärfung dieser Situation, die eventuell nur noch die reguläre Durchführung eines Verfahrens erlaubt. Der gegenseitige Ausschluss von Genexpressionsanalyse und etablierten histologischen Verfahren in diesem Fall würde die Hürde für eine Einführung der Genexpressionsanalyse deutlich erhöhen. Eine langsame Akzeptanz und Entwicklung zum Gold-Standard in Analogie zu Mol könnte nicht stattfinden.

Da dieser Punkt nur den Microarray Mammaprint betrifft, stellt er kein generelles Hindernis für die Einführung der Genexpressionsanalyse dar. Es ist jedoch davon auszugehen, dass er einen signifikanten Vorteil für den OncotypeDX bedeutet.

Die Widerstände gegen eine Einführung der Genexpressionsanalyse in die klinische Praxis liegen somit – analog zu den Akzeptanzbedingungen – im Konflikt mit den etablierten Klassifikationssystemen und ihrer Konvergenzwirkung, in technischer Limitierungen (hier besonders im Konflikt um knappe Ressourcen), und schließlich im Widerstand einzelner, durch die Technik benachteiligter, Gruppen.

- *Welche Auswirkungen durch die Genexpressionsanalyse sind für die Klassifikation des Mammakarzinoms zu erwarten?*

Die seit langem zunehmende Konzentration der Analyse maligner Erkrankungen auf zelluläre Signalwege und deren systemische Erfassung erfährt durch die Genexpressionsanalyse einen weiteren Schub. Damit intensiviert sich auch das systemische Verständnis der Tumorgenese. Folge davon ist eine Ausrichtung der Klassifikation an komplexen zellulären Wirknetzwerken, die mit malignen Mechanismen verknüpft sind. Verstärkt durch die zunehmende Fokussierung der klinischen Praxis auf die systemische Therapie trägt die Einführung der Genexpressionsanalyse somit zu einer Abschwächung der Rolle makroskopischer Parameter wie der Tumorgröße und zellulärer Parameter wie der Histologie bei.

An deren Stelle ist ein Zuwachs der Bedeutung spezifischer *Pathways* für die Subklassifikation des Mammakarzinoms zu erwarten. Die Rolle unterschiedlicher *Pathways* ist dabei abhängig von ihrer klinischen Relevanz: ihrem Einfluss auf den Krankheitsverlauf, die Rezedivwahrscheinlichkeit und als mögliche Ziele noch zu entwickelnder Therapien. Die Erfassung dieser Signalwege muss dabei immer systemisch erfolgen, um eine hinreichende Beschreibung ihrer Funktion zu gewährleisten, da sie sich aus einer Vielzahl einzelner Faktoren zusammensetzen. Der größte Effekt der Genexpressionsanalyse auf die Klassifikation des Mammakarzinoms ist demnach auch in der Hinführung auf systemische Erklärungsmuster zu sehen. Die Analyse vieler einzelner Marker und die Auswertung ihrer Wechselwirkungen im Netzwerk trägt zu einem breiteren Verständnis der zu Grunde liegenden Systematik der Mammakarzinome bei und kann so ein in sich kongruentes System zur Klassifikation der Erkrankung schaffen.

Die zunehmende Berücksichtigung intrinsischer Tumoreigenschaften für die Klassifikation stellt auch einen ersten Schritt zu einem Paradigmenwechsel dar. Tumore werden in Zukunft vorraussichtlich weniger anhand verfügbarer Therapieoptionen, aber dafür mehr anhand ihrer intrinsischen Konfiguration klassifiziert werden. Im Gegensatz zum (in der Vergangenheit stattfindenden) Entwickeln wirksamer Therapeutika und der Klassifikation der Tumore anhand ihrer Suszeptibilität gegenüber diesen Wirksubstanzen (Tamoxifen, Herceptin), werden klinische Ordnungen von Tumorerkrankungen künftig möglicherweise auf relevanten Malignitätsmechanismen basieren, die Rückschlüsse auf ihre klinischen Eigenschaften zulassen und eine angepasste und zielgerichtete Therapie ermöglichen. Die der Klassifikation zu Grunde liegende Systematik rückt also ab von der Therapie und stellt die (molekularen) Charakteristika der Erkrankung selber in den Mittelpunkt.

Wie diese Entwicklungen genau verlaufen und sich die Balance zwischen therapieorientierten und tumororientierten Klassifikationsparametern verschieben wird, ist zum gegenwärtigen Zeitpunkt schwer zu prognostizieren. Insbesondere die Beeinflussung und die Rolle der öffentlichen und privaten Forschung in diesem Prozess stellt daher ein interessantes Feld für zukünftige Untersuchungen dar.

- *Sind durch die Einführung der Genexpressionsanalyse Einflüsse auf die Stabilität der Krankheitsentität Brustkrebs zu erwarten?*

Die Frage nach der Stabilität der Krankheitsentität Brustkrebs lässt sich anhand der hier angestellten Untersuchungen und ihrer Ergebnisse nur spekulativ beantworten. Die derzeit in der Validierung und auf dem Markt befindlichen Verfahren lassen diesbezüglich kaum Schlüsse zu.

Die zur Entwicklung der Genexpressionsanalyse angestellten Untersuchungen und die dabei identifizierten Subgruppen geben jedoch bereits jetzt einige Hinweise auf mögliche alternative Ordnungssysteme für Tumorerkrankungen im Allgemeinen und Brustkrebs im Besonderen. Die Bildung definierter Subgruppen zu einem frühen Zeitpunkt der Tumorgenese, deren klare Abgrenzung voneinander und die Korrelation mit dem klinischen Krankheitsverlauf lassen eine Veränderung der derzeitigen Wahrnehmung von Tumorentitäten möglich erscheinen.

Gefördert durch das Leitbild individualisierter Medizin ist es wahrscheinlich, dass die für die klinische Diagnose und Behandlung des Mammakarzinoms relevanten Subklassifikationen eine weitere Diversifizierung erfahren. Die derzeitige Tumorsystematik der ICD hingegen, die sich hauptsächlich auf die Lokalisation bezieht, wird aufgrund der Verschiebung des Therapiefokusses zur systemischen Therapie und der zunehmenden Stratifizierung der Tumore anhand intrinsischer und systemischer Parameter voraussichtlich an Bedeutung verlieren. Kommt es weiterhin zur Identifizierung klinisch relevanter Subgruppen, die sich bei verschiedenen Tumorentitäten wiederfinden, so ist ein Aufbrechen dieser Entitäten zu erwarten. In Zukunft könnte demnach nicht mehr nach Krebserkrankungen unterschiedlicher Organe unterschieden werden, sondern beispielsweise nach luminalen und basalen Tumoren in Brust, Ovar oder anderen Organen.

Da die ICD jedoch in weitaus stärkerem Maße als Infrastruktur wirkt als die Subklassifikationen der Erkrankungen und auch institutionell (etwa in Form der Brustzentren) im medizinischen System verankert ist, bedarf es zur Überwindung der Konvergenzeffekte der Krankheitsklassifikation der ICD starker fördernder Kräfte. In wie weit beispielsweise die Entwicklung neuer zielgerichteter Therapien (*small molecules*) eine derartige Triebkraft darstellt, wäre in zukünftigen Analysen genauer zu untersuchen.

Im Kern trägt die hier vorgelegte Arbeit dazu bei, den Einfluss neuer Technologien – hier speziell der Genexpressionsanalyse – bei der Klassifikation von Tumorerkrankungen – hier speziell Brustkrebs – besser zu verstehen. Sie analysiert, wie sich die Repräsentation der Krankheit durch die Einführung der Genexpressionsanalyse verändert, was die Voraussetzungen für den Erfolg und die flächendeckende Einführung der Genexpressionsanalyse in die klinische Praxis sind und welche Hindernisse ihr entgegenstehen, welche Auswirkungen sie auf die Klassifikation des Mammakarzinoms hat und wie sie die Stabilität der Krankheitsentität Brustkrebs beeinflusst.

Offen bleiben Fragen nach der Rezeption neuer Formen der Tumorrepräsentation durch PatientInnen, ExpertInnen und Laien, der genauen Ausgestaltung der Verschiebung von therapieorientierten zu tumororientierten Klassifikationsparametern und der weiteren konkreten Entwicklung der Tumorentitäten unter dem Einfluss zukünftiger diagnostischer und therapeutischer Verfahren. Die Beantwortung dieser Fragen ist zukünftigen Untersuchungen vorbehalten.

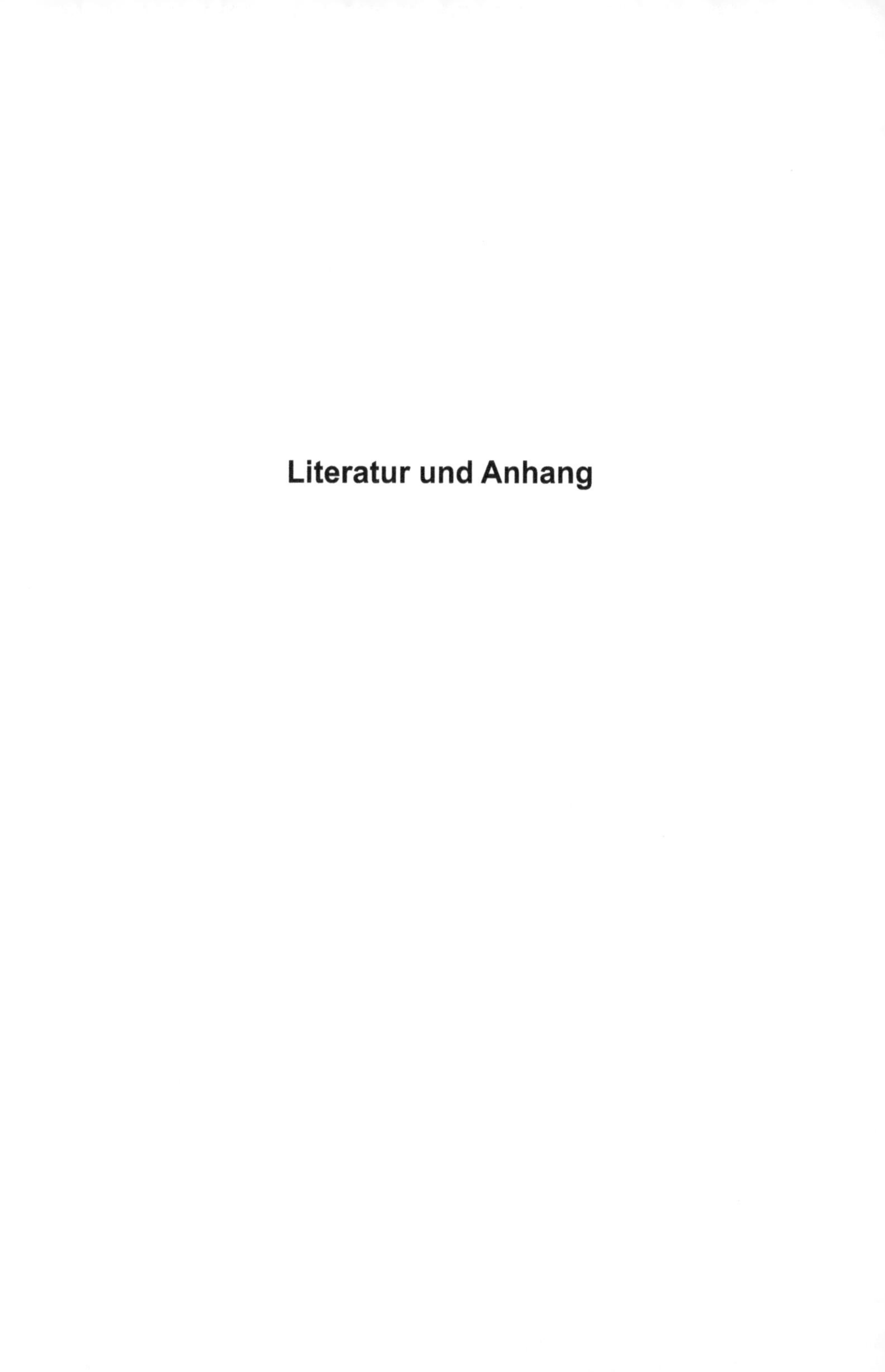

Literatur und Anhang

15. Literatur

Ach, R. A., Floore, A., Curry, B., Lazar, V., Glas, A. M., Pover, R., Tsalenko, A. u. a. 2007. Robust interlaboratory reproducibility of a gene expression signature measurement consistent with the needs of a new generation of diagnostic tools. *BMC Genomics* 8: 148.

Adjuvant! Inc. 2008. Welcome to Adjuvant! Online. https://www.adjuvantonline.com/resources.jsp.

---. 2009. Adjuvant! Breast Cancer Help Files. September 5. https://www.adjuvantonline.com/breasthelp0306/breastindex.html.

Agendia. 2009a. Frequently Asked Questions - Agendia | Decoding Cancer. http://row.agendia.com/en/frequently_asked_questions.html.

---. 2009b. Your Test Results - Agendia | Decoding Cancer. August 21. http://row.agendia.com/en/your_test_results.html.

---. 2009c. Healthcare and financial implications - Agendia | Decoding Cancer. September 24. http://row.agendia.com/en/healthcare_and_financial_implications.html.

Aiello, E. J., Buist, D. S. M., White, E., Seger, D. und Taplin, S. H. 2004. Rate of breast cancer diagnoses among postmenopausal women with self-reported breast symptoms. *J Am Board Fam Pract* 17, no. 6 (Dezember): 408-15.

AJCC. 2002. *AJCC Cancer Staging Manual (6th Edition)*. Hg. v. Frederick L. Greene, David L. Page, Irvin D. Fleming, April Fritz, Charles M. Balch, Daniel G. Haller, und Monica Morrow. 6. Aufl. Springer.

Akao, M., O'Rourke, B., Teshima, Y., Seharaseyon, J. und Marban, E. 2003. Mechanistically distinct steps in the mitochondrial death pathway triggered by oxidative stress in cardiac myocytes. *Circ Res* 92, no. 2 (Februar 7): 186-194.

van Aken, J., Schmedders, M., Feuerstein, G. und Kollek, R. 2003. Prospects and limits of pharmacogenetics: the thiopurine methyl transferase (TPMT) experience. *Am J Pharmacogenomics* 3, no. 3: 149-155.

Albrecht, H. 2002. Die ganz persönliche Pille | Wissen | ZEIT ONLINE. *Die ZEIT*, 15/2002 edition. http://www.zeit.de/2002/15/Die_ganz_persoenliche_Pille.

Albrechtsen, H. und Jacob, E. 1998. The Dynamics of Classifications Systems as Boundary Objects for Cooperation in the Electronic Library. *Library Trends* 47, no. 2: 293-312.

Ali, M. A. und Sjoblom, T. 2009. Molecular pathways in tumor progression: from discovery to functional understanding. *Mol Biosyst* 5, no. 9: 902-908.

Anchisi, S., Stalder, M., Obrist, R., Suleiman, M. und Perey, L. 2001. Brustkrebs - Systemische adjuvante Therapien sowie Behandlungsmöglichkeiten bei Metastasen. *Schweiz Med Forum* 44.

Andre, F., Hatzis, C., Anderson, K., Sotiriou, C., Mazouni, C., Mejia, J., Wang, B., Hortobagyi, G. N., Symmans, W. F. und Pusztai, L. 2007. Microtubule-Associated Protein-tau is a Bifunctional Predictor of Endocrine Sensitivity and Chemotherapy Resistance in Estrogen Receptor-Positive Breast Cancer. *Clin Cancer Res* 13, no. 7 (April 1): 2061-2067.

Argyriou, A. A., Koltzenburg, M., Polychronopoulos, P., Papapetropoulos, S. und Kalofonos, H. P. 2008. Peripheral nerve damage associated with administration of taxanes in patients with cancer. *Crit Rev Oncol Hematol* 66, no. 3 (Juni): 218-228.

Arnould, L., Gelly, M., Penault-Llorca, F., Benoit, L., Bonnetain, F., Migeon, C., Cabaret, V. u. a. 2006. Trastuzumab-based treatment of HER2-positive breast cancer: an antibody-dependent cellular cytotoxicity mechanism? *Br J Cancer* 94, no. 2 (Januar 30): 259-267.

Arthur, D. W. und Vicini, F. A. 2005. Accelerated partial breast irradiation as a part of breast conservation therapy. *J Clin Oncol* 23, no. 8 (März 10): 1726-1735.

ARUP Laboratories. 2008. Breast Bioclassifier™ - 55-gene qRT-PCR assay. http://www.bioclassifier.com/comparison.html.

Asyali, M. H., Colak, D., Demirkaya, O. und Inan, M. S. 2006. Gene Expression Profile Classification: A Review. *Current Bioinformatics* 1: 55-73.

Ayers, M., Symmans, W. F., Stec, J., Damokosh, A. I., Clark, E., Hess, K., Lecocke, M. u. a. 2004. Gene expression profiles predict complete pathologic response to neoadjuvant paclitaxel and fluorouracil, doxorubicin, and cyclophosphamide chemotherapy in breast cancer. *J Clin Oncol* 22, no. 12: 2284-2293.

Barnes, B., Henry, J. und Bloor, D. 1996. *Scientific Knowledge: A Sociological Analysis*. London: Athlone. http://amazon.de/o/ASIN/0226037304/.

Bartelink, H., Horiot, J., Poortmans, P. M., Struikmans, H., Van den Bogaert, W., Fourquet, A., Jager, J. J. u. a. 2007. Impact of a higher radiation dose on local control and survival in breast-conserving therapy of early breast cancer: 10-year results of the randomized boost versus no boost EORTC 22881-10882 trial. *J Clin Oncol* 25, no. 22: 3259-3265.

Bartlett, J. M. S. und Stirling, D. 2003. A short history of the polymerase chain reaction. *Methods Mol Biol* 226: 3-6.

Baselga, J. 2001. Clinical trials of Herceptin® (trastuzumab). *European Journal of Cancer* 37, no. Supplement 1 (Januar): 18-24.

Baselga, J., Norton, L., Albanell, J., Kim, Y. M. und Mendelsohn, J. 1998. Recombinant humanized anti-HER2 antibody (Herceptin) enhances the antitumor activity of paclitaxel and doxorubicin against HER2/neu overexpressing human breast cancer xenografts. *Cancer Res* 58, no. 13: 2825--2831.

Becker, H. S. 1986. *Doing Things Together: Selected Papers*. Northwestern University Press,U.S., 10. http://amazon.de/o/ASIN/0810107236/.

Bellon, J. R., Come, S. E., Gelman, R. S., Henderson, I., Shulman, L. N., Silver, B. J., Harris, J. R. und Recht, A. 2005. Sequencing of chemotherapy and radiation therapy in early-stage breast cancer: updated results of a prospective randomized trial. *J Clin Oncol* 23, no. 9 (März 20): 1934-1940.

Bender, G. 2007. Wechselwirkung zwischen Technik und institutionellen Strukturen versus Technologieentwicklung als Institutionalisierungsprozess. In *Gesellschaft und die Macht der Technik*, hg. v. Ulrich Dolata und Raymund Werle. Campus Verlag, Frankfurt/Main.

Berndt, C. 2000. PASSENDER HANDSCHUH - Artikel - SPIEGEL WISSEN - Lexikon, Wikipedia und SPIEGEL-Archiv. *Der SPIEGEL*, April 10, 15/2000 edition.

Bertucci, F., Finetti, P., Rougemont, J., Charafe-Jauffret, E., Cervera, N., Tarpin, C., Nguyen, C. u. a. 2005. Gene expression profiling identifies molecular subtypes of inflammatory breast cancer. *Cancer Res* 65, no. 6: 2170-2178.

Blamey, R. 1998. The British Association of Surgical Oncology Guidelines for surgeons in the management of symptomatic breast disease in the UK (1998 revision). BASO Breast Specialty Group. *Eur J Surg Oncol* 24, no. 6 (Dezember): 464-476.

Bloor, D. 1976. *Knowledge and Social Imagery.* London: Routledge & Kegan Paul.

---. 1982. Durkheim and Mauss revisited: Classification and the sociology of knowledge. *Studies In History and Philosophy of Science Part A* 13, no. 4 (Dezember): 267-297.

Boccardo, F., Rubagotti, A., Guglielmini, P., Fini, A., Paladini, G., Mesiti, M., Rinaldini, M. u. a. 2006. Switching to anastrozole versus continued tamoxifen treatment of early breast cancer. Updated results of the Italian tamoxifen anastrozole (ITA) trial. *Ann Oncol* 17 Suppl 7 (Juni): 10-14.

Böhringer, S. und Epplen, J. T. 2001. Genetische Variabilität in Populationen: Prädikativer Indikator und Klassifikationsinstrument für die Pharmakogenomik? *Medizinische Genetik* 13, no. 3: 249-251.

Bonadonna, G., Brusamolino, E., Valagussa, P., Rossi, A., Brugnatelli, L., Brambilla, C., De Lena, M. u. a. 1976. Combination chemotherapy as an adjuvant treatment in operable breast cancer. *N Engl J Med* 294, no. 8 (Februar 19): 405-410.

Bonadonna, G., Zambetti, M. und Valagussa, P. 1995. Sequential or alternating doxorubicin and CMF regimens in breast cancer with more than three positive nodes. Ten-year results. *JAMA* 273, no. 7 (Februar 15): 542-547.

Bose, S., Lesser, M. L., Norton, L. und Rosen, P. P. 1996. Immunophenotype of intraductal carcinoma. *Arch Pathol Lab Med* 120, no. 1 (Januar): 81-5.

Bowker, G. C. 1996. Actor Network Theory and Classification. http://epl.scu.edu/~gbowker/actnet.html.

Bowker, G. C. und Star, S. L. 1999. *Sorting Things out: classification and its consequences.*

Brazma, A., Hingamp, P., Quackenbush, J., Sherlock, G., Spellman, P., Stoeckert, C., Aach, J. u. a. 2001. Minimum information about a microarray experiment (MIAME)-toward standards for microarray data. *Nat Genet* 29, no. 4: 365--371.

Breast International Group. 2009. BIG 3-04 MINDACT EORTC 10041. September 24. http://www.breastinternationalgroup.org/BIG/Clinical_Trials/Active_trials/BIG 3-04_MINDACT_EORTC_10041.aspx.

Bria, E., Nistico, C., Cuppone, F., Carlini, P., Ciccarese, M., Milella, M., Natoli, G., Terzoli, E., Cognetti, F. und Giannarelli, D. 2006. Benefit of taxanes as adjuvant chemotherapy for early breast cancer: pooled analysis of 15,500 patients. *Cancer* 106, no. 11 (Juni 1): 2337-2344.

Brito, R., Valero, V., Buzdar, A., Booser, D., Ames, F., Strom, E., Ross, M. u. a. 2001. Long-term results of combined-modality therapy for locally advanced breast cancer with ipsilateral supraclavicular metastases: The University of Texas M.D. Anderson Cancer Center experience. *J Clin Oncol* 19, no. 3 (Februar 1): 628-633.

Budman, D., Berry, D., Cirrincione, C., Henderson, I., Wood, W., Weiss, R., Ferree, C. u. a. 1998. Dose and dose intensity as determinants of outcome in the adjuvant treatment of breast cancer. The Cancer and Leukemia Group B. *J Natl Cancer Inst* 90, no. 16: 1205-1211.

Bueno-de-Mesquita, J., Linn, S., Keijzer, R., Wesseling, J., Nuyten, D., van Krimpen, C., Meijers, C. u. a. 2008. Validation of 70-gene prognosis signature in node-negative breast cancer. *Breast Cancer Res Treat*. http://www.hubmed.org/display.cgi?uids=18819002.

Bueno-de-Mesquita, J. M., van Harten, W. H., Retel, V. P., van 't Veer, L. J., van Dam, F. S., Karsenberg, K., Douma, K. F. u. a. 2007. Use of 70-gene signature to predict prognosis of patients with node-negative breast cancer: a prospective community-based feasibility study (RASTER). *The Lancet Oncology* 8, no. 12 (Dezember): 1079-1087. doi:doi: DOI: 10.1016/S1470-2045(07)70346-7.

Bullock, G. C., Bruns, D. E. und Haverstick, D. M. 2002. Hepatitis C genotype determination by melting curve analysis with a single set of fluorescence resonance energy transfer probes. *Clin Chem* 48, no. 12 (Dezember): 2147-2154.

Burkhart, D. L. und Sage, J. 2008. Cellular mechanisms of tumour suppression by the retinoblastoma gene. *Nat Rev Cancer* 8, no. 9: 671-682. doi:10.1038/nrc2399.

Burris, H. A., Hurwitz, H. I., Dees, E., Dowlati, A., Blackwell, K. L., O'Neil, B., Marcom, P. K. u. a. 2005. Phase I safety, pharmacokinetics, and clinical activity study of lapatinib (GW572016), a reversible dual inhibitor of epidermal growth factor receptor tyrosine kinases, in heavily pretreated patients with metastatic carcinomas. *J Clin Oncol* 23, no. 23: 5305-5313.

Buyse, M., Loi, S., van't Veer, L., Viale, G., Delorenzi, M., Glas, A. M., d'Assignies, M. S. u. a. 2006. Validation and clinical utility of a 70-gene prognostic signature for women with node-negative breast cancer. *J Natl Cancer Inst* 98, no. 17: 1183-1192.

Buzdar, A. U., Ibrahim, N. K., Francis, D., Booser, D. J., Thomas, E. S., Theriault, R. L., Pusztai, L. u. a. 2005. Significantly higher pathologic complete remission rate after neoadjuvant therapy with trastuzumab, paclitaxel, and epirubicin chemotherapy: results of a randomized trial in human epidermal growth factor receptor 2-positive operable breast cancer. *J Clin Oncol* 23, no. 16 (Juni 1): 3676-3685.

Callon, M. 1986. Some elements of a sociology of translation: domestication of the scallops and the fishermen of St Brieuc Bay.

---. 2006. Techno-ökonomische Netzwerke und Irreversibilitäten. In *ANThology*, hg. v. Andrea Bellinger und David Krieger. Bielefeld: Transcript.

Cangiano, J., Centeno, B. A., Garrett, C. R., Caceres, W., de Jesus, A., Lee, J., Pavia, O. u. a. 2008. Signal transduction proteins in tumors from Puerto Rican and Caucasian gastric adenocarcinoma patients: expression differences with potential for specific targeted therapies. *Dig Dis Sci* 53, no. 8: 2090-2100.

Cardoso, F. 2009. PODIUM – MINDACT: with Dr. Fatima Cardoso - Ecco. http://www.ecco-org.eu/News/News/EJC-news-3/PODIUM-MINDACT-with-Dr-Fatima-Cardoso/page.aspx/1542.

Cardoso, F., Veer, L. V., Rutgers, E., Loi, S., Mook, S. und Piccart-Gebhart, M. J. 2008. Clinical application of the 70-gene profile: the MINDACT trial. *J Clin Oncol* 26, no. 5: 729--735.

Carey, L. A., Dees, E. C., Sawyer, L., Gatti, L., Moore, D. T., Collichio, F., Ollila, D. W., Sartor, C. I., Graham, M. L. und Perou, C. M. 2007. The triple negative paradox:

primary tumor chemosensitivity of breast cancer subtypes. *Clin Cancer Res* 13, no. 8 (April 15): 2329-2334.

Carlson, R. W. und McCormick, B. 2005. Update: NCCN breast cancer Clinical Practice Guidelines. *J Natl Compr Canc Netw* 3 Suppl 1 (November): 7-11.

Carlson, R., Allred, D., Anderson, B., Burstein, H., Carter, W., Edge, S., Erban, J. u. a. 2009. Breast Cancer. Clinical practice guidelines in oncology. *J Natl Compr Canc Netw* 7, no. 2 (Februar): 122-192.

Chang, J. C., Makris, A., Gutierrez, M., Hilsenbeck, S. G., Hackett, J. R., Jeong, J., Liu, M. u. a. 2008. Gene expression patterns in formalin-fixed, paraffin-embedded core biopsies predict docetaxel chemosensitivity in breast cancer patients. *Breast Cancer Res Treat* 108, no. 2 (März): 233-240.

Chautard, E., Thierry-Mieg, N. und Ricard-Blum, S. 2009. Interaction networks: from protein functions to drug discovery. A review. *Pathol Biol (Paris)* 57, no. 4 (Juni): 324-333.

Chu, I. M., Hengst, L. und Slingerland, J. M. 2008. The Cdk inhibitor p27 in human cancer: prognostic potential and relevance to anticancer therapy. *Nat Rev Cancer* 8, no. 4 (April): 253-267. doi:10.1038/nrc2347.

Citron, M. L., Berry, D. A., Cirrincione, C., Hudis, C., Winer, E. P., Gradishar, W. J., Davidson, N. E. u. a. 2003. Randomized trial of dose-dense versus conventionally scheduled and sequential versus concurrent combination chemotherapy as postoperative adjuvant treatment of node-positive primary breast cancer: first report of Intergroup Trial C9741/Cancer and Leukemia Group B Trial 9741. *J Clin Oncol* 21, no. 8 (April 15): 1431-1439.

Clarke, M., Collins, R., Darby, S., Davies, C., Elphinstone, P., Evans, E., Godwin, J. u. a. 2005. Effects of radiotherapy and of differences in the extent of surgery for early breast cancer on local recurrence and 15-year survival: an overview of the randomised trials. *Lancet* 366, no. 9503 (Dezember 17): 2087-2106.

Cleator, S. und Ashworth, A. 2004. Molecular profiling of breast cancer: clinical implications. *Br J Cancer* 90, no. 6: 1120-1124.

ClinicalTrials.gov. 2009. Hormone Therapy With or Without Combination Chemotherapy in Treating Women Who Have Undergone Surgery for Node-Negative Breast Cancer (The TAILORx Trial). September 24. http://www.clinicaltrials.gov/ct/show/NCT00310180?order=1.

Cobleigh, M. A., Tabesh, B., Bitterman, P., Baker, J., Cronin, M., Liu, M., Borchik, R., Mosquera, J., Walker, M. G. und Shak, S. 2005. Tumor Gene Expression and Prognosis in Breast Cancer Patients with 10 or More Positive Lymph Nodes. *Clin Cancer Res* 11, no. 24 (Dezember 15): 8623-8631.

Colozza, M., Califano, R., Minenza, E., Dinh, P. und Azambuja, E. 2008. Aromatase inhibitors: a new reality for the adjuvant endocrine treatment of early-stage breast cancer in postmenopausal women. *Mini Rev Med Chem* 8, no. 6 (Juni): 564-574.

Coradini, D. und Daidone, M. G. 2004. Biomolecular prognostic factors in breast cancer. *Curr Opin Obstet Gynecol* 16, no. 1: 49-55.

Cornet, R. und de Keizer, N. 2008. Forty years of SNOMED: a literature review. *BMC Med Inform Decis Mak* 8 Suppl 1. http://www.hubmed.org/display.cgi?uids=19007439.

Couzin, J. 2007. Diagnostics. Amid debate, gene-based cancer test approved. *Science* 315, no. 5814 (Februar 16): 924.

Crick, F. 1970. Central dogma of molecular biology. *Nature* 227, no. 5258: 561-563.

Crick, F. 1958. On protein synthesis. *Symp Soc Exp Biol* 12: 138-163.

Critchley-Thorne, R., Miller, S., Taylor, D. und Lingle, W. 2009. Applications of Cellular Systems Biology in Breast Cancer Patient Stratification and Diagnostics. *Comb Chem High Throughput Screen* (November 1). http://www.hubmed.org/display.cgi?uids=19531004.

Crivellari, D., Spazzapan, S., Lombardi, D., Berretta, M., Magri, M., Sorio, R., Scalone, S. und Veronesi, A. 2003. Treatment of older breast cancer patients with high recurrence risk. *Crit Rev Oncol Hematol* 46, no. 3 (Juni): 241-246.

Cronin, M., Pho, M., Dutta, D., Stephans, J. C., Shak, S., Kiefer, M. C., Esteban, J. M. und Baker, J. B. 2004. Measurement of gene expression in archival paraffin-embedded tissues: development and performance of a 92-gene reverse transcriptase-polymerase chain reaction assay. *Am J Pathol* 164, no. 1 (Januar): 35-42.

Cronin, M., Sangli, C., Liu, M., Pho, M., Dutta, D., Nguyen, A., Jeong, J., Wu, J., Langone, K. C. und Watson, D. 2007. Analytical validation of the Oncotype DX genomic diagnostic test for recurrence prognosis and therapeutic response prediction in node-negative, estrogen receptor-positive breast cancer. *Clin Chem* 53, no. 6 (Juni): 1084-1091.

Dalton, W. S. und Friend, S. H. 2006. Cancer Biomarkers--An Invitation to the Table. *Science* 312, no. 5777 (Mai 26): 1165-1168.

van Dam, P. A., Van Goethem, M. L., Kersschot, E., Vervliet, J., Van den Veyver, I. B., De Schepper, A. und Buytaert, P. 1988. Palpable solid breast masses: retrospective single- and multimodality evaluation of 201 lesions. *Radiology* 166, no. 2 (Februar): 435-9.

D'Angelo, P. C., Galliano, D. E. und Rosemurgy, A. S. 1997. Stereotactic excisional breast biopsies utilizing the advanced breast biopsy instrumentation system. *The American Journal of Surgery* 174, no. 3 (September): 297-302. doi:doi: DOI: 10.1016/S0002-9610(97)00109-8.

David, P. A. und Rothwell, G. S. 1996. Standardization, diversity and learning: Strategies for the coevolution of technology and industrial capacity. *International Journal of Industrial Organization* 14, no. 2: 181-201. doi:doi: DOI: 10.1016/0167-7187(95)00475-0.

Davis, L. M., Harris, C., Tang, L., Doherty, P., Hraber, P., Sakai, Y., Bocklage, T. u. a. 2007. Amplification patterns of three genomic regions predict distant recurrence in breast carcinoma. *J Mol Diagn* 9, no. 3 (Juli): 327-336.

Denoix, P. F. 1944. Sur l 'organisation d 'une statistique permanente du cancer. *Bull. Int. Nat. Hyg. (Paris)*: 67-74.

Desta, Z., Ward, B. A., Soukhova, N. V. und Flockhart, D. A. 2004. Comprehensive evaluation of tamoxifen sequential biotransformation by the human cytochrome P450 system in vitro: prominent roles for CYP3A and CYP2D6. *J Pharmacol Exp Ther* 310, no. 3: 1062--1075.

Deutsche Krankenhausgesellschaft (DKG), GKV-Spitzenverband, Verband der privaten Krankenversicherung (PKV) und Institut für das Entgeltsystem im Krankenhaus (InEK

GmbH). 2009. Deutsche Kodierrichtlinie - Allgemeine und Spezielle Kodierrichtlinien für die Verschlüsselung von Krankheiten und Prozeduren.

Dinh, P., Sotiriou, C. und Piccart, M. J. 2007. The evolution of treatment strategies: Aiming at the target. *The Breast* 16, no. Supplement 2: 10-16. doi:doi: DOI: 10.1016/j.breast.2007.07.032.

DKG und DGS, Hrsg. 2003. Fachliche Anforderungen für die Zertifizierung von Brustzentren durch die Deutsche Krebsgesellschaft und die Deutsche Gesellschaft für Senologie. Hg. v. DKG und DGS. April 23. http://www.senologie.org/download/pdf/anforderungen.pdf.

DKG und DGS, Hrsg. 2006. Erhebungsbogen für Brustzentren. Hg. v. DKG und DGS. August 31.

van Dongen, J., Bartelink, H., Fentiman, I., Lerut, T., Mignolet, F., Olthuis, G., van der Schueren, E., Sylvester, R., Winter, J. und van Zijl, K. 1992. Randomized clinical trial to assess the value of breast-conserving therapy in stage I and II breast cancer, EORTC 10801 trial. *J Natl Cancer Inst Monogr*, no. 11: 15-18.

van Dongen, J., Voogd, A., Fentiman, I., Legrand, C., Sylvester, R., Tong, D., van der Schueren, E., Helle, P., van Zijl, K. und Bartelink, H. 2000. Long-term results of a randomized trial comparing breast-conserving therapy with mastectomy: European Organization for Research and Treatment of Cancer 10801 trial. *J Natl Cancer Inst* 92, no. 14 (Juli 19): 1143-1150.

Donninger, H., Bonome, T., Radonovich, M., Pise-Masison, C. A., Brady, J., Shih, J. H., Barrett, J. und Birrer, M. J. 2004. Whole genome expression profiling of advance stage papillary serous ovarian cancer reveals activated pathways. *Oncogene* 23, no. 49 (Oktober 21): 8065-8077.

Douglas, M. 1986. *How Institutions Think*. Syracuse, NY: Syracuse Univ Pr. http://amazon.de/o/ASIN/0815602065/.

Durkheim, É. und Mauss, M. 1969. De Quelques Formes Primitives de Classification: Contribution à l'Etude des Représentations Collectives. In *Oeuvres. 2. Représentations Collectivés et Diversité des Civilisations.*, 9 - 105. Paris: Les Editions de Minuit.

Early Breast Cancer Trialists´Collaborative Group. 2005. Effects of chemotherapy and hormonal therapy for early breast cancer on recurrence and 15-year survival: an overview of the randomised trials. *Lancet* 365, no. 9472 (Mai 14): 1687-1717.

Edén, P., Ritz, C., Rose, C., Fernö, M. und Peterson, C. 2004. "Good Old" clinical markers have similar power in breast cancer prognosis as microarray gene expression profilers. *Eur J Cancer* 40, no. 12: 1837-1841.

Edge, S., Byrd, D., Compton, C., Fritz, A., Greene, F. und Trotti, A. 2009. *AJCC Cancer Staging Manual*. 7. Aufl. Springer.

Eifel, P., Axelson, J. A., Costa, J., Crowley, J., Curran, W. J., Deshler, A., Fulton, S. u. a. 2001. National Institutes of Health Consensus Development Conference Statement: adjuvant therapy for breast cancer, November 1-3, 2000. *J Natl Cancer Inst* 93, no. 13: 979-989.

Eisen, M. B., Spellman, P. T., Brown, P. O. und Botstein, D. 1998. Cluster analysis and display of genome-wide expression patterns. *Proc Natl Acad Sci U S A* 95, no. 25: 14863-14868.

Ellis, M., Coop, A., Singh, B., Mauriac, L., Llombert-Cussac, A., Janicke, F., Miller, W. u. a. 2001. Letrozole is more effective neoadjuvant endocrine therapy than tamoxifen for ErbB-1- and/or ErbB-2-positive, estrogen receptor-positive primary breast cancer: evidence from a phase III randomized trial. *J Clin Oncol* 19, no. 18: 3808-3816.

Elmore, J. G., Barton, M. B., Moceri, V. M., Polk, S., Arena, P. J. und Fletcher, S. W. 1998. Ten-Year Risk of False Positive Screening Mammograms and Clinical Breast Examinations. *N Engl J Med* 338, no. 16 (April 16): 1089-1096.

Elston, C. W. und Ellis, I. O. 1991. Pathological prognostic factors in breast cancer. I. The value of histological grade in breast cancer: experience from a large study with long-term follow-up. *Histopathology* 19, no. 5: 403--410.

EMBL-EBI. 2009. ArrayExpress Home. September 25. http://www.ebi.ac.uk/microarray-as/ae/.

Emerson, H. 1946. Manual for Coding Causes of Illness According to a Diagnosis Code for Tabulating Morbidity Statistics. *Am J Public Health Nations Health* 36, no. 2: 188-b-189.

Emig, M., Saussele, S., Wittor, H., Weisser, A., Reiter, A., Willer, A., Berger, U., Hehlmann, R., Cross, N. und Hochhaus, A. 1999. Accurate and rapid analysis of residual disease in patients with CML using specific fluorescent hybridization probes for real time quantitative RT-PCR. *Leukemia* 13, no. 11 (November): 1825-1832.

Engel, J., Eckel, R., Kerr, J., Schmidt, M., Fürstenberger, G., Richter, R., Sauer, H., Senn, H. J. und Hölzel, D. 2003. The process of metastasisation for breast cancer. *Eur J Cancer* 39, no. 12: 1794--1806.

Engel, J., Nagel, G., Breuer, E., Meisner, C., Albert, U., Strelocke, K., Sauer, H. u. a. 2002. Primary breast cancer therapy in six regions of Germany. *Eur J Cancer* 38, no. 4 (März): 578-585.

Esteva, F. J., Sahin, A. A., Cristofanilli, M., Coombes, K., Lee, S., Baker, J., Cronin, M. u. a. 2005. Prognostic role of a multigene reverse transcriptase-PCR assay in patients with node-negative breast cancer not receiving adjuvant systemic therapy. *Clin Cancer Res* 11, no. 9 (Mai 1): 3315-3319.

European Medicines Agency und Committee for Proprietary Medicinal Products. 2002. Position Paper on the Terminology in Pharmacogenetics. November 21. http://www.emea.europa.eu/pdfs/human/press/pp/307001en.pdf.

EUSOMA Secretariat. 2000. The requirements of a specialist breast unit. *Eur J Cancer* 36, no. 18 (Dezember): 2288-2293.

Evaluation of Genomic Applications in Practice and Prevention (EGAPP) Working Group. 2009. Recommendations from the EGAPP Working Group: can tumor gene expression profiling improve outcomes in patients with breast cancer ? *Genetics in Medicine* 11, no. 1 (Januar): 66-73.

Ewert, R. und Ewert, G. 2000. *Systematiken in der Medizin unter besonderer Berücksichtigung ambulanter Klassifikationen*. Berlin.

Fadare, O. und Zheng, W. 2009. Insights into endometrial serous carcinogenesis and progression. *Int J Clin Exp Pathol* 2, no. 5: 411-432.

Farber, S., Diamond, L., Mercer, R., Sylvester, R. und Wolff, J. 1948. Temporary remissions in acute leukemia in children produced by folic antagonist, 4-aminopteroylglutamic acid (aminopterin). *N Engl J Med*, no. 238: 787-793.

Feezor, R. J., Baker, H. V., Mindrinos, M., Hayden, D., Tannahill, C. L., Brownstein, B. H., Fay, A. u. a. 2004. Whole blood and leukocyte RNA isolation for gene expression analyses. *Physiol Genomics* 19, no. 3 (November): 247-254. doi:10.1152/physiolgenomics.00020.2004.

Fehr, M., Hornung, R., von Orelli, S. und Haller, U. 2002. Stellenwert der modernen stereotaktischen Biopsiemethoden bei mammographisch suspekten Läsionen. *Gynäkologisch-geburtshilfliche Rundschau* 42, no. 4: 201-211.

Ferzli, G. S., Hurwitz, J. B., Puza, T. und Vorst-Bilotti, S. V. 1997. Advanced breast biopsy instrumentation: a critique. *Journal of the American College of Surgeons* 185, no. 2 (August): 145-151. doi:doi: DOI: 10.1016/S1072-7515(01)00896-1.

Feuerstein, G., Kollek, R., Schmedders, M. und van Aken, J. 2003. Irreführende Leitbilder - Zum Mythos der Individualisierung durch pharmakogenetische Behandlungskonzepte. Eine kritische Anmerkung. *Ethik in der Medizin* 15, no. 2 (Juni): 77-86.

Fischgrabe, J. und Wulfing, P. 2008. Targeted therapies in breast cancer: established drugs and recent developments. *Curr Clin Pharmacol* 3, no. 2 (Mai): 85-98.

Fisher, B., Anderson, S. u. a. 1997. Increased intensification and total dose of cyclophosphamide in a doxorubicin-cyclophosphamide regimen for the treatment of primary breast cancer: findings from National Surgical Adjuvant Breast and Bowel Project B-22. *J Clin Oncol* 15, no. 5 (Mai): 1858-1869.

Fisher, B., Brown, A. u. a. 1997. Effect of preoperative chemotherapy on local-regional disease in women with operable breast cancer: findings from National Surgical Adjuvant Breast and Bowel Project B-18. *J Clin Oncol* 15, no. 7 (Juli): 2483-2493.

Fisher, B., Anderson, S., Bryant, J., Margolese, R. G., Deutsch, M., Fisher, E. R., Jeong, J. und Wolmark, N. 2002. Twenty-year follow-up of a randomized trial comparing total mastectomy, lumpectomy, and lumpectomy plus irradiation for the treatment of invasive breast cancer. *N Engl J Med* 347, no. 16 (Oktober 17): 1233-1241.

Fodor, S., Read, J., Pirrung, M., Stryer, L., Lu, A. und Solas, D. 1991. Light-directed, spatially addressable parallel chemical synthesis. *Science* 251, no. 4995 (Februar 15): 767-773.

Folgueira, M. A., Carraro, D. M., Brentani, H., Patr\~a, O. D. F., Barbosa, E. M., Netto, M. M., Caldeira, J. R. u. a. 2005. Gene expression profile associated with response to doxorubicin-based therapy in breast cancer. *Clin Cancer Res* 11, no. 20: 7434-7443.

Förster, T. 1948. Zwischenmolekulare Energiewanderung und Fluoreszenz. *Annalen der Physik* 437, no. 1-2: 55-75.

Forth, W., Henschler, D. und Rummel, W. 1996. *Allgemeine und spezielle Pharmakologie und Toxikologie*. 7. Aufl. Urban \& Fischer, Mchn.

Frasca, F., Pandini, G., Sciacca, L., Pezzino, V., Squatrito, S., Belfiore, A. und Vigneri, R. 2008. The role of insulin receptors and IGF-I receptors in cancer and other diseases. *Arch Physiol Biochem* 114, no. 1 (Februar): 23-37.

Frei, E., Karon, M., Levin, R., Freireich, E., Taylor, R., Hananian, J., Selawry, O. u. a. 1965. The effectiveness of combinations of antileukemic agents in inducing and maintaining remission in children with acute leukemia. *Blood* 26, no. 5 (November): 642-656.

Froschauer, U. und Lueger, M. 2003. *Das qualitative Interview: Zur Praxis interpretativer Analyse sozialer Systeme*. 1. Aufl. UTB, Stuttgart. http://amazon.de/o/ASIN/382522418X/.

Funke, I., Eiermann, W., Engel, J., Harbeck, N., Janni, W., Lebeau, A., Permanetter, W., Rack, B., Untch, M. und Wolf, C. 2005. Prognostische und prädiktive Faktoren beim primären Mammakarzinom. *ManualMammakarzinome*.

Galea, M. H., Blamey, R. W., Elston, C. E. und Ellis, I. O. 1992. The Nottingham Prognostic Index in primary breast cancer. *Breast Cancer Res Treat* 22, no. 3: 207--219.

GenomicHealth. 2008. Pathology guidelines for Unstained Slides. http://www.oncotypedx.com/PDFs/Pathology_Guidelines_Unstained_Slides.pdf.

---. 2009a. Below are answers to frequently asked questions about the Oncotype DX® assay. August 17. http://www.oncotypedx.com/HealthcareProfessional/FAQs.aspx#1.

---. 2009b. What information is available in the Oncotype DX® assay report? August 21. http://www.oncotypedx.com/HealthcareProfessional/ReadingReports.aspx?Sid=17.

---. 2009c. What is the Oncotype DX® assay? September 24. http://www.oncotypedx.com/HealthcareProfessional/ClinicalSummary.aspx?Sid=4.

---. 2009d. Does insurance cover the OncotypeDX® assay? September 24. http://www.oncotypedx.com/HealthcareProfessional/Insurancelnformation.aspx?Sid=6.

Geyer, C. E., Forster, J., Lindquist, D., Chan, S., Romieu, C., Pienkowski, T., Jagiello-Gruszfeld, A. u. a. 2006. Lapatinib plus capecitabine for HER2-positive advanced breast cancer. *N Engl J Med* 355, no. 26 (Dezember 28): 2733-2743.

Gianni, L., Zambetti, M., Clark, K., Baker, J., Cronin, M., Wu, J., Mariani, G. u. a. 2005. Gene expression profiles in paraffin-embedded core biopsy tissue predict response to chemotherapy in women with locally advanced breast cancer. *J Clin Oncol* 23, no. 29: 7265-7277.

Giannopoulou, E., Antonacopoulou, A., Floratou, K., Papavassiliou, A. G. und Kalofonos, H. P. 2009. Dual targeting of EGFR and HER-2 in colon cancer cell lines. *Cancer Chemother Pharmacol* 63, no. 6 (Mai): 973-981.

Giersiepen, K., Haartje, U., Hentschel, S., Katalinic, A. und Kieschke, J. 2004. Brustkrebsregistrierung in Deutschland: Tumorstadienverteilung in der Zielgruppe für das Mammographie-Screening. *Dtsch Arztebl* 101, no. 30: A-2117-.

Gille, L. und Nohl, H. 1997. Analyses of the molecular mechanism of adriamycin-induced cardiotoxicity. *Free Radic Biol Med* 23, no. 5: 775-782.

Glas, A. M., Floore, A., Delahaye, L. J., Witteveen, A. T., Pover, R. C., Bakx, N., Lahti-Domenici, J. S. u. a. 2006. Converting a breast cancer microarray signature into a high-throughput diagnostic test. *BMC Genomics* 7: 278.

Gläser, J. und Laudel, G. 2009. *Experteninterviews und qualitative Inhaltsanalyse: als Instrumente rekonstruierender Untersuchungen*. 3. Aufl. Vs Verlag, 3. http://amazon.de/o/ASIN/3531156845/.

Goetz, M. P., Suman, V. J., Ingle, J. N., Nibbe, A. M., Visscher, D. W., Reynolds, C. A., Lingle, W. L. u. a. 2006. A two-gene expression ratio of homeobox 13 and interleukin-17B receptor for prediction of recurrence and survival in women receiving adjuvant tamoxifen. *Clin Cancer Res* 12, no. 7 Pt 1 (April 1): 2080-2087.

Goldhirsch, A., Glick, J. H., Gelber, R. D., Coates, A. S., Th\"u, R. B. und Senn, H. J. 2005. Meeting highlights: international expert consensus on the primary therapy of early breast cancer 2005. *Ann Oncol* 16, no. 10: 1569-1583.

Goldhirsch, A., Glick, J., Gelber, R., Coates, A. und Senn, H. 2001. Meeting highlights: International Consensus Panel on the Treatment of Primary Breast Cancer. Seventh International Conference on Adjuvant Therapy of Primary Breast Cancer. *J Clin Oncol* 19, no. 18: 3817-3827.

Goldhirsch, A., Ingle, J. N., Gelber, R. D., Coates, A. S., Thurlimann, B., Senn, H. und Panel members. 2009. Thresholds for therapies: highlights of the St Gallen International Expert Consensus on the Primary Therapy of Early Breast Cancer 2009. *Ann Oncol* (Juni 17): mdp322.

Goldhirsch, A., Wood, W. C., Gelber, R. D., Coates, A. S., Thürlimann, B., Senn, H. J. und th St Gallen, C. 2007. Progress and promise: highlights of the international expert consensus on the primary therapy of early breast cancer 2007. *Ann Oncol* 18, no. 7: 1133--1144.

Gong, Y., Yan, K., Lin, F., Anderson, K., Sotiriou, C., Andre, F., Holmes, F. A. u. a. 2007. Determination of oestrogen-receptor status and ERBB2 status of breast carcinoma: a gene-expression profiling study. *The Lancet Oncology* 8, no. 3 (März): 203-211. doi:doi: DOI: 10.1016/S1470-2045(07)70042-6.

Goodman, Wintrope, M., Dameshek, W., Goodman, M., Gilman, A. und McLenann, M. 1946. Nitrogen Mustard Therapy: Use of Methyl-Bis(Beta-Chloroethyl)amine Hydrochloride and Tris(Beta-Chloroethyl)amine Hydrochloride for Hodgkin's Disease, Lymphosarcoma, Leukemia and Certain Allied and Miscellaneous Disorders. *J Am Med Assoc* 132, no. 3 (September 21): 126-132.

Green, P. S. und Leeuwenburgh, C. 2002. Mitochondrial dysfunction is an early indicator of doxorubicin-induced apoptosis. *Biochim Biophys Acta* 1588, no. 1 (Oktober 9): 94-9101.

de la Haba Rodriguez, J. R., Mendez Vidal, M. J., Gomez Espana, A., Serrano Blanch, R., Tejera Vaquerizo, A., Barneto Aranda, I. und Aranda Aguilar, E. 2003. Adjuvant treatment in elderly patients with breast cancer: critical review of clinical practice. *Am J Clin Oncol* 26, no. 4: 398-401.

Habel, L., Shak, S., Jacobs, M., Capra, A., Alexander, C., Pho, M., Baker, J. u. a. 2006. A population-based study of tumor gene expression and risk of breast cancer death among lymph node-negative patients. *Breast Cancer Research* 8, no. 3: R25. doi:10.1186/bcr1412.

Hacking, I. 1990. *The Taming of Chance*. Ideas in Context. Cambridge University Press.

---. 1995. *Einführung in die Philosophie der Naturwissenschaften*. Reclam, Ditzingen. http://amazon.de/o/ASIN/3150094429/.

Harris, L., Fritsche, H., Mennel, R., Norton, L., Ravdin, P., Taube, S., Somerfield, M. R., Hayes, D. F. und Bast, R. C. 2007. American Society of Clinical Oncology 2007 Update of Recommendations for the Use of Tumor Markers in Breast Cancer. *J Clin Oncol* 25, no. 33 (November 20): 5287-5312.

Hay, N. und Sonenberg, N. 2004. Upstream and downstream of mTOR. *Genes Dev* 18, no. 16: 1926--1945.

Haybittle, J., Blamey, R., Elston, C., Johnson, J., Doyle, P., Campbell, F., Nicholson, R. und Griffiths, K. 1982. A prognostic index in primary breast cancer. *Br J Cancer* 45, no. 3 (März): 361-366.

Hedgecoe, A. 2005. *The Politics of Personalised Medicine: Pharmacogenetics in the Clinic (Cambridge Studies in Society and the Life Sciences)*. Cambridge University Press.

Herold, C. I. und Blackwell, K. L. 2008. Aromatase inhibitors for breast cancer: proven efficacy across the spectrum of disease. *Clin Breast Cancer* 8, no. 1 (Februar): 50-64.

Hershko, D. D. 2008. Oncogenic properties and prognostic implications of the ubiquitin ligase Skp2 in cancer. *Cancer* 112, no. 7 (April 1): 1415-1424.

Hesse, M. B. 1974. *Structure of Scientific Inference*. Macmillan Interactive Publishing, 12. http://amazon.de/o/ASIN/0333150708/.

Hewish, M., Chau, I. und Cunningham, D. 2009. Insulin-like growth factor 1 receptor targeted therapeutics: novel compounds and novel treatment strategies for cancer medicine. *Recent Pat Anticancer Drug Discov* 4, no. 1 (Januar): 54-72.

Hickey, B., Francis, D. und Lehman, M. 2006. Sequencing of chemotherapy and radiation therapy for early breast cancer. *Cochrane Database Syst Rev*, no. 4. http://www.hubmed.org/display.cgi?uids=17054248.

Hicks, J. 2003. Genome, proteome, and metabolome: where are we going? *Ultrastruct Pathol* 27, no. 5: 289-294.

Higa, G. M. und Abraham, J. 2007. Lapatinib in the treatment of breast cancer. *Expert Rev Anticancer Ther* 7, no. 9: 1183-1192.

Higuchi, R., Dollinger, G., Walsh, P. und Griffith, R. 1992. Simultaneous amplification and detection of specific DNA sequences. *Biotechnology (N Y)* 10, no. 4 (April): 413-417.

Higuchi, R., Fockler, C., Dollinger, G. und Watson, R. 1993. Kinetic PCR analysis: real-time monitoring of DNA amplification reactions. *Biotechnology (N Y)* 11, no. 9: 1026-1030.

Hilario, E. 2004. End labeling procedures: an overview. *Mol Biotechnol* 28, no. 1: 77-80.

Hirsch, J. 2006. An anniversary for cancer chemotherapy. *JAMA* 296, no. 12: 1518-1520.

Hohenberger, P. [. 2004. Therapie mit ,,small molecules: Grundlagen und klinische Problematik in der Anwendung bei soliden Tumoren. *Der Onkologe* 10 (Januar): 38-45. doi:doi:10.1007/s00761-003-0637-4.

Hornberger, J., Cosler, L. E. und Lyman, G. H. 2005. Economic analysis of targeting chemotherapy using a 21-gene RT-PCR assay in lymph-node-negative, estrogen-receptor-positive, early-stage breast cancer. *Am J Manag Care* 11, no. 5 (Mai): 313-324.

Hu, Z., Fan, C., Oh, D. S., Marron, J. S., He, X., Qaqish, B. F., Livasy, C. u. a. 2006. The molecular portraits of breast tumors are conserved across microarray platforms. *BMC Genomics* 7: 96-96.

Hüsing, B., Hartig, J., Bührlen, B., Reiß, T., Gaisser, S. und Büro für Technikfolgenabschätzung am Deutschen Bundestag. 2008. Individualisierte Medizin und Gesundheitssystem. Juni. http://www.tab.fzk.de/de/arbeitsberichte.htm.

Insausti, L. P., Alberro, J. A., Regueira, F. M., Imana, J., Vivas, I., Martinez-Cuesta, A., Bergaz, F., Zornoza, G., Errasti, T. und Rezola, R. 2002. An experience with the Advanced Breast Biopsy Instrumentation (ABBI) system in the management of nonpalpable breast lesions. *European Radiology* Volume 12, no. Number 7 (Juli): 1703 - 1710. doi:10.1007/s00330-001-1250-9.

Joensuu, H. 2008. Systemic chemotherapy for cancer: from weapon to treatment. *Lancet Oncol* 9, no. 3 (März): 304.

Joensuu, H., Kellokumpu-Lehtinen, P., Bono, P., Alanko, T., Kataja, V., Asola, R., Utriainen, T. u. a. 2006. Adjuvant docetaxel or vinorelbine with or without trastuzumab for breast cancer. *N Engl J Med* 354, no. 8 (Februar 23): 809-820.

John, S., Shephard, N., Liu, G., Zeggini, E., Cao, M., Chen, W., Vasavda, N. u. a. 2004. Whole-genome scan, in a complex disease, using 11,245 single-nucleotide polymorphisms: comparison with microsatellites. *Am J Hum Genet* 75, no. 1 (Juli): 54-64.

Kassenärztliche Bundesvereinigung. 1997. Bekanntmachungen: Richtlinien des Bundesausschusses der Ärzte und Krankenkassen über Kriterien zur Qualitätsbeurteilung in der radiologischen Diagnostik gemäß § 136 SGB V in der Fassung vom 17. Juni 1992 (veröffentlicht im Bundesanzeiger Nr. 183 b vom 29. September 1992), zuletzt geändert am 17. Dezember 1996 (veröffentlicht im Bundesanzeiger Nr. 49 vom 12. März 1997). *Deutsches Ärzteblatt* 94, no. 12: 779-787.

Kaufman, M., Mehrotra, B., Limaye, S., White, S., Fuchs, A., Lebowicz, Y., Nissel-Horowitz, S. und Thomas, A. 2008. EGFR expression in gallbladder carcinoma in North America. *Int J Med Sci* 5, no. 5: 285-291.

Kaufmann, M., von Minckwitz, G., Bear, H., Buzdar, A., McGale, P., Bonnefoi, H., Colleoni, M. u. a. 2007. Recommendations from an international expert panel on the use of neoadjuvant (primary) systemic treatment of operable breast cancer: new perspectives 2006. *Ann Oncol* 18, no. 12 (Dezember): 1927-1934.

Kaufmann, M., Hortobagyi, G. N., Goldhirsch, A., Scholl, S., Makris, A., Valagussa, P., Blohmer, J. u. a. 2006. Recommendations from an international expert panel on the use of neoadjuvant (primary) systemic treatment of operable breast cancer: an update. *J Clin Oncol* 24, no. 12 (April 20): 1940-1949.

Kaufmann, M., von Minckwitz, G., Smith, R., Valero, V., Gianni, L., Eiermann, W., Howell, A. u. a. 2003. International expert panel on the use of primary (preoperative) systemic treatment of operable breast cancer: review and recommendations. *J Clin Oncol* 21, no. 13 (Juli 1): 2600-2608.

Keller, E. F. 2001. *Das Jahrhundert des Gens*. Frankfurt a.M.: Campus.

Klimberg, S. 1999. Advanced Breast Biopsy Instrumentation: Not Ready for Prime Time. *Annals of Surgical Oncology* 6, no. 2 (März): 137-138.

Knibbs, G. H. 1929. The International Classification of Diseases and Causes of Death and its revision. *Medical journal of Australia* 1: 2-12.

Knight, K., Wade, S. und Balducci, L. 2004. Prevalence and outcomes of anemia in cancer: a systematic review of the literature. *Am J Med* 116 Suppl 7A (April 5): 26.

Kobayashi, S., Boggon, T. J., Dayaram, T., Jänne, P. A., Kocher, O., Meyerson, M., Johnson, B. E., Eck, M. J., Tenen, D. G. und Halmos, B. 2005. EGFR mutation and resistance of non-small-cell lung cancer to gefitinib. *N Engl J Med* 352, no. 8 (Februar): 786-92.

Kollek, R., Feuerstein, G. und Schmedders, M. 2004. *Pharmakogenetik: Implikationen für Patienten und Gesundheitswesen. Anspruch und Wirklichkeit der "individualisierten Medizin"*. 1. Aufl. Nomos. http://amazon.de/o/ASIN/3832905987/.

Kollek, R., van Aken, J., Feuerstein, G. und Schmedders, M. 2006. Pharmacogenetics, adverse drug reactions and public health. *Community Genet* 9, no. 1: 50-54.

Kollek, R. und Lemke, T. 2008. *Der medizinische Blick in die Zukunft: Gesellschaftliche Implikationen prädiktiver Gentests*. 1. Aufl. Campus Verlag, 10. http://amazon.de/o/ASIN/359338776X/.

Koltai, H. und Weingarten-Baror, C. 2008. Specificity of DNA microarray hybridization: characterization, effectors and approaches for data correction. *Nucleic Acids Res* 36, no. 7 (April): 2395-2405.

Kooperationsgemeinschaft Mammographie in der ambulanten vertragsärztlichen Versorgung GbR. 2009a. Kooperationsgemeinschaft Mammographie in der ambulanten vertragsärztlichen Versorgung. August 17. http://www.mammo-programm.de/screening-programm/fragen-und-antworten.php#b.

---. 2009b. Pressemitteilung: Mammographie-Screening-Programm erfolgreich eingeführt. September 25. http://www.mammo-programm.de/presse/aktuelle-meldungen-details.php?id=91.

Koscielny, S. 2008. Critical review of microarray-based prognostic tests and trials in breast cancer. *Curr Opin Obstet Gynecol* 20, no. 1: 47--50.

Koubenec, H. 2008. Brustkrebs-Info. August 6. http://www.brustkrebs-info.de/patienten-info/index.php?id=5.5.0&stat=open.

Kreienberg, R., Kopp, I., Albert, H., Deutsche Krebsgesellschaft e.V. (DKG) und Deutsche Gesellschaft für Gynäkologie und Geburtshilfe (DGGG). 2008. *Interdisziplinäre S3-Leitlinie für die Diagnostik, Therapie und Nachsorge des Mammakarzinoms*.

Kreienberg, R., Kopp, I., Lorenz, W., Budach, W., Dunst, J., Lebeau, A., Lück, H. J. u. a. 2004a. *Diagnostik, Therapie und Nachsorge des Mammakarzinoms der Frau*. Eine nationale S3-Leitlinie.

---. 2004b. *Interdisziplinäre S3-Leitlinie für die Diagnostik, Therapie und Nachsorge des Mammakarzinoms*. Eine nationale S3-Leitlinie.

Kris, M., Hesketh, P., Somerfield, M., Feyer, P., Clark-Snow, R., Koeller, J., Morrow, G. u. a. 2006. American Society of Clinical Oncology guideline for antiemetics in oncology: update 2006. *J Clin Oncol* 24, no. 18 (Juni): 2932-2947. doi:10.1200/JCO.2006.06.9591.

Kuderer, N. M., Dale, D. C., Crawford, J. und Lyman, G. H. 2007. Impact of primary prophylaxis with granulocyte colony-stimulating factor on febrile neutropenia and mortality in adult cancer patients receiving chemotherapy: a systematic review. *J Clin Oncol* 25, no. 21 (Juli 20): 3158-3167.

Kuhl, C. K. 2008. [Magnetic resonance imaging in preoperative staging for breast cancer: Pros and contras.]. *Radiologe* 48, no. 4 (April): 358-66.

Kuhl, C., Kuhn, W., Braun, M. und Schild, H. 2007. Pre-operative staging of breast cancer with breast MRI: one step forward, two steps back? *Breast* 16 Suppl 2 (Dezember): S34-44.

Kulesh, D., Clive, D., Zarlenga, D. und Greene, J. 1987. Identification of interferon-modulated proliferation-related cDNA sequences. *Proc Natl Acad Sci U S A* 84, no. 23 (Dezember): 8453-8457.

Kwok, J. und Richardson, D. 2003. Anthracyclines induce accumulation of iron in ferritin in myocardial and neoplastic cells: inhibition of the ferritin iron mobilization pathway. *Mol Pharmacol* 63, no. 4 (April): 849-861.

Latour, B. 1991. Technology is Society Made Durable. In *A sociology of monsters: essays on power, technology and domination*, 131, 103. Routledge.

Latour, B. 1987. *Science in Action: How to Follow Scientists and Engineers Through Society.* Milton Keynes: Open University Press.

---. 1988. *Pasteurization of France*. Harvard University Press.

---. 1993. *We Have Never Been Modern*. Cambridge, MA: Harvard University Press. http://amazon.de/o/ASIN/074501321X/.

Laubenbacher, R., Hower, V., Jarrah, A., Torti, S. V., Shulaev, V., Mendes, P., Torti, F. M. und Akman, S. 2009. A systems biology view of cancer. *Biochim Biophys Acta* (Juni 6). http://www.hubmed.org/display.cgi?uids=19505535.

Lave, J. und Wenger, E. 1991. *Situated Learning: Legitimate Peripheral Participation (Learning in Doing: Social, Cognitive and Computational Perspectives)*. Cambridge University Press, 9. http://amazon.de/o/ASIN/0521423740/.

Law, J. 1992. Notes on the Theory of the Actor-Network: Ordering, Strategy and Heterogenity. *Systems Practice* 5: 379-393.

Le Pecq, J. und Paoletti, C. 1966. A new fluorometric method for RNA and DNA determination. *Anal Biochem* 17, no. 1 (Oktober): 100-107.

Lee, J. J. und Swain, S. M. 2006. Peripheral neuropathy induced by microtubule-stabilizing agents. *J Clin Oncol* 24, no. 10 (April 1): 1633-1642.

Lefrak, E., Pitha, J., Rosenheim, S. und Gottlieb, J. 1973. A clinicopathologic analysis of adriamycin cardiotoxicity. *Cancer* 32, no. 2: 302-314.

Leibman, A., Frager, D. und Choi, P. 1999. Experience with breast biopsies using the Advanced Breast Biopsy Instrumentation system. *Am. J. Roentgenol.* 172, no. 5 (Mai 1): 1409-1412.

Leitlinienkomission Mamma. *Leitlinien Gynäkologische Onkologie (Deutsch) 2006 Kommission Mamma*.

Lemke, T. 2002. Mutationen des Gendiskurses: Der genetische Determinismus nach dem Humangenomprojekt. *Leviathan* 30, no. 3: 400-425. doi:10.1007/s11578-002-0029-y.

Levine, A. J. 1997. p53, the cellular gatekeeper for growth and division. *Cell* 88, no. 3 (Februar): 323-31.

Lindpaintner, K. 2009. *Die Medizin nimmt's persönlich: Möglichkeiten und Grenzen der Individualisierung von Diagnose und Therapie*Tonaufnahme. Juni 24. http://www.ethikrat.org/de_veranstaltungen/fb_2009-06-24.php.

Link, H., Bohme, A., Cornely, O., Hoffken, K., Kellner, O., Kern, W., Mahlberg, R. u. a. 2003. Antimicrobial therapy of unexplained fever in neutropenic patients--guidelines of the Infectious Diseases Working Party (AGIHO) of the German Society of Hematology and Oncology (DGHO), Study Group Interventional Therapy of Unexplained Fever,

Arbeitsgemeinschaft Supportivmassnahmen in der Onkologie (ASO) of the Deutsche Krebsgesellschaft (DKG-German Cancer Society). *Ann Hematol* 82 Suppl 2 (Oktober): 105-117.

Liu, R., Wang, X., Chen, G. Y., Dalerba, P., Gurney, A., Hoey, T., Sherlock, G., Lewicki, J., Shedden, K. und Clarke, M. F. 2007. The Prognostic Role of a Gene Signature from Tumorigenic Breast-Cancer Cells. *N Engl J Med* 356, no. 3 (Januar 18): 217-226.

Lo, S. S., Norton, J., Mumby, P. B., Smerage, J., Kash, J., Chew, H. K., Hayes, D., Epstein, A. und Albain, K. S. 2007. Prospective multicenter study of the impact of the 21-gene recurrence score (RS) assay on medical oncologist (MO) and patient (pt) adjuvant breast cancer (BC) treatment selection. *J Clin Oncol (Meeting Abstracts)* 25, no. 18_suppl (Juni 20): 577.

Loi, S., Sotiriou, C., Buyse, M., Rutgers, E., Van't Veer, L., Piccart, M. und Cardoso, F. 2006. Molecular forecasting of breast cancer: time to move forward with clinical testing. *J Clin Oncol* 24, no. 4: 721-722.

Lottspeich, Friedrich und Haralabos Zorbas, Hrsg. 1998. *Bioanalytik*. Hg. v. Friedrich Lottspeich und Haralabos Zorbas. 1. Aufl. Spektrum Akademischer Verlag.

Ludwig, H., Van Belle, S., Barrett-Lee, P., Birgegard, G., Bokemeyer, C., Gascon, P., Kosmidis, P. u. a. 2004. The European Cancer Anaemia Survey (ECAS): a large, multinational, prospective survey defining the prevalence, incidence, and treatment of anaemia in cancer patients. *Eur J Cancer* 40, no. 15 (Oktober): 2293-2306.

Ludwig, J. A. und Weinstein, J. N. 2005. Biomarkers in cancer staging, prognosis and treatment selection. *Nat Rev Cancer* 5, no. 11: 845--856.

Lyman, G. H., Cosler, L. E., Kuderer, N. M. und Hornberger, J. 2007. Impact of a 21-gene RT-PCR assay on treatment decisions in early-stage breast cancer: an economic analysis based on prognostic and predictive validation studies. *Cancer* 109, no. 6 (März 15): 1011-1018.

Lynch, T. J., Bell, D. W., Sordella, R., Gurubhagavatula, S., Okimoto, R. A., Brannigan, B. W., Harris, P. L. u. a. 2004. Activating mutations in the epidermal growth factor receptor underlying responsiveness of non-small-cell lung cancer to gefitinib. *N Engl J Med* 350, no. 21 (Mai): 2129-39.

Ma, X., Hilsenbeck, S. G., Wang, W., Ding, L., Sgroi, D. C., Bender, R. A., Osborne, C., Allred, D. und Erlander, M. G. 2006. The HOXB13:IL17BR expression index is a prognostic factor in early-stage breast cancer. *J Clin Oncol* 24, no. 28 (Oktober 1): 4611-4619.

Ma, X., Salunga, R., Dahiya, S., Wang, W., Carney, E., Durbecq, V., Harris, A. u. a. 2008. A five-gene molecular grade index and HOXB13:IL17BR are complementary prognostic factors in early stage breast cancer. *Clin Cancer Res* 14, no. 9 (Mai 1): 2601-2608.

Ma, X., Wang, Z., Ryan, P. D., Isakoff, S. J., Barmettler, A., Fuller, A., Muir, B. u. a. 2004. A two-gene expression ratio predicts clinical outcome in breast cancer patients treated with tamoxifen. *Cancer Cell* 5, no. 6 (Juni): 607-616.

Macarulla, T., Ramos, F. J. und Tabernero, J. 2008. Aurora kinase family: a new target for anticancer drug. *Recent Pat Anticancer Drug Discov* 3, no. 2 (Juni): 114-122.

Mack, L., Kerkvliet, N., Doig, G. und O'Malley, F. P. 1997. Relationship of a new histological categorization of ductal carcinoma in situ of the breast with size and the immunohistochemical expression of p53, c-erb B2, bcl-2, and ki-67. *Hum Pathol* 28, no. 8 (August): 974-9.

Mansour, J. C. und Schwarz, R. E. 2008. Molecular mechanisms for individualized cancer care. *J Am Coll Surg* 207, no. 2: 250-258.

McDonnell, D. 1999. The Molecular Pharmacology of SERMs. *Trends Endocrinol Metab* 10, no. 8 (Oktober): 301-311.

McGrogan, B. T., Gilmartin, B., Carney, D. N. und McCann, A. 2008. Taxanes, microtubules and chemoresistant breast cancer. *Biochim Biophys Acta* 1785, no. 2 (April): 96-9132.

McNeil, C. 1998. Herceptin raises its sights beyond advanced breast cancer. *J Natl Cancer Inst* 90, no. 12 (Juni 17): 882-883.

Meissner, K., Sperker, B., Karsten, C., Zu Schwabedissen, H. M., Seeland, U., Bohm, M., Bien, S. u. a. 2002. Expression and localization of P-glycoprotein in human heart: effects of cardiomyopathy. *J Histochem Cytochem* 50, no. 10 (Oktober): 1351-1356.

MGED Society. 2009. A non-exhaustive list of journals requiring MIAME compliant data as a condition for publishing microarray based papers. September 25. http://www.mged.org/Workgroups/MIAME/journals.html.

Miller, C., Jones, R., Piantadosi, S., Abeloff, M. und Spivak, J. 1990. Decreased erythropoietin response in patients with the anemia of cancer. *N Engl J Med* 322, no. 24 (Juni 14): 1689-1692.

Mina, L., Soule, S. E., Badve, S., Baehner, F. L., Baker, J., Cronin, M., Watson, D. u. a. 2007. Predicting response to primary chemotherapy: gene expression profiling of paraffin-embedded core biopsy tissue. *Breast Cancer Res Treat* 103, no. 2 (Juni): 197-208.

Minotti, G., Menna, P., Salvatorelli, E., Cairo, G. und Gianni, L. 2004. Anthracyclines: molecular advances and pharmacologic developments in antitumor activity and cardiotoxicity. *Pharmacol Rev* 56, no. 2 (Juni): 185-229.

Miyashita, T. und Reed, J. 1995. Tumor suppressor p53 is a direct transcriptional activator of the human bax gene. *Cell* 80, no. 2 (Januar 27): 293-299.

Mol, A. 2002. *The Body Multiple: Ontology in Medical Practice (Science and Cultural Theory)*. Duke University Press.

Mook, S., Schmidt, M. K., Viale, G., Pruneri, G., Eekhout, I., Floore, A., Glas, A. M. u. a. 2009. The 70-gene prognosis-signature predicts outcome in breast cancer patients with 1-3 positive lymph nodes in an independent validation study. *Breast Cancer Research and Treatment* 116, no. 2 (Juli): 295-302.

Moreno, A., Lloveras, B., Figueras, A., Escobedo, A., Ramon, J. M., Sierra, A. und Fabra, A. 1997. Ductal carcinoma in situ of the breast: correlation between histologic classifications and biologic markers. *Mod Pathol* 10, no. 11 (November): 1088-92.

Müller, V. und Jänicke, F. 2006. Prognostische und prädiktive Faktoren bei Patientinnen mit Mammakarzinom. In *Management des Mammakarzinoms*. 3. Aufl. Berlin Heidelberg: Springer. http://dx.doi.org/10.1007/978-3-540-31748-7_20.

National Cancer Institute. 2009. Breast Cancer Treatment. September 16. http://www.cancer.gov/cancertopics/pdq/treatment/breast/healthprofessional.

National Coordinating Group for Surge ons in Breast Cancer Screening working with the Association of Breast Surgery at BASO. 2003. *Quality assurance guidelines for surgeons in breast cancer screening*. NHSBSP Publications.

National Health and Medical Research Council. 2001. *Clinical Practice Guidelines for the management of early breast cancer. Clinical PRactice Guidelines.* Australia.

Nationaler Ethikrat. 2005. Prädiktive Gesundheitsinformationen bei Einstellungsuntersuchungen.

---. 2007. Prädiktive Gesundheitsinformationen beim Abschluss von Versicherungen.

Nature Publishing Group. 2009. Home : Nature a - z index. September 18. http://www.nature.com/siteindex/index.html.

NCCN. 2010. About NCCN. http://www.nccn.org/about/default.asp.

Nestor, P. J., Scheltens, P. und Hodges, J. R. 2004. Advances in the early detection of Alzheimer's disease. *Nat Med* 10 Suppl (Juli): 34-41.

Nevins, J. R. und Potti, A. 2007. Mining gene expression profiles: expression signatures as cancer phenotypes. *Nat Rev Genet* 8, no. 8: 601-609. doi:10.1038/nrg2137.

NHS und National Institute for Health and Clinical Excellence. 2010. Measuring effectiveness and cost effectiveness: the QALY. http://www.nice.org.uk/newsroom/features/measuringeffectivenessandcosteffectivenessstheqaly.jsp.

Nigro, J. M., Baker, S. J., Preisinger, A. C., Jessup, J. M., Hostetter, R., Cleary, K., Bigner, S. H. u. a. 1989. Mutations in the p53 gene occur in diverse human tumour types. *Nature* 342, no. 6250 (Dezember): 705-8.

Nobelstiftung. 1993. *Informationen der Nobelstiftung zur Preisverleihung an Kary B. Mullis 1993.*

Nofech-Mozes, S., Khalifa, M. A., Ismiil, N., Saad, R. S., Hanna, W. M., Covens, A. und Ghorab, Z. 2008. Immunophenotyping of serous carcinoma of the female genital tract. *Mod Pathol* 21, no. 9: 1147-1155.

O´Higgins, N., Linos, D., Blichert-Toft, M., Cataliotti, L., de Wolf, C., Rochard, F., Rutgers, E. u. a. 2006. European Guidelines for quality assurance in the surgical management of mammographically detected lesions. In *European guidelines for quality assurance in breast cancer screening and diagnosis*, 315-321.

Oestreicher, N., Ramsey, S. D., Linden, H. M., McCune, J. S., van't Veer, L. J., Burke, W. und Veenstra, D. L. 2005. Gene expression profiling and breast cancer care: what are the potential benefits and policy implications? *Genet Med* 7, no. 6: 380-389.

O'Higgins, N., Linos, D., Blichert-Toft, M., Cataliotti, L., de Wolf, C., Rochard, F., Rutgers, E. u. a. 1998. European guidelines for quality assurance in the surgical management of mammographically detected lesions. *Eur J Surg Oncol* 24, no. 2 (April): 96-98.

Oratz, R., Paul, D., Cohn, A. L. und Sedlacek, S. M. 2007. Impact of a Commercial Reference Laboratory Test Recurrence Score on Decision Making in Early-Stage Breast Cancer. *J Oncol Pract* 3, no. 4 (Juli 1): 182-186.

Paez, J. G., Jänne, P. A., Lee, J. C., Tracy, S., Greulich, H., Gabriel, S., Herman, P. u. a. 2004. EGFR mutations in lung cancer: correlation with clinical response to gefitinib therapy. *Science* 304, no. 5676 (Juni): 1497-500.

Page, D. L., Jensen, R. A. und Simpson, J. F. 1998. Routinely available indicators of prognosis in breast cancer. *Breast Cancer Res Treat* 51, no. 3: 195--208.

Paik, S., Shak, S., Tang, G., Kim, C., Baker, J., Cronin, M., Baehner, F. L. u. a. 2004. A Multigene Assay to Predict Recurrence of Tamoxifen-Treated, Node-Negative Breast Cancer. *N Engl J Med* 351, no. 27 (Dezember 30): 2817-2826.

Paik, S., Tang, G., Shak, S., Kim, C., Baker, J., Kim, W., Cronin, M. u. a. 2006. Gene expression and benefit of chemotherapy in women with node-negative, estrogen receptor-positive breast cancer. *J Clin Oncol* 24, no. 23: 3726-3734.

Pao, W., Miller, V., Zakowski, M., Doherty, J., Politi, K., Sarkaria, I., Singh, B. u. a. 2004. EGF receptor gene mutations are common in lung cancers from "never smokers" and are associated with sensitivity of tumors to gefitinib and erlotinib. *Proc Natl Acad Sci U S A* 101, no. 36 (September): 13306-11.

Park, R. und Burgess, E. 1921. *Introduction to the Science of Sociology*. Chicago: University of Chicago Press.

Parkinson, D. R. und Cesano, A. 2009. Patient-specific classifications of human malignant disease. *Curr Opin Mol Ther* 11, no. 3 (Juni): 252-259.

Parson, T. 1951. *The social system*. New York: Free Press.

Pearson, G., Robinson, F., Gibson, T. B., Xu, B. E., Karandikar, M., Berman, K. und Cobb, M. H. 2001. Mitogen-activated protein (MAP) kinase pathways: regulation and physiological functions. *Endocr Rev* 22, no. 2: 153--183.

Pegram, M., Hsu, S., Lewis, G., Pietras, R., Beryt, M., Sliwkowski, M., Coombs, D., Baly, D., Kabbinavar, F. und Slamon, D. 1999. Inhibitory effects of combinations of HER-2/neu antibody and chemotherapeutic agents used for treatment of human breast cancers. *Oncogene* 18, no. 13: 2241--2251.

Perou, C., Sorlie, T., Eisen, M., van de Rijn, M., Jeffrey, S., Rees, C., Pollack, J. u. a. 2000. Molecular portraits of human breast tumours. *Nature* 406, no. 6797: 747-752.

Perry, N., Broeders, M., de Wolf, C., Törnberg, S., Holland, R. und von Karsa, L. 2006. *European guidelines for quality assurance in breast cancer screening and diagnosis*. 4. Aufl. Luxemburg: Office for Official Publications of the Europ.

Piccart-Gebhart, M. J. 2006. Anthracyclines and the tailoring of treatment for early breast cancer. *N Engl J Med* 354, no. 20 (Mai 18): 2177-2179.

Pietras, R. J., Pegram, M. D., Finn, R. S., Maneval, D. A. und Slamon, D. J. 1998. Remission of human breast cancer xenografts on therapy with humanized monoclonal antibody to HER-2 receptor and DNA-reactive drugs. *Oncogene* 17, no. 17: 2235--2249.

Pietras, R. J., Poen, J. C., Gallardo, D., Wongvipat, P. N., Lee, H. J. und Slamon, D. J. 1999. Monoclonal antibody to HER-2/neureceptor modulates repair of radiation-induced DNA damage and enhances radiosensitivity of human breast cancer cells overexpressing this oncogene. *Cancer Res* 59, no. 6: 1347--1355.

Pijnappel, R., van den Donk, M., Holland, R., Mali, W. M., Peterse, J., Hendriks, J. und Peeters, P. 2004. Diagnostic accuracy for different strategies of image-guided breast intervention in cases of nonpalpable breast lesions. *Br J Cancer* 90, no. 3 (Februar 9): 595-600.

Pinch, T. J. und Bijker, W. E. 1984. The Social Construction of Facts and Artefacts: or How the Sociology of Science and the Sociology of Technology might Benefit Each Other. *Social Studies of Science* 14, no. 3 (August 1): 399-441.

Pliskin, J. S., Shepard, D. S. und Weinstein, M. C. 1980. Utility Functions for Life Years and Health Status. *Operations Research* 28, no. 1: 206-224.

Praetorius, F. 2005. Ärztliche Entscheidungsspielräume - durch Leitlinien eingeengt oder erweitert ? *Hessisches Ärzteblatt* 66, no. 8: 516 - 520.

Press, M. F., Pike, M. C., Chazin, V. R., Hung, G., Udove, J. A., Markowicz, M., Danyluk, J., Godolphin, W., Sliwkowski, M. und Akita, R. 1993. Her-2/neu expression in node-negative breast cancer: direct tissue quantitation by computerized image analysis and association of overexpression with increased risk of recurrent disease. *Cancer Res* 53, no. 20: 4960--4970.

Prieto, L. und Sacristan, J. 2003. Problems and solutions in calculating quality-adjusted life years (QALYs). *Health and Quality of Life Outcomes* 1, no. 1: 80.

Pruthi, S. 2001. Detection and evaluation of a palpable breast mass. *Mayo Clin Proc* 76, no. 6 (Juni): 641-7; quiz 647-8.

Pytel, D., Sliwinski, T., Poplawski, T., Ferriola, D. und Majsterek, I. 2009. Tyrosine kinase blockers: new hope for successful cancer therapy. *Anticancer Agents Med Chem* 9, no. 1 (Januar): 66-76.

Qutub, A. A., Mac Gabhann, F., Karagiannis, E. D., Vempati, P. und Popel, A. S. 2009. Multiscale models of angiogenesis. *IEEE Eng Med Biol Mag* 28, no. 2: 14-31.

Ray, T. 2008. New Studies Validate Prognostic Value of Agendia's MammaPrint in Breast Cancer | Pharmacogenomics Reporter | DxPGx | GenomeWeb. http://www.genomeweb.com/dxpgx/new-studies-validate-prognostic-value-agendia%E2%80%99s-mammaprint-breast-cancer.

Red Orbit. 2007. Celera Presents Data Validating Its Metastasis Score As a Molecular Prognostic Tool in Breast Cancer - Health - redOrbit. Februar 22. http://www.redorbit.com/news/health/850031/celera_presents_data_validating_its_metastasis_score_as_a_molecular/index.html#.

Richards, M., Baum, M. und Dowsett, M. 1994. Provision of breast services in the UK; the advantages of specialist breast units. Report of a Working Party of the British Breast Group. *The Breast Supplement*.

Riggs, B. L. und Hartmann, L. C. 2003. Selective estrogen-receptor modulators -- mechanisms of action and application to clinical practice. *N Engl J Med* 348, no. 7: 618--629.

Ring, B. Z., Seitz, R. S., Beck, R., Shasteen, W. J., Tarr, S. M., Cheang, M. C., Yoder, B. J. u. a. 2006. Novel prognostic immunohistochemical biomarker panel for estrogen receptor-positive breast cancer. *J Clin Oncol* 24, no. 19 (Juli 1): 3039-3047.

Robert-Koch-Institut. 2010. RKI Krebs in Deutschland. *RKI Krebs in Deutschland*. April 22. http://www.rki.de/cln_169/nn_204124/DE/Content/GBE/DachdokKrebs/KID/kid__node.html?__nnn=true.

Roche, H., Fumoleau, P., Spielmann, M., Canon, J., Delozier, T., Serin, D., Symann, M. u. a. 2006. Sequential adjuvant epirubicin-based and docetaxel chemotherapy for node-positive breast cancer patients: the FNCLCC PACS 01 Trial. *J Clin Oncol* 24, no. 36 (Dezember 20): 5664-5671.

Rosch, E. 1978. Principles of Categorization. In *Cognition and categorization*, hg. v. E. Rosch und B B Lloyd. Hillsdale, NJ: Erlbaum.

Ross, J. S. 2008. Multigene predictors in early-stage breast cancer: moving in or moving out? *Expert Rev Mol Diagn* 8, no. 2 (März): 129-135.

Ross, J. S., Hatzis, C., Symmans, W., Pusztai, L. und Hortobagyi, G. N. 2008. Commercialized multigene predictors of clinical outcome for breast cancer. *Oncologist* 13, no. 5 (Mai): 477-493.

Rothschuh, K. 1975. Der Krankheitsbegriff. In *Was ist Krankheit ? Erscheinung, Erklärung, Sinngebung*, 397-420. Darmstadt.

Rouzier, R., Perou, C. M., Symmans, W. F., Ibrahim, N., Cristofanilli, M., Anderson, K., Hess, K. R. u. a. 2005. Breast cancer molecular subtypes respond differently to preoperative chemotherapy. *Clin Cancer Res* 11, no. 16: 5678-5685.

Saiki, R., Gelfand, D., Stoffel, S., Scharf, S., Higuchi, R., Horn, G., Mullis, K. und Erlich, H. 1988. Primer-directed enzymatic amplification of DNA with a thermostable DNA polymerase. *Science* 239, no. 4839 (Januar 29): 487-491.

Saiki, R., Scharf, S., Faloona, F., Mullis, K., Horn, G., Erlich, H. und Arnheim, N. 1985. Enzymatic amplification of beta-globin genomic sequences and restriction site analysis for diagnosis of sickle cell anemia. *Science* 230, no. 4732 (Dezember 20): 1350-1354.

Sanofi Aventis. *Standardinformation für Krankenhausapotheker*.

Santin, A. D., Bellone, S., Roman, J. J., McKenney, J. K. und Pecorelli, S. 2008. Trastuzumab treatment in patients with advanced or recurrent endometrial carcinoma overexpressing HER2/neu. *Int J Gynaecol Obstet* 102, no. 2: 128-131.

Sauer, R., Sautter-Bihl, M., Budach, W., Feyer, P., Harms, W., Souchan, R., Wollwiener, D., Kreienberg, R. und Wenz, F. 2007. Accelerated partial breast irradiation: consensus statement of 3 German Oncology societies. *Cancer* 110, no. 6: 1187-1194.

Schena, M., Shalon, D., Davis, R. und Brown, P. 1995. Quantitative monitoring of gene expression patterns with a complementary DNA microarray. *Science* 270, no. 5235 (Oktober 20): 467-470.

Schmedders, M., van Aken, J., Feuerstein, G. und Kollek, R. 2003. Individualized pharmacogenetic therapy: a critical analysis. *Community Genet* 6, no. 2: 114-119.

Schmidt, U. und Begley, C. G. 2003. Cancer diagnosis and microarrays. *Int J Biochem Cell Biol* 35, no. 2: 119-124.

Schulz-Schaeffer, I. 2000. Akteur-Netzwerk-Theorie: Zur Koevolution von Gesellschaft, Natur und Technik. In *Soziale Netzwerke. Konzepte und Methoden der sozialwissenschaftlichen Netzwerkforschung*, hg. v. Johannes Weyer, 187-209. Oldenbourg Verlag.

Secretary's Advisory Committee on Genetics, Health, and Society. 2007. Realizing the Promise of Pharmacogenomics: Opportunities and Challenges. *Biotechnology Law Report* 26, no. 3 (Juni 1): 261-291. doi:doi: 10.1089/blr.2007.9956.

Seshadri, R., Firgaira, F. A., Horsfall, D. J., McCaul, K., Setlur, V. und Kitchen, P. 1993. Clinical significance of HER-2/neu oncogene amplification in primary breast cancer. The South Australian Breast Cancer Study Group. *J Clin Oncol* 11, no. 10: 1936--1942.

SGB V § 295. *Abrechnung ärztlicher Leistungen*.

SGB V § 301. *Krankenhäuser*.

Shafiq, J., Delaney, G. und Barton, M. B. 2007. An evidence-based estimation of local control and survival benefit of radiotherapy for breast cancer. *Radiother Oncol* 84, no. 1 (Juli): 11-17.

Shalon, D., Smith, S. und Brown, P. 1996. A DNA microarray system for analyzing complex DNA samples using two-color fluorescent probe hybridization. *Genome Res* 6, no. 7 (Juli): 639-645.

Siveski-Iliskovic, N., Hill, M., Chow, D. und Singal, P. 1995. Probucol protects against adriamycin cardiomyopathy without interfering with its antitumor effect. *Circulation* 91, no. 1 (Januar 1): 10-15.

Slamon, D. J., Clark, G. M., Wong, S. G., Levin, W. J., Ullrich, A. und McGuire, W. L. 1987. Human breast cancer: correlation of relapse and survival with amplification of the HER-2/neu oncogene. *Science* 235, no. 4785: 177--182.

Slamon, D. J., Godolphin, W., Jones, L. A., Holt, J. A., Wong, S. G., Keith, D. E., Levin, W. J., Stuart, S. G., Udove, J. und Ullrich, A. 1989. Studies of the HER-2/neu proto-oncogene in human breast and ovarian cancer. *Science* 244, no. 4905: 707--712.

Slamon, D. J., Romond, E. H. und Perez, E. A. 2006. Advances in adjuvant therapy for breast cancer. *Clin Adv Hematol Oncol* 4, no. 3 Suppl 7 (März): 4-9.

Smith, B. D., Haffty, B. G., Hurria, A., Galusha, D. H. und Gross, C. P. 2006. Postmastectomy radiation and survival in older women with breast cancer. *J Clin Oncol* 24, no. 30 (Oktober 20): 4901-4907.

Smith, C. L. und O'Malley, B. W. 2004. Coregulator function: a key to understanding tissue specificity of selective receptor modulators. *Endocr Rev* 25, no. 1: 45--71.

Smith, I. E., Dowsett, M., Ebbs, S. R., Dixon, J., Skene, A., Blohmer, J., Ashley, S. E., Francis, S., Boeddinghaus, I. und Walsh, G. 2005. Neoadjuvant treatment of postmenopausal breast cancer with anastrozole, tamoxifen, or both in combination: the Immediate Preoperative Anastrozole, Tamoxifen, or Combined with Tamoxifen (IMPACT) multicenter double-blind randomized trial. *J Clin Oncol* 23, no. 22: 5108-5116.

Sobin, L. H. 2003. TNM: evolution and relation to other prognostic factors. *Semin Surg Oncol* 21, no. 1: 3-7.

Sokal, R. und Michener, C. 1958. A statistical method for evaluating systematic relationships. *University of Kansas Scientific Bulletin* 28: 1438, 1409.

Sordella, R., Bell, D. W., Haber, D. A. und Settleman, J. 2004. Gefitinib-sensitizing EGFR mutations in lung cancer activate anti-apoptotic pathways. *Science* 305, no. 5687 (August): 1163-7.

Sorlie, T., Perou, C., Tibshirani, R., Aas, T., Geisler, S., Johnsen, H., Hastie, T. u. a. 2001. Gene expression patterns of breast carcinomas distinguish tumor subclasses with clinical implications. *Proc Natl Acad Sci U S A* 98, no. 19: 10869-10874.

Sorlie, T., Tibshirani, R., Parker, J., Hastie, T., Marron, J. S., Nobel, A., Deng, S. u. a. 2003. Repeated observation of breast tumor subtypes in independent gene expression data sets. *Proc Natl Acad Sci U S A* 100, no. 14: 8418-8423.

Sorlie, T., Wang, Y., Xiao, C., Johnsen, H., Naume, B., Samaha, R. R. und Borresen-Dale, A. L. 2006. Distinct molecular mechanisms underlying clinically relevant subtypes of breast cancer: Gene expression analyses across three different platforms. *BMC Genomics* 7, no. 1: 127-127.

Sotiriou, C., Neo, S. Y., McShane, L. M., Korn, E. L., Long, P. M., Jazaeri, A., Martiat, P., Fox, S. B., Harris, A. L. und Liu, E. T. 2003. Breast cancer classification and prognosis based on gene expression profiles from a population-based study. *Proc Natl Acad Sci U S A* 100, no. 18: 10393-10398.

Southern, E. 1975. Detection of specific sequences among DNA fragments separated by gel electrophoresis. *J Mol Biol* 98, no. 3 (November 5): 503-517.

Sparano, J. A. 2006. TAILORx: trial assigning individualized options for treatment (Rx). *Clin Breast Cancer* 7, no. 4: 347--350.

Spieler, P. 2005. Die Feinnadelpunktion - ein Überblick. *Schweizer Medizinforum*, no. 5(47): 1171-1181.

Star, S. L. und Griesemer, J. R. 1989. Institutional Ecology, 'Translations' and Boundary Objects: Amateurs and Professionals in Berkeley's Museum of Vertebrate Zoology, 1907-39. *Social Studies of Science* 19, no. 3: 387--420.

Star, S. L., Bowker, G. C. und Neumann, L. J. 2003. Transparency At Different Levels of Scale: Convergence between Information Artifacts and Social Worlds. In *Digital library use: social practice in design and evaluation*, hg. v. Ann Peterson Bishop, 351. Cambridge, MA: MIT Press.

Star, S. L. und Ruhleder, K. 1996. Steps Toward an Ecology of Infrastructure: Design and Access for Large Information Spaces. *Information Systems Research* 7, no. 1 (März): 111-134. doi:Article.

Statistics, E. C. O. H. M. 1944. *A Provisional Classification of Diseases and Injuries for use in compiling Morbidity Statistics (Medical Research Council. Special report series. no. 248.)*. Http://amazon.co.uk/o/ASIN/B000X8IWMC/.

Stebbing, J., Copson, E. und O'Reilly, S. 2000. Herceptin (trastuzamab) in advanced breast cancer. *Cancer Treat Rev* 26, no. 4 (August): 287-90.

Steinherz, L., Steinherz, P., Tan, C., Heller, G. und Murphy, M. 1991. Cardiac toxicity 4 to 20 years after completing anthracycline therapy. *JAMA* 266, no. 12: 1672-1677.

Stockler, M., Wilcken, N. R. C., Ghersi, D. und Simes, R. J. 2000. Systematic reviews of chemotherapy and endocrine therapy in metastatic breast cancer. *Cancer Treatment Reviews* 26, no. 3 (Juni): 151-168. doi:doi: DOI: 10.1053/ctrv.1999.0161.

Stoeckert, C. J., Causton, H. C. und Ball, C. A. 2002. Microarray databases: standards and ontologies. *Nat Genet* 32 Suppl: 469-473.

Stoward, P. J. 1966. Some comments on the mechanism of the Schiff Reaction. *J. Histochem. Cytochem.* 14, no. 9 (September 1): 681-a-683.

Strauss, A. 1978. *A social world perspective*. Chicago: Chicago Universitiy Press.

Straver, M., Glas, A., Hannemann, J., Wesseling, J., van de Vijver, M., Rutgers, E., Vrancken Peeters, M., van Tinteren, H., Van't Veer, L. und Rodenhuis, S. 2009. The 70-gene signature as a response predictor for neoadjuvant chemotherapy in breast cancer. *Breast Cancer Res Treat* (Februar 13). http://www.hubmed.org/display.cgi?uids=19214742.

Struikmans, H., Nortier, J. W., Rutgers, E. J., Zonderland, H. M., Bontenbal, M., Elkhuizen, P. H., van Tienhoven, G. u. a. 2008. [Guideline 'Treatment of breast cancer 2008' (revision)]. *Ned Tijdschr Geneeskd* 152, no. 46 (November 15): 2507-2511.

Subramanian, A., Salhab, M. und Mokbel, K. 2008. Oestrogen producing enzymes and mammary carcinogenesis: a review. *Breast Cancer Res Treat* 111, no. 2: 191-202.

Surveillance Research Program, NCI. 2009a. SEER Web Site. September 5. http://seer.cancer.gov/.

---. 2009b. SEER Stat Fact Sheets - Cancer of the Breast. September 25. http://seer.cancer.gov/statfacts/html/breast.html.

van 't Veer, L. J., Dai, H., van de Vijver, M. J., He, Y. D., Hart, A. A., Mao, M., Peterse, H. L. u. a. 2002. Gene expression profiling predicts clinical outcome of breast cancer. *Nature* 415, no. 6871: 530-536.

Tang, T., Francois, N., Glatigny, A., Agier, N., Mucchielli, M., Aggerbeck, L. und Delacroix, H. 2007. Expression ratio evaluation in two-colour microarray experiments is significantly improved by correcting image misalignment. *Bioinformatics* 23, no. 20 (Oktober 15): 2686-2691.

The Adjuvant Breast Cancer Trials Collaborative Group. 2007. Ovarian Ablation or Suppression in Premenopausal Early Breast Cancer: Results From the International Adjuvant Breast Cancer Ovarian Ablation or Suppression Randomized Trial. *J. Natl. Cancer Inst.* 99, no. 7 (April 4): 516-525.

The ATAC Trialist' Group. 2003. Anastrozole alone or in combination with tamoxifen versus tamoxifen alone for adjuvant treatment of postmenopausal women with early-stage breast cancer. *Cancer* 98, no. 9: 1802-1810.

Timmermans, S. und Berg, M. 2003. The practice of medical technology. *Sociol Health Illn* 25: 97--114.

Todd, J., Dowle, C., Williams, M., Elston, C., Ellis, I., Hinton, C., Blamey, R. und Haybittle, J. 1987. Confirmation of a prognostic index in primary breast cancer. *Br J Cancer* 56, no. 4 (Oktober): 489-492.

Troester, M. A., Hoadley, K. A., Sorlie, T., Herbert, B. S., Borresen-Dale, A. L., Lonning, P. E., Shay, J. W., Kaufmann, W. K. und Perou, C. M. 2004. Cell-type-specific responses to chemotherapeutics in breast cancer. *Cancer Res* 64, no. 12: 4218-4226.

Trompette, P. und Vinck, D. 2009. Revisiting the notion of Boundary Object. *Revue d'anthropologie des connaissances* 3, no. 1: 3-25.

Truong, P. T., Olivotto, I. A., Whelan, T. J. und Levine, M. 2004. Clinical practice guidelines for the care and treatment of breast cancer: 16. Locoregional post-mastectomy radiotherapy. *CMAJ* 170, no. 8 (April 13): 1263-1273.

U.S. Food and Drug Administration. 2009. Devices@FDA - Mammaprint. September 25. http://www.accessdata.fda.gov/scripts/cdrh/devicesatfda/index.cfm?db=pmn&id=K062694.

Uexküll, T. V. und Wesiack, W. 1997. *Theorie der Humanmedizin. Grundlagen ärztlichen Denkens und Handelns*. 2. Aufl. Urban u. Fischer, Mchn., 12. http://amazon.de/o/ASIN/3541135026/.

UICC. 2005. *TNM Klassifikation maligner Tumoren*. Hg. v. Ch Wittekind, H J Meyer, F. Bootz, und G. Wagner. 6. Aufl. Springer.

UICC Committee on Clinical Stage Classification and Applied Statistics. 1958. *Clinical stage classification and presentation of results, malignant tumors of the breast and larynx*. Paris: International Union Against Cancer.

Van de Steene, J., Vinh-Hung, V., Cutuli, B. und Storme, G. 2004. Adjuvant radiotherapy for breast cancer: effects of longer follow-up. *Radiother Oncol* 72, no. 1 (Juli): 35-43.

Vandeweyer, E., Deraemaecker, R., Nogaret, J. und Hertens, D. 2003. Immediate breast reconstruction with implants and adjuvant chemotherapy: a good option? *Acta Chir Belg* 103, no. 1 (Februar): 98-9101.

Vecchione, L., Orditura, M., Ciardiello, F. und De Vita, F. 2009. Novel investigational drugs for gastric cancer. *Expert Opinion on Investigational Drugs* 18, no. 7: 945. doi:doi:10.1517/13543780902969455.

van de Vijver, M. J., He, Y. D., van't Veer, L. J., Dai, H., Hart, A. A., Voskuil, D. W., Schreiber, G. J. u. a. 2002. A gene-expression signature as a predictor of survival in breast cancer. *N Engl J Med* 347, no. 25 (Dezember 19): 1999-2009.

Von Hoff, D., Layard, M., Basa, P., Davis, H., Von Hoff, A., Rozencweig, M. und Muggia, F. 1979. Risk factors for doxorubicin-induced congestive heart failure. *Ann Intern Med* 91, no. 5 (November): 710-717.

Wang, D., Fulthorpe, R., Liss, S. N. und Edwards, E. A. 2004. Identification of estrogen-responsive genes by complementary deoxyribonucleic acid microarray and characterization of a novel early estrogen-induced gene: EEIG1. *Mol Endocrinol* 18, no. 2: 402--411.

Wang, L., Ma, W., Markovich, R., Chen, J. und Wang, P. 1998. Regulation of cardiomyocyte apoptotic signaling by insulin-like growth factor I. *Circ Res* 83, no. 5: 516-522.

Wang, Y., Klijn, J. G., Zhang, Y., Sieuwerts, A. M., Look, M. P., Yang, F., Talantov, D. u. a. 2005. Gene-expression profiles to predict distant metastasis of lymph-node-negative primary breast cancer. *The Lancet* 365, no. 9460: 671-679. doi:doi: DOI: 10.1016/S0140-6736(05)17947-1.

Waring, M. 1965. Complex formation between ethidium bromide and nucleic acids. *J Mol Biol* 13, no. 1: 269-282.

Watson, J. 1990. The human genome project: past, present, and future. *Science* 248, no. 4951 (April 6): 44-49.

Weinshilboum, R. 2001. Thiopurine pharmacogenetics: clinical and molecular studies of thiopurine methyltransferase. *Drug Metab Dispos* 29, no. 4 Pt 2 (April): 601-605.

Weiss, H. und Düntsch, U. 1996. Komplikationen der Feinnadelpunktion - DEGUM-Umfrage II*. *Ultraschall in der Medizin*, no. 3: 118-130.

Welsch, U. 2006. *Lehrbuch Histologie*. 2. Aufl. Urban & Fischer Verlag.

Werner, B. 1994. *Das Verschlüsseln der Diagnosen nach der Internationalen Klassifikation der Krankheiten, Verletzungen und Todesursachen (ICD) – Eine Einführung für die Anwender*. Sankt Augustin.

WHO. 1952. Technical Report Series No.53, no. 53 (Juli): 47-48.

---. 2010. WHO | International Classification of Diseases (ICD). http://www.who.int/classifications/icd/en/HistoryOfICD.pdf.

Wick, L. M., Rouillard, J. M., Whittam, T. S., Gulari, E., Tiedje, J. M. und Hashsham, S. A. 2006. On-chip non-equilibrium dissociation curves and dissociation rate constants as methods to assess specificity of oligonucleotide probes. *Nucleic Acids Res* 34, no. 3. http://www.hubmed.org/display.cgi?uids=16478712.

Williams, M., Hinton, C., Todd, J., Morgan, D., Elston, C. und Blamey, R. 1985. The prediction of local or regional recurrence after simple mastectomy for operable breast cancer. *Br J Surg* 72, no. 9: 721-723.

Wittner, B. S., Sgroi, D. C., Ryan, P. D., Bruinsma, T. J., Glas, A. M., Male, A., Dahiya, S. u. a. 2008. Analysis of the MammaPrint breast cancer assay in a predominantly postmenopausal cohort. *Clin Cancer Res* 14, no. 10 (Mai 15): 2988-2993.

Wodicka, L., Dong, H., Mittmann, M., Ho, M. und Lockhart, D. 1997. Genome-wide expression monitoring in Saccharomyces cerevisiae. *Nat Biotechnol* 15, no. 13 (Dezember): 1359-1367.

World Health Organization. 2004. *International Statistical Classification of Diseases and Health Related Problems (The) ICD-10, Second Edition*.

---. 2009a. DIMDI - ICD-10-GM Vorabversion 2010. August 13. http://www.dimdi.de/static/de/klassi/diagnosen/icd10/htmlgm2010/block-c50-c50.htm.

---. 2009b. WHO | The WHO Family of International Classifications. September 17. http://www.who.int/classifications/en/.

Yarden, Y. 2001. The EGFR family and its ligands in human cancer. signalling mechanisms and therapeutic opportunities. *Eur J Cancer* 37 Suppl 4: S3--S8.

Yarden, Y. und Sliwkowski, M. X. 2001. Untangling the ErbB signalling network. *Nat Rev Mol Cell Biol* 2, no. 2: 127--137.

Young, A. 1981. When rational men fall sick: An inquiry into some assumptions made by medical anthropologists. *Culture, Medicine and Psychiatry* 5, no. 4 (Dezember): 317-335.

Yu, J. X., Sieuwerts, A. M., Zhang, Y., Martens, J. W., Smid, M., Klijn, J. G., Wang, Y. und Foekens, J. A. 2007. Pathway analysis of gene signatures predicting metastasis of node-negative primary breast cancer. *BMC Cancer* 7: 182.

Zhang, Y., Hammer, D. A. und Graves, D. J. 2005. Competitive hybridization kinetics reveals unexpected behavior patterns. *Biophys J* 89, no. 5 (November): 2950-2959.

16. Interview-Leitfaden

1. Wie verläuft die Klassifizierung des Mammakarzinoms in der klinischen Praxis ?
    1. Welche bildgebenden Verfahren kommen zur Anwendung ? (speziell Kernspintomographie)
    2. Wie verläuft die Einstufung (Staging, Grading) von Brustkrebs in Ihrer Institution ?
    3. Welche Marker sind besonders relevant für das Staging und das Grading insbesondere in Bezug auf die Therapieentscheidung ?
    4. Welche Rolle spielen dabei externe oder assoziierte Experten (Pathologie, Laboranalysen) ?
        1. Wer ist der behandelnde Arzt bei der Einbindung externer Spezialisten ?
        2. Wie verändert sich die Art der pathologischen Expertise durch methodische Neuerungen ?
    5. Wie erfolgt die Qualitätssicherung der angewandten Methoden ?
    6. Wie haben sich die Klassifikationsmuster in den letzten Jahren verändert ? (TNM - Größe)

2. Wie relevant ist die Einstufung von Mammakarzinomen für den weiteren Verlauf der Diagnose und Behandlung ?
    1. Wie unterscheidet sich die Behandlung unterschiedlich klassifizierter Tumore ?
        1. Welche Behandlungsmuster werden angewandt ?
    2. Wie hat Herceptin die Einstufung und Therapie des Mammakarzinoms verändert ?

3. Wie schätzen Sie die mögliche Rolle der Genexpressionsanalyse für die Diagnose und Einstufung des Mammakarzinoms ein ?
    1. Wie schätzen Sie die Leistungsfähigkeit der Methode im Vergleich zu TNM, NPI und Biomarkern (ER, HER2) ein ?
        1. Halten Sie die verwendeten Gen-Panel für sinnvoll und aussagekräftig ?
        2. Was wäre für Sie das wichtigste Bewertungskriterium in der Beurteilung der Genexpressionsanalyse ?
    2. Glaube Sie, dass ein besseres molekulares Verständnis der Erkrankungen erreicht werden könnte ?
    3. Sehen Sie methodische Probleme in der Anwendung der Genexpressionsanalyse?
        1. Im Bereich der Standardisierung der Gewebeentnahme, Transport und Lagerung ?
        2. In der Anwendung von Frischgewebe bzw. Paraffingewebe ?
        3. In den immer kleiner werdenden Tumoren ?
        4. Bezüglich der Reproduzierbarkeit und Vergleichbarkeit der Ergebnisse der Genexpressionsanalyse ?
    4. Was sind alternative Ansätze zur Stratifizierung des Mammakarzinoms und wie beurteilen sie diese ?
    5. Halten Sie die Anpassung von Medikamenten an die verschiedenen Untergruppen für möglich und sinnvoll ?
        1. Werden Indikationen für Medikamente eher eingeengt oder wohlmöglich durch die Pharmaindustrie für andere Medikamente ausgeweitet ?
    6. Halten Sie es für denkbar, dass eine Veränderung der relevanten Beschreibungsmerkmale zu einer Umdefinition von Brustkrebs führen kann ?
        1. Ist letztlich vielleicht sogar eine Verschiebung der Beschreibungsmuster für Krebs von der Lokalität zu intrinsischen zellulären Merkmalen denkbar ?

4. Welche Konsequenzen sehen Sie für die professionelle klinische Praxis ?
    1. Wie verändert sich dabei die Einbindung und die Rolle externer Experten ?
    2. In wie weit wird sich die Therapieentscheidung vereinfachen oder erschweren ?
    3. Haben Sie das Gefühl in Ihren Entscheidungen durch die zunehmende Stratifizierung von Tumorerkrankungen eingeschränkt zu werden oder nehmen Sie dies als willkommene Hilfestellung wahr ?
    4. Denken Sie, dass die Anwendung der Genexpressionsanalyse zur Einsparung von Kosten führen kann ?
    5. Für wie viele Frauen käme eine Ablehnung der Chemotherapie in Frage ?

17. Abkürzungsverzeichnis

ABBI	*Advanced Breast Biopsy Instrumentation*
ACD	*anemia of chronic disease*
AKT	Proteinkinase B
ASCO	*American Society of Clinical Oncology*
ATAC	*Anastrozole, Tamoxifen Alone or in Combination*
ATP	Adenosintriphosphat
BCL-2	*B-cell lymphoma 2*
BIRC5	*Baculoviral death 6 interacting protein*
cAMP	Cyclisches Adenosinmonophosphat
cDNA	*complementary* DNA
CEACAM5	*carcinoembryonic antigen cell adhesion molecule 5*
c-myc	auch MYC; *v-myc myelocytomatosis viral oncogene homolog (avian)*
CHF	*congestive heart failure*
CMF	Cyclophosphamid, Methotrexat, 5-Fluoruracil
CREB	*cAMP response element-binding protein*
CYP24	*cytochrome p450 family 24*
DCIS	*ductales Carzinom in situ*
DGS	Deutsche Gesellschaft für Senologie
DKG	Deutsche Krankenhausgesellschaft
DKG	Deutsche Krebsgesellschaft
DNA	*deoxyribonucleic acid*
DocAC	Docetaxel, Adriamycin, Cyclophosphamid
DRG	*Diagnosis related Groups*
EGAPP	*Evaluation of Genomic Applications in Practice and Prevention Working Group*
EGF	*epidermal growth factor*
EMBL	*European Molecular Biology Laboratory*
EMEA	*European Medicines Agency*
ER	*estrogene receptor*
EUSOMA	*European Society of Breast Cancer Specialists*
FAC	5-Fluoruracil, Ardriamycin, Cyclophosphamid
FDA	*Food and Drug Administration*
FEC	5-Fluoruracil, Epirubicin, Cyclophosphamid
FISH	Fluoreszens-in-situ-Hybridisierung
FITC	*Fluorescein Isothiocyanat*
FRET	Förster *resonance energy transfer*
FSH	Follikel-stimulierendes Hormon
G-CSF	*Granulocyte-colony stimulating factor*
GEA	Genexpressionsanalyse
GnRH	*gonadotropin-releasing-hormon*
GRB	*growth factor receptor-bond protein*
GDP	Guanosindiphosphat
GTP	Guanosintriphosphat
HER2	*human epidermal growth factor receptor 2*
HTFL9c	*HpaII tiny fragments locus 9c*
ICD	*International Statistical Classification of Diseases*
ICF	*International Classification of Functioning, Disability and Health*

ICHI	*International Classifiaction of Health Interventions*
IHC	Immunohistochemie
LH	luteinisierendes Hormon
MAGE-ML	*Microarray Gene Expression Markup Language*
MAPK	*mitogen-activated protein* Kinase
MEDLINE	*Medical Literature Analysis and Retrieval System Online*
MGED	*Microarray and Gene Expression Data Society*
MGI	*molecular grade index*
MIAME	*Minimum Information About a Microarray Experiment*
MINDACT	*Microarray in Node-Negative Disease May Avoid Chemotherapy*
mRNA	*messenger ribonucleic acid*
mTOR	*mammalian Target of Rapamycin*
NCCN	*National Comprehensive Cancer Network*
NCI	*National Cancer Institute*
NDRG1	*N-myc downstream regulated gene 1*
NIH	*National Institute of Health*
NPI	Nottingham-Prognostic-Index
NR1D1	*nuclear receptor subfamily 1, group D, member 1*
PAS-Reaktion	Perjodsäure-Schiff-Reaktion
PET	Polyethylenterephtalat
PCR	*Polymerase Chain Reaction*
PDCD6IP	*programmed cell death 6 interacting protein*
PI3K	Phosphoinositid-3-Kinasen
PIP	Phosphatidylinositol-4,5-bisphosphat
QALY	*quality-adjusted life-year*
RAF	*rapidly growing fibrosarcoma* oder *rat fibrosarcoma*
RAS	*Rat sarcoma*
RASTER	*MicroarRay PrognoSTics Breast CancER*
RES	retikuloendotheliales System
RNA	*ribonucleic acid*
RS	*recurrence score*
RT-PCR	*Real-Time quantitative Polymerase Chain Reaction*
SGB	Sozialgesetzbuch
SH2/SH3	*Src-homology*
SLC7A5	*solute carrier family 7 catrionic amino acid transporter*
SMARCE1	*SW1/SNF related, matrix associated, actin dependent regulator of chromatin, subfamily e, member 1*
SOS	*Son of Sevenless*
STAT	*Signal Transducers and Activators of Transcription*
TAILORx	*Trial Assigning Individualized Options for Treatment (Rx)*
TNF	Tumor-Nekrose-Faktor
TRANSBIG	*translational research network – Breast International Group*
TSC	*Tuberous Sclerosis Complex*
TNM	*Tumor, Nodes, Metastasis*
UICC	*Union internationale contre le cancer*
WHO	*World Health Organization*

***ibidem*-Verlag**
Melchiorstr. 15
D-70439 Stuttgart
info@ibidem-verlag.de

www.ibidem-verlag.de
www.ibidem.eu
www.edition-noema.de
www.autorenbetreuung.de

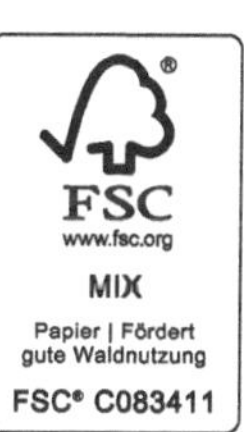

Zeitfracht Medien GmbH
Ferdinand-Jühlke-Straße 7
99095 Erfurt, Deutschland
produktsicherheit@kolibri360.de